▶▶▶ 康复医学系列丛书

周围神经疾病康复

主　编 王　强　郭铁成

副主编 王惠芳　张长杰　杨卫新

编　者（以姓氏笔画为序）

王　强　青岛大学附属医院
王于领　中山大学附属第六医院
王红星　东南大学附属中大医院
王惠芳　同济大学附属养志康复医院（上海市阳光康复中心）
王德强　滨州医学院附属医院
白玉龙　复旦大学附属华山医院
刘雅丽　华中科技大学同济医学院附属同济医院
闫彦宁　河北省人民医院
李　伟　山东大学齐鲁医院
李红玲　河北医科大学第二医院
杨卫新　南京医科大学附属苏州医院
张长杰　中南大学湘雅二医院
陈　琳　复旦大学附属华山医院
胡昔权　中山大学附属第三医院
高正玉　青岛大学附属医院
郭铁成　华中科技大学同济医学院附属同济医院
梁　英　山西白求恩医院　山西医学科学院

学术秘书 高正玉　青岛大学附属医院

人民卫生出版社

图书在版编目（CIP）数据

周围神经疾病康复 / 王强，郭铁成主编. — 北京：
人民卫生出版社，2020
（康复医学系列丛书）
ISBN 978-7-117-27424-1

Ⅰ.①周…　Ⅱ.①王…　②郭…　Ⅲ.①周围神经系统
疾病 – 康复医学　Ⅳ.①R745.09

中国版本图书馆 CIP 数据核字（2018）第 210862 号

| 人卫智网 | www.ipmph.com | 医学教育、学术、考试、健康，购书智慧智能综合服务平台 |
| 人卫官网 | www.pmph.com | 人卫官方资讯发布平台 |

康复医学系列丛书——周围神经疾病康复

主　　编：王　强　郭铁成
出版发行：人民卫生出版社（中继线 010-59780011）
地　　址：北京市朝阳区潘家园南里 19 号
邮　　编：100021
E - mail：pmph @ pmph.com
购书热线：010-59787592　010-59787584　010-65264830
印　　刷：三河市宏达印刷有限公司（胜利）
经　　销：新华书店
开　　本：787×1092　1/16　印张：18
字　　数：449 千字
版　　次：2020 年 5 月第 1 版　2020 年 5 月第 1 版第 1 次印刷
标准书号：ISBN 978-7-117-27424-1
定　　价：138.00 元
打击盗版举报电话：010-59787491　E-mail：WQ @ pmph.com
质量问题联系电话：010-59787234　E-mail：zhiliang @ pmph.com

主编简介

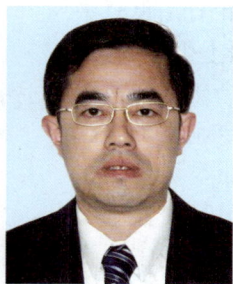

王强,主任医师,教授,博士生导师,青岛市拔尖人才,青岛大学附属医院康复医学科主任,担任山东省医学会物理医学与康复学分会前任主任委员、山东省康复医学会副会长、中国康复医学会理事、中华医学会物理医学与康复学分会前委员兼神经康复学组副组长、中国医师协会康复医师分会常务委员、中国医师协会住院医师规范化培训康复医学专业委员会委员、中国康复医学会运动疗法专业委员会常务委员、吴阶平医学基金会康复医学专家委员会委员、《中华物理医学与康复杂志》编委。

长期从事康复医学的临床、教学及科研工作,曾在日本留学一年,学习了国际先进的康复医学知识,并师从日本康复医学会副会长才藤荣一教授,专门学习了吞咽困难的康复评估及治疗技术。在神经康复专业领域有较深的造诣,达到国内领先水平,能够解决神经康复专业的疑难杂症,为山东省神经康复专业的学术带头人。

与韩国著名物理治疗师元相喜教授共同创立了"姿势解密技术",对于颈肩腰腿痛及神经系统疾病具有独特的疗效。共发表学术论文40余篇,其中SCI收录5篇,中华系列杂志收录30篇,主编专著3部,承担科研课题6项,其中省部级课题2项,获得山东省科技进步三等奖1项,厅级科研奖励5项。

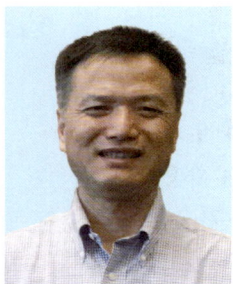

郭铁成,华中科技大学同济医学院附属同济医院康复医学科主任医师,硕士生导师。现任《中华物理医学与康复杂志》副总编辑、编辑部主任;中国医师协会康复医师分会常务理事、中国康复医学会电诊断专业委员会主任委员、湖北省康复医学会秘书长、武汉市物理医学与康复学会主任委员;国家自然科学基金评审专家,中华医学奖评审专家等。

研究方向:神经系统疾病的康复评定与康复治疗;慢性疼痛的康复处理;肌电图与临床神经生理学技术在康复医学中的应用。主持多项国家自然科学基金、湖北省自然科学基金和省、部级科研课题以及医院新技术新业务项目。发表论文50余篇,主编和参编著作近20部,主译和参与翻译专著10余部。

副主编简介

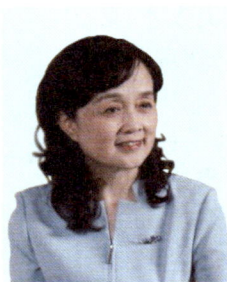

王惠芳，同济大学附属养志康复医院（上海市阳光康复中心）医疗副院长、同济大学康复治疗学系副主任、硕士生导师、上海市东方医院康复医学顾问。担任中国女医师协会康复专业委员会副主任委员、中国残疾人康复协会康复技术专业委员会副主任委员、中国残疾人康复协会神经伤残康复专业委员会副主任委员、中国健康促进基金会骨病专项基金足踝康复工作委员会副主任委员、中国研究型医院学会足踝医学专委会副主任委员、中国康复医学会创伤康复专业委员会常务委员、上海医学会物理医学与康复分会顾问、中国医师协会康复医师骨与肌肉康复专业委员会常务委员、中华医学会运动医疗分会康复学组委员、阿尔茨海默病防治协会理事、《中华全科医师杂志》《中国康复医学杂志》编委等职。

研究方向：创伤康复、运动创伤康复。主编、副主编、主审、参编专著 24 部，发表论文 60 余篇。

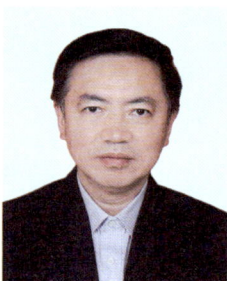

张长杰，主任医师，教授，医学博士，中南大学湘雅二医院康复医学科主任，国家临床重点专科负责人。中华医学会物理医学与康复学分会常务委员，中国康复医学会常务理事，湖南省医学会物理医学与康复专业委员会主任委员，湖南省残疾人康复协会会长，湖南省康复医学会副会长，湖南省康复医学会运动疗法专业委员会、言语治疗专业委员会主任委员。

1984 年从湖南医科大学毕业后一直从事康复医学临床、教学、科研工作。擅长骨关节与神经系统病损的康复。科研方向为软组织损伤的修复与生物力学研究。先后在《中华物理医学与康复杂志》等杂志上发表论文 60 多篇。担任卫生部规划教材《肌肉骨骼康复学》第 1、2 版主编，《骨科康复学》第 2 版主编。担任《中华物理医学与康复杂志》《中国康复医学杂志》《中国康复理论与实践》编委。培养研究生 50 余名。

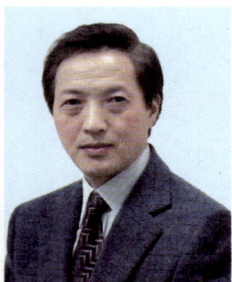

杨卫新，主任医师，南京医科大学附属苏州医院副院长，苏州大学附属第一医院康复医学科荣誉主任，中国医师协会康复分会常务委员，江苏省医学会物理医学与康复学分会候任主任委员，江苏省康复医学会副会长，江苏省康复医学会骨骼肌肉康复专业委员会主任委员，《中国康复医学杂志》编委。

主要从事脊柱疾患诊治，以及脑卒中、脊髓损伤后肢体功能障碍的治疗。在国内外发表论文40余篇，原创了超声引导经会阴多点注射及经尿道注射治疗脊髓损伤、脑损伤后神经源性膀胱技术。在国内首先将超声影像技术、尿动力学技术应用于康复评估和治疗。主持了多项国家、省、市级科研项目。

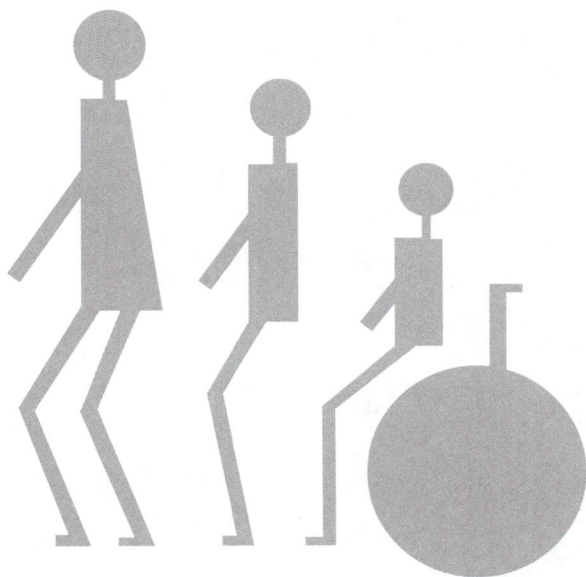

出版说明

　　2016 年 10 月发布的《"健康中国 2030"规划纲要》将"强化早诊断、早治疗、早康复"作为实现全面健康的路径,提出了加强康复医疗机构建设、健全治疗－康复－长期护理服务链等一系列举措。康复需在全面健康中发挥更加重要的作用,但从整体上来说,康复专业人员少、队伍年轻、缺少经验成为了该领域发展的瓶颈。通过出版的途径,有效发挥现有专家资源的优势,加强经验总结、促进学术推广,无疑是进一步提升从业人员的业务水平、解决当前瓶颈问题的重要举措。

　　正是瞄准于上述目标,同时也是基于目前国内康复医学领域学术著作积淀少,已有的图书在系统性、权威性、实用性等方面需要进一步加强的现实,人民卫生出版社在充分调研的基础上,策划了本套康复医学系列丛书。该套书由国际物理医学与康复医学学会前任主席、中华医学会物理医学与康复学分会前任主任委员励建安教授担任总主编,由国内相关领域的权威专家担任分册主编。全套书包括 16 个分册,内容涉及颅脑损伤康复、重症康复、糖尿病康复、呼吸康复、心脏康复、脊柱康复、骨与关节康复、脑卒中康复、儿童康复、老年康复、烧伤康复、工伤康复、周围神经疾病康复、脊髓损伤康复、疼痛康复、妇产康复。各分册间注重协调与互补,在科学性、前沿性的前提下,每个分册均突出内容的实用性,在内容的取舍方面强调基础理论的系统与简洁,诊疗实践方面的可操作性。

　　本套丛书不仅有助于满足康复医师、康复治疗师的需求,对相关专业人员也有重要的指导意义。

康复医学系列丛书编委会

编委会主任委员 （总主编）励建安

编委会委员 （以姓氏笔画为序）

王　强　　朱　兰　　刘宏亮　　江钟立
许光旭　　孙丽洲　　李晓捷　　励建安
吴　军　　张鸣生　　陈　刚　　岳寿伟
周谋望　　郑洁皎　　胡大一　　俞卓伟
贾子善　　殷国勇　　郭铁成　　唐　丹
黄国志　　黄晓琳　　燕铁斌

编委会秘书 任晓琳

康复医学系列丛书目录

1	脑卒中康复	主　编　贾子善　燕铁斌 副主编　宋为群　窦祖林　吴　毅
2	颅脑损伤康复	主　编　黄晓琳 副主编　张　皓　范建中
3	脊柱康复	主　编　岳寿伟 副主编　何成奇　张长杰
4	脊髓损伤康复	主　编　许光旭　殷国勇 副主编　蔡卫华　刘元标
5	呼吸康复	主　编　张鸣生 副主编　郑则广　郭　琪
6	心脏康复	主　编　胡大一 副主编　孟晓萍　王乐民　刘遂心
7	糖尿病康复	主　编　江钟立 副主编　孙子林　陈　伟　贺丹军
8	周围神经疾病康复	主　编　王　强　郭铁成 副主编　王惠芳　张长杰　杨卫新
9	骨与关节康复	主　编　周谋望　刘宏亮 副主编　谢　青　牟　翔　张长杰
10	妇产康复	主　编　孙丽洲　朱　兰 副主编　丁依玲　瞿　琳　陈　娟
11	儿童康复	主　编　李晓捷 副主编　唐久来　马丙祥
12	老年康复	主　编　郑洁皎　俞卓伟 副主编　王玉龙　黄　钢
13	重症康复	主　编　刘宏亮　周谋望 副主编　何成奇　范建中　张长杰
14	疼痛康复	主　编　黄国志 副主编　曲文春　王家双　刘桂芬　陈文华
15	烧伤康复	主　编　吴　军 副主编　于家傲　虞乐华　李曾慧平　沈卫民　武晓莉
16	工伤康复	主　编　唐　丹　陈　刚 副主编　赵玉军　欧阳亚涛　席家宁　刘　骏　刘宏亮

前言

 　　我国康复事业正处于快速发展阶段。为适应康复医学发展的需要，国际物理医学与康复医学学会前任主席励建安教授任总主编组织编写了康复医学丛书，每一部分独立成册，这是国内首次大规模组织编写康复医学丛书，对我国康复医学的发展将起到重要作用。

　　周围神经受损是一种常见的临床疾患，可发生于多种疾病（如糖尿病、获得性免疫缺陷综合征、重金属中毒）和慢性累积性劳损以及急性外伤。其可以导致感觉、运动及自主神经功能障碍，严重影响患者的日常生活和生存质量。然而，虽然已有不少关于周围神经损伤基础研究及临床外科治疗的著作，但国内目前还没有周围神经疾病康复的专著，只是在一些康复医学专著内有部分提及，内容不系统，康复评估及治疗具体描述少，读者难以全面了解周围神经疾病康复的全貌。

　　本书是国内第一本周围神经疾病康复的专著，内容全面，涵盖了周围神经的解剖、生理，周围神经损伤后的评估、康复治疗技术，各种常见周围神经疾病及并发症的康复治疗。同时，本书还注重介绍了周围神经疾病康复的一些最新研究进展，如超声引导下注射技术、干细胞移植技术等，还包含了有关的外科治疗技术。

　　本书的作者均是在各个领域有突出造诣的周围神经疾病康复专家，具有丰富的临床经验，代表了我国目前周围神经疾病康复的前沿水平。

　　由于缺少周围神经疾病康复的参考专著，加上我们的编著经验有所欠缺，本书的不足之处在所难免。期望广大读者不吝提出宝贵意见，以便我们再版时进行修正。

　　衷心感谢各位编委的辛勤付出！

王　强　郭铁成

2019 年 6 月

目录

第一章 **周围神经疾病概论**

第一节　周围神经解剖　　　　　　　　　　　1

第二节　周围神经生理　　　　　　　　　　　12

第三节　周围神经疾病的病因及发病机制　　　14

第四节　周围神经疾病的病理　　　　　　　　19

第五节　周围神经疾病临床表现　　　　　　　29

第六节　周围神经疾病辅助检查　　　　　　　33

第二章 **周围神经疾病的功能评估**

第一节　感觉功能评估　　　　　　　　　　　38

第二节　运动功能评估　　　　　　　　　　　42

第三节　自主神经功能评估　　　　　　　　　51

第四节　日常生活活动能力评定　　　　　　　51

第五节　神经电生理评估　　　　　　　　　　55

第六节　影像学评估　　　　　　　　　　　　62

第三章 **周围神经疾病的治疗技术**

第一节　外科治疗技术　　　　　　　　　　　65

第二节　药物治疗　　　　　　　　　　　　　74

第三节　康复治疗技术　　　　　　　　　　　82

第四节　治疗新技术　　　　　　　　　　　　122

第四章 **常见周围神经疾病的治疗**

第一节　头面神经痛　　　　　　　　　　　　149

第二节　面神经炎　　　　　　　　　　　　　164

第三节　急性炎症性脱髓鞘性多发性神经病　　172

第四节　运动神经元病　　　　　　　　　　　176

第五节　末梢神经炎　　　　　　　　　　　　192

第六节　坐骨神经痛　　　　　　　　　　　　198

第七节　臂丛神经损伤　　　　　　　　　　　205

第八节　腰骶丛神经损伤　　　　　　215
第九节　马尾神经损伤　　　　　　　220
第十节　常见单神经疾病　　　　　　225

第五章 **周围神经疾病并发症的治疗**

第一节　神经病理性疼痛　　　　　　251
第二节　挛缩　　　　　　　　　　　263
第三节　继发性骨质疏松　　　　　　268

第一章

周围神经疾病概论

第一节　周围神经解剖

　　周围神经系统是指自中枢神经系统(脑、脊髓)延伸出来的神经系统,包括脑神经、脊神经以及自主神经系统三部分。

一、脊神经

　　脊神经共 31 对,每对脊神经通过脊神经根连于一个脊髓节段,借前根连于脊髓前外侧沟,借后根连于脊髓后外侧沟。脊神经后根在椎间孔附近有一膨大的脊神经节,其内含有假单极感觉神经元,中枢突进入脊髓,周围突与前根合成脊神经(图 1-1)。接受同一个脊髓节段支配的所有肌肉称为一个肌节,每一个后根感觉纤维所对应的皮肤区域称为皮节。每一条脊神经均为混合性,其内含有感觉传入纤维、运动传出纤维、自主神经纤维。

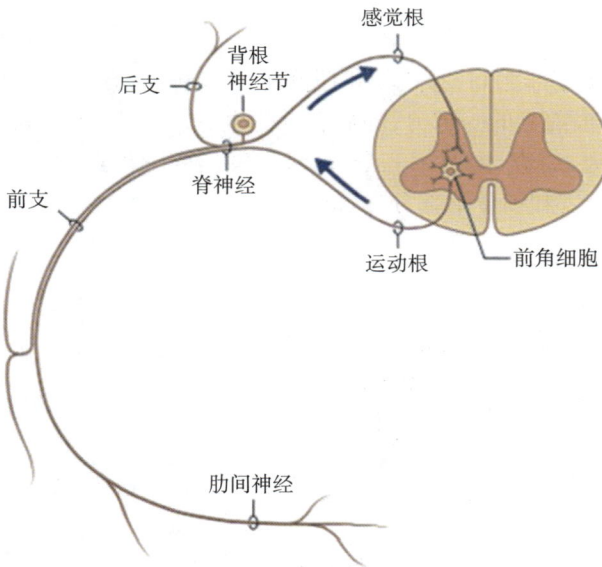

图 1-1　脊神经示意图

　　脊神经干出椎间孔后立即分为前后两支,前支主要分布于四肢及躯干前外侧,后支主要分布于躯干背侧。前支根部发出一条脊膜支,经椎间孔返回至椎管内,支配相应节段邻近的脊髓被膜。人类胸段脊神经前支保持原有的节段性走行和分布,颈段和腰骶段脊神经前支交织成丛,分别为颈丛、臂丛、腰丛、骶丛,各丛将多对神经根的纤维引向不同的周围神经。

(一) 颈丛

颈丛由第 1 ~ 4 颈神经前支组成,位于胸锁乳突肌上部的深面,中斜角肌和肩胛提肌上端的前方。其分支主要包括浅皮支、深肌支和交通支三大类。

1. 颈丛浅皮支 均在胸锁乳突肌后缘中点附近浅出,散向各方分布于相应皮肤。主要分支如下:

(1)枕小神经(C_2):沿胸锁乳突肌后缘上行,分布于枕外侧及耳郭背面上部的皮肤。

(2)耳大神经(C_2、C_3):沿胸锁乳突肌表面向耳垂方向上行,分布于耳郭下部前后面及其附近的皮肤。

(3)颈横神经(C_2、C_3):沿胸锁乳突肌表面向前行,分布于颈前部的皮肤。

(4)锁骨上神经(C_3、C_4):分为 2 ~ 4 支,呈辐射状行向下、外方,分布于颈侧部、胸上部及肩部的皮肤。

2. 颈丛深肌支 除膈神经外,均较短小,分布于颈深部的肌肉。

膈神经(C_3 ~ C_5)为混合性神经,在前斜角肌前面自外上向内下斜行,经锁骨下动脉、静脉之间经胸廓上口进入胸腔,经肺根前方,在纵隔胸膜和心包之间下达膈肌,运动纤维支配膈肌,感觉纤维分布于胸膜、心包、膈下面的部分腹膜和胆囊。

3. 颈丛交通支 包括与副神经、迷走神经和交感神经之间的交通支等。其中最重要的是与舌下神经的交通支。来自 C_1、C_2 神经根的运动纤维并入舌下神经后,部分纤维沿舌下神经本干走行,支配颏舌骨肌和甲状舌肌;另一部分纤维离开舌下神经继续下行成为舌下神经降支,与颈降神经(来自 C_2、C_3 神经根)吻合成舌下神经袢,支配舌骨下肌群(胸骨甲状肌、胸骨舌骨肌和肩胛舌骨肌)。

(二) 臂丛

臂丛位于下颈部及腋部之间,穿过斜角肌间隙,经锁骨后方进入腋窝。来源于 C_5 ~ C_8 神经根前支及 T_1 神经根前支的一部分,随后合并为上、中、下三个干,每个干分为前后两股,再次重新组合成外侧束、后束、内侧束三个束,最后发出周围神经的分支。其分支按照发出位置可分为锁骨上部分支和锁骨下部分支(图 1-2)。

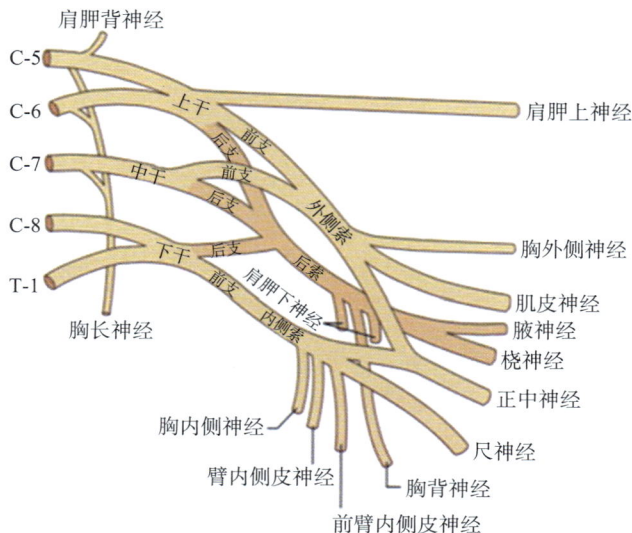

图 1-2 臂丛神经示意图

锁骨上部主要分支：

1. **胸长神经**（$C_5 \sim C_7$） 直接起自神经根，支配前锯肌。

2. **肩胛背神经**（C_5、C_6） 直接起自神经根，支配肩胛提肌和菱形肌。

3. **肩胛上神经**（C_5、C_6） 起自臂丛上干，支配冈上肌和冈下肌。

锁骨下部主要分支：

1. **胸外侧神经**（$C_5 \sim C_7$） 经臂丛上、中干，外侧束后，发出分支支配胸小肌和胸大肌（锁骨部）。

2. **肌皮神经**（$C_5 \sim C_7$） 经臂丛上干、外侧束后，发出分支支配肱二头肌、喙肱肌和肱肌；其余纤维在肱二头肌下端穿出，延续为前臂外侧皮神经，分布于前臂外侧皮肤。

3. **腋神经**（C_5、C_6） 经臂丛上干、后束后，发出分支支配三角肌、小圆肌；其余纤维自三角肌后缘穿出，称为臂外侧上皮神经，分布于肩部、臂外侧上部皮肤。

4. **桡神经**（$C_5 \sim T_1$） 经臂丛上、中、下干，后束后，在上臂进入桡神经沟之前发出肌支支配肱三头肌；再发出3个皮支：即上臂后皮神经，分布于肱三头肌表面的皮肤；臂外侧下皮神经，分布于臂外侧下部皮肤；前臂后侧皮神经，分布于前臂伸面的皮肤。此后，进入由肱骨内上螺旋向下外的桡神经沟内，出桡神经沟后在肱二头肌腱和肱桡肌之间降至肘部，发出肌支支配肱桡肌和桡侧腕长伸肌，然后在肱骨外上髁远端3 ~ 4cm分为两支：一支纯运动支为后骨间神经，另一支纯感觉神经为桡浅神经。后骨间神经支配旋后肌及前臂其他所有的伸肌（桡侧腕短伸肌、尺侧腕伸肌、指总伸肌、示指伸肌、拇长伸肌和小指伸肌）。桡浅神经分布于手背桡侧及桡侧三个半手指近节背面的皮肤。

5. **肩胛下神经**（$C_5 \sim C_7$） 经臂丛上干、后束，发出分支支配肩胛下肌和大圆肌。

6. **胸背神经**（$C_6 \sim C_8$） 经臂丛下干、后束后，发出分支支配背阔肌。

7. **正中神经**（$C_5 \sim T_1$） 经臂丛上、中、下干后，$C_5 \sim C_7$神经根纤维主要进入外侧束，其内主要为感觉纤维，分布于手掌桡侧、拇指、示指以及中指的皮肤；运动纤维支配旋前圆肌和桡侧腕屈肌。$C_8 \sim T_1$神经根纤维进入内侧束，其内主要是运动纤维，正中神经所支配的前臂远端及手部肌肉运动纤维均来源于此；另外含有很少部分的感觉纤维，分布于环指桡侧半的皮肤。正中神经在上臂不发出任何分支，在肱二头肌内侧沟与肱动脉伴随行至肘窝，然后穿过旋前圆肌进入前臂。在前臂首先发出肌支支配旋前圆肌、桡侧腕屈肌、指浅屈肌和掌长肌；然后在前臂近端发出一条纯运动支，即前骨间神经，支配拇长屈肌、第2指指深屈肌、第3指指深屈肌和旋前方肌；在腕部，进入腕管之前发出手掌感觉支，分布于鱼际肌表面的皮肤；进入腕管后分为运动支和感觉支，前者支配第1、2蚓状肌以及鱼际肌的部分肌肉（拇短展肌、拇指对掌肌及拇短屈肌的短头），感觉支分布于拇指、示指、中指以及环指桡侧半的皮肤。

8. **尺神经**（$C_8 \sim T_1$） 经臂丛下干、内侧束后，在上臂沿肱二头肌内侧沟下行至臂中部，穿内侧肌间隔至臂后内侧区，下行至肱骨内上髁及尺骨鹰嘴组成的尺神经沟，继而在尺侧腕屈肌两个头组成的腱弓下方穿过，此处称为肘管（Cubital 管），然后转至前臂内侧继续下行。尺神经在上臂不发出任何分支，进入称为 Cubital 管后发出肌支支配尺侧腕屈肌及第3、4指指深屈肌。前臂内侧下行过程中先后发出两个感觉支：手掌尺侧皮神经和手背尺侧皮神经，前者分布于手掌尺侧近端的皮肤，后者分布于手背尺侧、小指和无名指背侧的皮肤。尺神经在腕部，进入 Guyon 管后分为浅支和深支，前者分布于手掌尺侧远端及小指、环指尺侧掌面的皮肤，后者支配小鱼际肌（小指展肌、小指对掌肌、小指短屈肌）、骨间肌、第3蚓状肌、第4

蚓状肌以及部分鱼际肌(拇收肌和拇短屈肌的长头)。

9. 胸内侧神经(C$_8$～T$_1$)　经臂丛下干、内侧束后,发出分支支配与胸外侧神经协同支配胸小肌和胸大肌(胸肋部)。

10. 臂内侧皮神经和前臂内侧皮神经(C$_8$～T$_1$)　均为纯感觉纤维,经臂丛下干、内侧束,依次从臂中份浅出,分布于臂内侧和前臂内侧的皮肤。

(三)胸神经前支

胸神经前支共 12 对,第 1～11 对走行于相应的肋间隙中,称为肋间神经,第 12 对走在第 12 肋下缘,称为肋下神经。除第 1 肋间神经分出一部分入臂丛外,其余均不形成神经丛。肋间神经在肋间内、外肌之间,沿肋骨下缘的肋沟内与肋间动、静脉伴行,行至腋前线附近离开肋骨下缘,行于肋间的中央。上 6 对肋间神经均达各肋间隙前端,分布于相应区域的胸壁肌及皮肤,其中第 2 肋间神经的皮支与同侧臂内侧皮神经有交通。下 5 对肋间神经和肋下神经则越过肋弓进入腹壁,支配相应的胸壁肌、腹肌、皮肤及邻近的胸腹膜的壁层。

(四)腰丛

腰丛由 L$_1$～L$_3$ 神经根前支及 L$_4$ 神经前支的一部分组成,位于腰大肌深面,腰椎横突前方,很多重要的分支自腰丛发出(图 1-3)。

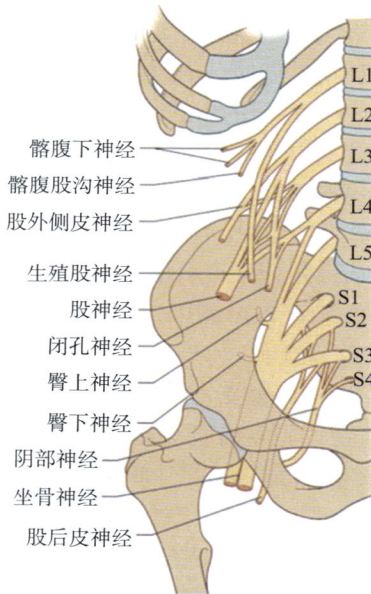

图 1-3　腰骶丛神经神经示意图

1. 股神经(L$_2$～L$_4$)　自腰大肌外缘穿出,在腰大肌和髂肌之间下行,在腹股沟韧带深面、股动脉外侧进入股三角区,随即分为数支。肌支主要支配髂腰肌、耻骨肌、缝匠肌和股四头肌。皮支主要分布于大腿前面(股中间皮神经、股内侧皮神经)及小腿内侧(隐神经)的皮肤。

2. 闭孔神经(L$_2$～L$_4$)　自腰大肌内缘穿出,沿骨盆内侧下行,自闭孔穿出,发出分支支配大腿内收肌群(长收肌、短收肌、大收肌和股薄肌)以及大腿内侧面的皮肤。

3. 股外侧皮神经(L$_2$、L$_3$)　自腰大肌外侧缘穿出,斜向下行至髂前上棘,在腹股沟深面达股部(此处神经走行有变异,有时会在髂前上棘后方、腹股沟韧带上方经过),然后在大腿前外侧距离髂前上棘 10 ～ 12cm 处穿出深筋膜,分布于大腿外侧面的皮肤。

4. 生殖股神经(L_1、L_2) 自腰大肌前方穿出后,在骨盆内下行,至腹股沟韧带内侧分为生殖支和股支。前者分布于提睾肌和阴囊(或大阴唇);后者分布于股三角部的皮肤。

5. 髂腹下神经和髂腹股沟神经(L_1) 两者自腰大肌外侧缘穿出后,环绕髂嵴向前外方行走,与肋下神经协同支配腹横肌和腹内斜肌。此外,髂腹下神经发出皮支分布于腹股沟区及下腹部的皮肤。髂腹股沟神经发出皮支分布于腹股沟韧带、阴囊上部(或大阴唇)及大腿内侧上部的皮肤。

(五) 骶丛

骶丛由 L_4 神经根前支的余部和 L_5 神经根前支形成的腰骶干和全部骶神经及尾神经前支组成,在骶骨和梨状肌前方下行出骨盆。发出的主要分支见图 1-3。

1. 臀上神经(L_4 ～ S_1) 经梨状肌上孔出盆腔,行于臀中肌、臀小肌之间,发出肌支支配臀中肌、臀小肌和阔筋膜张肌。

2. 臀下神经(L_5 ～ S_2) 经梨状肌下孔出盆腔,行于臀大肌深面,支配臀大肌。

3. 股后皮神经(S_1 ～ S_3) 经梨状肌下孔出盆腔,行于臀大肌深面,分布于臀部、股后区及腘窝处的皮肤。

4. 坐骨神经(L_4 ～ S_3) 由内侧支(胫神经支)和外侧支(腓总神经支)组成,两者共同包在坐骨神经干中,但彼此的纤维是分开的。坐骨神经干经坐骨大切迹,伴随其他骶丛分支经梨状肌下孔出盆腔,行于臀大肌深面,在坐骨结节和股骨大转子之间下行至股后区,在股二头长头深面继续下行,在腘窝上方胫神经和腓总神经支彼此分开。坐骨神经干在大腿后面发出分支支配半腱肌、半膜肌、股二头肌长、短头,其中除了股二头肌短头由坐骨神经干内的腓神经支支配外,其余均为胫神经支支配。

(1)胫神经(L_4 ～ S_3):在腘窝上方分出后沿腘窝中线垂直下降,在比目鱼肌深面下行至小腿后群肌肉之前下行,再经内踝后方屈肌支持韧带深面的踝管到达足底,分为两终支,即足底内、外侧神经。胫神经沿途主要的分支:①在腘窝处发出肌支支配小腿后部肌群(腓肠肌、腘肌和比目鱼肌等);②在腘窝处发出皮支为腓肠内侧皮神经,与腓肠外侧皮神经(腓总神经的皮支)吻合成腓肠神经,分布于小腿下后外侧、足背及小趾外侧缘的皮肤;③在小腿部再发出肌支支配胫后肌、趾长屈肌和蹬长屈肌;④足底内侧神经:肌支支配蹬短屈肌、蹬展肌、趾短屈肌和第 1、2 蚓状肌,皮支分布于内侧三个半足趾和足底内侧的皮肤;⑤足底外侧神经:肌支支配足底内侧神经以外的其他全部足肌,皮支分布于外侧一个半足趾和足底外侧的皮肤。

(2)腓总神经(L_4 ～ S_1):在腘窝上方分出后首先发出皮支分布于膝关节外侧的皮肤,然后绕过腓骨颈向前,通过腓骨长肌上端后分为腓浅、深神经两支。腓浅神经在腓骨长、短肌深面下行,发出肌支支配此两肌。该神经在小腿外侧中、下 1/3 交界处穿出并下行至足背,分布于小腿前外侧、足背和第 2 ～ 5 趾背侧的皮肤。腓深神经在胫前肌和趾长伸肌之间下行,继而在胫前肌与蹬长伸肌间下行,经距小腿关节前方至足背。沿途发出分支支配足、趾背屈的肌肉(胫前肌、蹬长伸肌、趾长伸肌和趾短伸肌)和第 1、2 趾间相对缘的皮肤。此外,在腘窝上方尚发出腓肠外侧皮神经,与腓肠内侧皮神经(胫神经的皮支)吻合为腓肠神经。

5. 阴部神经(S_2 ～ S_4) 出梨状肌下孔后,绕坐骨棘后方经坐骨小孔入坐骨肛门窝,贴此窝外侧壁前行分布于肛门、会阴和外生殖器的肌肉及皮肤。主要分支有:①肛神经:支配肛门外括约肌和肛周的皮肤;②会阴神经:支配会阴诸肌和阴囊(大阴唇)的皮肤;③阴茎(阴蒂)背神经:支配阴茎(阴蒂)海绵体及皮肤。

二、脑神经

脑神经共 12 对,各纤维成分较脊神经复杂(表 1-1)。从胚胎发育和组织结构来讲,第Ⅰ、Ⅱ对脑神经为中枢神经系统的直接延伸,不属于周围神经系统。第Ⅲ～Ⅻ对脑神经与脑干神经核相连,支配头颈部的感觉、运动及腺体分泌功能。

表 1-1　脑神经功能及位置

神经名称	性质及功能	连脑部位	进/出颅腔部位
Ⅰ嗅神经	特殊内脏感觉纤维——嗅觉	端脑	筛孔
Ⅱ视神经	特殊躯体感觉纤维——视觉	间脑	视神经管
Ⅲ动眼神经	①一般躯体运动纤维——上睑提肌、上直肌、下直肌、内直肌、下斜肌;②副交感纤维——瞳孔括约肌及睫状肌	中脑	眶上裂
Ⅳ滑车神经	一般躯体运动纤维——上斜肌	中脑	眶上裂
Ⅴ三叉神经	①特殊内脏运动纤维——所有的咀嚼肌、下颌舌骨肌、二腹肌前腹、鼓膜张肌、腭帆张肌;②一般躯体感觉纤维——面部皮肤、口鼻腔及鼻窦黏膜、舌前 2/3 及前、颅中窝的硬脑膜	脑桥	第 1 支——眶上裂;第 2 支——圆孔;第 3 支——卵圆孔
Ⅵ展神经	一般躯体运动纤维——外直肌	脑桥	眶上裂
Ⅶ面神经	①特殊内脏运动纤维——面部表情肌、枕肌、耳后肌、二腹肌后腹和茎突舌骨肌;②一般内脏运动纤维——泪腺、鼻及腭黏膜的腺体、下颌下腺和舌下腺;特殊内脏感觉纤维——味觉;③一般躯体感觉纤维——鼓膜外表面、外耳及耳道的部分皮肤	脑桥	内耳门——茎乳孔
Ⅷ前庭蜗神经	特殊躯体感觉纤维——听觉	脑桥	内耳门
Ⅸ舌咽神经	①特殊内脏运动——茎突咽肌;②副交感纤维——腮腺;③一般内脏感觉纤维——咽、舌后 1/3、咽鼓管和鼓室等处黏膜,以及颈动脉窦和颈动脉小体;④特殊内脏感觉纤维——舌后 1/3 味蕾;⑤一般躯体感觉纤维——耳后皮肤	延髓	颈静脉孔
Ⅹ迷走神经	①特殊内脏运动——软腭及咽喉部的横纹肌;②副交感纤维——颈、胸、腹腔脏器的平滑肌、心肌和腺体;③一般内脏感觉纤维——咽喉、气管、胸腔脏器、腹腔脏器、主动脉黏膜、主动脉和主动脉小体;④特殊内脏感觉纤维——声门以上咽喉部的味蕾;⑤一般躯体感觉纤维——硬脑膜、耳郭及外耳道皮肤	延髓	颈静脉孔
Ⅺ副神经	特殊内脏运动纤维——斜方肌、胸锁乳突肌	延髓	颈静脉孔
Ⅻ舌下神经	一般躯体运动纤维——全部舌内肌及部分舌外肌(茎突舌肌、舌骨舌肌和颏舌肌)	延髓	舌下神经管

（一）嗅神经

由上鼻甲和鼻中隔上部黏膜内的双极嗅细胞的中枢突聚集而成，向上穿筛孔入颅前窝，进入嗅球，嗅球内的僧帽细胞轴突构成嗅束，嗅束在额叶底面走行，向后连接嗅三角。嗅球、嗅束及嗅三角均为端脑的直接延伸。

（二）视神经

视网膜自深层向上依次为视锥和视杆细胞（光感受器）、双极神经细胞、神经节细胞，神经节细胞的轴索向后穿过视神经乳头，构成视神经。来自视网膜鼻侧的纤维在视交叉处交叉，来自颞侧的纤维不交叉。此后来自同侧视网膜颞侧半的纤维和对侧视网膜鼻侧半的纤维合成视束，终于外侧膝状体，大部分视觉纤维在此换元后经视辐射投射至枕叶内侧和距状沟上下方的视皮质。

（三）动眼神经

动眼神经核位于中脑上丘水平，导水管周围灰质腹侧，分为两部分：位于两侧的动眼神经核和位于中间的 Edinger-Westphal 核，前者发出一般躯体运动纤维，后者发出副交感节前纤维，两者共同形成动眼神经向腹侧走行，穿过红核、黑质，从脚间窝两侧离开脑干后，自小脑上动脉和大脑后动脉之间穿过，紧贴小脑幕边缘继续前行，然后穿过硬脑膜进入海绵窦，最后经眶上裂入眶，一般躯体运动纤维支配上睑提肌、上直肌、下直肌、内直肌和下斜肌，副交感节前纤维经睫状神经节换元后支配瞳孔括约肌和睫状肌。

（四）滑车神经

滑车神经核位于中脑下丘水平，导水管周围灰质腹侧，发出纤维向后环绕中央灰质，然后上髓帆内交叉至对侧，绕大脑脚侧面向腹侧前行，然后伴动眼神经经眶上裂入眶，支配上斜肌。

（五）三叉神经

三叉神经含有一般躯体感觉纤维和特殊内脏运动纤维，部分分支尚还有来自其他神经的交感和副交感纤维。特殊内脏运动纤维始于脑桥中段的三叉神经运动核，其纤维组成三叉神经运动根在感觉根下方出脑，然后进入下颌神经，分布于咀嚼肌等；其内尚含有咀嚼肌的本体觉传入纤维，止于三叉神经中脑核。一般躯体感觉纤维的假单极神经元胞体位于三叉神经节（半月节）内，其中枢突构成了三叉神经粗大的感觉根，在脑桥基底部和桥臂交界处入脑，其中传导痛温觉的纤维止于三叉神经脊束核，传导触觉的纤维止于三叉神经感觉主核。其周围突组成三叉神经的三大分支：

1. **眼神经** 含躯体感觉纤维，参与角膜反射，主要分布于眼眶、泪腺、结膜、硬脑膜、部分鼻黏膜、额顶部及上睑和鼻背部的皮肤。

2. **上颌神经** 含躯体感觉纤维，主要分布于上颌牙齿、口鼻腔黏膜、硬脑膜、睑裂和口裂之间的皮肤。

3. **下颌神经** 混合神经，躯体感觉纤维主要分布于下颌牙齿、硬脑膜、舌前 2/3 及口腔底部黏膜、耳颞区和口裂以下的皮肤；特殊内脏运动纤维支配咀嚼肌、鼓膜张肌、腭帆张肌、下颌舌骨肌和二腹肌前腹。

（六）展神经

展神经核位于脑桥下部被盖内，紧贴第四脑室底的下方，面神经运动根纤维环绕其周围在第四脑室底形成一凸起称为面神经丘。展神经核发出纤维向前穿过脑桥，在桥延交界腹侧、锥体束上方穿出成为展神经，然后沿斜坡上行至颞骨岩部尖端，自后壁穿入海绵窦，窦内沿颈内动脉外下方前行，经眶上裂入眶，支配外直肌。

（七）面神经

面神经含有 4 种纤维成分：①特殊内脏运动纤维起源于脑桥被盖部的面神经核，支配面部的表情肌；②副交感纤维节前纤维起源于脑桥下部的上泌涎核，经相关神经节换元后支配泪腺、鼻及腭黏膜的腺体、下颌下腺及舌下腺；③特殊内脏感觉纤维即味觉纤维，胞体位于膝状神经节内，周围突分布于舌前 2/3 的味蕾，中枢突止于孤束核；④一般躯体感觉纤维胞体位于膝状神经节内，周围突分布于鼓膜外表面、外耳及耳道的部分皮肤，中枢突止于三叉神经脊束核。

面神经由两个根组成，一个是较大的运动根，支配面部的表情肌；另一个是较小的混合根，称中间神经，含有内脏和躯体传入以及内脏传出纤维。两根在内耳门合成一干，穿内耳道底进入与中耳鼓室相邻的面神经管，最后经茎乳孔出颅，向前穿腮腺到达面部，其主要分支如下：

1. 岩大神经 自膝状神经节分出后，经面神经管裂孔出面神经管，达颞骨岩部前上面前行，穿破裂孔至颅底，与来自颈交感丛的岩深神经合成翼管神经，再经翼管入翼腭窝，进入翼腭神经节换元后，顺次混入上颌神经、颧神经、泪腺神经，最后达到泪腺、鼻及腭黏膜的腺体，支配其分泌。

2. 镫骨肌神经 在面神经通过鼓室后壁时发出，支配鼓室内的镫骨肌。

3. 鼓索 在面神经出茎乳孔之前发出，向前上穿行进入鼓室，继而穿一窄隙（岩鼓裂）出鼓室，向前并入三叉神经的下颌神经分支舌神经并随其走行分布。鼓索内包含两支纤维：味觉纤维分布于舌前 2/3 的味蕾，副交感节前纤维进入在下颌下神经节换元后到达下颌下腺和舌下腺，支配其腺体分泌。

4. 茎乳孔外分支 面神经出茎乳孔后首先发出三小支支配枕肌、耳后肌、二腹肌后腹和茎突舌骨肌。主干前行进入腮腺实质，在腺体内分支组成腮腺内丛，自丛中发分支至腮腺前缘，呈辐射状穿出，分布于面部表情肌。面神经的五大终支，自上而下依次为：

(1) 颞支支配额肌和眼轮匝肌；

(2) 颧支支配眼轮匝肌及颧肌；

(3) 颊支支配颊肌、口轮匝肌及其他口周围肌肉；

(4) 下颌缘支支配下唇诸肌；

(5) 颈支支配阔筋膜张肌。

（八）前庭蜗神经

由前庭神经和蜗神经两部分组成，前者传导平衡觉，后者传导听觉。

1. 前庭神经 其双极感觉神经元胞体在内耳底聚集成前庭神经节，周围突分布于内耳球囊斑、椭圆囊斑和三个半规管中壶腹嵴的毛细胞，中枢突组成前庭神经，经内耳门入颅，在桥小脑角处，经桥延沟外侧入脑，终于前庭神经核群和小脑等部。

2. 蜗神经 其双极感觉神经元胞体在内耳耳蜗的蜗轴内聚集成蜗神经节，周围突分布于内耳螺旋器上的毛细胞，中枢突组成蜗神经，与前庭神经伴行入脑，终于蜗神经前、后核。

（九）舌咽神经

舌咽神经含 5 种纤维成分：①特殊内脏运动起自疑核，支配茎突咽肌；②副交感纤维节前纤维起自下泌涎核，加入鼓室神经、鼓室丛，耳神经节换元后支配腮腺分泌；③一般内脏感觉纤维神经元胞体位于舌咽神经下神经节，周围突分布于咽、舌后 1/3、咽鼓管和鼓室等处黏膜，以及颈动脉窦（压力感受器）和颈动脉小体（化学感受器），中枢突止于孤束核；④特殊内脏感觉纤维神经元胞体位于舌咽神经下神经节,周围突止于舌后 1/3 味蕾,中枢突止于孤束核;⑤一般躯体感觉纤维神经元胞体位于舌咽神经上神经节,周围突分布于耳后皮肤,中枢突止于三叉神经脊束核。

舌咽神经在延髓后沟出脑,与迷走神经、副神经同穿颈静脉孔前部出颅,孔内有膨大的上神经节(躯体感觉核),出孔时又形成稍大的下神经节(内脏感觉核)。出颅后在颈内动、静脉之间下降,继而向前经舌骨舌肌内侧到达舌根。其主要分支如下:

1. 鼓神经 含有副交感纤维和感觉纤维,前者经耳神经节换元后支配腮腺分泌,后者主要传导鼓室和咽鼓管黏膜的一般感觉。

2. 颈动脉窦支 至颈动脉窦和颈动脉小体,感受动脉压力变化和二氧化碳浓度变化。

3. 咽支 与迷走神经和颈交感神经的咽支构成咽丛,支配咽肌和咽黏膜。

4. 舌支 传导舌后 1/3 的一般感觉和味觉。

此外,还发出肌支支配茎突咽肌和腭扁桃体。

(十) 迷走神经

迷走神经亦含 5 种纤维成分:①特殊内脏运动起自疑核,支配软腭及咽喉部的横纹肌;②副交感纤维节前纤维起自迷走神经背核,随迷走神经分支分布于颈、胸、腹腔脏器(结肠脾曲以上),并在器官旁或内的副交感神经节换元后支配这些器官的平滑肌、心肌和腺体的活动;③一般内脏感觉纤维神经元胞体位于迷走神经下神经,周围突分布于咽喉、气管、胸腔脏器、腹腔脏器、主动脉黏膜,以及主动脉弓(压力感受器)和主动脉小体(化学感受器),中枢突止于孤束核;④特殊内脏感觉纤维神经元胞体位于迷走神经下神经节,周围突止于声门以上咽喉部的味蕾,中枢突止于孤束核;⑤一般躯体感觉纤维神经元胞体位于迷走神经上神经节,周围突分布于硬脑膜、耳郭及外耳道皮肤,中枢突止于三叉神经脊束核。

迷走神经自延髓后沟出脑,经颈静脉孔出颅,此处有膨大的迷走神经上神经(躯体感觉核)和下神经节(内脏感觉核)。出颅后在颈动脉鞘内下行至颈根部,此后左、右迷走神经干走行略不同。左迷走神经在左颈总动脉与左锁骨下动脉之间下行,越过主动脉弓的前方,经左肺根后方到达食管前方,分支构成左肺丛和食管前丛,于食管下段延续为迷走神经前干。右迷走神经越过右锁骨下动脉前方,经右肺根后方到达食管后方,分支构成右肺丛和食管后丛,于食管下段延续为迷走神经后干。前、后干伴食管一起穿膈肌食管裂孔进入腹腔,分布于胃前后壁,其终止为腹腔支,参与构成腹腔丛。其主要分支如下:

颈部分支:

1. 喉上神经 起自下神经节,分为内、外两支。外支含躯体运动纤维支配环甲肌;内支分布于咽、会厌、舌根及声门以上喉黏膜,传导一般内脏感觉和味觉。

2. 颈心支 分为 2~3 支,参与构成心丛,分布于主动脉弓壁内,感受动脉压力变化和二氧化碳浓度变化。

3. 耳支 传导耳郭及外耳道皮肤的一般感觉。

4. 咽支 与舌咽神经和颈交感神经的咽支构成咽丛,分布于腭肌、咽肌和咽黏膜。

5. 脑膜支 传导后颅窝硬脑膜感觉。

胸部的分支:

1. 喉返神经 右喉返神经在迷走神经干经右锁骨下动脉前方处发出后,自下后方绕此动脉上行,返回颈部。左喉返神经在迷走神经干跨过主动脉弓前方时发出后,自下后方绕动脉弓上行,返回颈部。在颈部,双侧喉返神经均走行于气管、食管之间的沟内,至甲状腺侧叶的深面,环甲关节后方进入喉内,终支为喉下神经。特殊内脏运动纤维支配除环甲肌以外所有的喉肌,内脏感觉纤维分布于喉黏膜。行程中尚发出分支,参与构成心丛、肺丛和食管丛。

2. 支气管支和食管支 与交感神经的分支共同构成肺丛和食管丛,分布于气管、支气管、肺及食管,传导脏器和黏膜的感觉,支配气管的平滑肌和腺体。

腹部的分支:

1. 胃支 迷走神经前干构成胃前支,迷走神经后干构成胃后支,分别分布于胃及幽门管的前、后壁。

2. 腹腔支 迷走神经后干的终支,与交感神经一起构成腹腔丛,分布于肝、胆、胰、脾、肾脏及结肠脾曲以上的腹部消化管。

(十一)副神经

由脑根和脊髓根两部分组成。脑根起源于延髓的疑核,自延髓后沟迷走神经下方出脑后,与脊髓根同行,一起经颈静脉孔出颅后加入迷走神经,随其分支支配咽喉肌。脊髓根起源于颈髓($C_1 \sim C_5$ 或 C_6)前角腹外侧的细胞柱(副神经核),其根纤维先在侧索内上升 $1 \sim 2$ 个节段,然后在齿状韧带后方、颈髓前后两根之间传出脊髓侧面,继续在椎管内上行,经枕骨大孔入颅,与脑神经根一起经静脉孔再出颅,此后与脑根分开,在胸锁乳突肌后缘上、中 1/3 交界处继续向后下方行走,在斜方肌前缘中、下 1/3 交界处进入其深面,分支支配此两肌。

(十二)舌下神经

舌下神经核位于延髓下部的中线两旁,发出若干根丝自延髓前外侧沟出脑,向外侧经舌下神经管出颅,在下颈部与颈丛的交通支舌下神经袢一起走行于颈内动、静脉之间。舌下神经支配舌肌和部分舌外肌(茎突舌肌、舌骨舌肌和颏舌肌)。

三、自主神经系统

自主神经系统包括中枢部和周围部,下丘脑为整个自主神经系统的高级中枢,周围部主要分布于内脏平滑肌、心肌和腺体,这些功能不受意识调控。同躯体感觉神经一样,自主神经系统的感觉传入纤维的初级神经元亦位于脑神经节和脊神经节内,周围突分布于内脏、心血管、腺体等处的内感觉器。自主神经系统的运动性传出纤维分为两个不同系统,即交感神经和副交感神经系统,两者常共同支配同一个器官,作用相互拮抗而又互相补充。

(一)交感神经

低级中枢起源于脊髓 $T_1 \sim L_2$ 或 L_3 节段灰质侧柱的中间外侧核,交感神经节前纤维起源于此,经脊神经前根、脊神经干出椎间孔后,通过白交通支进入交感干后有 3 种去向:①终于同节段水平椎旁节;②在交感干内上行或下行后,终于上方或下方的椎旁节;③穿越椎旁节,到达椎前节。经以上椎旁节或椎前节换元后,交感神经节后纤维亦有三种去向:①经灰交通支返回至某一节段的脊神经,随其分布至头颈部、躯干和四肢的血管、汗腺和竖毛肌;②攀附动脉走行,在动脉外膜形成相应的神经丛;③直接分支至所支配的脏。

来自脊髓 $T_1 \sim T_5$ 节段中间外侧核的交感神经支配头、颈、胸腔脏器和上肢的血管、汗腺和竖毛肌;其中来自脊髓睫状中枢($C_8 \sim T_2$)的节前纤维进入交感干后上行至颈上交感神经节换元,节后纤维攀行于颈内动脉壁表面形成颈内动脉交感丛,海绵窦交感神经离开颈内动脉加入三叉神经第 1 支入眶,支配睑板肌、眼眶肌、瞳孔开大肌,此外,还支配同侧半面部的汗腺和血管。来自脊髓 $T_5 \sim T_{12}$ 节段中间外侧核的交感神经支配肝、脾、肾等实质性脏器以及结肠左曲以上的消化管。来自脊髓上腰段中间外侧核的交感神经支配结肠以下的消化管,盆腔脏器和下肢的血管、汗腺和竖毛肌。

(二)副交感神经

低级中枢位于脑干的副交感脑神经核(动眼神经副核、上泌涎核、下泌涎核、迷走神经背核)和脊髓 $S_2 \sim S_4$ 节段灰质侧柱的中间外侧核。颅部的副交感神经节前纤维随第 III、VII、IX、X 对脑神经走行,到达相应副交感神经节,换元后支配相应效应器(具体见脑神经部分)。骶部的副交感神经节前纤维随骶神经前支穿骶前孔后,离开骶神经构成盆内神经,加入盆丛,至相应的器官旁和器官内副交感神经节,换元后支配结肠左曲以下的消化管和盆腔脏器。

一般认为,血管平滑肌、汗腺、竖毛肌和肾上腺髓质不受副交感神经支配。重要脏器的自主神经支配见表 1-2。

表 1-2 交感神经和副交感神经的功能

器官	交感神经			副交感神经		
	节前神经元	节后神经元	作用	节前神经元	节后神经元	作用
瞳孔平滑肌	T_1、T_2	颈上交感神经节	瞳孔开大	动眼神经 E-W 核	睫状神经节	瞳孔缩小、睫状肌收缩
泪腺	T_1、T_2	颈上交感神经节	作用不明显	上泌涎核	翼腭神经节	促进分泌
舌下腺、颌下腺	T_1、T_2	颈上交感神经节	分泌唾液浓,量少	上泌涎核	颌下神经节	分泌唾液稀薄,量多
腮腺	T_1、T_2	颈上交感神经节	分泌唾液浓,量少	上泌涎核	耳神经节	分泌唾液稀薄,量多
心脏	$T_1 \sim T_5$	颈上、中、下和胸上交感神经节	心跳加速,冠脉扩张	迷走神经背核	器官壁内神经节	心跳减慢,冠脉收缩
气管、肺	$T_2 \sim T_6$	颈上、胸上交感神经节	气管扩张;抑制腺体分泌	迷走神经背核	器官壁内神经节	气管收缩;促进腺体分泌
胃、结肠左曲以上肠管	$T_6 \sim T_{12}$	腹腔神经节和肠系膜上神经节	抑制蠕动与分泌,括约肌收缩	迷走神经背核	器官壁内神经节	促进蠕动和分泌,括约肌舒张
肝、胆、胰腺	$T_4 \sim T_{10}$	腹腔神经节,主动脉肾节	抑制腺体分泌	迷走神经背核	器官壁内神经节	促进腺体分泌
降结肠、直肠	L_1、L_2	腹腔下和肠系膜下神经节	抑制蠕动和分泌	$S_2 \sim S_4$	器官壁内神经节	促进蠕动和分泌
肾、膀胱	$T_6 \sim T_{12}$	腹腔神经节,主动脉肾节	血管收缩;膀胱逼尿肌松弛,括约肌收缩	$S_2 \sim S_4$	器官壁内神经节	血管舒张;膀胱逼尿肌收缩,括约肌松弛
男性性腺	L_1、L_2	腰骶交感节和肠系膜下节	盆腔生殖器平滑肌收缩配合射精	$S_2 \sim S_4$	盆丛、前列腺的神经节	促进海绵体血管扩张,使阴茎勃起
肾上腺髓质	$T_{10} \sim L_1$	肾上腺髓质细胞	分泌去甲肾上腺素和肾上腺素	……	……	……
皮肤血管、汗腺、竖毛肌	$T_1 \sim L_2$	相应节段的交感干神经节	血管收缩、立毛、泌汗	……	……	……

(赵冰 李伟)

第二节 周围神经生理

周围神经的主要功能是传递信息,前角细胞通过运动神经将信息传至骨骼肌,而外周的感受器则通过感觉神经将信息传至脊髓相应的感觉系统。周围神经虽然在功能上类似于电线,但在分子水平,电信号的传递主要依赖于相关化学分子的浓度变化。

一、静息电位

轴突膜的电生理特性与普通细胞膜相似,轴突膜将细胞内液和细胞外液分隔开来,轴膜两侧的离子呈不均衡分布,膜内的钾离子浓度高于膜外,这种浓度差的维持依靠钠-钾泵(每3个Na^+流出细胞,就有2个K^+流入细胞内)。膜内的钠离子和氯离子低于膜外,即胞内为高钾、低钠、低氯的环境。在安静状态下,轴膜对钾离子通透性大,钾离子外流导致正电荷向外转移,其结果导致细胞内的正电荷减少而细胞外正电荷增多,从而形成细胞膜外侧电位高而细胞膜内侧电位低的电位差。因为随着钾离子顺浓度差外流,它所形成的内负外正的电场力会阻止带正电荷的钾离子继续外流。当浓度差形成的促使钾离子外流的力与阻止钾离子外流的电场力达到平衡时,钾离子的净移动就会等于零。此时,轴膜两侧稳定的电位差称为钾离子的电位,也是构成静息电位的主要因素。哺乳动物类的神经纤维静息电位约为$-70 \sim -90mV$。

二、动作电位

动作电位产生的基础为电压依赖性的钠通道。当轴突膜受到阈下刺激时,首先是少量电压依赖的钠通道开放,钠离子顺浓度差进入细胞内,致使膜两侧的电位差减小,产生一定程度的去极化,这种轴突膜两侧产生的微弱电流(较小的膜去极化或超极化反应),称为局部电位。局部电位不能在膜上进行远距离传播,随着距离增加而减弱,但其可进行时间和空间的叠加。当局部电位达到阈电位时,全或无的动作电位产生。此时轴膜上大量的电压依赖钠通道同时开放,使细胞外的钠离子快速、大量地内流,导致细胞内正电荷迅速增加,电位急剧上升,形成了动作电位的上升支,即去极化。当膜内侧的正电位增大到钠离子的平衡电位时,电压依赖的钠通道失活关闭,钠离子停止内流。在钠离子内流过程中,钾通道被激活而开放,钾离子顺着浓度梯度从细胞内流向细胞外,当钠离子内流速度和钾离子外流速度平衡时,产生峰值电位。随后,钾离子外流速度大于钠离子内流速度,大量的阳离子外流导致细胞膜内电位迅速下降,形成了动作电位的下降支,即复极化。总之,动作电位的去极化是由于大量的钠通道开放引起的钠离子大量、快速内流所致;复极化则是由大量钾通道开放引起钾离子快速外流的结果。轴突发生动作电位后,其兴奋性也发生一系列变化。峰电位的上升支及下降支的前大部分,兴奋性降低到零,这时轴突对任何刺激强度都不发生兴奋,故这段时期为绝对不应期。之后其兴奋性逐渐恢复,经过超常期和低常期,最后恢复到正常水平。

三、周围神经动作电位的传导方式

周围神经纤维传导兴奋,就是动作电位沿神经纤维全长传导的过程,有两种神经纤维传导兴奋的机制。

(一)连续性传导

无髓神经纤维动作电位发生时,局部产生去极化,膜外变为负电位,膜内变为正电位,这时其邻近部位仍处于极化状态,这样兴奋部位与未兴奋部位存在电位差,于是产生局部电流,当邻近部位的局部电流到达阈电位时,该部位亦产生动作电位。动作电位就这样沿神经纤维全长连续的传导。这种连续性传导效率比较低,所以无髓神经纤维的传导速度一般小于 3m/s。

(二)跳跃式传导

有髓神经纤维的轴突,除起始段和终末外均包有髓鞘。髓鞘由伴随轴突一起生长的施万(Schwann)细胞反复包绕形成,分成许多节段,各节段间存在轴膜暴露部分称郎飞结。相邻两个郎飞结之间的一段称结间区。轴突越粗,其髓鞘也越厚,结间体也越长。每一结间体的髓鞘是由一个施万细胞的胞膜融合,并呈同心圆状包卷轴突而形成的。郎飞结与节间区移行的部分分别为结旁区和临结旁区。在郎飞结区域存在大量的电压依赖性钠通道,密度大约在 $1000 \sim 2000/\mu m^2$,这样使局部电位快速到达阈电位,进而快速产生动作电位;而在节间区钠通道密度较低,密度大约为 $<25/\mu m^2$,不足以产生动作电位,且节间区轴膜由于髓鞘包绕,不与细胞外液产生电位差,所以当一处郎飞结兴奋时,只能与邻近的郎飞结处的轴膜产生电位差,进而使动作电位从一个郎飞结传至下一个郎飞结,这种传导方式称为跳跃式传导,其效率较高,理论上动作电位在相邻两个郎飞结传递的时间大约为 $20\mu s$,而节间区的长度大约为 $1 \sim 2mm$,这样就可以大体计算出有髓神经纤维的传导速度大约为 $50 \sim 100m/s$。

四、影响周围神经传导的因素

(一)生理因素

1. 神经纤维内在差异

(1)节间区的宽度:在有髓神经纤维,不同神经纤维间节间区的宽度越大,每一次跳跃式传导的距离就越长,传导速度越快。

(2)传导安全系数:所谓传导安全系数,即局部电位高于阈电位的差值,安全系数越大说明越快到达动作电位,传导效率越高,传导速度也相应增快。

(3)神经纤维直径:神经纤维直径越大,其电阻越小,传导效率越高。

2. 年龄
年龄是影响神经传导的重要的生理因素。在正常足月新生儿,其有髓神经纤维的传导速度接近成人的一半。$3 \sim 5$ 岁可达到成人值,20 岁过后开始随年龄增长而轻度下降,大约每 10 岁下降 $0.5 \sim 1.8m/s$,直至超过 60 岁呈显著性下降。

3. 身高
身高越高,传导速度越慢,一般每高出 10cm,有髓神经纤维传导速度要减慢 $2 \sim 4m/s$。

4. 温度
温度降低可降低 Na^+ 的电导,从而减慢去极化过程。研究表明,在 $29 \sim 38℃$ 时,温度每上升 1℃,传导速度约增加 5%,几乎呈线性关系。在正常有髓神经纤维,当传导速度为 40 ~ 60m/s,温度每变化 1℃,传导速度的变化为 2 ~ 3m/s。

(二)病理因素

1. 髓鞘脱失 在有髓神经纤维,髓鞘脱失使郎飞结区增宽、节间区变短导致跳跃式传导效率下降,传导速度降低;当节间区髓鞘脱失轴膜暴露,可与邻近的郎飞结区产生电流差继而产生局部电位,但其无足够的钠通道密度而无法产生动作电位,导致动作电位跳跃式传导的停止,此种情况即为脱髓鞘性传导阻滞。

2. 轴索变性 周围神经纤维被切断后,远端神经纤维发生变性、解体,早期可有传导功能,3 ~ 5 天后,随着轴突的崩解,传导功能丧失。再生神经纤维由于髓鞘较薄,传导往往较慢。

3. 郎飞结区离子通道功能障碍 在一些抗体介导的周围神经疾病中,抗体直接导致郎飞结区的离子通道动能障碍,导致跳跃式传导异常或停止,产生传导阻滞,此类传导阻滞可快速恢复,亦可继发轴索变性。

(张 冬 李 伟)

第三节 周围神经疾病的病因及发病机制

一、病因

周围神经疾病的病因复杂多样,可以是遗传性神经病,也可以是后天获得性周围神经疾病。有少数患者,如遗传性压迫易感性周围神经疾病,其发病既有遗传因素作为病变基础,又有后天压迫因素作为诱因。

遗传性周围神经疾病是由于遗传物质变异而引起周围神经的运动、感觉和自主神经病变的一组疾病,有些类型还伴有脑发育不全、精神迟滞、惊厥、对称性的肢体瘫或肌张力障碍等中枢神经症状,或者伴其他系统受累表现。遗传性周围神经疾病的临床表现及遗传方式各异,大部分是按常染色体方式遗传,少数类型按性染色体方式遗传。因此,在询问患者家族史必须详细深入地追问上代每一个家族成员的症状。

获得性周围神经疾病的类型很多,常见病因有代谢性(包括糖尿病、肝病、肾病、甲状腺功能低下或亢进、肾上腺脑白质营养不良等)、营养缺乏性(维生素 B_{12} 缺乏、维生素 B_1 缺乏、叶酸缺乏等)、中毒性(重金属、化学品、药物、生物毒素等)、副肿瘤性、副蛋白血症、结缔组织病、淀粉样变性、血管炎性因素以及外伤所致周围神经损伤、慢性神经卡压(正中神经腕部卡压、尺神经肘管卡压、桡神经弓状韧带卡压、胫神经跗管卡压、脊神经侧隐窝狭窄卡压)等。

周围神经疾病的定位诊断并不难,但其病因诊断则相对复杂,目前许多周围神经疾病的病因尚未完全明确,随着电生理技术、神经免疫学及分子生物技术的发展,分类标准也在不断制定与修订,这将有助于周围神经疾病的诊断、鉴别诊断以及对预后及疗效进行评估。

常见的周围神经疾病综合征及其病因见表 1-3。不同病因所致周围神经疾病起病形式不同,外伤性或缺血性神经病起病快,症状一开始就达到高峰;炎性或某些代谢性疾病呈现亚急性病程,几天或几周病情达到高峰,如急性出现的四肢无力,以运动神经麻痹为主的周围神经疾病常见于吉兰-巴雷综合征(Guillain-Barré syndrome,GBS);多数中毒或代谢性神经病病情几周或几个月内仍在进展,如副肿瘤性、糖尿病、代谢性因素等;几年的病程多见于遗传性神经病或慢性炎症性脱髓鞘性神经病。

表 1-3　主要的周围神经疾病综合征及其病因

Ⅰ．伴有多种感觉和自主神经功能障碍的急性运动障碍综合征

1. 急性炎症性脱髓鞘性多发性神经病（acute inflammatory demyelinating polyneuropathy，AIDP）

2. 急性运动轴索型神经病（acute motor axon neuropathy，AMAN）

3. 急性感觉性神经病和神经病变综合征

4. 白喉性多发性神经病

5. 卟啉性多发性神经病

6. 中毒性多发性神经病（铊中毒、磷酸三甲苯酯中毒等）

7. 副肿瘤综合征

8. 急性自主神经功能不全性神经病

9. 莱姆病

10. 危重病性多发性神经病

Ⅱ．亚急性运动－感觉性神经病

1. 对称性多发性神经病

　　(1) 营养缺乏性：酒精中毒（脚气病）、烟酸缺乏症（糙皮病）、维生素 B_{12} 缺乏、慢性胃肠道病变

　　(2) 中毒性（重金属或溶剂）：如砷、铅、汞、铊、甲基正丁酮、正己烷、溴甲烷、环氧乙烷、有机磷、丙烯酰胺等

　　(3) 药物中毒，如异烟肼、乙硫异烟胺、盐酸肼屈嗪、呋喃妥因及其相关药物、双硫仑、二硫化碳、长春新碱、顺铂、紫杉醇、氯霉素、苯妥英、吡哆醇、阿米替林、三氯乙烯、沙利度胺、氯碘羟喹、胺碘酮及掺杂不纯的药品（如左旋色氨酸）

　　(4) 尿毒症性多发性神经病

　　(5) 亚急性炎症性多发性神经病

　　(6) 副肿瘤性多发性神经病

　　(7) HIV 相关多发性神经病

2. 非对称性多发性神经病（多发性单神经病）

　　(1) 糖尿病性周围神经疾病

　　(2) 结节性多动脉炎和血管炎周围神经疾病（如变应性肉芽肿性血管炎、嗜酸性粒细胞增多症、风湿病、系统性红斑狼疮、韦格纳肉芽肿、孤立性周围神经系统血管炎等）

　　(3) 混合型冷球蛋白血症

　　(4) 干燥综合征

　　(5) 结节病

　　(6) 外周血管病变所致的缺血性神经病

　　(7) 莱姆病

　　(8) HIV 相关多发性神经病

　　(9) 多灶性运动神经病（multifocal motor neuropathy，MMN）

(10) 多灶性获得性脱髓鞘性感觉运动神经病（multifocal acquired demyelinating sensory and motor，MADSAM）

3. 罕见的感觉性神经病

　　(1) 沃坦伯格综合征

　　(2) 感觉性神经束膜炎

4. 脑脊膜神经根病（多发性神经根病）

　　(1) 肿瘤浸润

　　(2) 肉芽肿或炎症浸润（如莱姆病、结节病等）

　　(3) 脊髓病变（如强直性脊柱炎）

　　(4) 特发性多发性神经根病

Ⅲ. 慢性感觉运动多发性神经病综合征

1. 副肿瘤性：癌症、淋巴瘤、骨髓瘤或其他恶性疾病

2. 慢性炎症性脱髓鞘性多发性神经病（chronic inflammatory demyelinating polyneuropathy，CIDP）

3. 异常蛋白血症

4. 尿毒症（偶为亚急性）

5. 维生素 B_{12} 缺乏（多为亚急性）

6. 糖尿病性周围神经疾病

7. 结缔组织病

8. 淀粉样变性

9. 麻风病

10. 甲状腺功能减退症

11. 老年人良性感觉性周围神经疾病

Ⅳ. 进展缓慢的多发性周围神经疾病（遗传性周围神经疾病）

1. 以感觉障碍为主的遗传性周围神经疾病

　　(1) 成年显性遗传感觉神经病

　　(2) 儿童隐性遗传感觉神经病

　　(3) 先天性痛觉缺失

　　(4) 其他遗传性感觉神经病，包括脊髓小脑变性相关神经病，家族性自主神经失调症和其他一般性的肢体麻木综合征

2. 遗传性感觉运动神经病

　　(1) 腓骨肌萎缩症（Charcot-Marie-Tooth）Ⅰ型、Ⅱ型和Ⅹ型

　　(2) 肥大型 Dejerine-Sottas 综合征，成人或儿童型（CMT3）

　　(3) Roussy-Levy 综合征

　　(4) 伴有视神经萎缩、痉挛性截瘫、脊髓小脑变性和痴呆的多发性神经病

　　(5) 遗传性压力易感性周围神经疾病（hereditary liability to pressure palsy，HNPP）

3. 伴有已知代谢疾病的遗传性多发性神经病

（1）Refsum 病
（2）异染性脑白质营养不良
（3）球形细胞脑白质营养不良（Krabbe 病）
（4）肾上腺脑白质营养不良
（5）淀粉样多神经病
（6）卟啉性多发性神经病
（7）爱迪生 - 法布里病（Anderson-Fabry disease）
（8）β- 脂蛋白缺乏症（Bassen-Kornzweig 综合征）
（9）α- 脂蛋白缺乏症（丹吉尔病）
Ⅴ．线粒体相关神经病
Ⅵ．复发性多发性神经病变综合征
1. 卟啉性多发性神经病
2. 急性炎症性脱髓鞘性多发性神经病
3. 多发性单神经病的某些类型
4. 脚气病或中毒性神经病
5. Refsum 病
6. α- 脂蛋白缺乏症（丹吉尔病）
7. 反复中毒所致神经病
Ⅶ．单神经病或神经丛综合征
1. 臂丛神经病
2. 臂部单神经病
3. 灼性神经痛
4. 腰骶丛神经病
5. 腿部单神经病
6. 迁移性感觉神经病
7. 周围神经卡压症

二、发病机制

由于周围神经疾病的病因复杂多样，发病机制尚未完全明确。目前已知的周围神经疾病的发病机制主要有免疫介导、营养障碍、缺血、炎性改变、代谢改变、氧化应激、外伤卡压及遗传代谢等，本章根据相关报道对其发病机制进行叙述。

（一）免疫介导性周围神经疾病

免疫介导性周围神经疾病是几十年前被认为原因不明、无法治疗的周围神经疾病，目前已认识到其与免疫学发病机制有关。周围神经中免疫介导炎症的特点是受累神经中有细胞浸润、髓鞘脱失和轴突损失。当与周围神经（如髓鞘或轴索）的某些成分相似的抗原进入体内，启动针对周围神经的自身免疫应答,如在 AIDP 中,针对髓鞘抗原,如髓鞘碱性蛋白中的 P2 蛋白而致脱髓鞘;在 AMAN 中,针对轴索抗原而致轴索变性;多数 Miller-Fisher 综合征患者可检测到 GQlb 抗体,而 GQlb 集中在动眼神经、感觉神经节和小脑神经元的神经节苷脂,故此组病例的动眼、感觉和小脑受累相对突出。除了免疫系统与周围神经内外组分的相互作用外,T 细胞的激活,主要组织相容性复合体(major histocompatibility complex,MHC)分子的协同作用,周围神经内膜组织中固有的巨噬细胞参与局部免疫反应以及施万细胞合成并释放大量前抗炎介质和抗炎介质,这些因素都参与了免疫介导的周围神经疾病的发病过程。

(二)营养缺乏性周围神经疾病

营养缺乏性周围神经疾病是全身营养缺乏病的一部分,大部分营养缺乏性周围神经疾病与机体缺乏水溶性维生素(B 族维生素)有关,常累及包括中枢和周围神经系统在内的全身多个系统和脏器。营养缺乏的患者可表现为全身肌肉萎缩、皮下脂肪耗损、心血管系统损害和皮肤黏膜的症状等。单纯的饥饿虽然可以导致直接的营养缺乏以及多种维生素的不足,但不会迅速出现脚气病或烟酸缺乏症(糙皮病)等周围神经疾病,这类疾病必须是在大量糖类摄入而维生素供应不足时才会发生。因此,营养缺乏病的发生受许多因素的影响,如年龄、发育过程、体力劳动的强度、妊娠和哺乳、胃肠道的吸收及肝、肾功能状态等,这些因素可以直接或间接地干扰营养物质的合成和吸收。营养缺乏病多发生在工业水平低下的发展中国家的乡村或山区居民,而在发达国家中,长期酗酒是营养缺乏病的主要原因之一。乙醇不仅会影响机体的营养摄入,其本身的代谢也加重机体对 B 族维生素的需求,而且还可妨碍胃肠道维生素类的吸收。在婴幼儿期间蛋白质的供应量不足是营养缺乏的主要原因,特别是在出生后 8 个月至 3 周岁,此时期神经纤维广泛髓鞘化,同时神经细胞分化和树突的分支化也比较迅速,如果此时营养供应不足,易导致神经发育迟滞,引起中枢神经和周围神经的广泛病变。

(三)神经缺血损伤

周围神经的血液供应来自局部动脉。吻合动脉位于神经外膜,由局部动脉的分支所组成。微动脉穿过神经束膜成为终动脉。由于血液供养的特点,大动脉病变一般不引起周围神经疾病。但小动脉或微动脉病变,如结节性多动脉炎、糖尿病、结缔组织病变等导致弥漫性或局灶性的小动脉病变,可阻塞神经营养动脉而引起周围神经疾病。这时周围神经疾病是由于神经缺血损伤所致,其病理生理机制可能为神经滋养血管的阻塞和 / 或血管壁炎症所致。众所周知,由于周围神经有丰富的血供,加上周围神经相对耐受厌氧代谢环境,所以,通常状态下,周围神经比中枢神经更能耐受缺血、缺氧的环境。只有当神经滋养血管受到严重损伤时,周围神经才会发生缺血性损伤。但另一方面,神经束内血管的某些特征又使得周围神经对缺血易感,这是因为周围神经束内的毛细血管与其他组织相比,更大且分布更为广泛,尤其是在神经束的中心区,一旦这些毛细血管因病变发生了阻塞缺血,所造成的影响更为严重。此外,这些神经束内的血管缺乏平滑肌层,因此,周围神经几乎没有自动调节血流量的能力,在灌注压发生微小变动时即受到损害。

(四)药物或毒物损伤

毒物可选择性损害施万细胞或其细胞膜,引起周围神经脱髓鞘。毒物也可特异性地损害神经细胞体、轴膜或轴突转运器。目前,仅有少许明确可引起周围神经疾病的药物或毒物。例如多柔比星中毒时,后根处蛋白质合成受阻,继之产生神经损害。长春新碱中毒可通过影响微管转运系统而损害周围神经。许多重金属也可造成周围神经的损害,不同重金属中毒的发病机制有很大的差异。铅对神经系统的毒性作用非常广泛,主要影响多种神经递质的释放、抑制钙调蛋白、蛋白激酶活力和干扰卟啉内的代谢等。砷化物除抑制巯基酶的活性,还可促发氧化磷酸化的解偶联并影响 DNA 的合成和修复。铊化物的毒性大体上和砷相似,但还影响维生素 B_2 的代谢。汞的神经毒性尚未完全阐明,可能与巯基、羰基、羟基及磷酰基等活性基团的抑制作用有关。

(五)病原微生物感染

多种病原微生物可以感染机体造成周围神经疾病,称之为感染性周围神经疾病。感染性周围神经疾病发病机制主要包括几个方面:①病原生物直接感染,如麻风、带状疱疹;②伴发或继发于各种急性和慢性感染,如麻疹、水痘、布鲁菌病、传染性单核细胞增多症、钩端螺旋体病、莱姆病、梅毒及获得性免疫缺陷综合征(艾滋病)等;③细菌分泌的毒素对周围神经有特殊的亲和力,如白喉、破伤风及细菌性痢疾等。

(六)周围神经卡压

周围神经经过某些解剖上的特定部位,如通过许多狭窄的孔隙(椎间孔和脑神经孔)、经过肌肉的腱性起点、穿过肌肉、绕过骨性隆起、经过骨纤维鞘管及异常纤维束带处等,因这些部位的组织较硬韧,以及肢体运动带动的神经滑动,使其在这些部位反复摩擦,造成局部水肿等炎症反应,使鞘管容积相对变小,神经在压迫及反复摩擦下引起血液循环障碍,发生脱髓鞘反应,损伤局部神经纤维电解质浓度及分布出现异常,造成不同程度的感觉及运动功能障碍,引起周围神经卡压综合征。根据卡压的性质又分为急性卡压和慢性卡压。急性卡压可造成神经内外血流的阻断而影响神经功能。慢性卡压可引起神经内缺血、缺氧,进而影响神经传导功能。在发病初期,仅涉及血-神经屏障改变、神经内压增高、神经内膜和神经束膜下水肿,随后出现神经束膜、神经外膜进行性增厚,如不解除卡压,可引起神经营养障碍,局部神经纤维发生阶段性脱髓鞘和轴索变性,最终可导致不可逆性损伤。

(七)氧化应激

新的研究发现,氧化应激参与多种周围神经疾病的发生、发展,直接或间接对周围神经造成损伤,引起周围神经疾病。氧化应激可与多个环节相互影响、相互作用,既可损伤神经滋养血管内皮,也可以直接作用于神经元、神经纤维产生毒性,引起周围神经组织变性、坏死,表现为神经轴索变性萎缩、节段性脱髓鞘、末梢神经纤维减少、神经元丢失,最终引起感觉神经、运动神经及内脏自主神经结构和功能的异常。目前对于氧化应激在周围神经疾病发病机制中仍然有很多未知领域,与其他机制如炎症反应、内质网应激、神经营养障碍、免疫紊乱等之间的关系仍存在较多盲区,值得进一步探索。

(王勤周 李 伟)

第四节 周围神经疾病的病理

一、正常神经组织

正常的腓肠神经像直径 2 ~ 3mm 白色带有分支的面团样组织,通常周围有疏松的脂肪组织,腓浅神经和桡神经的直径要比腓肠神经的直径小,神经组织由三部分组成:神经外膜、神经束膜、神经内膜。腓肠神经通常有 5 ~ 15 个神经束,神经外膜周围包绕着结缔组织,如果将神经横截,神经外膜大约占一半的面积。神经外膜中的重要结构是小动脉和小静脉,通常这些血管是血管炎神经病容易累及的血管。在神经外膜通常可见到 1 ～ 2 条直径在 30 ～ 300μm 的小动脉。正常的神经组织可以看到神经外膜处的血管周围有数个单核细胞浸润。有作者提出很难确定血管周围炎细胞浸润的程度是否正常,因此,这种情况必须和临床相结合。正常情况下神经外膜中也可以看到神经纤维细胞。神经束膜把神经束从神经外膜隔离开来。神经内膜中包含有神经束、施万细胞、血管、胶原纤维。神经内膜中 90% 的细胞核是施万细胞核,其他细胞主要是纤维母细胞和血管内皮细胞,神经内膜中偶尔也可以看到肥大细胞。正常的神经组织在常规光镜下很难区分出散在的淋巴细胞,因此,如果在光镜下能看到散在的淋巴细胞,通常认为这是不正常的。也有报道在正常神经组织内用白细胞总抗原(LCA)免疫组化染色也能发现少数白细胞,但是没发现 T 或 B 免疫染色阳性的细胞。因此,有作者提出在临床工作的原则是:在横切面上神经内膜内发现几个(3 ～ 4 个)LCA 阳性的细胞不能认为是异常的,但是在神经内膜中的血管周围有套袖样白细胞包绕则认为是炎症的标志。

远端腓肠神经的神经内膜横切面积大概有 0.65 ～ 1.26mm^2,无髓纤维(约 30 000/mm^2)是有髓纤维数量(约 8000/mm^2)的 4 倍。只能通过电镜观察到无髓纤维,它们的直径范围是 0.5 ～ 3μm,有髓纤维的外径(轴索加髓鞘)范围是 2 ～ 17μm,大部分的纤维直径是 5 ～ 13μm。半薄切片可以观察到髓鞘的厚度和轴索的直径。总的原则是:轴索的直径与有髓纤维总直径比值叫 G- 比率,通常比率是 0.5 ～ 0.7。在组织学上,正常的轴索如果直径超过 3μm 就应该有一个髓鞘,如果没有髓鞘,这种情况下的轴索叫裸轴索(脱去髓鞘的轴索)。这种 G- 比率不适合冷冻切片和石蜡切片,因为这两种切片轴索的直径很小,有时候看不到。

在冷冻和石蜡切片中,有髓纤维充满了整个神经纤维束,在这两种切片中通常显示的是大的有髓纤维,有时候可以在纤维的中心看到轴索,在正常的腓肠神经半薄切片中可以很容易地看到有髓纤维直径的变化,也能分辨出有髓纤维和无髓纤维。在神经内膜中有时候可以看到正常的变异叫圆柱形透明小体(雷诺小体,Renault body),不要把这种结构当成异常的结构,横切面上雷诺小体可以是圆形或椭圆形,直径 30 ～ 200μm,轻度嗜伊红,甲苯胺蓝染色可以轻度染色,但是在过碘酸 - 希夫(PAS)染色和刚果红染色中不能被染色,2% ～ 7.5% 的正常腓肠神经内可见到雷诺小体。

二、腓肠神经活检的年龄相关变化

刚出生时神经内膜的纤维密度很高,但是有髓纤维的数量和成人相比是少的,大概是成人的一半。随着年龄增加,神经内膜的有髓纤维密度减少,中间为插入的胶原组织包绕神经纤维,相邻的胶原纤维间很少有空隙,无髓纤维可以包绕 10 个或更多的轴索,其轴索的直径和髓鞘的厚度比成人小,但是 G- 比率比正常值大,意味着髓鞘相对来说较薄。因此,对经验少的人来说,正常的出生时的神经和成年人的神经对比看起来像是脱髓鞘性神经病。

随着年龄增加,有髓纤维数量增加,并且相互之间分隔开来。这种状况在成长的最初几年更为明显,这期间髓鞘的厚度明显增厚,但是也有少数薄髓鞘纤维存在。到 5 岁时,轴索的直径达到成人的水平,髓鞘厚度的变化至少持续到 10 岁。因此,有作者提出以 10 岁为分界线,10 岁以上就可达到组织成熟水平。

髓鞘厚度和轴索直径的增长大概可以持续到 20 岁,30 ～ 40 岁期间,神经内膜的胶原组织轻度增加,偶尔可见到轴索变性和脱髓鞘现象,60 岁以后的变化就明显了,有髓纤维的密度明显减少,大有髓纤维明显减少。一项 79 例活检报告提到从 30 岁到 90 岁间,大的有髓纤维密度减少约 46%。纤维束内偶尔可包绕有变性的轴索、散在的再生丛和再生纤维。也可有中度数量的轴索包绕有厚髓鞘。神经内膜里的胶原纤维明显增加,并且很明显的分隔开来。从 60 岁以后神经滋养血管的内皮和周细胞形成的基底膜增多,但是基底膜的厚度没有增加。老年人的神经束膜明显增厚。因此,在解读老年人的神经活检时一定要小心,除非是病变很明显,很小的异常可能和年龄相关,这时候一定要结合临床表现。

三、周围神经基本病理改变

周围神经对疾病的反应相当较少:轴索变性和节段性脱髓鞘。几乎在所有的周围神经疾病中这两种病变都可以共同存在。

(一) 轴索变性

影响轴索的病变过程可产生轴索变性和继发髓鞘崩解,轴索变性有三种机制:①轴索变性发生在神经横断点的远端(沃勒变性);②由于代谢异常而发生远端的轴索变性(逆向性变性、轴索疾病);③神经元胞体代谢异常继发的轴索变性(神经元病)。

1. 沃勒变性 1850 年沃勒提出了神经横断后出现典型的轴索变性。当神经完全横断后,轴索的连续性被打破,像所有的细胞一样,胞质(轴索)从胞核(神经元)分离开来而逐渐发生变性,从而在离断的远端发生轴索变性,轴索变性的特点如下:①它从轴索的横断点开始;②由于神经冲动不能通过横断点,所以神经支配点以远的瘫痪和感觉丧失是即刻发生的;③轴索和髓鞘的变性发生在神经横断点以远;④由于远端神经不能兴奋,3 ~ 4 天后远端的神经传导丧失;⑤远端肌肉逐渐出现失神经后的萎缩;⑥远端肌肉可在 8 ~ 14 天后出现纤颤和正锐波;⑦严重病例可出现神经细胞的染色质溶解;⑧断端点以远可出现施万细胞出芽增生;⑨从横断的近心端开始出现再生,轴索的芽生速度非常慢,大概 1 ~ 1.5mm/d;⑩轴索病变的恢复变化很大,与以下因素相关:神经管的完整性(神经内膜、神经束膜、神经外膜),当神经管是完整的时候,神经再生是自发的,而且质量很好;损害的部位越远,恢复得越好;患者的年龄——患者越年轻,恢复得越好;相邻软组织的损害程度——软组织损害的越轻,恢复得越好。

神经损伤后随后就可以发生沃勒变性。沃勒变性可发生在血管炎周围神经疾病中,局部的缺血可造成局部的轴索变性和远端的沃勒变性。

2. 逆行性轴索变性 开始时,代谢异常可发生在整个轴索,轴浆转运失败导致远距离长的大直径轴索易于发生变性。变性向近端发展直到神经细胞胞体(逆向性),这种现象的临床后果就是远端对称性多发周围神经疾病。逆行性轴索变性的主要特点是:①整个轴索发生代谢异常;②开始时是远端的轴索发生改变;③除了早期超微结构变化扩展需要较长时间外,轴索发生的变性和沃勒变性很相似,随着轴索的变化,髓鞘可崩解。如果近端的轴索完整性没遭到破坏,则髓鞘可发生脱失和再生;④除非轴索完全破坏,神经传导速度通常正常或轻度降低,复合肌肉动作电位(CMAP)和神经动作复合电位(CNAP)显著下降;⑤远端肌肉可发生失神经支配后的萎缩;⑥远端肌肉可发生明显的纤颤电位和正锐波;⑦有些严重的病例可发生尼氏体溶解;⑧和沃勒变性相比,施万细胞增生更不活跃,需要的时间更长;⑨远端神经仍存活的施万细胞和基底膜管便于周围神经的再生;⑩轴索的芽生使得失去神经支配的肌肉再次得到神经再支配。神经的恢复相当慢,大概 2 ～ 3mm/d,有时候是部分恢复,这取决于神经损害的严重程度及患者的基础状况。

大部分代谢和中毒性周围神经疾病是这种情况,其特点是开始是无症状的,从远端开始向近端的神经元胞体发展,导致对称性远端周围神经疾病。

3. 神经元病导致的轴索变性　在这种病变过程中,疾病的最初攻击目标是神经元细胞体,包括下运动神经元或初级感觉神经元,因此,其临床表现依赖于是感觉神经元还是运动神经元受累。当脊髓的前角为病变部位时,随后出现纯运动系统受损的表现,如脊髓灰质炎、运动神经元病、夏科－马里－图斯的神经元型(Charcot-Marie-Tooth HSMN type Ⅱ),当背根神经节细胞为病变部位时,可产生纯感觉神经病,如急性感觉神经病、水痘－带状疱疹病毒性周围神经疾病、癌性感觉神经病、遗传性感觉自主神经病Ⅱ型。其主要特点如下:①运动和感觉神经元出现代谢和形态的异常。②病理变化最早出现在神经元的胞核,随后出现累及整个轴索的轴索变性,因此,通常会出现广泛的临床表现。③轴索变性发生在神经元受累所支配的神经,前角细胞发出的运动神经和背根神经元所接受的感觉神经。④尽管过程很慢,轴索逐渐变性的过程和沃勒变性类似,伴随着轴索变性会发生髓鞘崩解。⑤神经传导的异常取决于选择性神经细胞的丢失,在前角细胞病变中,感觉神经的传导是正常的,运动神经的传导表现为典型的轴索损害的表现(运动神经元病模式)。当背根神经元受累时,运动神经的传导是正常的,显著地感觉神经传导异常(感觉神经元病模式),要么 CNAP 缺失,要么 CNAP 波幅显著降低。⑥前角细胞疾病,主要临床表现为所支配肌肉因为失去神经支配而发生的萎缩和无力。背根神经节受累的患者,由于感觉神经元的丢失表现为所累及区域的感觉丧失和感觉性共济失调。感觉症状取决于所受累及的背根神经节的大细胞或小细胞,痛觉和温度觉受累主要是小细胞缺失,而本体感觉主要是大细胞丢失。⑦前角细胞疾病的远端肌肉可表现纤颤、正锐波、束颤。⑧再生可伴随着存活的轴索芽生而出现,但是预后很差,尤其是对感觉神经元病来说。

4. 感觉神经轴索变性　众所周知,在人严重的原发性脱髓鞘神经病或实验性脱髓鞘神经病后可发生轴索变性。主要机制是在最严重的脱髓鞘部位可发生沃勒变性。电生理检查主要表现为在典型的脱髓鞘的基础上另外可出现纤颤和正锐波。吉兰－巴雷综合征的患者,在疾病的最初 4 周出现广泛的纤颤和正锐波提示有严重的轴索变性,预示着恢复期将延长并有明显地功能障碍残留。卡压性周围神经疾病,可观察到在卡压部位以远有轴索变性,并有轻度的感觉和运动神经传导异常。

(二)节段性脱髓鞘

在沃勒描述典型的轴索变性以后的 30 年,Gombault 在慢性铅中毒的豚鼠周围神经描述了节段性脱髓鞘。髓鞘损伤发生在两个郎飞结之间,而轴索不受影响。每个节段代表一个施万细胞和其髓鞘的长度。节段性脱髓鞘的特点如下:①原发性髓鞘损伤,而轴索保持完整;②脱髓鞘通常从郎飞结开始,节段性脱髓鞘由各种原因导致,包括:施万细胞的代谢损伤,如白喉周围神经疾病;髓鞘的套叠缩短,如卡压性周围神经疾病;髓鞘内的水肿形成,如半乳糖脑苷脂周围神经疾病(Krabbe 脑白质营养不良);髓鞘被激活的淋巴细胞和吞噬细胞吞噬变薄,如吉兰－巴雷综合征患者;③节段性脱髓鞘可以是局灶性的、多个局灶性、广泛性;④节段性脱髓鞘可导致传导阻滞和显著的神经传导减慢;⑤缺乏或很少出现纤颤和正锐波,但是束颤不少见;⑥肌肉无失神经后的萎缩,如果长时间的瘫痪可发生失用性萎缩;⑦不会发生尼氏体溶解;⑧施万细胞的增生不像沃勒变性那样活跃;⑨在髓鞘再生过程中施万细胞分裂再生后形成的髓鞘在两个郎飞结之间变短变薄,一旦髓鞘再生开始,则恢复将会很快,通常是完全康复;⑩在髓鞘反复脱失和再生的病例中,施万细胞被再次分裂,而有些子细胞不能找到轴索包绕,它们将被分离开而围绕纤维形成薄薄的一层,这样洋葱球样结构就形成了。

"继发性节段性脱髓鞘"这个概念是 Dyck 提出的,他描述了在弗里德赖希共济失调和尿毒症神经病中沿着萎缩的轴索有很多连续的郎飞结间的节段性脱髓鞘,这些节段性脱髓鞘是原发性轴索变性的结果。原发性的脱髓鞘时髓鞘脱失是随机的,而继发性脱髓鞘则是连续节段的髓鞘脱失,针极肌电图显示是典型的原发性轴索变性。

四、神经活检特殊病理诊断特点

在神经活检中有几个病理特点对具体的神经病有诊断价值。

(一) 血管炎

腓肠神经活检中的血管炎是血管炎神经病和血管炎的诊断标志,血管炎的组织病理特点是血管壁内炎细胞的浸润和血管壁的纤维素样坏死,血管炎通常发生在神经束膜和神经外膜区域的微小动脉上,在系统性血管炎中通常可发生周围神经疾病,约 60% 的结节性多动脉炎和 64% 的嗜酸性肉芽肿动脉炎可发生周围神经疾病。系统性血管炎容易累及中小动脉,因为周围神经的滋养血管通常是小动脉和微小动脉,所以不难理解系统性血管炎中周围神经疾病是非常常见的临床表现。

如上所述,怀疑血管炎神经病时,应做全神经活检。通常应在激素治疗前行腓肠神经活检,因为血管炎通常是节段性的,所以标本应该切成多个节段观察,以往的经验是只有节段可以提示有诊断价值的病理变化。

为诊断一例确切的血管炎神经病,必须有如下肯定的血管炎组织病理特点:活跃期、非活跃期、坏死愈合期和炎症细胞累及血管壁。血管周围单核细胞浸润而没有血管壁坏死和细胞内浸润通常是血管炎的早期和轻度改变。单独的血管周围炎不足以诊断血管炎,因为同样的改变也可以发生在炎性神经病。但是,有些组织特点可以有助于鉴别这些异常改变:在血管炎周围神经疾病中,轴索变性是主要的改变,而炎性神经病的典型改变是节段性脱髓鞘和神经内膜的炎细胞浸入。因此,当有血管周围炎细胞浸润合并有轴索变性、临床表现和血管炎相符时很可能是血管炎周围神经疾病。应该注意各种神经变性的方式:依据神经病变的严重程度不同,病变可以表现为从中心性神经束变性到选择性神经束变性。中心性神经束变性是典型的缺血性神经病的改变,通常可见于血管炎神经病。选择性神经束变性主要是在血管炎神经病中可以看到。在血管炎神经病的腓肠神经中可发现各种联合改变。

近年,也有非系统血管炎的报道,在这些病例中,血管炎仅局限于周围神经,而没有其他器官受累,因此神经活检是必需而且是很重要的。没有神经活检,血管炎很难和其他快速进展的周围神经疾病相鉴别,很多非系统血管炎也可以表现为对称性表现,而血清学证据通常是缺乏的。非系统血管炎的两点自然进展特点是:要么是某种器官的血管炎,要么是很轻的系统性血管炎。

血管炎很少和肿瘤(副肿瘤性血管炎神经病)、莱姆病、获得性免疫缺陷综合征(acquired immunodeficiency syndrome,AIDS)、结节病、丙肝和糖尿病相关。

（二）淀粉样物质沉积

神经活检显示淀粉样物质沉积可诊断为淀粉样周围神经疾病和淀粉样变性,任何怀疑淀粉样周围神经疾病的患者神经活检是一个可选择的诊断手段,强烈推荐神经和肌肉联合活检,因为在某些病例,神经活检是阴性的,而在肌肉活检中可发现淀粉样物质沉积。

淀粉样周围神经疾病的诊断标志是神经内的淀粉样物质沉积,淀粉样物质沉积在组织化学染色上呈刚果红阳性,偏振光显微镜下呈苹果绿。因此,诊断淀粉样变性的简单并且最好的方法就是活检标本刚果红染色呈阳性,然后用偏振光显微镜验证。曾有作者在 10 例淀粉样周围神经疾病的患者取新鲜标本,在肌肉标本中用结晶紫染色快速诊断淀粉样变性,而很少在神经标本中发现阳性物质。结晶紫染色可用在冷冻切片筛查淀粉样变性,但是对神经的石蜡切片用刚果红染色的阳性染色既不能肯定也不能排除诊断。在周围神经淀粉样物质有三种存在方式:①神经外膜的连接组织;②神经内膜;③神经外膜和神经内膜的滋养血管壁。淀粉样变性主要引起轴索变性,通常累及小直径纤维。

（三）异染颗粒

神经中异染颗粒的存在可诊断异染性神经病和异染性脑白质营养不良(metachromatic leukodystrophy,MLD),异染性脑白质营养不良是一种罕见的常染色体隐性遗传病,其特点是半乳糖 -3- 硫脂在脑、肾、膀胱、周围神经内的沉积,有四种起病方式:晚发婴儿型、青少年型、成人型和多发性硫脂酶缺陷。前三种类型均是芳基硫酸酯酶 A 缺乏引起,分析血中白细胞和培养的成纤维细胞中的酶活性用作诊断标准。

当生化分析不能实施时,为诊断 MLD,神经活检有快速程序和可靠程序,异染颗粒能在所有病例中展示出来,为展示出异染颗粒,神经活检的标本最好是冷冻切片,因为异染颗粒最好是用酸性结晶紫染色展示出来。

异染颗粒多聚集在施万细胞的核周细胞质内、在巨噬细胞内、神经内膜的毛细血管周围,这些颗粒在结晶紫染色和甲苯胺蓝染色呈棕色,而非紫色和蓝色,PAS 染色呈阳性,甲基 - 蓝染色呈阳性。所有的 MLD 患者,包括多种硫脂酶缺乏的患者,异染颗粒都能染出来。

（四）葡聚糖小体

在活检的神经内发现许多葡聚糖小体,再加上典型的一系列临床表现可诊断葡聚糖小体病,例如成人葡聚糖小体病(adult polyglucosan body disease,APBD)、拉福拉病(Lafora disease)、Ⅳ型糖原累积病。怀疑成人葡聚糖小体病而行神经活检是诊断方法的选择之一,其诊断标志是在中枢和外周神经系统发现葡聚糖小体,葡聚糖小体是拉法小体、淀粉样小体和其他类似结构的俗称,它通常在改良 Gomori 三色染色中呈灰蓝色,苏木精伊红(HE)染色呈碱性,甲苯胺蓝染色呈异染,PAS 染色在淀粉酶消化前后及碘染色后呈阳性。典型表现是小体在轴索内,圆形,直径 5 ~ 70μm,通常出现在有髓纤维内。在神经活检病例中可看到由于小体的沉积而导致的轴索膨大和髓鞘变薄,单神经分离后像一串珠子,这是因为轴索因小体而膨大和继发变性的轴索。如果没有临床表现而在神经活检中仅发现一两个葡聚糖小体没有特殊意义。因此为诊断成人葡聚糖小体病需要发现很多葡聚糖小体。因为在其他疾病中也可发现葡聚糖小体,因此必须结合临床表现才能诊断成人葡聚糖小体病。

（五）洋葱球样结构

增生性周围神经疾病的病理标志是洋葱球样结构的形成。它指的是在神经横切面上围绕神经纤维形成的向心性的层状结构。这些层状结构包绕着正常有髓纤维和脱髓鞘纤维。这些包绕的细胞大部分是施万细胞,它们被基底膜环绕,有些包含着无髓鞘的轴索。在电镜下可观察到这些层状物代表施万细胞互相缠绕变薄的过程,尽管洋葱球样结构可以在冷冻切片观察到,但是最好是在半薄切片上看,如果很容易看到的话,可在石蜡切片上看到,一个在石蜡切片鉴别出洋葱球样结构的方法是寻找增多的施万细胞核,在典型病理中,洋葱球样结构通常出现在神经内膜和束膜下,有髓纤维减少,髓鞘变薄。在肥大性神经病中神经变厚,部分原因是胶原增多,神经束的细胞结构增加,神经内膜黏液物质增加。严重病例,肥大的神经可在体表摸到,活检时表现为神经内膜黏液增多导致灰色凝胶物质出现。从病理生理上讲,洋葱球样结构的出现意味着髓鞘反复的脱失和增生,因此,肥大性神经病本身也意味着它是脱髓鞘神经病。

洋葱球样结构的存在可诊断肥大性神经病,肥大性神经病可由多种临床原因造成,如:夏科 – 马里 – 图斯(遗传性运动感觉神经病 I 型)是最常见的原因。在 Roussy-Levy 综合征、Dejerine-Sottas 病(遗传性运动感觉神经病 III)、先天性少髓鞘神经病和 Refsum 病(遗传性运动感觉神经病 IV 型)中,洋葱球样结构是神经活检最主要的发现。大概有 11% ~ 43% 的慢性吉兰 – 巴雷综合征的患者可发现有洋葱球样结构。洋葱球样结构也可出现在肥大性单神经病中,其特点是单根神经的局灶性肥厚,肥大性单神经病可从以下几点与普遍肥大性多神经病鉴别:①散发的;②只有一个部位受累;③可以切除而不复发;④缺乏系统性表现。

(六)炎细胞和节段性脱髓鞘

神经纤维内炎细胞和节段性脱髓鞘可诊断炎症性脱髓鞘性神经病,在炎症性脱髓鞘性神经病中,炎细胞主要在神经内膜中,这是其特点,在临床实践中经常会碰到。炎性神经病分为两种类型:急性和慢性。

急性炎症性脱髓鞘性多发性神经病(AIDP),通常称为吉兰 – 巴雷综合征(GBS)。与 GBS 尸解中的多个周围神经可发现很多炎细胞不同,周围神经的活检炎细胞并不常见。33% ~ 41% GBS 活检中可发现炎细胞。神经内膜炎细胞的存在提示炎性周围神经疾病,炎细胞主要是单核细胞,包括大淋巴细胞和小淋巴细胞,淋巴细胞中散在有浆细胞,有些病例中可发现仅在神经外膜有血管周围淋巴细胞浸润。GBS 的腓肠神经活检最常见的发现是节段性脱髓鞘,尤其是在单神经分离、半薄切片及纵切面容易观察到。

慢性炎症性脱髓鞘性多发性神经病(CIDP)通常是亚急性起病,神经传导速度显著降低,容易复发,对激素有效。CIDP 通常有两种方式:单相病程和复发形式。其诊断依靠典型的临床表现:亚急性起病,脑脊液蛋白增高,神经传导速度显著地下降提示脱髓鞘病变。如果提示诊断 CIDP 强烈建议行腓肠神经活检。

CIDP 的病理诊断标志是腓肠神经活检显示脱髓鞘,炎细胞通常是炎性神经病的特点,但是较少在此病中发现,大概在 20% ~ 30% 的病例中可发现炎细胞。GBS 中炎细胞的存在不是其主要特点,通常是神经外膜的血管周围炎细胞浸润比神经内膜炎细胞浸润更常见。

获得性免疫缺陷综合征(AIDS)患者也有 AIDP 和 CIDP 的报道,CIDP 也有在 HELV I(反转录病毒)脊髓病中的报道,CIDP 通常是与骨硬化性骨髓瘤、良性单克隆球蛋白血症、Waldenstrom 巨球蛋白血症相关的异常蛋白血症神经病相关的。

(七)炎细胞和轴索变性

神经纤维中的炎细胞和轴索变性可诊断炎性轴索性神经病,在炎性轴索性神经病中炎细胞可在神经外膜中观察到,与炎性脱髓鞘性周围神经疾病中的炎细胞在神经内膜中出现相反。炎性轴索性神经病的典型病例是血管炎神经病。诚然,在血管炎周围神经疾病中确切的病理证据是要求有血管炎,但是实际情况是 1/3 的患者病理是缺乏血管炎的,在这些病例中,基于轴索性炎性神经病可以下很可能是血管炎神经病的诊断,尤其是在非系统性血管炎神经病更为常见,有作者已经报道,在非系统性血管炎神经病中,腓肠神经活检最常见的表现是轴索性神经病。炎性轴索性神经病也可见于副肿瘤性神经病、感觉性神经病、中毒性神经病。

(八) 非干酪样肉芽肿

神经活检中非干酪样肉芽肿的出现,在用抗酸染色排除麻风杆菌感染后,可诊断结节性神经病和结节病。在结节病患者活动期,60% 的患者可在肌肉中发现微小的结节,而在神经中仅不到 1% 的神经受累。因此,在皮肤和淋巴结活检不能诊断结节病时,肌肉活检是可选择的诊断方法之一。

结节性肉芽肿是典型的非干酪样肉芽肿,其包括上皮细胞、朗汉斯巨细胞、淋巴细胞。在结节性肉芽肿内无器官组织。非干酪样肉芽肿主要是在神经外膜和神经束膜区域看到,神经内膜很少看到,有病例报道可见到在神经外膜和神经束膜区域血管周围炎和全血管炎肉芽肿。

在临床实践中,怀疑是肉芽肿神经病时建议神经和肌肉联合活检,原因是:肌肉活检的阳性率高,神经活检不容易发现。有报道,在 4 个结节性神经病患者中的 3 例做了神经活检均无典型的肉芽肿。

(九) 坏死性(干酪样) 肉芽肿

坏死性肉芽肿神经病可诊断继发于麻风的神经病,麻风是由麻风杆菌引起的传染性疾病,可累及皮肤和周围神经。麻风杆菌可引起人畜共患病,它通常可分为:结核结节型、麻风结节型、界限型(中间型),界限型含有前两种类型的特点。另外,还有一种中间型不属于上述三种类型。

根据麻风累及的神经部位和范围不同,其病理特点不一样。界限型麻风,淋巴细胞侵入神经内膜和神经束膜。结核结节型麻风,干酪样和非干酪样肉芽肿是其主要的病理特点,肉芽肿可在神经外膜、神经束膜和神经内膜内存在,在神经内干酪样肉芽肿可形成大的脓肿。随着愈合,神经内膜可观察到纤维素样变和透明样变,而在神经束膜和神经外膜可看到增厚的髓鞘。如果杆菌不是大量存在,通常仅在神经内存在。在麻风结节型麻风,神经束膜和神经内膜内巨噬细胞、含有抗酸杆菌的施万细胞(泡沫细胞)和炎细胞的浸润是主要特点。泡沫细胞内可发现大量的杆菌,病情严重的病例,神经外膜也可以看到大量的泡沫细胞,尤其是在血管周围。随着时间的推移,神经内膜的纤维素样变出现,神经内的微小脓肿以各种形式出现,尤其是在红斑结节出现时。在界限性麻风中,可出现肉芽肿和神经内膜泡沫细胞。在所有的这些病例中,必须用抗酸染色在神经内发现阳性杆菌才能在病理上诊断麻风。

大多数病例,麻风的诊断通常是依靠典型的皮肤损害和皮肤组织液涂片或皮肤活检发现抗酸染色阳性杆菌。对无皮肤损害或皮肤组织液涂片阴性的神经麻风患者来说,周围神经疾病是唯一的临床表现,神经活检就显得尤为重要。在这些病例中,在无痛觉的皮肤中取皮肤活检很难有阳性的麻风组织发现。曾有报道,在麻风流行发病区内有神经病变的 77 例患者,没有发现有很明确的病因,这些患者做了临近神经损害的皮肤的神经活检,大概有 49.4% 的患者发现了麻风杆菌,有"手套"样皮肤痛觉缺失的患者做桡浅感觉神经,对"袜套"样皮肤痛觉缺失的患者做腓浅或腓肠神经活检。这项研究提示在原发性麻风神经病中皮肤神经活检的重要性。

（十）巨轴索

在神经内发现巨轴索可诊断巨轴索神经病或某些中毒性神经病,巨轴索神经病很少是家族性的,典型的表现为常合并有感觉神经病和卷曲的毛发。在某些中毒性神经病中也有报道有巨轴索:胶水吸入性神经病、滥用吸入剂神经病,中毒性神经病可由正己烷、甲基正丁基酮、丙烯酰胺、戒酒硫引起。正己烷和甲基正丁基酮作为溶剂广泛用在油漆和胶水中,或作为油漆和胶水的稀释剂。滥用吸入剂神经病是由于吸入油漆的稀释剂。因此,胶水吸入性神经病和滥用吸入剂神经病在本质上是吸入了正己烷和甲基正丁基酮。戒酒硫神经病中,二硫化碳是戒酒硫的代谢物,可引起巨轴索神经病。

巨轴索膨胀代表局部神经丝增多并围绕着薄髓鞘,膨胀的范围是正常纤维直径的 2 ～ 3 倍,通常伴有郎飞结间隙增宽。轴索的直径通常是 20 ～ 30μm,甚至可以达到 50μm。巨轴索膨胀可在冷冻切片的改良格莫瑞三色(MGT)染色的横切面上看到绿色膨大的轴索,在半薄切片上看到膨大的轴索,巨轴索神经病通常伴有轴索变性。

（十一）腊肠样改变

神经活检内的腊肠样改变可诊断腊肠样神经病,1975 年,Madrid 和 Bradley 首次在 4 例患者中使用了这个单词:2 例有复发性家族性臂丛神经病,1 例有压力易感性神经病,1 例有慢性远端性感觉运动神经病主要是累及上肢。

腊肠样指的是腊肠样髓鞘膨大,最好在单神经分离中发现。然而,腊肠样改变在冷冻切片表现为在纵切面和横切面上红色腊肠样膨大的髓鞘,没有同时膨大的轴索。腊肠样的直径可达 27μm,在 Madrid 和 Bradley 病例中其长度可为 80 ～ 250μm。在腊肠样结构内,髓鞘的层数增加,是正常神经髓鞘厚度的 2 ～ 3 倍。

腊肠样神经病最早是 Behse 在 1975 年在 6 例遗传压力易感性周围神经疾病(HNPP)中描述。目前,在报道的 HNPP 和复发性家族性单神经病及复发性家族性臂丛神经病的神经活检均表现有腊肠样改变,这种神经改变也可以见于遗传性运动感觉神经病(HMSN Ⅰ,CMT 1),HMSN 伴随髓鞘向外折叠(CMT 4B),IgM 异常蛋白血症神经病和 CIDP。这些疾病的统一表现为节段性脱髓鞘,洋葱球样结构也可以出现在某些病例中,腊肠样神经病代表了脱髓鞘神经病,是 HNPP 和家族性复发性臂丛神经病的典型表现。

（十二）神经滋养血管堵塞

小的微动脉和毛细血管堵塞可诊断缺血性神经病,在糖尿病性神经病、血管炎神经病、动脉硬化性神经病中见到。有报道提示缺血可能是糖尿病多发神经病的可能的机制之一。相反,缺血是糖尿病性眼肌麻痹和糖尿病近端非对称性神经病的重要发病机制。在血管炎神经病中,微小动脉的堵塞可能是由于内皮细胞和血管壁的炎症和增生。缺血是由于严重的动脉硬化,代表着缺血性神经病。

在神经外膜和神经束膜,由于过多的纤维素样增厚和透明样变阻塞了小微动脉和毛细血管。血管炎神经病,炎细胞可存在。由于血管供应的解剖分布,缺血可导致某些区域神经纤维的变性,可产生中心性纤维束变性(纤维束的中心纤维减少)和选择性神经纤维束变性(1条或 2 条神经纤维束减少)。因此,中心性纤维束变性和选择性神经纤维束变性是神经缺血的组织学标志。

（十三）恶性细胞

神经纤维内恶性细胞的存在提示淋巴瘤神经病。这是由于肿瘤性神经病多限定于血液系统,这包括淋巴瘤、淋巴瘤样肉芽肿、白血病、骨髓瘤。浸润的细胞有恶性肿瘤细胞的特征:

有丝分裂相、异形核。广泛并大量的周围神经浸润是典型的淋巴瘤神经病的特点。这种神经病,容易发现血管周围套袖样浸润,有时候是显著的血管中心存在肿瘤细胞,在淋巴瘤样肉芽肿中是典型的表现。在神经活检中发现恶性细胞,B 细胞和 T 细胞标志物能确认淋巴瘤类型。当大多数细胞属于骨髓穿刺和外周血是某种淋巴亚型时,这些浸润的单克隆细胞也是这些淋巴细胞。这是由于常规的神经活检组织不能提供足够的细胞用于免疫分型,因此,用骨髓或外周血细胞做流式细胞用于确定细胞的免疫分型。

(十四) IgM 沉积

神经活检中使用免疫组化和免疫荧光技术后仍缺乏明确诊断的一定要排除 IgM 沉积病。IgM 沉积在髓鞘和神经内膜可诊断 IgM 异常蛋白血症神经病,包括抗髓鞘相关糖蛋白(myelin associated glycoprotein,MAG)神经病。40% ~ 80% 的 IgM 相关神经病髓鞘中 IgM 沉积是阳性的,其通常有抗 MAG 活性;这点在 IgG 和 IgA 相关的神经病中没有报道。曾有 7 例 Waldenstrom 巨球蛋白血症的患者和 IgM 型未明意义的单克隆免疫球蛋白病(monoclonal gammopathy of undetermined significance,MGUS)的患者中报道有神经内膜 IgM 沉积。通常情况下,神经内膜 IgM 沉积在神经内膜主要是轴索损害,而缺乏抗 MAG 活性。冷冻切片可用免疫荧光石蜡切片可用免疫组化来证实 IgM 沉积。

(十五) 节段性脱髓鞘

神经中的节段性脱髓鞘可诊断为脱髓鞘性神经病。典型的脱髓鞘疾病是急性或慢性炎性神经病,在炎性神经病中,通常可发现炎性细胞存在于神经中。另外的典型病例是遗传性肥大性神经病。但是也有其他神经病,既不是炎性神经病也不是遗传性神经病,在这些病例中,神经的主要改变是节段性脱髓鞘而没有提示其他明确的病因,因此还要寻找其他的确切病因。

最好是在单神经分离下观察节段性脱髓鞘,半薄切片下节段性脱髓鞘可由薄髓鞘纤维、洋葱球样结构、腊肠样改变而诊断。冷冻切片的纵切面,如果能把神经很好地伸展和切片也能观察到节段性脱髓鞘。

如果缺乏其他明确的组织学特点,神经的节段性脱髓鞘只能笼统地诊断脱髓鞘神经病。

(十六) 轴索变性

神经中的轴索变性可诊断轴索神经病,营养障碍、酒精性、维生素缺乏及大多数中毒性神经病是最好的例证。在这些神经病中,没有组织学特征提示具体的病因,这还得依靠其他发现才能确定病因。

冷冻切片中的髓鞘消解腔(myelin-digestion chamber)和单神经分离中的髓球(myelin ovoids)出现可诊断轴索变性。神经中的巨轴索可间接提示轴索变性,具有薄髓鞘的小轴索丛提示轴索变性(轴索再生),这在半薄切片的横切面容易观察到,提示轴索反复变性和再生。在轴索变性中,轴索萎缩是主要发现也提示是轴索变性,轴索萎缩在电镜下观察到,与正常的髓鞘厚度相比,轴索的直径变小。

除了巨轴索和血管炎神经病,大部分轴索变性神经病不能在组织学上提供具体的病因,这些具体的病因得借助其他检查方法。

(李 伟)

第五节　周围神经疾病临床表现

　　周围神经疾病可有运动、感觉、反射、自主神经、营养状况的症状和体征表现,临床医生综合这些症状和体征出现的部位及发病的时间先后顺序可做出初步的临床诊断。在临床工作中遇到周围神经疾病患者时,可按顺序解决如下问题:确认是否是周围神经疾病,将它与中枢神经系统疾病、神经肌肉接头疾病、肌肉疾病相鉴别开来;将疾病展示出来的标志性症状和体征通过临床查体鉴别出来;通过查体和电生理检查鉴别出是运动、感觉,还是自主神经问题或混合问题,或者是神经元(运动或感觉)、轴索、髓鞘的问题;评价周围神经疾病是后天获得性的还是先天性的。当把这些特点综合起来考虑时,能将病因范围限制到很小的范围,在最初考虑时可把周围神经疾病归为以下几类:多发性神经病、神经根病、神经病(感觉或运动)、单神经病、多发性单神经病、神经丛病变。

一、运动功能障碍

　　周围神经疾病可以出现不同程度和方式的无力,无力的程度与运动神经元和运动神经轴索受累的程度相关。多发性神经病通常是轴索损害的结果,常表现为相对对称的无力,更容易出现远端无力,这是由于在病理上相对于神经元胞体,最远端的和最大神经纤维最早、最易受累及,典型的表现是下肢和足的肌肉无力比上肢和手的无力更早出现,受影响也更严重。轻度的轴索损伤可只有下肢和足部的肌无力,躯干和脑神经通常是最后受累而出现临床表现,这也通常出现在严重的病例中。长度依赖的方式是典型的轴索变性的表现,营养障碍、代谢性疾病、中毒性神经病通常是这种远端轴索损害的方式,但是这其中的例外情况是血卟啉病引起的神经病变,它通常表现为近端肢体的无力。相反,在多发性脱髓鞘性周围神经疾病中,病变的多灶和电生理的传导阻滞导致了近端肢体无力,和面部及远端肢体无力相比,出现更早或同时出现。

　　另一种神经病变导致无力的方式是所有的肢体、躯干、面部肌肉几乎是同时受累,也包括呼吸肌麻痹,因此这种情况就没法区分是轴索损害还是髓鞘损害,还是同时受损,这种疾病的典型病例是吉兰‐巴雷综合征的患者,另一些少见的病例是白喉神经病、蜱瘫痪,以及一些中毒性神经病,如果呼吸肌衰竭出现,通常可导致死亡。

　　周围神经疾病只表现为双侧上肢无力的情况并不多见,可见于炎症性脱髓鞘性多发性神经病、干燥综合征、慢性免疫或副肿瘤神经病、铅中毒、丹吉尔病(Tangier disease,血清中高密度脂蛋白几乎缺如)、家族性上臂神经炎。比较常见的双侧上肢瘫痪是由运动神经元病变引起,或颈髓病变引起的运动神经元受影响。截瘫不是多发性神经病的典型表现,但是可在马尾感染和炎性病变中出现这种情况,如:莱姆病、巨细胞病毒感染、单纯疱疹病毒感染,以及肿瘤细胞浸润神经根。双侧面部和脑神经的麻痹更容易出现在吉兰‐巴雷综合征、肿瘤浸润、结缔组织病、HIV 或单纯疱疹病毒感染、结节病、莱姆病及一些少见的代谢性疾病,如植烷酸贮积症(Refsum)、丹吉尔病等。

　　慢性运动神经元和运动神经轴索损害可导致瘫痪或无力的肌肉萎缩,而脱髓鞘神经病由于没有失去神经支配,很少有肌容积的改变,肌肉萎缩的过程很缓慢,需要几周到几个月,其萎缩的程度与运动神经纤维受累的数量有关,失神经后肌肉萎缩的最大限度发生在急性轴索损害的 90 ~ 120 天后,能够减少肌肉容积的 70% ~ 80%。肌肉萎缩也可能是肌肉失用性的后果,但是这本身导致的肌肉容积的减少不超过 25% ~ 30%,在慢性轴索性损害神经病中,瘫痪和萎缩的程度是相对应的。脱髓鞘神经病的急性瘫痪,其无力和肌肉萎缩不成比例,是因为髓鞘对神经纤维的影响较小,最终,由于失去神经支配和变性可使得肌肉萎缩,此过程发生在 6 ~ 12 个月以后,3 ~ 4 年后这些失去神经支配肌肉将发生变性,发病在 1 年左右,这些肌肉如果得到神经再支配,其运动功能和肌肉容积可得以恢复。

二、腱反射

周围神经疾病的腱反射一般减弱或消失,这通常是干扰了反射弧的传入;肌肉功能受影响时,腱反射可以消失,这种情况主要发生在肌肉极度萎缩时,因为这时候很少有肌肉纤维可以收缩。当然,也有其他情况可以使腱反射降低,但是周围神经疾病是其最相关的疾患,这其中的例外情况是小纤维神经病,即使在疼痛刺激明显缺失,腱反射也保留,这种差异发生的原因是反射弧的传入途径依赖于来自肌梭的大的有髓纤维;相反,影响大直径有髓纤维的神经病早期腱反射就消失,与肌肉无力不成比例。感觉神经的传导减慢也能使腱反射消失,这是由于敲击肌腱引起的冲动分散减弱引起。通常腱反射的消失与本体感觉和关节运动感觉消失成正比,肌梭的传入大纤维与调节这些感觉的纤维在类型和大小上是一样的。另外,感觉功能的缺失依赖于这些大纤维,这些大纤维的存在使得腱反射保留,提示感觉神经节的中枢突出部分和脊髓后索的病变不影响腱反射反射弧的传入,局部腱反射消失提示是神经根病变。

三、感觉缺失

大部分多发神经病可引起感觉缺失和肌肉无力,有时候两种情况受累有轻有重。在中毒和代谢性神经中,感觉的损害症状比肌肉无力明显。在轴索性多发神经病中,在肢体的远端感觉的缺失是对称的,下肢比上肢重,这是周围神经疾病长度依赖的原因。在大部分病例中,各种感觉(触压觉、痛温觉、振动觉、关节位置觉)都受影响,并逐渐消失,尽管某种感觉障碍与其他感觉障碍不成比例,或是痛温觉(小传入纤维)比关节位置觉和振动觉(大纤维)受影响明显。随着轴索性神经病的病情进展恶化,感觉缺失可以从远端到近端扩展,甚至累及前腹部、胸部、脸部。严重的轴索神经病,腹部和胸部有条状的感觉缺失易被误认为是脊髓病变。另外一种方式的感觉缺失影响到躯干、头皮、脸部,这是感觉神经节受影响,可能是各个感觉神经同时受影响所致。各种感觉缺失通常见于获得性疾病,影响到感觉神经节(感觉神经病)、副肿瘤神经病、中毒或免疫性疾病(干燥综合征、硬皮病)。

四、感觉异常

感觉症状通常出现在手和足,针刺感、刺痛感、过电感、麻木感等这些词被患者描述为阳性的感觉症状。某些神经病变,患者有感觉异常和麻木感,但是客观检查却没有异常或很轻微。某些神经病变的特点是可引起疼痛,患者描述为烧灼感、尖锐痛、刀割痛、碎裂感痛,有时像脊髓痨那样的闪电样痛。在某些神经病中可出现感觉倒错,针刺感、烧灼感、刀割感等这些不舒服的感觉可由触觉诱发,在这些情况下,刺激不仅导致异常的感觉还放射到相邻区域,并且在刺激停止后还持续一段时间,感觉过敏的人看起来像是感觉过度敏感,但是更为常见的情况是感觉的阈值增高,感觉的反应被放大导致。

痛性感觉异常和感觉缺失容易在糖尿病性、酒精 - 营养障碍性、淀粉样变性样神经病中常见。这种情况下,相比较而言更容易在足(烧灼样足)中出现,水痘、带状疱疹常限定在身体皮肤的某些区域,尺神经、正中神经、胫后神经、腓神经及其他某些神经的部分损伤(通常是外伤)可引起典型的烧灼样疼痛。

温度觉和疼痛觉感觉迟钝的发病机制不详,曾有这样的理论:脊髓后索接受痛觉的神经细胞失去了大的触压觉纤维抑制造成的,和这个解释相反的理论是弗里德赖希共济失调中并没有疼痛,此时大的神经元变性;在某些纯感觉神经多发性神经病中,只有触觉刺激消失(大纤维)。另外,更进一步基于显微神经观察的解释是:感觉迟钝疼痛是由于异常的冲动发放引起,这些冲动来自于存活完整神经纤维、再生神经纤维、神经的终点受体等多个发放点。也有这样的观点:坐骨神经的深部神经痛和臂丛神经炎是由于神经干的周围鞘上的正常终板效应器受刺激引起。

五、感觉性共济失调和震颤

本体感觉的传入阻滞而同时运动功能同时保留,可导致步态的共济失调。脊髓小脑纤维功能障碍是共济失调的一个原因,其中某些很严重的共济失调是由感觉神经节病引起的。

没有肌肉无力的共济失调也是脊髓痨的临床特点,是脊髓的后根及后索受影响的疾病,糖尿病性神经病以及吉兰 - 巴雷综合征的变异型(Miller-Fisher 综合征)也有类似的特点,这种共济失调与小脑病变引起共济失调有差别,它缺乏眼震和构音障碍,感觉性共济失调的步态表现为走路时前冲不协调,由于本体感觉的缺失,伸出手指时表现为轻度地不稳和颤动,就像"跳舞的手指"。

在多发性神经病的某个阶段也可出现快节律的震颤,有作者提出这是肌梭缺乏传入冲动的后果,糖皮质激素的治疗使得这种震颤的出现更为明显。在某些抗髓鞘相关糖蛋白自身免疫性神经病和慢性吉兰 - 巴雷综合征的患者中其表现为动作缓慢而且明显地震颤,这种震颤也可以像小脑病变那样表现为意向性粗大震颤,其运动是无意义的。在这些传入感觉神经异常导致的神经病没发现有静止性震颤。

六、畸形和营养状况的改变

在一些慢性神经病中,手、足,甚至脊柱可以逐渐形成畸形,这种情况大部分发生在儿童时代已经发病的患者。有人指出大概 30% 的遗传性周围神经患者有足部畸形,20% 的患者有脊柱侧凸。儿童时代生活中,由于胫前肌和腓骨肌与小腿后群的肌肉相比而不成比例的无力,导致马蹄足和内翻足的出现,在骨骼成型这个时期,足的固有肌无力,使得趾长伸肌背屈近端的跖骨、趾长屈肌使足变短、足弓变高、远端的趾骨弯曲,当这个过程不是很严重时导致的后果就是爪形足和高足弓的形成。这些足部结构的变化强烈提示在儿童时代或在宫腔发育时有神经肌肉病,先天性的爪型手也有同样的提示意义。在早期发育节段脊柱两侧肌肉无力不对称可导致脊柱侧凸。

失神经肌肉萎缩被认为是运动神经破坏后的营养失衡造成的,肢体远端痛觉丧失导致这些部位容易受到烧伤、压迫及其他形式的伤害,并且容易被感染,且伤口不易愈合。在感觉缺失和不能运动的肢体,皮肤变得紧绷和发亮,指甲弯曲成脊状,皮下组织增厚。在失神经支配区域毛发的生长消失,如果自主神经也受到干扰,肢体将变成粉红色并有热感。反复受伤和慢性皮下组织和骨髓的感染导致无痛性脚趾的缺失和足部溃疡的形成(足部穿通性溃疡),这些特点主要是在遗传性感觉神经病中发现,可在隐性遗传和显性遗传中发现。在脊髓痨、脊髓空洞症以及家族性和某些多发性神经病中,慢性损伤使得关节逐渐形成畸形,然后碎裂崩解的过程叫沙尔科关节(Charcot joint)。

除了痛觉缺失,这些营养变化的重要因素可能是远端血管的异常神经调节,这妨碍了正常组织对外伤和感染的反应。有学者提出溃疡的形成与 C 纤维缺失有关,C 纤维调节疼痛和自主神经反射。然而,瘫痪的肢体,即使是癔症发作时,如果放置不动,也可以变冷、肿胀以及变灰、变蓝,这些表现可能是制动后的继发后果。红斑和水肿、灼烧样疼痛和冷的感觉能引起周围神经的激动,尤其是 C 纤维和 A_δ 纤维。

七、自主神经功能障碍

无汗症和直立性低血压是某些多发性神经病自主神经功能障碍的两大临床表现,多发生在淀粉样变性和一些小纤维神经病中,尤其是糖尿病和一些先天性疾病中,这也是急性自主神经病(全自主神经病)和某些吉兰-巴雷综合征的临床特点。

自主神经麻痹的其他表现是对某些药物异常敏感的中小瞳孔,缺少汗液、泪液、唾液,勃起功能障碍,直肠和膀胱括约肌收缩舒张功能减弱导致尿潴留或尿失禁,食管和结肠扩张和无力。迷走神经和其他副交感神经障碍的后果就是:正常的心率和呼吸变化消失、可发生麻痹性肠梗阻或蠕动障碍、胃酸缺乏和低钠血症,糖尿病和淀粉样变性神经病可有这些临床表现,这与外周神经小的无髓自主神经变性有关。在包含感觉神经的周围神经疾病中,感觉缺乏的区域自主神经也有功能障碍,但是这种情况不适用于神经根性疾病,这是因为来自交感神经链和副交感神经节的自主神经纤维是从远端加入脊神经的,通过一些特殊试验可以揭示皮肤出汗和血流的变化。

八、肌束颤动和抽搐

大部分多发性神经病的特点不是肌束颤动和抽搐,在这点上和前角细胞疾病(肌束颤动和抽搐是其特点)有区别。当然也有例外,慢性脊髓运动前根受压导致在失神经支配的肌肉上出现肌束颤动或痛性抽搐,偶尔也可看到轻度的运动神经病变在恢复期导致肌肉处于一种连续收缩状态,称作肌纤维颤搐和神经性肌强直,受影响的肌肉呈波纹样、抽搐,甚至痉挛,使用这些受影响的肌肉可以增加肌肉产生抽搐的几率,但是肌肉的收缩效能下降,这时候患者感到强直和沉重感,在某些病例中,这些是整个神经疾病的主要症状,可以用卡马西平和苯妥英钠缓解症状。

其他相关的症状是足趾和足的不自主运动,当足和脚趾的不自主活动是疾病的唯一表现时,通常被有些学者认为这是痛性腿和足的表现,其原因可能是感觉神经、感觉神经根、感觉神经节的异常放电引起的,是疼痛和有规律的运动诱发的,这也是夜间不宁腿综合征的原因之一,但是这不能解释特发性不宁腿综合征的夜间症状。抽搐其他的可能机制是相邻的脱髓鞘后无髓鞘轴索间的神经元突触的交叉联系、传入受阻后节段性兴奋性增加、神经再生过程中神经元出芽有关。不常见的情况是:肌肉活动可导致异常姿势或慢性扭转运动,有学者称之为肌张力障碍。运动神经元这些不同步活动的病理生理机制不详,这些病例中运动神经的同步运动,不是引起肌肉短暂的爆发性动作电位,而是长时间分散的一系列的动作电位,可以持续几百毫秒,有证据表明,轴索的分支参与相邻的神经支配可导致持续几年的不稳定极化状态。

(李 伟)

第六节　周围神经疾病辅助检查

一、周围神经电生理检查

周围神经电生理检查是周围神经主要的功能检查手段,是临床查体的延伸。电生理检测不仅可发现亚临床病灶,还可对病灶性质(脱髓鞘或轴索变性)以及病灶分布(运动受累为主或感觉受累为主、多发性神经病或多发性单神经病、神经丛病或神经根病等)做出判断,从而进一步指导下一步检查治疗,同时还可协助临床判断预后,是一种不可取代的检查手段,在周围神经诊断中起至关重要的作用,详见第二章第五节。

二、周围神经形态学检查

(一)周围神经疾病病理检查

周围神经活检是对周围神经疾病的诊断与鉴别诊断一项重要的实验室检查手段,因其有创伤性,并非每条神经都可行病理检查。临床上通常选用腓肠神经,其为纯感觉神经,因此活检不会使患者遗留运动功能异常。并非所有周围神经疾病都可通过神经活检来明确诊断,当临床怀疑血管炎性周围神经疾病、急慢性脱髓鞘性周围神经疾病、淀粉样变性周围神经疾病、肥大型周围神经疾病、巨轴索周围神经疾病、麻风、溶酶体病等时可行神经活检进一步诊断,详见本章第四节。

(二)周围神经影像学检查

随着影像技术的发展,高频超声和磁共振神经成像可较可靠地显示周围神经的大体形态,使周围神经客观直接的呈现,弥补了电生理及病理检查的部分不足。

1. **超声检查**　采用高分辨率探头,超声可对神经直接成像并显示内部结构。超声诊断外周神经病变可靠直观,能提供损伤的类型、部位、范围等丰富信息,准确定位外周神经的病变位置,提示外周神经损伤的程度,指导临床进行早期干预及手术方式的选择。如在周围神经外伤时,超声显示神经长轴回声中断,是判断神经断裂的明确指标;在卡压性周围神经疾病中,超声可发现神经走行过程中的横截面积增大从而精确定位;而在多发性周围神经中遗传性周围神经疾病往往表现为神经横截面积均匀增粗,而获得性脱髓鞘性周围神经疾病则不均匀增粗。虽然由于神经的位置表浅和没有骨骼干扰,所有肢体神经都能显示,但是周围神经系统不是都能用超声描述。大多数脊神经根、交感神经链、腹部内脏神经由于走行太深或位于骨性结构中间不能显示。

2. 周围神经磁共振检查　随着设备的更新及新的 MRI 序列的应用,磁共振神经成像(magnetic resonance neurography,MRN)逐渐成为评价周围神经疾病的常用方法。MRN 作为一种客观、无创、无辐射且耗时相对较短的检查方法可直接显示病变神经及其所支配肌肉的信号改变。正常周围神经在 T_1 和 T_2 加权像上均与骨骼肌信号相同,脂肪抑制影像上呈等信号或轻度高信号,走行自然,无局部偏移,神经束大小一致,神经周围脂肪界面清晰,其直径与伴行动脉相近,由近至远逐渐变细,增强检查无明显强化。T_1 加权像可用来区分神经和伴行血管(动脉显示为流空信号,静脉显示为高信号)。异常周围神经可呈局灶性或弥漫性肿大,直径大于伴行动脉,在 T_2WI 上显示为接近于邻近静脉的高信号,神经束的正常形态消失,走行偏移,增强检查因病变区血液 – 神经屏障破坏而强化,病变神经所支配的肌肉水肿或萎缩、脂肪浸润。

三、周围神经疾病病因学检查

对于非外伤因素引起的周围神经疾病,应根据其特定的临床电生理及影像改变,进行进一步的病因学检查,以使下一步的治疗可以有的放矢。不同类型的周围神经疾病,其检查侧重点不同。

(一)一般实验室检查

包括血常规、尿常规、大便常规、血沉、血糖、肝肾功、生化、血脂等。如患者血白细胞升高,提示感染相关周围神经疾病可能(排除药物影响);出现大细胞性贫血提示营养相关周围神经疾病(维生素 B_{12}、叶酸缺乏);当周围神经疾病合并舞蹈症状时还应行血涂片检查排除棘红细胞细胞增多症相关周围神经疾病;出现脂肪泻,提示乳糜泻相关周围神经疾病可能;血沉增快提示免疫及感染相关周围神经疾病;血糖异常提示糖尿病性周围神经疾病可能;高同型半胱氨酸血症提示甲基丙二酸血症相关周围神经疾病可能。当然,出现上述异常时,还需结合临床及电生理表现行进一步有目的的检查确定诊断以及排除其他疾病。

(二)脑脊液检查

包括脑脊液细胞学、常规、生化以及相关病原学检测。脑脊液细胞数增高往往提示感染和肿瘤的可能,如提示感染则应行进一步病原学检测,若细胞学发现异型细胞则提示肿瘤椎管内转移侵犯神经根。免疫相关的周围神经疾病如吉兰 – 巴雷综合征(Guillain-Barré syndrome,GBS)、慢性炎症性脱髓鞘性多发性神经病、多灶运动神经病、单克隆免疫球蛋白血症相关周围神经疾病脑脊液细胞数往往正常,而脑脊液蛋白升高,出现蛋白 – 细胞分离现象。一些中毒性周围神经疾病(如铊、砷中毒)和脑白质营养不良合并周围神经疾病亦可出现脑脊液蛋白 – 细胞分离现象。

(三)维生素与微量元素检测

与周围神经相关的维生素包括维生素 B_6、维生素 B_1、维生素 B_{12}、维生素 E、叶酸等,维生素 B_6 过量可导致中毒性感觉神经神经元病,往往在高剂量(1 ~ 3g/d)服用维生素 B_6 患者中出现,偶见有低剂量(0.2g/d)服用亦可发生,隐匿起病,深感觉性共济失调为主要表现,偶有 Lhermitte 征,停药后神经功能逐渐恢复,体外试验证明高剂量维生素 B_6 对背根神经节有毒性。维生素 B_1、维生素 B_{12}、叶酸缺乏可导致长度依赖性的运动感觉神经病,部分可表现为长度依赖性的单纯感觉神经病,部分患者经补充治疗后神经功能可完全恢复。维生素E缺乏主要由吸收障碍导致,多见于短肠综合征的患者或一些少见的遗传性疾病,起病隐匿,周围神经疾病表现为感觉性共济失调,可伴有多系统受累。微量元素铜缺乏与周围神经疾病相关,多数表现为运动感觉神经病,部分表现为运动轴索神经病,多合并脊髓病,部分伴有视神经病变。

(四) 内分泌检测

包括甲状腺功能、生长激素、泌乳素、性激素以及甲状旁腺激素检测。甲状腺功能减退患者可表现为多发性的运动感觉神经病,亦可表现为卡压性单神经病,最常见的为双侧腕管综合征。研究显示19%的甲状腺功能亢进患者会出现运动感觉神经病,经治疗后可迅速恢复。生长激素分泌过多导致的肢端肥大症患者由于骨和软骨的增生亦可发生卡压性周围神经疾病,最常见的为腕管综合征,部分肢端肥大症患者亦可表现为多发性运动感觉神经病。其他内分泌障碍如高泌乳素血症可发生于多发性周围神经疾病、脏器肿大、内分泌改变、单克隆免疫球蛋白血症、皮肤损害(polyneuropathy,organomegaly,endocrinopathy,monoclonal protein,skin changes,POEMS)综合征患者,甲状旁腺激素异常除甲状旁腺原发异常,与慢性肾脏病及多发性骨髓瘤有关。

(五) 风湿相关检测

包括抗核抗体、双链DNA抗体、Sm抗体、SSA抗体、SSB抗体、抗心磷脂抗体、抗中性粒细胞胞质抗体等。在系统性红斑狼疮及系统性血管炎患者,可出现轴索变性为主的多发性单神经病提示与血管炎症导致的神经梗死有关,亦可出现脱髓鞘性运动感觉神经病,提示免疫相关。干燥综合征患者可出现特征性的感觉神经元病,另外,还可表现为感觉性的三叉神经病及下运动神经元综合征等。对于怀疑干燥综合征的患者还应行泪液分泌试验、泪膜破裂时间、唾液分泌量及腮腺导管造影检查,必要时行下唇腺活检。

(六) 感染相关检测

包括乙型肝炎病毒、人类免疫缺陷病毒、梅毒、布氏杆菌、麻风、莱姆螺旋体等检测。乙肝相关周围神经疾病多与免疫相关,临床及电生理表现与急性炎症性脱髓鞘性多发性神经病及慢性炎症性脱髓鞘性多发性神经病相似,部分表现为急性起病患者亦复发;艾滋病相关周围神经疾病与感染、免疫及抗病毒药物使用有关,可表现为感觉神经病、下运动神经元综合征,或多发性运动感觉神经病;梅毒相关周围神经疾病与感染有关,脑脊液细胞数升高,周围神经可表现为多发性单神经病;布氏杆菌病主要感染直接侵犯神经根导致,多表现为局限或广泛的前根受累的临床及电生理特点,脑脊液细胞数升高,怀疑时应行血清凝集试验确诊;麻风患者多表现为多发性单神经病,伴有皮肤损害,肢体远端重近端轻,脑脊液检查可正常,怀疑时可行皮肤黏膜或神经活检给予抗酸染色进一步确诊。

(七) 单克隆免疫球蛋白检测

包括血清蛋白电泳、免疫固定电泳、尿本-周蛋白、血尿轻链等,必要时行扁骨X线平片及骨髓细胞学或组织学检测,主要用于诊断POEMS综合征、未明意义的单克隆免疫球蛋白病(monoclonal gammopathy of undetermined significance,MGUS)相关周围神经疾病、淀粉样变性周围神经疾病及多发性骨髓瘤相关周围神经疾病等。POEMS综合征患者周围神经疾病往往表现为多发性周围神经疾病,电生理表现为脱髓鞘合并轴索变性,上肢脱髓鞘以中间段为主,远端潜伏期指数延长,下肢主要表现为轴索变性。IgM型MGUS合并周围神经疾病应进一步行髓鞘相关蛋白检测,该类周围神经疾病往往表现为缓慢进展的运动感觉脱髓鞘性周围神经疾病，以远端脱髓鞘为主，远端潜伏期指数降低。原发性淀粉样变性表现为长度依赖性的运动感觉轴索性神经病，累及小纤维，进一步确诊需神经活检。

（八）神经节苷脂抗体检测

包括 GM-1 抗体、GQ1b 抗体、GD1b 抗体等，其中 IgG 型 GM-1 抗体与 GBS 的变异型急性运动轴索神经病相关，而 IgM 型 GM-1 抗体与多灶运动神经病有关，GM1 抗体还与一些慢性起病的下运动神经元综合征相关，与运动神经元病鉴别困难，一旦检测出 GM1 抗体，应行免疫治疗。GQ1b 抗体与 Miller-Fisher 综合征及 Bickerstaff 脑干脑炎相关，部分以慢性共济失调起病的患者同时出现眼外肌受累，伴有单克隆免疫球蛋白 IgM 阳性，电生理表现只要以感觉神经传导异常为主。

（九）肿瘤相关检测

除行肿瘤标志物检测提示相关肿瘤外，还应行肿瘤抗神经元抗体检测，目前包括 Hu 抗体、Yo 抗体、Ri 抗体、CV2 抗体、SOX1 抗体等，其中 Hu 抗体与副肿瘤性感觉神经元病相关，在部分肿瘤性 Lambert-Eaton 肌无力综合征患者中亦为阳性。另外，肿瘤直接浸润可造成臂丛神经病、腰骶神经根神经丛病以及多脑神经病变，此时应行强化 MRI 及脑脊液检查。

（十）重金属检测

重金属包括铅、砷、汞、铊、铂等。铅中毒周围神经疾病往往表现为腕、指下垂，无感觉症状，症状对称或不对称，可合并其他系统性症状，怀疑时应行血、尿铅检测，血铅 >80μg/dl，尿铅 >300μg/24h 被认为有害。砷中毒性周围神经疾病多急性起病的表现为四肢远端疼痛麻木，进而出现远端无力，在应用砷剂治疗后 5 天 ~ 3 周内出现，部分可累及三叉神经出现面部麻木，电生理表现为轴索性的运动感觉神经病，进一步确诊需行尿砷检测。汞中毒患者可出现轴索型周围神经疾病，同时出现其他系统性症状，尿汞检测有助于诊断。铊中毒周围神经疾病患者可急性起病，类似于 GBS，但其伴有脱发、腹痛、心律失常等表现，尿铊检测有助于诊断。

（十一）基因检测

对于怀疑遗传性周围神经疾病患者应行基因检测进一步确诊，随着基因检测技术的发展，高通量测序给临床带来了便利，但同时也存在相应问题，如一般二代测序无法发现动态突变及部分基因大片段缺失和重复。所以在行基因检测之前要对患者进行详细的临床及电生理评估，排除其他获得性的疾病，尽可能使基因检测有的放矢。如对于临床及电生理怀疑肯尼迪病患者行雄激素受体第一外显子检测，而对于怀疑压力易感性周围神经疾病患者需行周围神经髓鞘蛋白 22 基因检测，加做多重连接探针扩增技术以发现大片段缺失及重复；对于表型特殊家系较大患者，根据需要可行全外显子测序，有利于发现新的致病基因。

（十二）其他检测

包括血尿有机酸检测用于诊断甲基丙二酸血症及其他代谢异常相关周围神经疾病；血植烷酸检测用于诊断植烷酸贮积症；血胆原检测用于诊断急性间歇性卟啉病等。

（张　冬　李　伟）

参 考 文 献

[1] 朱大年, 王庭槐. 生理学 [M]. 8 版. 北京: 人民卫生出版社, 2013.

[2] 卢祖能, 曾庆杏, 李承宴, 等. 实用肌电图学 [M]. 北京: 人民卫生出版社, 2000.

[3] 邴德源, 陈立杰. 临床神经解剖学. 北京: 人民卫生出版社, 2007.

[4] 柏树令, 应大君. 系统解剖学. 北京: 人民卫生出版社, 2001.

[5] 郭玉璞. 周围神经疾病 [M]. 北京: 人民军医出版社, 2008.

[6] 丁正同. 周围神经病 [J]. 中国临床神经科学, 2008, 16(6): 634-640.

[7] 王永闯, 肖兴军. 氧化应激在周围神经病变发病机制中的作用 [J]. 卒中与神经疾病, 2016, 23(1): 73-75.

[8] Preston DC, Shapiro BE. Electromyography and Neuromuscular Disorders: Clinical -Electrophysiologic Correlations[M].2nd ed. Philadelphia: Elsevier Burrerworth Heinemann, 2005.

[9] Uncini A, Susuki K, Yuki N. Nodo-paranodopathy: beyond the demyelinating and axonal classification in anti-ganglioside antibody-mediated neuropathies[J]. Clin Neurophysiol, 2013,124(10):1928-1934.

[10] Ropper AH, Samuels MA, Klein JP. Adams and Victor's Principles of Neurology[M]. 10th ed.New York: McGraw Hill, 2012.

[11] Oh SJ. Color Atlas of Nerve Biopsy Pathology[M]. Florida: CRC Press, 2001.

[12] Staff NP, Windebank AJ. Peripheral neuropathy due to vitamin deficiency, toxins, and medications[J]. Continuum (Minneap Minn),2014, 20(5): 1293-1306.

[13] Watson JC, Dyck PJ.Peripheral Neuropathy: A Practical Approach to Diagnosis and Symptom Management[J]. Mayo Clin Proc, 2015, 90(7): 940-951.

[14] Dyck PJ, Thomas PK. Peripheral neuropathy[M]. 4th ed. Philadelphia : Elsevier Saunders, 2005.

[15] Kopf H, Loizides A, Mostbeck GH, et al. Diagnostic sonography of peripheral nerves: indications, examination techniques and pathological findings[J]. Ultraschall Med, 2011,32:242-263.

[16] Chhabra A, Andreisek G, Soldatos T, et al. MR neurography: past, present, and future[J]. AJR, 2011,197: 583-591.

[17] Preston DC, Shapiro BE. Electromyography and Neuromuscular Disorders: Clinical-Electrophysiologic Correlations[M].3th ed. Philadelphia : Elsevier Saunders, 2012.

第二章　周围神经疾病的功能评估

　　周围神经疾病一般可分为神经病和周围神经损伤两大类。神经病（neuropathy）是指周围神经的某些部位由于炎症、中毒、缺血、营养缺乏、代谢障碍、外伤等引起的病变，旧称神经炎，轴突变性（axonal degeneration）是其常见的病理改变之一，与 Wallerian 变性基本相似。周围神经损伤（peripheral nerve injury）是指周围神经丛、神经干或其分支受外力作用而发生损伤（如挤压伤、牵拉伤、挫伤、撕裂伤、锐器伤、火器伤、注射伤等），主要病理变化是损伤远端神经纤维发生 Wallerian 变性。

　　周围神经疾病的主要临床表现：①感觉障碍：局部麻木、灼痛、刺痛、感觉过敏、实体感缺失等；②运动障碍：弛缓性瘫痪、肌张力降低、肌肉萎缩；③反射障碍：腱反射减弱或消失；④自主神经功能障碍：局部皮肤光润、发红或发绀、无汗、少汗或多汗、指（趾）甲粗糙、脆裂等；⑤神经电生理检查：如神经传导异常，所支配肌肉肌电图检查发现失神经电位以及运动单位电位等电生理方面的变化等。

第一节　感觉功能评估

一、感觉的分类

　　感觉（sensation）是指人脑对直接作用于感觉器官的客观事物个别属性的反映，个别属性包括大小、颜色、形状、硬度、气味、声音和味道等。通常将感觉分为特殊感觉、躯体感觉和内脏感觉。周围神经疾病常常表现为神经所支配区域的躯体感觉异常，躯体感觉亦称一般感觉，包括浅感觉、深感觉和复合感觉。

　　（一）浅感觉
　　浅感觉包括痛觉、温度觉和触压觉，是皮肤和黏膜的感觉。
　　（二）深感觉
　　深感觉包括位置觉、运动觉、振动觉，是肌肉、肌腱、关节和韧带等深部结构的本体感觉。肌肉是处于收缩或舒张状态、肌腱和韧带是否被牵拉以及关节是处于屈曲还是伸直状态等的感觉。
　　（三）复合感觉
　　复合感觉（fine sensory modalities）包括皮肤定位觉、两点辨别觉、实体辨别觉和体表图形觉及重量觉等，是大脑对各种感觉综合、分析、判断的结果，故也称皮质感觉。

二、感觉障碍的分类

　　感觉障碍依其病变性质可分为刺激性症状和抑制性症状两类。

（一）刺激性症状

感觉通路刺激性病变可引起感觉过敏（量变），也可引起感觉障碍，如感觉过敏、感觉倒错、感觉过度、感觉异常、感觉错位及疼痛等（质变）。

1. **感觉过敏**（hyperesthesia） 系感觉敏感度增高，感觉刺激阈值降低，轻微刺激引起强烈感觉，大多由于外界的刺激（如检查时的刺激）和传导通路上兴奋性病变所产生的刺激总和引起。如痛觉过敏即对痛的敏感性增强，一个轻微的痛刺激可引起较强的痛觉体验。

2. **感觉倒错**（dysesthesia） 指对刺激的认识完全错误，如非疼痛性刺激（如触觉）却诱发疼痛感觉，将冷觉刺激误为热觉刺激等。

3. **感觉过度**（hyperpathia） 多发生在感觉障碍的基础上，由于刺激阈值增高和反应时间延长（不立即产生疼痛，潜伏期可长达 30s），在刺激后达到阈值时可产生感到强烈的、定位不明确的不适感，并感到刺激向周围扩散，持续一段时间才消失。

4. **感觉异常**（paresthesia） 是在没有明显的外界刺激情况下出现异常自发性感觉，如烧灼感、麻木感、肿胀感、沉重感、痒感、蚁走感、针刺感、电击感、束带感和冷热感等，通常与神经分布的方向有关。

5. **感觉错位**（alloesthesia） 指刺激一侧肢体时，产生对侧肢体相应部位刺激感受，本侧刺激部位无感觉，常见于右侧壳核及颈髓前外侧索损害，为该侧脊髓丘脑束未交叉到对侧所致。

6. **疼痛**（pain） 是一种不愉快的感觉和对实际或潜在的组织损伤刺激所引起的情绪反应。从感受器到中枢的整个感觉传导通路的任何病灶刺激都可引发疼痛。没有外界刺激而感觉到疼痛者，称为自发性疼痛。

（二）抑制性症状

感觉通路受破坏时出现的感觉缺失或减退。

1. **感觉缺失**（anesthesia） 是患者在意识清楚情况下对刺激不能感知。根据感受器种类的不同又分为痛觉丧失、触觉丧失、温度觉丧失和深感觉丧失等。同一部位各种感觉均缺失称为完全性感觉缺失；同一个部位仅某种感觉缺失而其他感觉保存称为分离性感觉障碍。

2. **感觉减退**（hypesthesia） 是神经兴奋阈值高，对较强刺激才能感知，感受到刺激的性质不变。

三、周围神经型感觉障碍的表现特点

周围神经型感觉障碍临床表现多样，可因病变部位不同而有很大差异。可表现为某一周围神经支配区感觉障碍，如尺神经损伤累及手部背部尺侧 2 个半或 1 个半手指；神经干或神经丛损伤则表现为一个肢体有多条周围神经支配区域出现感觉障碍。

（一）末梢型

出现对称性四肢远端的各种感觉障碍，越向远端越重，呈"手套""袜子"样分布，常伴相应区运动及自主神经功能障碍，为周围神经末梢受损害所致，常见于多发性神经炎。

（二）神经干型

某一神经干受损害时，其支配区域的各种感觉障碍，该神经所支配的肌肉出现萎缩和瘫痪，自主神经功能也发生障碍。常见的有臀上皮神经炎、股外侧皮神经炎、腓骨颈骨折引起的腓总神经损害、肱骨中段骨折引起的桡神经损害。

（三）后根型

某一脊神经后根或后根神经节受损时，在其支配节段区域的皮肤出现带状分布的各种感觉减退或消失，并常伴有放射性疼痛，即神经根痛。如颈椎间盘突出或腰椎间盘突出所致的神经根受压，髓外肿瘤压迫脊神经根等。

四、感觉障碍的检查和评定

感觉检查的主观性强，容易产生误差，检查者必须熟知感觉系统解剖知识，结合病史及其神经系统体征，有的放矢地进行检查，这样才容易较快获得满意的结果。

躯体感觉检查包括：浅感觉检查、深感觉检查和复合感觉（皮质感觉）检查。对感觉的检查，通常患者的反应有：①正常：患者反应快而准确；②消失：无反应；③减低或减退：迟钝的反应，回答的结果与所受的刺激不相符合；④感觉过敏。

（一）感觉检查和评定需要准备的物件

通常包括以下物件：

1. 大头钉若干个（一端尖、另一端钝）。

2. 两支测试管及试管架。

3. 一些棉花、纸巾或软刷。

4. 4～5件常见物：钥匙、钱币、铅笔、汤勺等。

5. 感觉丧失测量器，或心电图测径器头、纸夹和尺子。

6. 一套形状、大小、重量相同的物件。

7. 几块不同质地的布。

8. 音叉（256Hz）、耳机或耳塞。

（二）感觉检查、评定的适应证和禁忌证

1. 适应证

（1）中枢神经系统病变：如脑血管病变、脊髓损伤或病变等。

（2）周围神经疾病：如臂丛神经损害、腋神经损害、桡神经损害、正中神经损害、尺神经损害、坐骨神经损害、胫神经、腓神经损害等。

（3）外伤：如切割伤、撕裂伤、烧伤等。

（4）缺血或营养代谢障碍：糖尿病、雷诺现象（雷诺病）、多发性神经炎等。

2. 禁忌证　意识丧失者。

（三）感觉的检查和评定方法

无论是检查浅感觉、深感觉，还是皮质感觉，都需要明确以下几方面情况：①受影响的感觉类型；②所涉及的肢体部位；③感觉受损的范围；④所受影响的程度。

1. 浅感觉检查

（1）触觉：嘱患者闭目，评定者用棉签或软毛笔轻触患者的皮肤，让患者回答有无一种轻痒的感觉或让患者数所触次数。每次给予的刺激强度应一致，但刺激的速度不能有一定规律，以免患者未受刺激而顺口回答。检查四肢时，刺激的走向应与长轴平行；检查胸腹部时刺激的走向应与肋骨平行。检查顺序为面部、颈部、上肢、躯干、下肢。

（2）痛觉：嘱患者闭目，评定者先用圆头针针尖在患者正常皮肤区域用针尖刺激数下，让患者感受正常刺激的感觉。然后再进行正式的检查，以均匀的力量用针尖轻刺患者需要检

查部位的皮肤,嘱患者回答:"痛""不痛",同时与健侧比较,并让患者指出受刺激部位。对痛觉减退的患者检查要从障碍部位向正常部位逐渐移行,而对痛觉过敏的患者要从正常部位向障碍部位逐渐移行。为避免患者主观的不正确回答,间或可用圆头针针帽钝端触之,或将针尖提起而用手指尖触之,以判断患者回答是否正确。痛觉障碍有痛觉缺失、痛觉减退和痛觉过敏等。

(3)温度觉:包括温觉及冷觉,嘱患者闭目,用分别盛有冷水或热水的试管两支,交替、随意地接触皮肤,试管与皮肤的接触时间为 2 ~ 3s,嘱患者说出"冷"或"热"的感觉。选用的试管直径要小,管底面积与皮肤接触面不要过大,测定冷觉的试管温度在 5 ~ 10℃,测定温觉的试管温度在 40 ~ 45℃,如低于 5℃或高于 50℃,则在刺激时引起痛觉反应。

(4)压觉:嘱患者闭目,检查者用大拇指用劲地去挤压肌肉或肌腱,请患者指出感觉。压力大小应足以使皮肤下陷以刺激深感受器。对瘫痪的患者压觉检查常从有障碍的部位开始直到正常的部位。

2. 深感觉检查

(1)运动觉(movement sense,kinesthesia):嘱患者闭目。检查者轻轻握住患者手指或足趾的两侧,上下移动5°左右,让患者辨别移动的方向,如感觉不明确可加大运动幅度或测试较大关节,以了解其减退的程度。

(2)位置觉(position sense):嘱患者闭目,将其肢体放一定的位置,然后让患者说出所放的位置;或嘱患者用其正常肢体做与病侧肢体相同的位置,正常人能正确说出或做出正确位置。测定共济运动的指鼻试验、跟膝胫试验、站立、行走步态等,如在闭眼后进行,亦为测定位置觉的方法。

(3)振动觉(vibration):嘱患者闭目,检查者将每秒震动 256 次的音叉放置患者身体的骨骼突出部位,如手指、尺骨茎突、鹰嘴、桡骨小头、内外踝、髂嵴、棘突、锁骨等,询问患者有无振动感和持续时间。也可利用音叉的开和关,来测试患者感觉到震动与否。检查时应注意身体上、下、左、右对比。振动觉可随年龄增加而进行性丧失,在较年老者可完全丧失。振动觉和运动觉、位置觉的障碍可不一致。

3. 复合感觉(皮质感觉)检查 由于复合感觉是大脑皮质(顶叶)对各种感觉刺激整合的结果,因此必须在深、浅感觉均正常时,复合感觉检查才有意义。

(1)皮肤定位觉(skin localization):检查时嘱患者闭目,一般常用棉花签、手指等轻触患者皮肤后,由患者用手指指出刺激的部位。正常误差手部 < 3.5mm,躯干部 <1cm。

(2)两点辨别觉(two-point discrimination):区别一点还是两点刺激的感觉称为两点辨别觉。嘱患者闭目,检查时用两脚规、叩诊锤的两尖端或针尖同时轻触皮肤,距离由大到小,测定能区别两点的最小距离。两点须同时刺激,用力相等。正常人以舌尖的距离最小,为1mm,指尖为 3 ~ 5mm,指背为 4 ~ 6mm,手掌为 8 ~ 15mm,手背为 20 ~ 30mm,前胸40mm,背部为 40 ~ 50mm,上臂及大腿部的距离最大约 75mm。

(3)实体觉(stereognosis):用手抚摸物体后确定该物体名称的能力称为实体觉。检查时嘱患者闭目。将一熟悉的物件(如笔、钥匙、火柴盒、硬币等)放于患者手中,嘱其抚摸以后,说出该物的属性与名称。先测患侧,再测健侧。

(4)图形觉(graphesthesia):图形觉是指辨认写于皮肤上的字或图形的能力。检查时患者闭目。用手指或其他东西(如笔杆)在患者皮肤上划一几何图形(三角形、圆圈或正方形)或数字(1 ~ 9),由患者说出所写的图形或数字。

(5) 重量觉 (barognosis)：重量觉是检查分辨重量的能力。检查者将形状、大小相同，但重量逐渐增加的物品逐一放在患者手上；或双手同时分别放置不同重量的上述检查物品。要求患者将手中重量与前一重量比较或双手进行比较后说出谁轻谁重。

(6) 材质识别觉 (recognition of texture)：材质识别觉是检查区别不同材质的能力。将棉花、羊毛、丝绸等一一放在患者手中，让其触摸。要求回答材料的名称（如羊毛）或质地（如软和硬、光滑和粗糙）的感觉。

（四）感觉检查和评定的注意事项

1. 进行躯体感觉检查时，应在安静的环境下进行，患者宜闭目，必须意识清晰和高度合作。如患者意识欠佳又必须检查时，则只粗略地观察患者对刺激引起的反应，以估计患者感觉功能的状态，如呻吟、面部出现痛苦表情或回缩受刺激的肢体。

2. 检查者需耐心细致，避免任何暗示性问话。检查前要向患者说明目的和检查方法以充分取得患者合作，使患者了解检查方法并充分配合，注意调整患者的注意力。

3. 检查时患者体位合适，检查部位应松弛并充分暴露，以提高检查准确性。注意两侧对称部位进行比较。先检查正常的一侧，使患者知道什么是"正常"。然后请患者闭上眼，或用东西遮上，再检查患侧。在两个测试之间，请患者睁眼，再告诉新的指令。

4. 先检查浅感觉，然后检查深感觉和皮质感觉，一旦浅感觉受到影响，那么深感觉和皮质感觉也会受到影响。

5. 采取左右、远近端对比的原则，先全身粗查一遍，如发现有感觉障碍，再进一步明确感觉障碍的程度、性质。

6. 将检查的结果按感觉的种类、障碍的程度和范围，分别记录在身体感觉分布图上。从该感觉分布图中，可以推断病变的部位，并可用于以后随访比较。

（刘雅丽　郭铁成）

第二节　运动功能评估

周围神经疾病后可以表现为运动功能障碍，如弛缓性瘫痪、肌张力降低、肌肉萎缩以及对应肢体的活动受限等。针对周围神经疾病的运动功能障碍，可以从以下几个方面进行评估：肌力、肌张力、关节活动范围、腱反射以及有无肌肉萎缩以及患肢周径变化等。

一、肌力测定

肌力是指肌肉收缩的力量。肌力测定是指受试者主动运动时，测定其肌肉或肌群的力量，评定肌肉的功能状态。肌力评定对肌肉骨骼系统、神经系统病损以及周围神经疾病的功能评定有着重要的意义。神经完全损伤后，肌肉的肌力完全消失，但在运动神经不完全损伤的情况下，多表现为肌力减退。神经恢复后，肌力可逐渐恢复。

常用的肌力测定方法有徒手肌力检查 (manual muscle test, MMT) 和器械肌力检查（包括握力计、捏力计、张力计、拉力计等）。

（一）徒手肌力检查

MMT 主要分为 6 级（0～5 级），3 级以下不能抗重力，3 级可抗重力，3 级以上可抗阻力（表

2-1)。此法虽然定量分级标准较粗略,较难排除测试者主观评价的误差,但应用方便易行,不需特殊的检查器具,所以不受检查场所的限制。以自身各肢体的重量作为肌力评价基准,能够表示出个人体格相对应的力量,比用测力计等方法测得的肌力绝对值更具有实用价值。故广泛应用于临床医学及康复医学临床工作中。

表 2-1 MMT 肌力分级标准

级别	名称	标准	相当正常肌力的 %
0	零(zero,O)	无可测知的肌肉收缩	0
1	微缩(trace,T)	有轻微收缩,但不能引起关节活动	10
2	差(poor,P)	在减重状态下能做关节全范围运动	25
3	尚可(fair,F)	能抗重力做关节全范围运动,但不能抗阻力	50
4	良好(good,G)	能抗重力、抗一定阻力运动	75
5	正常(normal,N)	能抗重力、抗充分阻力运动	100

此外,每一级还可以用"+"和"−"号进一步细分。如测得的肌力比某级稍强时,可在该级的右上角加"+"号,稍差时则在右上角加"−"号,以补充分级的不足。

本节只列举了四肢主要肌肉的 MMT 方法:

1. **上肢主要肌肉的手法检查** 见表 2-2。

表 2-2 上肢主要肌肉的手法检查

	检查与评定		
	1 级	2 级	3、4、5 级
三角肌前部喙肱肌	仰卧,试图屈肩时可触及三角肌前部收缩	向对侧侧卧,上侧上肢放滑板上,肩可主动屈曲	坐位,肩内旋,肘屈,掌心向下:肩屈曲,阻力加于上臂远端
三角肌后部、大圆肌、△背阔肌	俯卧,试图伸肩时可触及大圆肌、背阔肌收缩	向对侧侧卧,上侧上肢放滑板上,肩可主动伸展	俯卧:肩伸展30°~40°,阻力加于上臂远端背侧
三角肌中部、冈上肌	仰卧,试图肩外展时可触及三角肌收缩	同左,上肢放滑板上,肩可主动外展	坐位、肘屈:肩外展至90°,阻力加于上臂远端外侧
冈下肌小圆肌	俯卧,上肢在床缘外下垂:试图肩外旋时在肩胛骨外缘可触及肌收缩	同左,肩可主动外旋	俯卧,肩外展,肘屈,前臂在床缘外下垂:肩外旋,阻力加于前臂远端背侧
肩胛下肌大圆肌△胸大肌△背阔肌	俯卧,上肢在床缘外下垂:试图肩内旋时在腋窝前、后襞可触及相应肌肉收缩	同左,肩可主动内旋	俯卧,肩外展,肘屈,前臂在床缘外下垂:肩内旋,阻力加于前臂远端掌侧
肱二头肌肱肌肱桡肌	坐位,肩外展,上肢放滑板上:试图肘屈曲时可触及相应肌肉收缩	同左,肘可主动屈曲	坐位,上肢下垂:前臂旋后(测肱二头肌)或旋前(测肱肌)或中立位(测肱桡肌),肘屈曲,阻力加于前臂远端
肱三头肌肘肌	坐位,肩外展,上肢放滑板上:试图肘伸展时可触及肱三头肌收缩	同左,肘可主动伸屈	俯卧,肩外展,肘屈,前臂在床缘外下垂:肘伸展,阻力加于前臂远端背侧

续表

	检查与评定		
	1级	2级	3、4、5级
肱二头肌旋后肌	俯卧,肩外展,前臂在床缘外下垂:试图前臂旋后时可于前臂上端桡侧触及肌收缩	同左,前臂可主动旋前	坐位,肘屈90°,前臂旋前:前臂旋后,握住腕部施加反方向阻力
旋前圆肌旋前方肌	俯卧,肩外展,前臂在床缘外下垂:试图前臂旋前时可在肘下、腕上触及肌收缩	同左,前臂可主动旋前	坐位,肘屈90°,前臂旋后:前臂旋前,捏住腕部施加反向阻力
尺侧腕屈肌	向同侧侧卧,前臂旋后45°:试图腕掌屈及尺侧偏时可触及其止点活动	同左,前臂旋后45°,可见大幅度腕掌屈及尺侧偏	同左,肘屈,前臂旋后:腕向掌侧屈并向尺侧偏,阻力加于小鱼际
桡侧腕屈肌	坐位,前臂旋前45°:试图腕背伸及桡侧偏时可触及其止点活动	同左,前臂旋前45°,可见大幅度腕掌屈及桡侧偏	同左,前臂旋后45°:腕向掌侧屈并向桡侧偏,阻力加于鱼际
尺侧腕伸肌	坐位,前臂旋前45°:试图腕背伸及尺侧偏时可触及其止点活动	同左,前臂旋前45°,可见大幅度腕背伸及尺侧偏	同左,前臂旋前:腕背伸并向尺侧偏,阻力加于掌背尺侧
桡侧腕长伸肌、桡侧腕短伸肌	坐位,前臂旋后45°:试图腕背伸及桡侧偏时可触及其止点活动	同左,前臂旋后45°,可见大幅度腕背伸及桡侧偏	同左,前臂旋前45°:腕背伸并向桡侧偏,阻力加于掌背桡侧
指总伸肌	试图伸掌指关节时可触及掌背肌腱活动	前臂中立位,手掌垂直时掌指关节可主动伸展	伸掌指关节并维持指间关节屈曲,阻力加于手指近节背面
指浅屈肌	屈近端指间关节时可在手指近节掌侧触及肌腱活动	有一定的近端指间关节屈曲活动	屈曲近端指间关节,阻力加于手指中节掌侧
指深屈肌	屈远端指间关节时可在手指中节掌侧触及肌腱活动	有一定的远端指间关节屈曲活动	固定近端指间关节,屈远端指间关节,阻力加于手指末节指腹
拇收肌	内收拇指时可于第1、2掌骨间触及肌肉活动	有一定的拇内收动作	拇伸直,从外展位内收,阻力加于拇指尺侧
拇长展肌、拇短展肌	外展拇指时可于桡骨茎突远端触及肌腱活动	有一定的拇外展动作	拇伸直,从内收位外展,阻力加于第1掌骨桡侧
拇短屈肌	屈拇指时于第1掌骨掌侧触及肌肉活动	有一定的拇屈曲动作	手心向上:拇指掌指关节屈曲,阻力加于拇指近节掌侧
拇短伸肌	伸拇指时于第1掌骨背侧触及肌腱活动	有一定的拇伸展动作	手心向下:拇指掌指关节伸展,阻力加于拇指近节背侧
拇长屈肌	屈拇指时于拇指近节掌侧触及肌腱活动	有一定的拇屈曲动作	手心向上,固定拇指近节:屈指间关节,阻力加于拇指远节指腹
拇长伸肌	伸拇指时于拇指近节背侧触及肌腱活动	有一定的拇指指间关节伸展动作	手心向下,固定拇指近节:伸指间关节,阻力加于拇指远节背侧

△为躯干肌

2. 下肢主要肌肉的手法检查 见表 2-3。

表 2-3 下肢主要肌肉的手法检查

	检查与评定		
	1 级	2 级	3、4、5 级
髂腰肌	仰卧,试图屈髋时于腹股沟上缘可触及肌活动	向同侧侧卧,托住对侧下肢,可主动屈髋	仰卧,小腿悬于床缘外:屈髋,阻力加于股远端前面
臀大肌腘绳肌	俯卧,试图伸髋时于臀部及坐骨结节下方可触及肌活动	向同侧侧卧,托住对侧下肢,可主动伸髋	俯卧,屈膝(测臀大肌)或伸膝(测腘绳肌):髋伸 10°~15°,阻力加于股远端后面
大收肌、长短收肌、股薄肌耻骨肌	仰卧,分腿 30°,试图髋内收时于股内侧部可触及肌活动	同左,下肢放滑板上可主动内收髋	向同侧侧卧,两腿伸,托住对侧下肢:髋内收,阻力加于股远端内侧
臀中肌、小肌阔筋膜张肌	仰卧,试图髋外展时于大转子上方可触及肌活动	同左,下肢放滑板上可主动外展髋	向对侧侧卧,对侧下肢半屈:髋外展,阻力加于股远端外侧
股方肌梨状肌臀大肌上、下孖肌闭孔内、外肌	仰卧,腿伸直:试图髋外旋时于大转子上方可触及肌活动	同左,可主动外旋前	仰卧,小腿在床缘外下垂:髋外旋,阻力加于小腿下端内侧
臀小肌阔筋膜张肌	仰卧,腿伸直,试图髋内旋时于大转子上方可触及肌活动	同左,可主动内旋髋	仰卧,小腿在床缘外下垂:髋内旋,阻力加于小腿下端外侧
腘绳肌	俯卧,试图屈膝时可于腘窝两侧触及肌腱活动	向同侧侧卧,托住对侧下肢,可主动屈膝	俯卧,膝从伸直屈曲,阻力加于小腿下端后侧
股四头肌	仰卧,试图伸膝时可触及髌韧带活动	向同侧侧卧,托住对侧下肢,可主动伸膝	仰卧,小腿在床缘外下垂:伸膝,阻力加于小腿下端前侧
腓肠肌比目鱼肌	侧卧,试图踝跖屈时可触及跟腱活动	同左,踝可主动跖屈	俯卧,膝伸(测腓肠肌)或膝屈(测比目鱼肌):踝跖屈,阻力加于足跟
胫前肌	仰卧,试图踝背屈,足内翻时可触及其活动	侧卧,可主动踝背屈、足内翻	坐位,小腿下垂:踝背屈并足内翻,阻力加于足背内缘
胫后肌	仰卧,试图足内翻时于内踝后方可触及腱活动	同左,可主动踝跖屈、足内翻	向同侧侧卧,足在床缘外:足内翻并踝跖屈,阻力加于足内缘
腓骨长肌、腓骨短肌	仰卧,试图足外翻时于外踝后方可触及腱活动	同左,可主动踝跖屈、足外翻	向对侧侧卧:使跖屈的足外翻,阻力加于足外缘
趾长屈肌、趾短屈肌	屈趾时于趾近节跖面可触及腱活动	有主动屈趾活动	仰卧:屈趾,阻力加于足趾近节跖面
趾长伸肌、趾短伸肌	仰卧,伸趾时于足背可触及腱活动	同左,有主动伸趾活动	同左:伸足趾,阻力加于足趾近节跖面
踇长伸肌	坐位,伸踇时于踇趾近节背侧可触及腱活动	同左,有主动伸踇活动	同左,固定踇趾近节:伸踇:阻力加于踇趾近节背面

进行徒手肌力检测时,为了使结果更加准确、稳定,可重复性高,应注意以下方面:

(1)采取正确的测试姿势,测试前排除关节活动受限对肌力检查的影响。

(2)测试动作应标准化、方向正确,近端肢体应固定于适当姿势,注意防止某些肌肉对受试的无力肌肉的替代动作。

(3)若为单侧病变,应先检查健侧,以便患侧对比。

(4)对肌力达4级以上时,所作抗阻须连续施加,并保持与运动相反的方向。阻力应施加于被测关节远侧肢体,并使用同一强度。

(5)选择适当的测试时机,疲劳时、运动后或饱餐后不宜进行。

(6)记录时可采用绝对肌力或相对肌力,后者即单位体重肌力。作横向比较时宜用相对肌力。

(7)注意区分是增高的肌张力还是主动肌力引起的关节活动。原则上肌张力过高不予评价肌力。

(8)注意多次重复以保证检查的准确性。

(二) 器械肌力检查

在肌力较强(超过3级)时,为了进一步作较准确的定量评定,可用专门的器械进行测试。根据肌肉不同的收缩方式可分为等长肌力检查、等张肌力检查及等速肌力检查。

1. 等长肌力检查　在标准姿势下用测力器测定一块肌肉或者肌群的等长收缩肌力。

(1)握力测试:测试姿势为上肢在体侧下垂,将把手调至适当宽度,用力握2~3次,取最大值。以握力指数评定。

握力指数 = 握力(kg)/体重(kg)×100

握力指数正常值:大于50

(2)捏力测试:用握力计或捏力计测试,拇指与其他手指相对捏压握力计或捏力计,该测试反映拇对掌肌肌力及屈曲肌力,正常值约为握力的30%。

(3)背拉力测试:用拉力计测试。测试时两膝伸直,将把手调至膝盖高度,两手抓住把手,然后伸腰用力上拉把手。进行背拉力测试时,腰椎应力大幅度增加,易引起腰痛发作或加重,故不适用于腰痛患者及老年人。以拉力指数评定。

拉力指数 = 拉力(kg)/体重(kg)×100

拉力指数正常值男性为105~200,女性为100~150

(4)四肢各组肌群的肌力测试:在标准姿势下通过钢丝绳与滑车装置牵拉固定的测力计,可测试四肢各组肌群(如腕、肩、踝的屈伸肌群及肩外展肌群)的肌力。

2. 等张肌力检查　是指测定肌肉克服阻力收缩做功的能力。测试时,被测肌肉进行等张收缩,做关节全范围活动,所克服的阻力不变。做1次运动的最大阻力称为该运动关节的最大负荷量(1 repetition maximum,1RM),完成10次连续运动时能克服的最大阻力称为10RM。测定时对适宜负荷应有所估计,避免多次反复测试引起肌肉疲劳,影响测试结果。运动负荷可用哑铃、沙袋、砝码等定量的练习器进行。此法在康复医学中应用较少。

3. 等速肌力测定　指整个运动中运动速度(角速度)不变的一种肌肉收缩方式。

通常是利用等速测试仪内部特定的结构,让运动的角速度保持变,进行不同速度的肌肉等速向心性收缩测试,也可进行离心性收缩或等长收缩测试。

进行等速肌力测定时,先规定运动的角速度,然后将肢体或其他被测部分固定在仪器的传动杆或构件上,肢体运动时,带动传动杆绕轴运动,力的大小即可用力矩表示出来。仪器将等速运动中肌肉收缩的各种参数记录下来,经过处理,作为评定肌肉运动功能的指标。

等速肌肉测试的评定参数及意义:

(1)肌力(力矩):根据部位不同设定角速度,让患者稳健有力地用力伸、屈运动 5 ~ 6 次,测出 5 次峰值的平均值定为肌力。

(2)峰力矩(peak torque,PT):为力矩曲线最高点所代表的力矩值,单位为牛·米(N·m)。代表肌肉收缩产生的最大力矩输出,具有高度特异性及敏感性,是最有价值的肌肉功能指数之一,对下肢负重肌肉的评定有重要意义。

(3)达到峰力矩的时间:从肌肉开始收缩至达到峰力矩所用的时间,单位是 s,是反映肌肉爆发力的客观指标之一。

(4)耐力比(endurance ratio):反映肌肉连续重复收缩的耐疲劳能力。一般做一组 20 ~ 25 次最大重复运动后,最后 5 次肌肉做功量与最前 5 次肌肉做功量的比值即为耐力比,通常用百分比表示。

(5)力矩加速能(torque acceleration energy,TAE):是指力矩曲线下前 1/8s 所包围的面积,它代表肌肉收缩最初 1/8s 的做功量。为瞬间能爆发的力量,用以代表肌肉活动的灵敏度或爆发力,也是最具有特异性及敏感性的肌肉功能指标之一。

(6)拮抗肌力矩比或屈伸肌力矩比(flexion:extension):计算公式为:(5 次屈肌力矩平均值/5 次伸肌力矩平均值)× 100%。此值反映关节活动中拮抗肌群之间的肌力平衡情况。肌力平衡明显失调可影响关节的稳定性,为潜在的关节损伤原因之一。

(7)总做功量(total work,TW):指 1 次或一定次数运动所做的功,即力矩曲线下面的面积之和。单位为焦耳(J),也可以其体重比表示。

(8)平均功率(average power,AP):是指单位时间内平均做功量,单位为 W。

(9)其他:等速测试仪还可以进行以下测试:最大关节活动度(range of motion,ROM)及平均 ROM 测试、重力效应力矩、力矩曲线分析、力量控制精度测验、峰功率测试等。

等速肌力测试特点是:能提供肌力、肌肉做功量和功率输出、肌肉爆发力和耐力等多种数据;可同时完成一组拮抗肌的测试,还可以分别测定向心收缩、离心收缩及等长收缩等数据;测试参数全面、精确、客观。等速肌力测试已被认为是肌肉功能评价及肌肉力学特性研究的最佳方法。但是测试仪器价格昂贵,操作较复杂,不同型号的仪器测试的结果有显著差异,无可比性。

等速肌力测试禁忌证:严重疼痛,关节活动严重受限,严重滑膜炎,骨关节不稳,急性扭伤,严重心血管疾病等。上述禁忌证有些经过及时治疗,若症状好转,可酌情考虑进行测试。

二、关节活动度测定

关节活动度(range of motion,ROM)是指关节运动时可达到的最大运动弧度,常以度数表示,亦称关节活动范围。具体指关节的远端向着或者离开近端运动,远端骨所达到的新位置与开始位置之间的夹角,即远端骨所移动的度数。关节活动有主动与被动之分,所以关节活动范围亦分为主动与被动活动范围。主动的关节活动范围是指人体自身的主动随意运动而产生的运动弧,被动的关节活动范围是指由外力如治疗师的帮助使关节运动时产生的运动弧。

(一)关节活动度的影响因素

1. 生理因素 关节的解剖结构情况,产生关节运动的原动肌的肌力和对应拮抗肌伸展性、关节周围组织的弹性和软组织相接触的情况如关节面的大小、关节囊厚薄、松紧度、关节韧带多少与强弱等。

2. 病理因素　关节、软组织、骨骼病损所致的疼痛与肌肉痉挛;制动、长期保护性痉挛、肌力不平衡及慢性不良姿势等所致的软组织缩短与挛缩;关节周围软组织瘢痕与粘连;关节内损伤与积液、关节周围水肿;关节内游离体;关节结构异常;各种病损所致的肌肉瘫痪或无力;运动控制障碍等。

（二）测量方法

1. 基本姿势　全身所有关节按解剖姿势放置则为 0°。轴、面的概念和解剖学一致。

2. 测量工具

（1）通用量角器:为临床应用最普遍的一种工具,量角器的两臂（一臂有刻度,称为移动臂,另一臂有指针,称为固定臂）由一轴心连接。使用时,在标准的测量姿势体位下,量角器的轴心对准关节的运动轴心,将量角器的两臂分别放到两端肢体的长轴,其中固定臂与构成关节的近端骨长轴平行,移动臂与构成关节的远端骨的长轴平行（患者有特殊障碍时可以变化）,然后在圆规上读出关节所处的角度。

（2）方盘量角器为一正方形、中央有圆形分角刻度的木盘,其刻度自 0 点向左右各为180°,中心加一可旋转的指针,后方再加把手构成。把手与刻度上的 0°～180° 连线平行。指针由于重心在下而始终指向上方。使用时使肢体在垂直面上运动至最大幅度,关节的一端肢体处于水平面或垂直位,以方盘的一条边紧贴另一端肢体即可读得关节所处的角度。方盘边缘的选择以使"0"点指向规定的方向为准。

（三）主要关节测量方法

1. 上肢主要关节活动范围的测量方法　见表 2-4。

表 2-4　上肢关节活动范围测量方法

关节	运动	受检者体位	测角计放置方法			正常活动范围
			轴心	固定臂	移动臂	
肩	屈、伸	坐或立位,臂置于体侧,肘伸直	肩峰	与腋中线平行	与肱骨纵轴平行	屈:0°～180° 伸:0°～50°
	外展	坐或立位,臂置于体侧,肘伸直	肩峰	与身体中线(脊柱)平行	与肱骨纵轴平行	0°～180°
	内、外旋	仰卧,肩外展90°,肘屈90°	尺骨鹰嘴	与腋中线平行	与肱骨纵轴平行	各0°～90°
肘	屈、伸	仰卧或坐或立位,臂取解剖位	肱骨外上髁	与肱骨纵轴平行	与肱骨纵轴平行	0°～150°
	旋前旋后	坐位,上臂置于体侧,肘屈90°	尺骨茎突	与地面垂直	腕关节背面(测旋前)或掌面(测旋后)	各0°～90°
腕	屈、伸	坐或立位,前臂完全旋前	尺骨茎突	与前臂纵轴平行	与第2掌骨纵轴平行	屈:0°～90° 伸:0°～70°
	尺、桡侧偏移(尺、桡侧外展)	坐位,屈肘,前臂旋前,腕中立位	腕背侧中点	前臂背侧中线	第3掌骨纵轴	桡偏0°～25° 尺偏0°～55°

2. 下肢主要关节活动范围的测量方法　见表 2-5。

表 2-5　下肢主要关节活动范围测量方法

关节	运动	受检者体位	测角计放置方法			正常活动范围
			轴心	固定臂	移动臂	
髋	屈	仰卧或侧卧,对侧下肢伸直	股骨大转子	与身体纵轴平行	与股骨纵轴平行	0°~125°
	伸	侧卧,被测下肢在上	股骨大转子	与身体纵轴平行	与股骨纵轴平行	0°~15°
	内收、外展	仰卧	髂前上棘	左右髂前上棘连线的垂直线	髂前上棘至髌骨中心的连续	各0°~45°
	内旋、外旋	仰卧,两小腿于床缘外下垂	髌骨下端	与地面垂直	与胫骨纵轴平行	各0°~45°
膝	屈、伸	俯卧或仰卧或坐在椅子边缘	股骨外踝	与股骨纵轴平行	与胫骨纵轴平行	屈:0°~150° 伸:0°
踝	背屈跖屈	仰卧,膝关节屈曲,踝处于中立位	腓骨纵轴线与足外缘交叉处	与腓骨纵轴平行	与第5跖骨纵轴平行	背屈:0°~20° 跖屈:0°~45°

(四)关节活动度的影响因素和注意事项

关节活动度的测定主要是为了确定关节活动受限的部位、程度及其原因;确定治疗目标和方法;作为治疗、训练的评价手段。ROM 测量仅允许有 3°~5° 的误差。但是许多因素均可影响结果,诸如关节活动的方式(主动或被动活动)、患者或检查者的不良体位、测量工具放置不当、参考点未找准、软组织过多、关节活动时患者感觉疼痛、随意或不随意的阻力、患者缺乏理解与合作、手术伤口、限制性支具以及患者年龄、性别、职业等。检查者在测量关节活动范围时应尽可能排除或减少影响测量的因素,保持测量时相关条件的一致性。

为使测试结果准确可靠以及做出合理评价,必须注意以下几点:

1. 采取正确的测试姿势体位,防止邻近关节的替代动作。

2. 固定好量角器,其轴心应对准关节中心或规定的标志点,关节活动时要防止量角器固定臂移动。

3. 通常应先测量关节的主动活动范围,后查被动活动范围。

4. 应与健侧(对侧)相应关节测量比较,亦应测量患部上下关节的活动范围。

5. 避免在按摩、运动及其他康复治疗后立即进行检查。

6. 不同器械、不同方法测得的关节活动度值有差异,不宜互相比较。

(五)适应证和禁忌证

1. **适应证**　骨关节伤病及手术后患者;肌肉伤病及手术后患者;神经系统疾病;其他原因导致关节活动障碍;康复治疗的效果评定。

2. **禁忌证**　关节急性炎症期;关节脱位骨折未愈合期;肌腱、韧带、肌肉手术后未愈合期;骨化性肌炎。

三、腱反射检查

腱反射检查需要患者充分合作,并进行双侧对比。常用反射有肱二头肌反射、肱三头肌反射、肱桡肌(桡骨膜)反射、膝反射、踝反射等。周围神经损伤后,反射减弱或消失,病理征阴性。

1. 肱二头肌反射　患者前臂略旋前,肘部屈曲 90°,检查者将左手拇指放在其肱二头肌肌腱上,用叩诊锤叩击该拇指,反射作用为肱二头肌收缩,引起屈肘。

2. 肱三头肌反射　患者外展前臂,肘部半屈,检查者托住其前臂,用叩诊锤叩击鹰嘴上方的肱三头肌肌腱,反射为肱三头肌收缩,引起前臂伸展。

3. 肱桡肌(桡骨膜)反射　患者一侧肘关节置于半屈半伸位,前臂轻度旋前。检查者用叩诊锤叩击该侧桡骨茎突上 2cm 处肱桡肌肌腱,反射为肱桡肌收缩,引起肘部屈曲、前臂旋前。

4. 膝反射　患者仰卧位,检查者用左手或前臂托住患者部,髋关节与膝关节呈钝角屈曲,足跟不要离开床面,以免影响反射性运动而不易得出正确的结果。检查者用右手持叩诊锤叩击股四头肌肌腱,出现小腿伸直。坐位时,在膝半屈和小腿自由下垂时,轻快地叩击膝腱(髌骨下韧带),引起股四头肌收缩,使小腿作急速前踢的反应。

5. 踝反射　被检查者仰卧位,髋关节、膝关节均微屈曲,下肢呈外旋外展位。检查者左手托住其足掌,轻向外上方用力,使足背屈呈直角,右手持叩诊锤叩击跟腱;或让被检查者双膝跪于椅上,双足悬于椅座外,用叩诊锤直接叩跟腱。反射为足跖屈。

四、周径的测量

周围神经疾病后,可以出现肌肉萎缩,通常需要对患肢的周径进行测量。四肢周径的测量方法如下。

(一)上臂周径

测量肢体位置:上肢在体侧自然下垂,肘关节伸展;

测量点:上臂中部、肱二头肌最膨隆部,卷尺与上臂纵轴垂直。

(二)前臂周径

1. 前臂最大周径

(1)测量肢体位置:前臂在体侧自然下垂。

(2)测量点:前臂近侧端最大膨隆部位,卷尺与前臂纵轴垂直。

2. 前臂最小周径

(1)测量肢体位置:前臂在体侧自然下垂。

(2)测量点:前臂远端最细部位,卷尺与前臂纵轴垂直。

(三)股周径

(1)测量肢体位置:下肢稍外展,膝关节伸展。

(2)测量点:臀横纹下方周径;股中央部周径;髌骨上缘 10cm 处周径。记录测量结果时应注明测量部位。

（四）小腿周径

1. 小腿最大周径

（1）测量肢体位置：下肢稍外展，膝关节伸展。

（2）测量点：小腿最粗部位。

2. 小腿最小周径

（1）测量肢体位置：下肢稍外展，膝关节伸展。

（2）测量点：内、外踝上方最细的部位。

需要注意的是：患肢周径测量时为了判断肢体有无萎缩、水肿、短缩及其程度，判断疗效。应与健侧周径相比较。

（刘雅丽　郭铁成）

第三节　自主神经功能评估

周围神经疾病后，其支配区域的血管舒缩功能、出汗功能和营养性功能发生障碍。开始时出现血管扩张，汗腺停止分泌，从而皮肤温度升高、潮红和干燥。2 周后，血管发生收缩，皮温降低，皮肤苍白。坐骨神经损伤后，易发生足底压迫性溃疡和冻伤。无汗与少汗区一般与感觉消失的范围相符合。可做发汗试验，无汗表示神经损伤，从无汗到有汗表示神经功能恢复，而且恢复早期为多汗。

常用方法如下：

碘淀粉试验：在患肢检查部位涂抹 2.5% 碘酒，待其干燥后再扑以淀粉，若有出汗则局部变为蓝色。

茚三酮试验：将患手指腹印压在涂有茚三酮的试纸上，出现蓝紫色指纹，则表示有汗。还可用固定液将指纹形态固定并将其保存，以供日后多次检查进行对比观察。

皮肤划痕试验：用钝头竹签在皮肤上适度加压划一条线，数秒后，皮肤先出现白色划痕（血管收缩）高出皮面，以后变红，属正常反应。如白色划痕持续较久，超过 5min，提示交感神经兴奋性增高。如红色划痕迅速出现、持续时间较长、明显增宽甚至隆起，提示副交感神经兴奋性增高或交感神经麻痹。

其他自主神经功能检查，如皮肤划痕试验、竖毛反射、眼心反射、卧立试验等在周围神经疾病中很少应用，在这里不做赘述。

（刘雅丽　郭铁成）

第四节　日常生活活动能力评定

一、日常生活活动能力

日常生活活动（activities of daily living，ADL）是指人为了满足日常生活需要、为了维持生存及适应生存环境而每天必须反复进行的、最基本的、最具有共性的活动。包括人们为了照料自己的衣、食、住、行，保持个人卫生整洁和进行独立的社区活动所必需的一系列的基本活动。ADL 能力反映了人们在家庭(或医疗机构内)和在社区中的最基本能力,ADL 能力评定对确定患者能否独立及独力的程度、判定预后、制订和修订治疗计划、评定治疗效果、安排返家或就业都十分重要。

(一) 日常生活活动能力的范畴

日常生活活动包括运动、自理、交流及家务活动等。运动方面有:床上运动、轮椅上运动和转移、室内或室外行走、公共或私人交通工具的使用。自理方面有:更衣、进食、如厕、洗漱、修饰(梳头、刮脸、化妆)等。交流方面有打电话、阅读、书写、使用电脑、识别环境标志等。家务劳动方面有:购物、备餐、洗衣、使用家具及环境控制器(电源开关、水龙头、钥匙等)。

(二) 日常生活活动的分类

1. 基础性或躯体性日常生活活动能力 基础性或躯体性日常生活活动(basic or physical ADL,BADL or PADL)能力是指每日生活中与穿衣、进食、保持个人卫生等自理活动和坐、站、行走等身体活动有关的基本活动。反映了个体基本的较粗大的运动功能,适用于较重的残疾。

2. 工具性日常生活活动能力 工具性日常生活活动(instrumental ADL,IADL)能力是指人们在社区中独立生活所需的关键性的较高级的技能,如家务杂事、炊事、采购、骑车或驾车、处理个人事务等,大多需借助工具进行,故称为工具性日常生活活动能力。IADL 能力是在 BADL 能力基础上实现的,反映较精细的功能,是残疾人实现自我照料并保持一定社会属性的基础。

二、评定方法

日常生活活动能力的评定,常采用量表检查法。通过直接观察患者 ADL 的实际完成情况或者询问的方式进行评估。本节主要介绍常用的标准化 BADL 评定方法有 Barthel 指数及功能独立性评定(functional independence measure,FIM)量表等。

(一) Barthel 指数

Barthel 指数(Barthel index,BI)是由美国 Florence Mahoney 和 Dorothy Barthel 设计并应用于临床,是国际康复医学界常用的方法。Barthel 指数具有评定简单、可信度高、灵敏度高的优点,使用广泛,而且可用于治疗效果评价和预后判断(表 2-6)。

表 2-6 Barthel 指数评定内容及记分法

ADL 项目	自理	稍依赖	较大依赖	完全依赖
进食	10	5	0	0
洗澡	5	0	0	0
修饰(洗脸、梳头、刷牙、刮脸)	5	0	0	0
穿衣(包括系带)	10	5	0	0
控制大便	10	5	0	0
控制小便	10	5	0	0
上厕所	10	5	0	0
床椅转移	15	10	5	0

续表

ADL 项目	自理	稍依赖	较大依赖	完全依赖
行走(平地45m)	15	10	5	0
上下楼梯	10	5	0	0

Barthel 指数评分结果:总分100分,60分以上者为良,生活基本自理;40～60分者为中度功能障碍,生活需要帮助;20～40分者为重度功能障碍,生活依赖明显;20分以下者为完全残疾,生活完全依赖。Barthel 指数40分以上者康复治疗效益最大

(二)功能独立性评定

功能独立性评定(FIM)的实际内容计有六大类,18项。六大类包括:自我照料、括约肌控制、转移、行走、交流、社会认知(表2-7)。

在交流类中,有理解与表达两项。理解项包括:理解复杂和抽象的信息,如电视和报纸上时事、宗教、幽默、数学、财政等抽象信息。还包括与患者营养、饮食、排泄、卫生和睡眠等生理需要有关的会话、指示、提问或陈述。表达项包括:家庭问题、时事、家庭经济等复杂抽象的观念的表达,也包括基本生理需要的表达。

在认知类,又有社会交往、问题解决和记忆三项。社会交往包括:在社会和治疗场合与他人交往,有无不恰当的行为,如发脾气、大喊大叫、说下流话、过度的哭笑、人身攻击或非常退缩,不能相互交往。问题处理包括:处理与校对账目、人际难题、参与制订出院计划、自己用药、受雇决策等。记忆项包括:认识和记住医院或社区中每日的活动,存储与检索言语及视觉信息,记住常见人物、常规活动和履行别人的要求等。

表 2-7　功能独立性评定表

Ⅰ.自我照料入院出院随访
1. 进食
2. 梳洗
3. 洗澡
4. 上身穿脱
5. 下身穿脱
6. 上厕所
Ⅱ.括约肌控制
7. 排尿
8. 排便
Ⅲ.转移
9. 床→椅(轮椅)
10. 厕所
11. 浴盆,淋浴
Ⅳ.行走
12. 步行/轮椅
13. 上下楼梯
运动类评分(Ⅴ～Ⅵ)合计
Ⅴ.交流
14. 理解
15. 表达

Ⅵ.社会认知
16. 社会交往
17. 问题处理
18. 记忆
认知类评分(Ⅴ～Ⅵ)合计
总计得分:

这些项目虽然简单,但是涵盖了人类活动的一些重要方面:躯体、认知与社会功能,成为判断是否能独立生活所必须具备的基本能力的主要工具。

FIM 的评定计分方法是 7 分制。

7 分,完全独立:该活动能在合理的时间内,规范、安全地完成,无需修改活动,无须辅助设备或用具。

6 分,有条件的独立:在完成该活动中,需要辅助设备或用具;或需要较长的时间;或存在安全方面的顾虑。

上述两级,均无须他人帮助,自己独立完成。下面 5 个级别,均需依赖他人帮助才能完成,属于依赖。

5 分,监护或准备:需要有人在旁边监护、提示或规劝,或帮助准备必需的用品,或帮忙佩戴矫形器具。两人间没有身体的接触。

4 分,少量帮助:需要他人接触身体帮助下的活动。但在完成活动中,自己能起 75% 以上的作用。

3 分,中等量帮助:需要他人接触身体的更多帮助下进行活动。在完成活动中,自己仅能起 50% ～ 75% 的作用。

上述 5 ～ 3 分三项,属于有条件的依赖。2 分,大量帮助;需要他人接触身体的大量帮助,才能完成活动。在完成活动中,自己仅能起 25% ～ 50% 的作用。1 分,完全依赖:只有在他人接触身体的帮助下,才能完成活动。自己能起的作用仅在 25% 以下。

在 18 项活动中,如何确定从 < 25% 至 > 75%,各有明细的规定。以"进食"项为例:"进食"是当食物准备好后,使用适当的餐具,将食物放进嘴里、咀嚼、咽下。而打开容器、切肉、面包抹油和倒饮料等,均属于就餐准备,不包括在评测范围。其不同的记分如下:

7 分判为"完全独立",即能在餐桌、餐车如常地使用刀、叉、匙等餐具,从盘中进食,用杯子喝饮料。

6 分判为"有限的独立",即需要使用适当的或辅助的设备。如吸管、滚刀等;或进食需要较长的时间。

5 分判为"监护或准备",即需要有人在旁监护,如提示、看着、规劝;或帮助安装矫形器以便进食。

4 分判为"少量帮助",即自己能够完成进食任务的 75% 以上。

3 分判为"中等量帮助",即自己能够完成进食任务的 50% ～ 75%。

2 分判为"大量帮助",即自己仅能完成进食任务的 25 % ～ 49%;或不能用嘴进食,需靠其他营养方式如肠道外、胃造口方式。自己进食。

1 分判为"完全依赖",即自己仅能完成进食任务 25% 以下,或不能用嘴进食,需靠其他营养方式如肠道外、胃造口方式,而且自己不能进食。

其他 17 项的给分标准,与此类似。

18 项分数相加得出总分,如果每项都是 7 分,总分就是 126 分,表示完全独立;如果每项都是 1 分,总分就只有 18 分,表示完全依赖。为此可以从总分分级。108 ~ 125 分:表示基本独立;90 ~ 107 分:表示极轻度依赖;72 ~ 89 分:表示轻度依赖;54 ~ 71 分:表示中度依赖;36 ~ 53 分:表示重度依赖;19 ~ 35 分:表示极重度依赖。

FIM 是一项专利,使用者必须先参加专门的学习班,以掌握标准、规范的使用与判定方法,购买其成套的工具与表格,方可联网使用。FIM 也需要汉化使用。

三、日常生活活动能力评定的实施及注意事项

(一)直接观察

ADL 能力评定可让患者在实际生活环境中进行,评定人员观察患者完成实际生活中的动作情况,以评定其能力。也可以在 ADL 专项评定中进行,评定活动地点在 ADL 功能评定训练室,在此环境中指令患者完成动作,较其他环境更易取得准确结果。且评定后也可根据患者的功能障碍在此环境中进行训练。

ADL 评定及训练室的设置,必须尽量接近实际生活环境,具有卧室、盥洗室、浴室、厕所、厨房及相应的家具(如床、桌、椅、橱、柜等)、餐饮用具(如杯、碗、筷、刀、盘、碟等)、炊具(炉、锅、瓢、勺等)、家用电器及通讯设备(如电话、电视、冰箱、吸尘器)等,并合理布局以利于患者操作。

(二)间接评定

有些不便完成或不易完成的动作,可以通过询问患者本人或家属的方式取得结果。如患者的大小便控制、个人卫生管理等。

(三)注意事项

评定前应与患者交谈,让患者明确评定的目的,以取得患者的理解与合作。评定前还必须对患者的基本情况有所了解,如肌力、关节活动度、平衡能力等,还应考虑到患者生活的社会环境、反应性、依赖性等。重复进行评定时应尽量在同一条件或环境下进行。在分析评定结果时应考虑有关的影响因素,如患者的生活习惯、文化素养、职业、社会环境、评定时的心理状态和合作程度等。

(刘雅丽 郭铁成)

第五节 神经电生理评估

周围神经疾病的神经电生理评估是在病史、体格检查和其他实验室检查以外的辅助检查,它主要依据神经解剖学和神经电生理学原理,通过神经受电或磁刺激时的电特性,或者记录神经肌肉组织的电活动,来对神经功能状态进行评估和分析,是周围神经疾病康复评估的重要内容和手段,为临床周围神经疾病功能障碍的评定提供了客观指标,并且能够对患者的预后进行评价。

神经电生理评估的程序包括:①采集病史和体格检查,作出初步的鉴别诊断;②根据鉴别诊断,选择合适的神经电生理评估方法;③按正确的方法进行神经电生理评估;④合理的

解释结果,所有检查结果必须结合病史和体格检查的结果进行解释,以确定最可能的诊断,排除不太可能的诊断。虽然这些步骤似乎很简单,但要做好这些检查或评估,必须透彻理解和掌握大量复杂的临床医学、生理学和生物电的知识。周围神经疾病神经电生理评估可以运用的方法有很多,如神经传导测定(nerve conduction studies,NCS)、迟发反应(late response)如 H 反射、F 波,(针极)肌电图(electromyography,EMG)检查等。此外,诱发电位(evoked potential,EP)是中枢神经系统在感受内在或外在刺激后产生的生物电活动,在评估中枢神经系统各种感觉、运动传导通路功能完整性的同时也可以用于评估外周的感觉和运动传导,如躯体感觉诱发电位(somatosensory evoked potential,SEP)和运动诱发电位(motor evoked potential,MEP)。

一、神经传导检查

周围神经传导检查是研究周围神经的感觉或运动兴奋传导功能的评估方法。神经传导测定一般用表面电极刺激和记录,其优点是方便、无创,患者容易耐受,并且其结果有助于后续针极肌电图检查的计划和解释,因此神经传导检查通常是在完成病史询问和体格检查后,首先进行的电诊断学检查。

(一)运动神经传导检查

运动神经传导检查是通过在运动神经干上远、近两点给予超强刺激后,在其支配的远端肌肉上记录而进行的,此时记录的复合肌肉动作电位(compound muscle action potentials,CMAPs)称为 M 波。通过对此动作电位波幅、潜伏期和时程等参数的分析可以有助于评价运动神经轴索、髓鞘的功能状态。

1. 基本方法　运动神经传导检查的操作需要准确放置刺激电极、记录电极和接地电极。

(1)刺激电极:由相距 2 ~ 3cm 的负、正两极组成,检查中置于支配受检肌肉的神经干上,以负极距记录电极较近,正极距记录电极较远为原则,以免正极阻滞神经冲动传导。测量刺激点到记录点距离时,应测量负极到记录点间的距离。

(2)记录电极:包括一个记录电极和一个参考电极。通常采用肌腹 - 肌腱法,即记录电极置于受检肌肉的肌腹上,参考电极则置于该肌远端的肌腱上,和记录电极间距约 3 ~ 4cm。当刺激电极在神经干上刺激运动轴索时,在支配肌上可记录到起始波为负相的 M 波,但如果记录电极位置不合适,则 M 波前可有一小正相波,此时需调整记录电极位置。

(3)接地电极:即地线,通常使用表面电极,置于刺激电极与记录电极之间,以减少刺激伪迹。

运动神经传导检查时分别在神经干远、近端给予刺激,记录两点 CMAPs 的潜伏期差值,再测量两刺激点之间的距离,可计算出运动神经传导速度,分析如下参数:

(1)潜伏期(latency):是从刺激开始处至 M 波出现时所经过的时间,反映了神经轴索中快传导纤维到达肌肉的时间。潜伏期代表了三个时间过程:①神经冲动从刺激点沿神经干到神经肌肉接头处经过的时间;②跨过神经肌肉接头处所需的时间;③冲动在肌纤维上传导的时间。

(2)波幅(amplitude):可为峰 - 峰值,亦可为从基线到负波波峰间的距离,其反映了参与复合肌肉动作电位的肌纤维的数量。当肌肉萎缩明显或神经轴索丢失时会出现波幅降低。

（3）时限（duration）：是指肌肉动作电位从基线开始偏转到最终回到基线所经历的时间。也反映产生动作电位的神经纤维传导冲动的同步性，当同步性较差时（如脱髓鞘病变），将会出现波幅下降和时限的延长。

（4）传导速度（conduction velocity）：是所测量的远、近刺激点间神经节段的长度除以潜伏时差值所得到的计算值。在运动神经，由于冲动在传导的过程中要通过神经肌肉接头和肌纤维的传导才能到达记录电极，所以计算运动神经传导速度时不应包括神经肌肉接头以及肌纤维去极化的时间，不能仅以一点刺激获得的潜伏时来计算运动神经传导速度，而应在神经干的两个点位进行刺激，获得两个潜伏时，再量出这两点的距离并除以两个潜伏时的差值，即可计算得出两个刺激点间的这一段运动神经的传导速度。

2. 临床应用

（1）运动神经传导检查有助于确定神经受损的范围，神经损害的性质是以脱髓鞘为主还是轴索损害为主，为诊断和治疗提供依据。通常脱髓鞘病变的典型改变是运动传导末端潜伏期延长、神经传导阻滞和神经传导速度减慢；轴索病变的典型改变是复合肌肉动作电位波幅降低。

（2）对于嵌压性周围神经局部损害，可以通过运动神经传导检查明确局部节段性脱髓鞘的具体部位。

（二）感觉神经传导检查

感觉神经传导检查反映了神经冲动在感觉神经干上的传导过程，评估的是脊髓背根神经节节后神经纤维的功能状态。由于许多周围性神经疾患以感觉异常为首发症状，所以感觉神经传导检查常具有重要的诊断和鉴别诊断价值。

1. **基本方法**　感觉神经传导的操作是通过刺激感觉神经的一端，在神经的另一端记录神经冲动，记录到的电位为感觉神经动作电位（sensory nerve action potential，SNAP）。感觉神经传导检查与运动神经传导检查的不同之处在于其不涉及神经肌肉接头传导和肌肉去极化，因而只需在神经的某一点给予刺激，在另一点进行记录即可。同时，由于神经在受刺激后，其兴奋可同时向近、远端两个方向传播，故可作顺向传导（orthodromic conduction）和逆向传导（antidromic conduction）检查。顺向传导检查是刺激手指或足趾末梢神经，在近端顺向记录其感觉神经电位，典型的波形是起始波为正相的三相波；逆向传导检查时刺激感觉神经干，反向性在手指或足趾上记录其感觉神经电位，其起始正相波消失。感觉神经的顺向传导检查和逆向传导检查的结果和临床意义相同。由于感觉神经电位波幅通常很小，尤其当起始点不清楚时，需要采用平均技术。

2. 临床应用

（1）有助于确定仅感觉神经受累的疾病，如股外侧皮神经炎、桡浅神经病和纯感觉性多发性神经病。

（2）对于早期的轻微的混合神经损害，感觉神经电位异常发生较早，如早期的以局部脱髓鞘损害为主的腕管综合征。

（3）对于鉴别脊髓背根神经节的节前损害（如神经根病）和节后损害（如神经丛及其后周围神经损害）非常重要。感觉神经电位的形成有赖于背根神经节内胞体和周围感觉支的完整，任何神经根的损害，即使严重损害，由于损害位于背根神经节近端，故感觉神经电位仍然正常。所以节后病变时感觉神经电位通常异常，而节前病变时感觉神经电位正常。

二、迟发反应检查

迟发反应（late response）是指在在刺激周围神经时产生的潜伏期较长的、晚于 M 波出现的肌肉动作电位。常规的神经传导主要研究的是相对远端的神经阶段，而迟发反应主要针对的是近端神经阶段，对于检查脱髓鞘病变和周围神经疾病时近端神经的功能状态具有重要的价值。迟发反应检查包括 H 反射、F 波、A 波和 T 波。这里介绍临床上最常用的 F 波和 H 反射。

F 波（F wave）是神经干在超强刺激下，复合肌肉动作电位 M 波后出现的一个小的动作电位。运动神经纤维在受到刺激产生兴奋时，其冲动会向近、远端双向传导。冲动逆向传至脊髓前角运动神经元使 1% ~ 5% 的神经元逆行兴奋，该兴奋性冲动再顺向返回至远端肌肉，产生的迟发反应即 F 波。产生 F 波时刺激强度必须足够大，否则其引起的逆向冲动不足以激活脊髓前角运动神经元。F 波无论是顺行兴奋还是逆行兴奋都是纯运动纤维，在选择性损害感觉神经的病变 F 波完全正常。

H 反射（Hoffman reflex）不同于 F 波，它是一个真正的单突触性节段性反射。当刺激混合神经干而强度尚不足以引起复合肌肉动作电位 M 波时，先刺激了感觉神经，神经冲动沿后根至脊髓前角细胞，引起前角细胞兴奋，在支配的肌肉上引出的一个迟发性的复合肌肉动作电位，即 H 反射。

H 反射和 F 波都是迟发反应，但 F 波是同一运动神经的回返兴奋，而 H 反射涉及感觉和运动神经元的突触反射活动。在正常成人中，H 反射仅见于胫神经等少数神经，而 F 波几乎可见于任何神经。H 反射的阈刺激强度低于 M 波，而 F 波则需大于 M 波阈刺激的强度才能引出。随着刺激强度的增加，H 反射波幅开始渐增而后渐减，最强或超强刺激时 H 反射反而消失，而 M 波及 F 波波幅不断增高以至最大。H 反射的波幅可以等于 M 波的振幅，而 F 波仅约 M 波的 5% ~ 10%。H 反射可用于研究近心段感觉与运动纤维传导的异常，困难在于难以区分这种异常源于感觉或运动纤维，除非与 F 波配合应用。

（一）基本方法

1. F 波的检查方法　记录电极的放置同常规运动神经传导检查一样，以肌腹－肌腱法置于所测神经支配的肌肉。刺激电极置于神经干体表，给予超强刺激。一般需要连续刺激 10 ~ 20 次，以测量 F 波最短潜伏期、出现率和传导速度等。

2. H 反射的检查方法　记录电极置于腓肠肌内侧和外侧头之间的比目鱼肌体表，参考电极置于跟腱，接地电极置于记录电极与刺激电极之间，刺激电极置于腘窝横纹中点的胫神经体表，负极朝向身体的近端，用波宽为 0.5 ~ 1.0ms 的电脉冲进行刺激，刺激强度应由小到大缓慢调节至引出的 H 波波幅达最大为止。H 波在引出后，其波幅将随刺激强度的增大而增加，在刺激强度接近引发 M 波的阈强度时，波幅达最大，然后，随着刺激强度的增大和 M 波振幅的上升 H 反射的波幅反而减小并逐渐消失。

（二）临床应用

1. F 波的检查可作为常规神经传导检查的一个补充，用于评估近心端运动神经节段的传导功能。在神经根、神经丛及周围神经近端病变的诊断中具有重要的临床价值。如吉兰－巴雷综合征时，脱髓鞘最早发生于神经根处，因此在疾病早期，当常规神经传导检查正常时，可以发现 F 波潜伏期延长或 F 波消失。在神经根损害的病变中 F 波的出现率可以降低，但当肌肉动作电位波幅很低时,F 波也很难引出,此时并不意味着近端神经根损害,而是轴索严重损害的表现。

2. H 反射的潜伏期通常需要双侧对比,并且双侧刺激点到记录点距离要相等,如果两侧潜伏期差值超过 1.5ms 则视为有异常。H 反射的存在与踝反射的存在有很大的关系。单侧 H 反射潜伏期延长或消失见于单侧坐骨神经病、近端胫神经病、腰骶神经丛病或 S_1 神经根受损;双侧 H 反射异常则是多发性周围神经疾病的敏感指征。

三、肌电图

肌电图是记录显示肌肉活动时产生的电位图形。运动神经细胞或纤维兴奋时,其兴奋向远端传导,通过运动终板而兴奋肌纤维,产生肌肉收缩运动,并有电位变化成为肌电图。肌电图检查是将针电极插入所检肌肉,分别记录肌肉放松时和被激活时的电位活动及其变化的一种电诊断学方法。肌电图检查的是下运动神经元的电生理状态,包括脊髓前角细胞、周围神经根、神经丛、神经干、神经支、神经肌肉接头和肌纤维。

肌电图检查前,应该充分询问病史,详细做好体格检查,了解可能遇到的各种肌肉受累情况,并根据患者肌肉受累的情况选择性地、有目的地去进行检查,检查的部位及先后次序因病情而异,并不断根据具体情况修正检查内容,在不加重患者疼痛的情况下得到必要的信息,对检查结果进行正确的解释。在进行针电极肌电图检查时,要求检查者掌握所检肌肉的体表定位、激活方式和神经支配,只有将其与病史、临床检查及其他辅助检查结合起来共同分析才能有助于诊断。

(一) 基本方法

进行肌电图检查时,受检者可采取坐位或卧位,尽量保持放松状态。检查者将针电极快速插入被检肌肉的运动点即肌肉肌腹部位,可令患者收缩以激活受检肌肉,来确定电极是否在所要检查的肌肉内。每块受检肌肉肌电图检查步骤为:①观察插入时的电活动;②观察放松时的自发性电活动;③观察轻收缩时的运动单位电位特性;④观察大力收缩时的运动单位募集情况。

1. **插入时的电活动**　当针极插入肌肉或在肌肉内快速移动时,由于针的机械刺激,引起肌纤维去极化,从而诱发出短暂的电活动,但针电极一旦停止移动,电活动应立即消失。在正常情况下,针插入或移动时可诱发短于 300ms 的电活动。当插入电活动持续时间大于 300ms 时则为插入电位延长,常见于神经源性和肌源性损害。插入电位减少则通常见于严重的肌肉萎缩或肌肉纤维化时,以及周期性瘫痪的发作期。

2. **肌肉放松状态下的电活动**　在患者放松状态下插入针电极,然后观察肌肉在放松状态下的自发电活动(spontaneous activity)。正常情况下应呈电静息,但除外发生在终板区的自发电位。终板区通常在肌肉肌腹部位,如果针尖刺激到肌肉终板区的神经末梢时,可以见到终板噪声和终板电位。前者波幅为 10 ~ 50μV,时限为 1 ~ 2ms,后者波幅为 100 ~ 200μV,时限为 3 ~ 4ms。终板区电活动的声音似贝壳摩擦的杂音。

当出现纤颤电位(fibrillation potential)、正锐波(positive sharp wave)、束颤电位(fasculation potential)、肌纤维抽搐放电(myokymic discharges)、复杂性重复放电(complex repetitive discharge,CRD)和肌强直放电(myotonic discharge)等自发电位活动时,则为异常。临床上通过观察异常自发电位的分布,可以有助于判断神经损害是在神经根、神经丛、神经束或是周围神经。纤颤电位是起始为正相而后为负相的双相波,时程 1 ~ 5ms,波幅为 10 ~ 100μV,可以听到雨点落到篷布上的声音。正锐波是起始为正相,继而伴随一个时限较宽、波幅较低的负相波,可以发出比较钝的爆米花声。束颤电位通常发放比较慢(<5Hz)且不规则,波形和大小变异范围大,是运动单位自发的非自主放电而产生的肌电表现。肌纤维抽搐放电是束颤电位成组发放的特殊表现形式,是运动单位电位的同时或成群出现所致。复杂性重复放电通常是由于一个单个肌纤维去极化而相继传导至相邻失神经支配的肌纤维,产生一族肌纤维循环放电,表现为一连串以 5 ~ 150Hz 频率有规律地发放的电位,波形复杂,但各波波形较为一致。其突然出现和中止,声音似摩托艇或机关枪。肌强直放电是病理性的持续性肌纤维异常放电的结果,发放频率为 20 ~ 150Hz,可以听到典型的飞机俯冲样声音。

3. 轻度肌肉收缩时的电活动　让患者开始收缩肌肉,兴奋阈值最低的运动单位将首先被激活,随着用力程度升高,这些运动单位的放电频率将增快,随之出现新的其他阈值较高些的运动单位参与收缩。在第二个运动单位参与收缩前,第一个运动单位电位连续放电的间隔期,即称之为募集间期(recruitment interval,RI)。在神经源性疾病时,RI 缩短,而在肌源性疾病时,RI 延长。

此步骤中要对运动单位动作电位(motor unit action potential,MUAP)的各项参数进行测量和分析,包括时限、波幅、相数等。时限是指电位偏离基线到恢复至基线的一个时间过程,反映了一个运动单位里不同肌纤维同步化兴奋的程度。典型运动单位的时限为 5 ~ 15ms,不同部位肌肉和不同年龄人的运动单位时限有差异。波幅是峰与峰之间的高度,在正常肌肉波幅变化的范围很大,位于针尖附近的少数肌纤维决定着运动单位电位波幅的大小。多相电位在正常时不超过 20%,过多的多相电位可能是由于肌纤维或神经纤维轴索再生,使运动单位的各肌纤维不同时兴奋所致。

4. 肌肉大力收缩时的电活动　当患者以最大力量收缩受检肌肉时,观察其肌电活动,此时可将针退至较表浅处,以减轻疼痛,确保患者能最大限度地用力。此期应观察肌电募集形式及波幅,最大用力收缩时,因参与的运动单位多,且运动单位的放电频率增快,运动单位将相互重叠而不再能区分开,正常情况下肌电图为干扰型(interference pattern),此时其最高波幅一般为 2 ~ 5mV。募集减少可见于各种神经源性损害,早期募集则常见于某些肌肉疾病中。

(二)临床应用

1. 肌电图可通过运动单位的异常发现临床病灶或易被忽略的病变,例如运动神经元病的早期诊断、肥胖儿童深部肌肉萎缩的检测等。肌电图可特征性地反映不同情况下运动神经元的改变,在疾病的早期或疾病严重程度比较轻时,肌电图可能是运动单位异常的唯一客观证据。

2. 可对神经源性损害、肌源性损害及神经肌肉接头病变进行诊断和鉴别诊断。

3. 神经病变节段的定位诊断,包括前角细胞、神经根、神经丛、周围神经、神经肌肉接头、肌肉病变的诊断和鉴别诊断。根据异常肌肉的神经支配情况,可以分析判断失神经支配是由神经根、神经丛、周围神经的病变所致还是由脊髓节段性损害所致。

4. 肌电图不仅能够显示下运动神经元病变的证据,还能够明确受累神经元的分布和相对数量,从而了解病变的程度和病变的分布,明确损害是否累及多个脊髓节段、神经根或神经束支,病变是局限性的或是弥散性的。

5. 作为康复评定的指标,肌电图在发现残存的少量神经支配和是否有神经再支配方面也很有价值。神经再支配的肌电图表现常常早于临床恢复几周出现,因此可以作为治疗有效的指标。

四、诱发电位

诱发电位(evoked potential,EP)是中枢神经系统在感受内在或外在刺激后产生的生物电活动,反映了中枢神经系统各种传导通路功能的完整性。诱发电位包括了和刺激有时间关系的系列波形,由于其波形较稳定、重复性好,为临床测定各种特定的传导通路的功能提供了可靠的评定手段。在这里仅介绍躯体感觉诱发电位(somatosensory evoked potential,SEP)和运动诱发电位(motor evoked potential,MEP),两者也可用于周围神经疾病的评估。

(一) 躯体感觉诱发电位

躯体感觉诱发电位(somatosensory evoked potential,SEP)是指刺激躯体感觉系统的外周神经部分后所诱发的外周、脊髓到大脑皮层的一系列的感觉神经传导通路上的电位变化。

1. **基本方法** 目前临床常用的体感诱发电位主要是上肢正中神经体感诱发电位和下肢胫神经体感诱发电位。

检查时要让患者舒适仰卧于检查床上,使肌肉完全放松,减少肌肉伪迹,保持室内黑暗、安静。诱发上肢正中神经 SEP 时,刺激电极置于手腕正中神经处,诱发下肢胫神经 SEP 时,刺激电极置于内踝下方胫神经处。刺激电极的负极均朝向近心端。检查时逐渐增大刺激量,直到可以看到拇指或足趾轻微收缩而有不引起患者明显疼痛为限。

记录电极可用针电极或盘状电极,检测时需保证阻抗符合要求。一般需要包括记录周围神经电位的记录电极、反映脊髓电位的记录电位和记录皮质电位的电极,以确保在整个体感传导通路的不同部位上均可记录到相应的电位,因此需要多个通道的导联。上肢体感诱发电位检查时可选肘、Erb 点记录外周电位,C_7、C_2 记录脊髓电位,C_3、C_4 记录皮层电位;下肢体感诱发电位检查时可选腘窝记录外周电位,L_2、T_{10} 记录脊髓电位,Cz' 记录皮层电位。记录通常需要平均 1000 次以保证足够的信噪比。

2. **临床应用**

(1)可以发现体感传导通路上外周神经的亚临床病灶(如多发性硬化),主要表现为潜伏期的延长或波形的消失。

(2)证实中枢局灶性损害,如脊髓病变影响到深感觉传导通路均可出现 SEP 异常,表现为峰间期延长,或者波幅明显降低。

(3)作为脊柱及脊髓手术监测的指标:在脊髓手术中波幅下降 50% 以上或潜伏期延长 2ms 以上,则提示有神经损害,应及时停止操作并采取补救措施,以避免造成永久性损害。

(4)上肢 SEP 有助于判断昏迷预后及脑死亡。

(5)作为康复过程中好转或恶化的指标。

(二) 运动诱发电位

运动诱发电位(motor evoked potential,MEP)是应用电刺激或磁刺激皮质运动区或脊髓,产生的神经冲动经运动神经传导通路下行,使脊髓前角细胞或周围神经运动纤维兴奋,在肢体远端相应肌肉产生肌肉动作电位。随着技术和设备的改进,磁刺激的使用使运动诱发电位得到了广泛的研究和应用,成为检查运动传导功能的一项神经电生理学方法。

1. **基本方法** 以磁刺激进行运动诱发电位检测为例。磁刺激器是利用单脉冲、大电流的电容放电通过螺旋线圈,产生随时间改变的脉冲强磁场,该磁场通过头皮和颅骨,诱发颅内神经细胞产生环形感应电流。磁刺激时磁场可以无衰减地通过颅骨高阻抗结构,而不会在头皮表面形成高强电流,因而患者不会感到明显疼痛不适。磁刺激线圈置于运动皮层的头皮投射区,记录电极置于兴奋的靶肌肉上。目前分析运动诱发电位的主要指标有起始潜伏期、中枢运动传导时间、波幅以及刺激阈值等。理论上讲,影响运动传导通路完整性的病变均可影响 MEP,主要表现为潜伏期和中枢运动传导时间的延长,波幅降低以及刺激阈值的增高等。

2. **临床应用**

(1)可以发现外周运动传导通路上外周神经的变化,如外周神经运动传导各检测点之间的传导的延长或波形的波幅的降低或消失。

(2)经颅磁刺激运动诱发电位与脊髓运动诱发电位结合可以评价中枢的运动传导功能,计算中枢运动传导时间。临床可用于多发性硬化、脊髓型颈椎病、偏瘫等疾病。

(3)作为康复过程中运动功能评价的指标。

(刘雅丽　郭铁成)

第六节　影像学评估

一、X 线及 CT

常规 X 线及普通 CT 检查不能直接显示周围神经损伤,只能观察神经周围骨骼有无骨折、关节脱位等。CT 检查能观察神经周围软组织情况,如软组织水肿、局部血肿等,图像后处理能显示局部神经的连续性。对比剂的使用使 X 线及 CT 检查能观察到是否存在神经损伤。

高分辨率 CT(HRCT)扫描技术的应用提高了 CT 的显示能力。HRCT 的薄层扫描及三位重建技术能清晰分辨出神经的形态学异常、张力状态的变化、密度的改变、走行角度及方向的变化、连续性异常及神经瘢痕粘连等,应用在腰骶丛神经根及臂丛神经损伤的诊断中,敏感度及特异度均较高。X 线及 CT 检查仅能观察神经的形态,间接评估神经功能。

二、B 超

超声是一种简单、方便及无创的检查方法,使用高频线阵探头可清晰地显示主要周围神经的分布、走行、粗细及其与周围组织的解剖关系,能准确判断受损神经的位置,揭示神经形态、结构改变的信息,评估周围神经损伤的形态学变化。

为了更好地显示神经的细微结构,应根据神经所在部位及深度尽量选用高频探头,探测部位表浅的神经距体表距离 < 2cm,如前臂尺神经及正中神经等时可选用 10 ~ 15MHz 的探头。最高可用 20MHz 的探头。扫查部位较深的神经,如臀部坐骨神经等可选用 7.5 ~ 10MHz 的探头,超高频超声可显示腓肠神经等细小皮神经的内部结构。扫查手法多采用沿神经体表投影连续滑行扫查,必要时可配合使用水囊衬垫。

正常周围神经声像图:正常的周围神经在纵切图像上神经束呈相互平行的低回声,其周围的神经束膜呈不连续的偏高回声平行线。在横切图像上表现为多个小圆形低回声束,周边为高回声线包绕形成筛网状结构。

周围神经损伤大致可分为断裂、卡压、周围神经炎等,神经断裂分为完全性断裂和部分性断裂。完全性断裂表现为回声带连续性完全中断,损伤区为无回声或低回声结构,神经近端的神经瘤直径增粗、回声稍增强、但不均匀,其内部也缺乏线性回声(部分性断裂表现为线性回声连续性部分中断、中断区为无回声或低回声结构,但仍有部分正常的线性平行回声),其近端断裂的部分也可有神经瘤表现。神经卡压性损伤表现为神经走行弯曲,但神经外膜清晰可见或受压区线性回声部分消失、中断压迫点近端水肿,临床上多见于各种卡压综合征。周围神经炎表现为受累神经肿胀,回声减低,边界模糊,与周围软组织界限模糊。超声同时可以通过测量神经支配肌肉的肌纤维长度、肌肉厚度、羽状角及横截面积等,评估肌肉形态和功能。

超声检查受一些因素限制,如位于骨质后方的神经因声衰减而无法显示、神经被脂肪包绕时因相似的声像图表现而不能区分。虽然高频超声具有较高的空间分辨率和对比分辨率,但对深部组织的穿透力差,超声波的散射和吸收多,对位置较深的神经较难探查。另外,超声探查也受各向异性影响而存在伪像。

三、MRI

MRI 神经成像技术通过直接显示神经及周围肌肉的形态和信号变化以判断损伤神经的病理学改变。正常周围神经在常规 MRI 序列上呈细线状稍低或等信号影,其信号均匀、走行规则,周围常有一圈高信号环绕。当周围神经损伤后,可见神经束增粗、走行扭曲,神经损伤处及神经损伤远段在 T_1WI 上信号无明显变化,在 T_2WI 上可见信号不同程度增高,其外周可见高信号水肿带包绕。脂肪抑制技术可抑制脂肪产生的高信号,消除脂肪引起的化学移位伪影,使神经及其损伤病变清晰显示。脂肪抑制 T_1WI 能显示正常的周围神经解剖结构,并区分病变周围神经信号与正常神经信号。脂肪抑制 T_2WI 可显示周围神经并区分其与周围软组织。正常的周围神经和肌肉在 T_2WI 上表现为等或中等信号。周围神经外伤后发生 Wallerian 变性,髓鞘丢失、轴浆流改变及细胞外间隙扩大等,T_2WI 上外伤远段呈高信号。短 T_1 反转恢复(short T_1 inversion recovery,STIR)序列对水分改变的敏感度高,且可在抑制脂肪信号的同时减少伪影产生。周围神经损伤后,其 T_1、T_2 值均比正常组织的 T_1、T_2 值延长,因此 STIR 用于周围神经损伤的显示可获得较好的效果。磁共振信号的恢复正常与神经再生有密切的关系。T_1、T_2 测量值可判断神经损伤的程度及监测神经修复。伴发的肌肉内去神经所致的信号改变有助于判断神经干或神经根是否累及。

多种新的成像技术也用于神经检查。磁共振弥散加权成像(DWI)技术与快速扫描、脂肪抑制、并行采集等技术结合,称为 STIR-EPI-DWI,得到良好的背景抑制、较高的信噪比(SNR)和分辨力的图像显示周围神经。弥散张量成像(DTI)是在 DWI 技术基础上发展起来的一种新的磁共振成像技术,可以在三维空间内定时定量地分析组织内水分子的弥散特性,DTI 技术目前唯一能在活体中显示神经纤维束的走行、排列、方向、髓鞘等信息的 MR 技术。现在主要应用于脑白质纤维方向性和白质纤维束的评价,近年来,已逐渐应用在周围神经中,例如:腕部的正中神经、尺神经、桡神经,在膝关节、小腿及踝关节周围的胫神经、腓神经,还有人体最大周围神经——坐骨神经等。

　　MRI 的优势是视野较宽,骨质对 MRI 无影响,但信号缺乏特异性且空间分辨率只能显示较大神经干内的神经束而不能显示远段、小神经内的神经束。MRI 检查对患者的配合程度要求较高,检查时间长,费用相对较高,对神经根部分损伤仍有一定的限度,且视野不能足够大、易受呼吸、吞咽运动及脑脊液波动等影响。MRI 的一些特殊技术还不成熟,尚处于实验阶段,未能适用于人体检查,MRI 周围神经显像有待进一步技术发展。多种检查手段相结合,优势互补,将有效提高周围神经疾病的诊断水平。

（杨卫新　宁迩玉）

参 考 文 献

[1]　黄晓琳,燕铁斌 . 康复医学 [M].5 版 . 北京:人民卫生出版社,2008.

[2]　南登崑,黄晓琳 . 实用康复医学 [M]. 北京:人民卫生出版社,2009.

[3]　郭铁成,黄晓琳,尤春景 . 康复医学临床指南 [M]. 3 版 . 北京:科学出版社,2013.

[4]　Frontera WR. Delisa's Physical Medicine and Rehabilitation: Principles and Practice[M].5th ed. Philadelphia: Lippincott Williams & Wilkins,2010.

[5]　Braddom RL. Physical Medicine and Rehabilitation[M]. Amsterdam: Elsevier Health Sciences, 2010.

第三章 周围神经疾病的治疗技术

第一节 外科治疗技术

外科手术治疗是周围神经损伤后的治疗选择之一。患者是否需要接受手术治疗的影响因素很多,但周围神经损伤的致病原因、神经损伤的程度对患者是否需要接受外科手术治疗、何时进行手术、进行何种手术治疗以及手术治疗的预后等有着重要的参考意义。本节除对外科手术的技术进行讨论外,还将对神经损伤的病因以及损伤程度的判断加以介绍。

一、周围神经疾病的病因分类

导致周围神经疾病或损伤的病因多种多样,分类也有多种。本章所应用的病因分类是根据损伤机制分类。神经损伤后,即使神经的损伤程度相似,但如果损伤机制不同,是否进行手术、何时进行手术、手术选择的方式也有很大的差异。

(一)物理性因素

1. **机械性因素** 嵌压性神经损伤(急性、慢性损伤);牵拉伤(包括产瘫在内);摩擦性损伤;枪弹伤。

2. **温度性损伤** 热烧伤;电烧伤;冷冻伤。

3. **放射性损伤** 放射线损伤,超声波损伤等。

常见的神经嵌压性损伤中的腕管综合征,如患者起病缓慢、症状与工作相关、伴有代谢性疾病(糖尿病、甲状腺功能减退等),卡压程度不重,可以选择先非手术治疗,症状缓解无复发,就不需手术治疗;如患者因桡骨远端骨折移位引起急性起病的腕管综合征、卡压症状较重的话,就需及时手术治疗,复位桡骨远端骨折的同时松解正中神经。而枪弹伤的患者,首先应该保证的生命体征以及重要脏器的修复,神经修复可以留待二期手术修复。

冷冻伤或热烧伤引起的神经损伤其损伤范围与程度可能需要 2～3 周的时间才能够明确判断,所以治疗方案需要二期才能决定。

放射线引起的神经损伤(如乳腺癌放疗后神经损伤),因神经缺血性损伤是渐进加重且不可逆转,但神经本身的手术并不能改善神经血供,所以手术往往是对神经床血供进行改善,如用肌瓣改善神经床的血供,减少神经疼痛、减缓神经功能减退。

(二)化学性因素

1. 药物或化学物质本身或通过代谢产物所致的神经损伤。

2. 局部注射所致的神经损伤。

化学因素导致的周围神经损伤需要及早去除病因,尽早恢复神经功能。全身代谢、吸收引起的损伤可以先行非手术治疗,阻断损伤性物质的摄入,改善神经症状;而局部注射药物引起的神经损伤(多见化疗药物外渗)多需要早期手术清创,减少药物对神经的损伤程度。

65

（三）生物性因素

1. 缺血性因素　非创伤性肢体或神经的营养动脉的痉挛或栓塞所致的神经损伤。

2. 生物毒性物质所致　毒虫、毒蛇咬伤。

对于毒虫咬伤以及肢体缺血引起的神经伤往往是严重而不可逆的,而且损伤持续时间越长,神经功能越差,所以往往需要急诊手术首先去除致病病因,清洗、中和生物毒性物质或缺血肢体减压,同时必要时松解或修复神经。

（四）医源性损伤

多见于骨折及关节脱位复位、手术时损伤。医源性损伤需要仔细评估治疗前后的神经功能情况、手术记录中的神经处理情况并综合电生理检查、超声检查,才能决定是否需要手术治疗以及治疗方案的选择。由于患者的神经已经受到了一次损伤,再次治疗的方案选择需要慎之又慎,同时力求用最少的创伤恢复患者最多的功能。

二、周围神经损伤程度的分类

周围神经疾病引起的损伤是否需要进行外科手术治疗以及进行何种手术治疗的判断基础是:对神经损伤程度的判断。根据神经损伤程度,外科手术治疗时机、方案的选择大不相同。

以下为常见的对神经损伤程度分类方法:

（一）Seddon 法

Seddon（1943 年）将神经损伤的分类为三度（表 3-1）。

表 3-1　Seddon 三度神经损伤分类法

	损伤程度	临床表现	恢复情况
神经震荡（neuropraxia）（神经传导功能障碍）	最轻,损伤为暂时性,无病理改变	运动障碍,无肌萎缩;感觉迟钝,未丧失	短期内完全恢复,无需手术治疗
神经轴索中断（axonotmesis）	较重,神经连续性存在。轴索断裂,神经纤维的各层膜均未损伤	感觉、运动均完全丧失,肌肉有失用性萎缩,可出现神经营养性改变	可自行恢复、部分需手术治疗（松解手术为主）
神经断裂（neurotmesis）	最严重,神经完全断裂。神经纤维与各层膜均损伤	感觉运动均完全丧失	手术修复（缝合、移植修复、移位修复）

（二）Sunderland 法

Sunderland（1951 年）将神经损伤分为五度（表 3-2）。

表 3-2　Sunderland 五度损伤分类法

损伤分度	Ⅰ度（神经传导损伤）	Ⅱ度（轴索断裂）	Ⅲ度（内膜损伤）	Ⅳ度（束膜损伤）	Ⅴ度（神经断裂）
性质	是神经部分区域发生的传导阻滞,但神经的连续性好	轴索中断,但神经的内膜、束膜、外膜均完整	神经内膜损伤,但束膜、外膜均正常	仅外膜连续性存在,余均断裂	神经完全断裂

损伤分度	I 度 （神经传导损伤）	II 度 （轴索断裂）	III 度 （内膜损伤）	IV 度 （束膜损伤）	V 度 （神经断裂）
病理	外观良好，镜下可见脱髓鞘病变，但无沃勒变性	损伤远侧有沃勒变性，近端神经出现轴突芽生	再生神经因通过瘢痕，可能出现错长或形成神经瘤	形态上连续，但功能是中断的。仅由瘢痕组织将神经连接	神经形态上的连续性也不存在
常见病因	周末综合征、止血带性麻痹等	闭合性牵拉损伤	损伤较重的外伤	严重牵拉伤、注射性损伤	非常严重的损伤
临床表现	多为运动肌麻痹，很少有感觉及自主神经功能障碍。无Tinel 征表现	运动、感觉及自主神经功能均有不同程度的障碍。Tinel 征阳性，随神经再生向远端移动	运动、感觉及自主神经功能均有不同程度的障碍。Tinel 征阳性，随神经再生向远端移动，可通过手术或保守治疗恢复神经功能	神经支配的各种功能均丧失，Tinel 征不向前移动。必须手术行神经缝合与移植术	神经所支配的功能完全丧失
预后	为一过性损伤，3个月内可完全恢复	功能障碍的恢复完全，但恢复速度为神经再生的速度 1 ~ 1.5mm	功能障碍的恢复不完全（程度各不相同）有感觉运动的错长现象	不手术功能不能恢复。手术后功能不一定能完全恢复	早期手术治疗

相比之下，Seddon 分度法因较为简单易行从而使用较为广泛，Sunderland 分度法对神经损伤的预后评估有更好的参考意义。另外，还有 Dellon 和 Mackinnon（1988 年）提出的六级分类法、Thomas 和 Holdorff（1993 年）提出的功能分度法等。

虽然神经损伤的分度方法很多，但其本质内容是区分出损伤为功能性的（传导阻滞）还是器质性的（神经轴突断裂甚至神经断裂）。前者损伤并未导致神经轴突变性，往往不需要手术治疗而且能够完全恢复神经功能；后者不仅存在神经轴突变性（沃勒变性），整个神经的连续性也可以中断，大多需要接受手术治疗，而且并非所有病例都能够完全恢复神经功能。

在临床检查方面，如出现以下的症状或体征，往往提示着神经损伤为器质性损伤，如：受损神经支配区出现神经病理性疼痛；神经支配区交感神经功能受损，如血管舒缩功能、泌汗功能异常等；损伤部位出现 Tinel 征提示神经轴突受损可能；神经行径上有较深的伤口等。

三、外科手术方法

（一）手术指征以及手术时间的选择

1. **开放性损伤** 在生命体征平稳情况下，需尽早探查神经损伤情况。锐器损伤容易判断神经损伤情况以及断端治疗，可尽早进行修复治疗；爆炸、牵拉等引起的钝性损伤，由于部分病例神经损伤范围、程度急诊时不能判断，部分病例可行二期修复。

急诊修复手术可以在伤后 6 ~ 8h 进行，神经修复手术要求手术医生有良好的显微外科技术基础。如果医生未接受正规培训或手术室没有进行显微修复的条件，可将神经损伤断端标记同时固定,以备二期进行神经修复时断端容易探查并且可以减少神经断端的回缩。

二期神经修复,可以在亚急诊(伤后 21 天)或择期(伤后 3 周以上)进行修复。应该在既往伤口愈合良好、无其他并发症、手术室有良好的条件下进行手术。但原则上应尽早进行修复,从而尽可能最大限度地恢复神经功能。

2. 闭合性损伤　在闭合性损伤的患者中,神经损伤程度为 Seddon Ⅰ度或 Sunderland Ⅰ/Ⅱ度,受损神经功能能够自行完全恢复,并不需要手术治疗;而 Seddon Ⅲ度或 Sunderland Ⅴ度,需要尽早手术治疗。由此可见,闭合性损伤是否需要手术治疗,需要综合多种因素进行考量。在一定时间范围内,根据损伤不同平面、不同受损神经、不同的损伤程度,密切地进行临床体征以及电生理检查随访和评估。如果没有神经功能恢复以及神经纤维再生证据,或者神经纤维再生速度明显慢于预估值(1mm/d),需要进行神经探查修复手术。

首先,神经损伤越近端,观察期越长。一般我们将观察时间设在 1 ~ 3 个月。但是对于臂丛神经损伤等近端神经损伤,观察期可延长至 6 个月。其次,不同神经的再生特性不同,也决定了不同神经损伤观察期也不相同。例如桡神经再生恢复较好,可以适当延长观察期;而尺神经再生恢复功能较差,可以更积极地进行手术治疗,以期能够尽可能地恢复更多的神经功能。再次,神经损伤后功能完全丧失的患者相较于功能部分丧失的患者,观察期会更短,手术治疗会更积极。

3. 慢性卡压性疾病　对于慢性卡压性疾病,由于病程长、病情变化较慢且有波动、神经连续性存在等特点,是否手术治疗需要参考病情演变过程快慢、非手术治疗的效果以及患者全身系统性疾病史等诸多因素。如果病情持续加重、病程演变较快、非手术治疗效果不明显,多应选择择期的手术治疗;反之,可先非手术治疗观察疗效。

(二) 手术记录要求以及器械准备

周围神经的外科手术治疗是一种显微外科的精细治疗,对手术室的设备、手术器械有一定的要求,同时实施手术的医生应该接受过显微外科操作的训练;另外,由于手术后神经再生需要较长的时间,患者需要长期随访,所以精确、全面地记录下术前体征、术中所见以及所行手术有利于随访工作的进行以及功能评估。

1. 周围神经手术的器械以及手术室设备

(1)周围神经显微器械:显微持针器、显微剪刀、显微镊子。

(2)显微缝合线:8-0/9-0/10-0 显微缝合线。

(3)手术室设备:头戴式 / 镜带式放大镜(2 ~ 4 倍)/ 手术显微镜,周围神经手术需要在放大镜或显微镜下进行操作。如有可能,可以置备术中电生理检测设备、术中超声检查设备。

2. 周围神经外科治疗方案记录内容

(1)术前评估:包括:优势侧肢体、患者的职业、致病原因以及损伤时间、相关的损伤、术前神经功能评估(感觉、运动、交感神经功能、Tinel 征的部位)、辅助检查结果(尤其电生理以及神经影像检查结果)等。

(2)术中所见:详细记录术中电生理检查、术中所见神经损伤的情况、神经质地、神经缺损长度等。

(3)所行手术:详细记录所行手术的具体方式包括神经松解、神经修复、神经移植以及神经移位等。

(4)术后康复:重点注明缝线拆除时间、支具固定时间、恢复工作时间以及预约后期手术时间。神经疼痛的治疗也需有所记录与评估。

（三）周围神经手术方法

当周围神经疾病患者需要接受手术治疗时，根据不同患者周围神经损伤程度、损伤病因、损伤时间的不同，可以选择不同的手术方法，包括周围神经手术、功能重建手术等。本节仅介绍针对周围神经的手术方式。

1. 神经松解术（neurolysis） 可分为神经外松解（external neurolysis）和神经内松解（internal neurolysis）。

（1）神经外松解：是目前较常用的手术方法。神经外松解是通过手术去除对神经主干压迫的周围瘢痕组织、异常束带等，从而恢复和改善周围神经功能。手术过程中，术者将神经干自卡压部位或瘢痕部位充分游离、去除神经卡压因素后，将神经重新置于血运良好的软组织床。手术仅是去除神经周围的瘢痕等组织，并未破坏神经外膜本身的完整性。

神经外松解手术主要适用于周围神经卡压性疾病，常见的有：腕管综合征、肘管综合征、胸廓出口综合征等；神经连续性存在的神经闭合性损伤，常见的有：肱骨骨折移位引起桡神经，或肩关节脱位复位引起腋神经损伤。

（2）神经内松解：目前应用较少。由于该手术可能造成继发的神经束间出血形成瘢痕，从而可能会加重神经受压症状或出现术后病理性神经痛。该手术的适应证需严格把控。

神经内松解手术需要切开神经外膜，可能需要除部分瘢痕化的神经外膜；如果瘢痕组织累及神经束，必要时需行神经束间松解，切除束间受损神经外膜。

该手术目前仅适用于以下的情况：神经瘤内部分神经束损伤需要游离后修复；神经肿瘤累及部分神经束支需要切除肿瘤；神经缺损准备行束间移植修复前的断端处理。

（3）术后处理：神经松解手术适用于神经连续性存在的周围神经疾病患者。由于神经连续性存在，术后神经张力没有改变。术后只需要短暂支具或吊带固定、止血，随后可以进行功能锻炼。在神经功能未恢复前，可以用支具保持关节功能位固定，预防继发畸形的产生。

（4）预后：由于神经连续性存在，神经松解后神经功能恢复速度较快，而且恢复程度也较高，部分患者可以达到完全或近乎完全的功能恢复。

2. 神经缝合术（neurorrhaphy） 神经缝合方法目前主要有神经外膜缝合（epineurial neurorrhaphy）和神经束膜缝合（perineurial neurorrhaphy）。神经缝合术主要应用于神经断裂后两断端能够直接无张力缝合的患者。一般我们认为8-0尼龙线能够缝合神经断端可认为吻合口无张力。断端缝合方法之间的优劣并无定论，外科医生可以根据患者的特点以及本人擅长的技术进行选择。

（1）神经外膜缝合：将断裂神经两断端游离暴露后；用锐利的刀片分别将神经断端每隔1mm去除瘢痕直至看到新鲜的神经束断面；用8-0/9-0尼龙线间断缝合神经外膜。缝合前可以在远离吻合口1cm处缝合标记缝线（5-0～7-0尼龙线）标明外膜血管走行方向，尽量避免缝合过程中出现神经断端的扭转，从而减少神经束错误对位，提高神经恢复效果（图3-1）。

（2）神经束膜缝合：神经断端去除瘢痕新鲜化处理同前所述。两断端均沿神经长轴切开外膜暴露神经束，将神经束两断端一一对应进行缝合。用9-0/10-0尼龙线缝合，同时最好能够在显微镜下进行操作。在进行缝合操作时，也应尽量避免神经断端的旋转、神经束错对。束膜缝合后，可将神经外膜再进行缝合，避免神经吻合口张力过大（图3-2）。

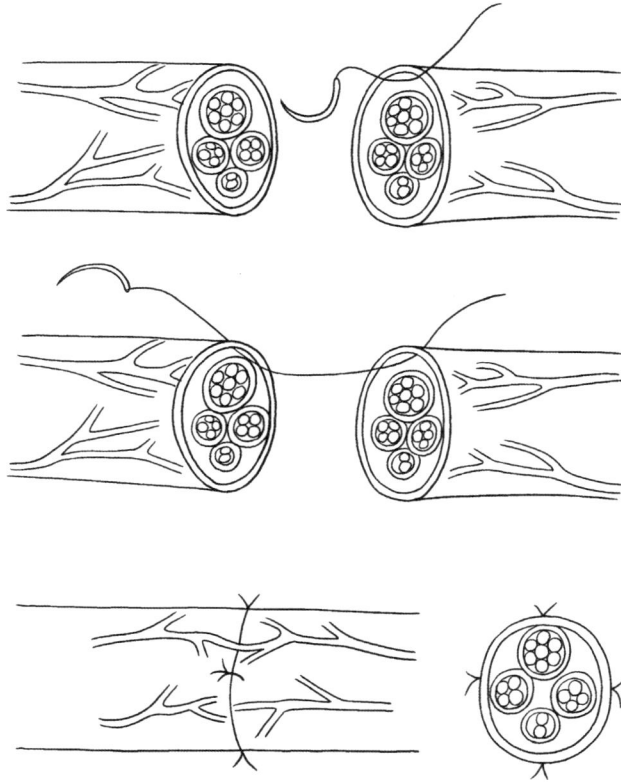

图 3-1 神经外膜缝合

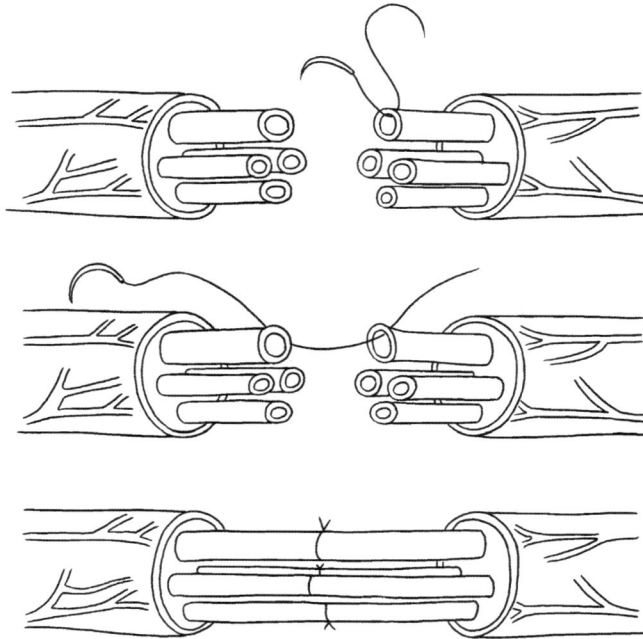

图 3-2 神经束膜缝合

（3）术后处理：神经缝合术后患者常规需要石膏或支具固定患肢 4 ～ 6 周，用以避免神经吻合口张力过大而发生断裂。如果神经缝合时，利用关节位置改变缩短神经断端距离的方法，肢体固定的时间则需要 6 周。6 周后，即使去除患肢的固定后，关节活动度也需逐步增大，避免拉伤神经吻合口。

（4）预后：神经缝合术后神经功能的恢复速度按照 1mm/d 的速度进行，但同时需要结合患者年龄、损伤神经程度、损伤神经本身的特点等相应情况综合评估。如果患者能够积极配合进行相应的功能锻炼、理疗等康复治疗，患肢功能可以部分或完全恢复。

3. 神经移植修复（nerve grafting） 当神经两断端缺损距离较远，无法直接缝合时，我们需要从其他部位切取神经，桥接在神经断端之间做神经移植修复术。但在行神经移植修复之前，我们首先可以通过一些外科手术技巧减少两断端的距离争取直接缝合或缩短移植神经长度。

（1）神经移植修复术：神经断端去除瘢痕新鲜化处理同前所述。从两断端沿神经长轴切除部分外膜暴露神经束，测量神经两断端各神经束之间的距离，将移植神经根据缺损距离以及受体神经的粗细，折叠成多股，与神经两断端分别用 9-0/10-0 线进行束膜/外膜缝合。一般移植神经折叠后长度需比受体两断端距离长约 15%，以保证吻合口无张力（图 3-3）

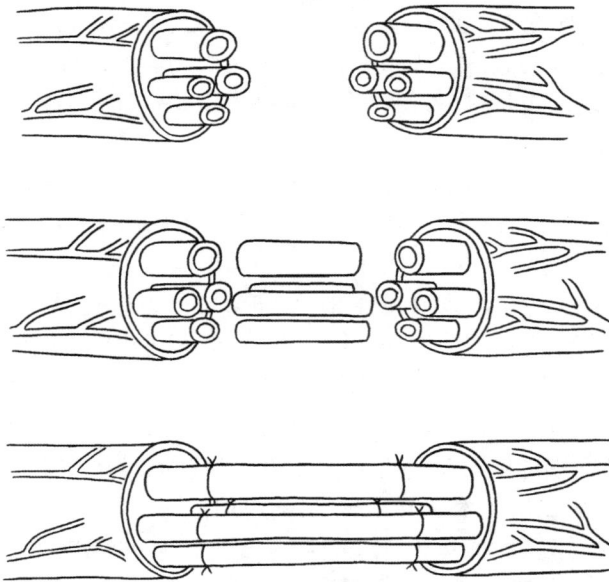

图 3-3 神经移植修复

（2）移植神经来源：对于需要进行神经移植修复的患者来说，根据用于移植的神经来源不同，分为：自体神经来源、异体神经来源、神经导管（人工神经）。

1）自体神经：根据移植神经是否带有血供，又分为游离的移植神经和带血管蒂的移植神经。

前者是临床上使用最广泛的移植神经，神经的供区一般为四肢分布的各种皮神经，最常用的有：腓肠神经、桡浅神经、前臂内侧皮神经等。这些移植神经非常细，对神经修复床的血供要求不高，容易从周围软组织中获取相应的血供，不易发生移植神经纤维化影响被修复神经再生；但与被修复神经之间直径相差很大，往往需要皮神经折叠成多股进行移植修复，所以供体数量有限。

后者带血管蒂移植神经供体往往是粗大神经,最多使用损伤后尺神经(高位或缺损很大的尺神经)。手术中需要保持尺神经的滋养血管尺动脉或尺侧上副动脉直接桥接需要修复神经的两断端;或者需要两次手术,先吻合尺神经与修复神经的一侧断端,6周后建立一定的神经轴向血供后将尺神经翻转,与修复神经的另一侧断端吻合。该方法最多用于健侧 C_7 移位术中尺神经作为移植神经的手术。

2)异体神经和神经导管:目前在临床使用有限,主要应用在感觉修复上,而且多用于短距离的神经移植修复。在自体移植神经不足时,作为补充移植神经供体加以使用。

(3)术后处理:神经移植修复术后,由于移植神经长度一般会略长于神经缺损间的长度,所以术后的肢体固定可以使关节放在休息位等放松的位置,固定时间在 3 ~ 4 周。

(4)减少神经断端距离的手术方法:由于自体移植神经的供应量有限,异体神经与神经导管的使用尚不成熟。临床工作中,我们可以先通过一些手术技巧,缩短神经断端的距离后,再进行神经移植修复。常用的方法有以下这些:

1)游离神经两断端:操作时应注意保护神经外膜的血供以尽量不破坏神经断端的血供,尤其对近侧断端血供的保留更为重要。

2)改变关节位置:利用关节位置的改变缩短神经断端距离时,应该尽量控制使肢体保持功能位的固定状态,如肘关节屈曲不超过 90°,腕关节屈曲不超过 40°。过度改变固定关节位置缩短神经断端距离的方法并不可取,一方面是因为容易使固定的关节僵硬,另一方面是因在恢复关节活动度的过程中,神经吻合口容易被牵拉引起张力过高而发生纤维化,从而影响神经再生、功能恢复。

3)改变神经行径:经常使用的肘部尺神经前置、上臂段桡神经从外侧桡神经沟内移置内侧都是通过改变神经行径从而减少神经断端的距离。但手术时需要注意保护神经的各个分支不受到损伤。

4)肢体短缩:当上肢神经长段缺损合并骨折时,可考虑进行骨短缩而缩短神经断端距离。但该方法如对下肢进行短缩会出现跛行,所以一般不适用于下肢的损伤。

5)神经牵拉术:目前临床较少应用。对于粗大神经、缺损较大,如坐骨神经、臂丛神经束支部分等,持续牵引神经两断端向中间汇合,所给的张力以不影响神经再生为限;通过一段时间的牵拉使两神经断端能够直接缝合。但该方法往往因神经吻合口张力较高,再生神经功能恢复不佳,而且需要二次手术才能完成,目前应用范围有限。

(5)预后:神经移植修复术虽然比神经缝合术多了一个神经缝合口,但神经功能的恢复速度仍然可以按照 1mm/d 的速度进行。对于一个训练有素的显微外科医生来说,多增加一个神经缝合口并不会影响神经再生的速度与质量。神经移植修复术的关键是保持神经缝合口的无张力状态。值得注意的是:各种缩短神经断端距离的方法仅是手术的技巧,决不能为了勉强进行神经直接缝合而使神经缝合口张力过大,从而影响神经功能的恢复。如果能够保证神经缝合口的质量、保持缝合口的无张力状态,同时患者能够积极配合进行相应的功能锻炼、理疗等康复治疗,神经移植术后患肢功能也可以部分或完全恢复。

4. 神经移位术(nerve transfer)　主要适用于神经损伤后神经近侧断端不能使用的患者,例如:臂丛神经根性撕脱伤,近端损伤在椎管内或近椎管,无法应用神经近断端与远断端进行缝合修复,需要进行神经移位才能重建损伤神经功能。

(1)神经移位术:按照常规的方法暴露损伤神经的远端,切除远断端的神经瘤将神经新鲜化后备用。在创面附近找到合适的动力神经,局部封闭后切断,将动力神经的近端与损伤神经的远端用 8-0/9-0 尼龙线进行神经缝合或神经移植修复。

(2)动力神经来源:神经移位的动力神经选取原则为:切断后对功能无明显影响且运动神经纤维含量较高的神经。神经移位后,既不会产生新的功能障碍,同时又对神经运动功能恢复有利。临床常选用的动力神经有:副神经、肋间神经、健侧 C₇神经根、膈神经以及正常神经中的部分束支等,分别应用在不同的神经功能重建的手术中。

(3)术后处理:神经移位术后,由于动力神经与受体神经的行径并不相同,往往需要将肢体固定在特定的位置,保护吻合口不受牵拉。我们有时会采用特殊的支具等固定肢体,如副神经移位肩胛上神经手术后避免头肩分离的头臂架(图3-4)、肋间神经移位桡神经手术后防止肩关节外展的胸带等。

由于神经移位术近端动力神经与远端受体神经的功能在手术之前是不同的,手术后需要通过康复训练利用动力神经原有的动作带动受体神经需要修复的动作。这种康复训练非常重要,既包括了神经纤维再生的过程,也包括了大脑皮层重新整合功能恢复的过程。例如,在进行了副神经移位肩胛上神经的手术后,患者需要通过反复训练,将耸肩的动作与肩外展动作相互联系,在神经再生至冈上肌、冈下肌后,通过耸肩动作能够带动做肩外展、外旋动作,更长时间的康复锻炼后,通过大脑的重塑,患者可以逐渐单独完成肩外展、外旋动作。

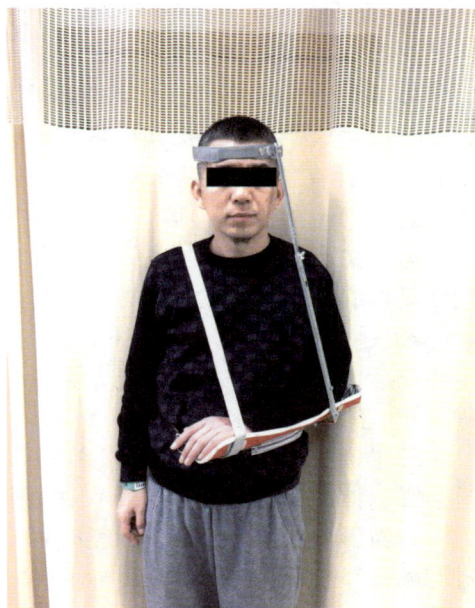

图 3-4　头臂架固定

(4)预后:需要进行神经移位手术的患者受到的创伤往往比较严重,才导致近端神经不能使用;神经移位后,动力神经与受体神经在神经感觉、运动成分构成、神经粗细、大脑皮层的控制均不相同;神经恢复过程不仅是神经再生的过程,还需要大脑重塑的过程进行参与。由此可见,神经移位术较难使患肢完全恢复功能,但通过适当的肢体、大脑重塑等功能训练可以恢复患肢的部分功能。相对于神经缝合术来说,需要更长的时间适应大脑重塑等要求。

(四)影响周围神经手术预后的因素

影响神经手术预后的因素众多,但 Seddon 等认为与再生情况的相关的因素可能有:年龄、神经损伤平面、损伤神经的特性、病程长短。

1. 年龄　年龄因素在周围神经修复是显著的影响因素之一。无论神经卡压性疾病还是神经损伤后修复,在相同损伤条件下,儿童患者的神经再生能力明显优于成年患者。可能与儿童患者既有周围神经再生速度快,又有良好的中枢神经适应性、大脑重塑功能有关。

2. 神经损伤平面　对于行径较长的神经(正中神经、尺神经、桡神经等),高位神经损伤功能恢复情况较低位损伤差,而且恢复时间长。这与神经再生距离较长有关。神经再生距离长,再生神经纤维到达感觉、运动的效应器的时间也长,恢复功能的时间需要长,有时即使神经纤维再生至效应器,感觉、运动的效应器已经退化而不能产生相应的功能改善。

例如,在腋部水平的高位尺神经损伤,即使通过神经手术神经纤维再生到达手部,由于再生时间长达 2 年,手内肌的运动终板已经退化而不能产生相应手内肌活动,即完成手的精细活动。所以,有些医生在高位尺神经损伤发生时,会选择放弃神经修复直接进行功能重建的手术。

3. 损伤神经的特性 周围神经多是感觉与运动的混合神经。但是神经功能越单纯、支配肌肉越少,相对神经功能恢复越好。例如:副神经、肌皮神经因为支配肌肉较少,修复后功能往往较好;如桡神经支配的为伸肌群、肌肉较大支配动作简单、感觉支配区较少,而正中神经、尺神经支配多为手内肌等小肌肉、感觉支配区较大,相比而言,桡神经功能恢复较正中神经、尺神经功能恢复要好。

4. 病程长短 神经损伤与神经修复之间的时间间隔会直接影响运动功能恢复的情况。Omer 等研究表明:神经损伤后每延迟修复 6 天,神经功能最大恢复程度将损失 1%。而且 3 个月后,这种功能损失还会加速。所以,临床一旦确定神经断裂损伤,需要尽早进行手术修复。

运动功能恢复对修复时间的延迟较为敏感;而对于感觉功能来说,修复时间的延后对功能恢复影响相对较小。我们的经验是:如果确定神经为断裂损伤,要想恢复较理想的运动功能,修复手术力争在伤后 3 ~ 6 个月内完成;恢复感觉功能的神经修复手术的最长时间界限定在伤后 2 年。损伤超过 2 年,再进行神经修复,能够恢复功能的可能性很小,我们会选择进行相应的功能重建手术。

5. 损伤的原因 如同本节第一部分所言,不同的损伤导致神经损伤的机制各不相同,也会影响神经纤维再生结果。不同的损伤机制一方面影响着损伤两端的距离、两端的质量;另一方面影响着神经损伤后神经床血运、瘢痕情况,这些都会对神经再生结果。前者可以通过游离神经断端、神经前置术、神经移植术、屈曲关节甚至骨短缩术缩短神经之间的距离,改善神经张力,从而促进神经再生。后者需要通过手术改善神经行径,进而改善神经床血供;另外,需要切除瘢痕化的断端神经瘤,使神经内膜、束膜有良好的血运,从而使神经修复能够获得良好的效果。

第二节 药 物 治 疗

周围神经疾病是指周围神经运动、感觉和自主神经等结构和功能障碍的疾病,其病因多样,与营养代谢、感染、中毒、遗传、机械损伤及免疫介导等因素有关。病理多表现为沃勒变性、轴突变性、节段性脱髓鞘和神经元变性等。因此,对于周围神经疾病的药物治疗除了针对不同病因的治疗外,还应包括营养神经、改善微循环、镇痛及免疫调节等治疗。

一、营养神经类药物

(一) 维生素 B 族

1. 维生素 B_1 又称硫胺素、抗神经炎素及抗脚气病素等。

【药理机制】维生素 B_1 在体内转变为硫胺素焦磷酸(又称辅羧化酶),参与体内辅酶形成,维持糖类代谢;抑制胆碱酯酶的活性,提高乙酰胆碱水平,改善神经传导;此外,还能维持正常消化系统功能。摄入不足可导致维生素 B_1 缺乏,严重缺乏者可致脚气病或周围神经炎等。

【适用范围】适用于各种原因导致的周围神经疾病。

【不良反应】推荐剂量未见明显不良反应,大剂量肌内注射时应注意过敏反应,表现为呼吸困难,皮肤瘙痒,面、唇、眼睑水肿,喘鸣等,过量还可能出现头痛、疲倦、烦躁、食欲缺乏、腹泻、水肿等。

【注意事项】服用过量或出现严重不良反应,应立即停药。

【用法用量】口服:10～20mg,1日3次;肌内注射:100mg,1日1次。

2. **维生素 B$_6$** 又称吡多辛、吡哆素,其化学形式包括:吡哆醇、吡哆醛及吡哆胺。

【药理机制】维生素 B$_6$在体内以磷酸酯的形式存在,是人体必需的水溶性维生素。其代谢产物是人体必需的辅酶,参与氨基酸、糖类和脂肪的代谢;参与多种神经递质的代谢,对促进神经传导和功能恢复有帮助。

【适用范围】可以用于防治因大量或长期服用异烟肼、肼屈嗪等引起的周围神经炎及糖尿病性周围神经疾病。

【不良反应】肾功能正常时几乎无毒性反应,罕见过敏反应。持续大剂量应用可致依赖综合征。

【注意事项】本品影响左旋多巴治疗帕金森病的疗效,但对卡比多巴的疗效无影响;长期大量应用可致周围神经炎;服用本品尿胆原试验呈假阳性。

【用法用量】口服:10mg,1日3次;皮下、肌内或静脉注射:50～100mg,1日1次;用于异烟肼中毒时,每1g异烟肼给1g维生素 B$_6$静脉推注。

3. **维生素 B$_{12}$** 又称钴胺素,家族成员包括:氰钴胺、羟钴胺、腺苷钴胺和甲钴胺。在治疗周围神经疾病中,甲钴胺临床应用的安全性及疗效最好。

【药理机制】维生素 B$_{12}$是蛋氨酸合成酶辅酶,其缺乏影响同型半胱酸转化成蛋氨酸,导致高同型半胱氨酸血症。甲钴胺是一种内源性的辅酶 B$_{12}$,易转移至神经细胞的细胞器,通过甲基转换反应,促进叶酸的利用、核酸的代谢及蛋白质的合成,修复受损神经组织;促进轴索内蛋白质的运输和轴索再生;促进磷脂合成,从而加速髓鞘形成;提高神经纤维的兴奋性,增加神经递质;此外,本品可促进骨髓中核酸的合成及正红血母细胞的成熟、分裂,因此可用于改善贫血血象。

【适用范围】适用于各种原因导致的周围神经疾病。

【不良反应】主要为消化道症状,偶见皮疹。肌内注射可见发热、头痛等。

【注意事项】本品见光易分解,应注意避光;肌内注射应避开神经密集部位。

【用法用量】口服:0.5mg,1日3次;肌内注射或静脉注射:0.5mg,1日1次,1周3次;可按年龄、症状酌情增减。

(二) 胞磷胆碱

胞磷胆碱又称二磷酸胞苷胆碱、尼可林、尼古林及胞磷胆碱等。

【药理机制】胞磷胆碱为核苷衍生物。该药作用机制包括:通过增加脑神经细胞氧耗,改善脑组织代谢;降低脑血管阻力,增加大脑血流量,改善脑循环;增强脑干网状结构上行激活系统的功能,增强锥体系统的功能,改善运动麻痹。因此,对促进大脑功能恢复和促进苏醒有一定作用。在外周,胞磷胆碱可修复周围神经细胞膜,抑制其凋亡,进而改善周围神经损伤。

【适用范围】适用于各种原因导致的周围神经疾病。

【不良反应】偶见恶心、食欲不佳、干呕等消化道症状;时有失眠、头痛及暂时性血压下降;少数会出现皮疹,皮肤灼烧感等。

【注意事项】静脉注射速度宜慢。

【用法用量】静脉滴注:每日 0.25 ~ 0.5g,用 5% 或 10% 葡萄糖注射液稀释后缓缓滴注,5 ~ 10 日为 1 个疗程。肌内注射:每日 0.1 ~ 0.3g,分 1 ~ 2 次注射。口服:0.2g,1 日 3 次。

(三) 牛痘疫苗接种家兔炎症皮肤提取物

牛痘疫苗接种家兔炎症皮肤提取物成分为将牛痘免疫病毒疫苗接种到家兔皮肤,从其免疫炎症皮肤中提纯精制而成的一种非蛋白小分子生物活性物质,为 N- 甲基 -D- 天冬氨酸(N-methyl-D-aspartate,NMDA)受体拮抗剂。

【药理机制】①镇痛:本品通过激活 5- 羟色胺神经元对下行性疼痛抑制系统的作用,发挥中枢镇痛作用,并通过抑制激肽释放酶阻止缓激肽的合成,从而减轻变态反应,发挥外周镇痛作用。②修复、营养神经作用:本品可维持 Na-K-ATP 酶活性,保护神经元;促进轴突的形成,改善突触传导功能,并能促进施万细胞的增殖,进而发挥修复、营养神经的作用。③改善冷感、麻木等感觉异常:抑制下丘脑腹内侧核神经元的发射活动改善感觉异常,调节自主神经系统功能,通过作用于血管运动神经的自主神经改善末梢血液循环障碍。④其他:本品还具有免疫调节、镇静作用,改善痛觉性疾病患部皮温下降作用等。

【适用范围】颈肩腕综合征、症状性神经痛等。

【不良反应】偶有皮疹、胃部不适及嗜睡等症状,极个别出现过敏性休克。

【注意事项】与镇痛药物(如:吗啡、喷他佐辛、地西泮及吲哚美辛等)合用时会增大镇痛药物的效果,合用时镇痛药物应减量使用;与地西泮及盐酸阿米替林注射剂混合时会产生沉淀;片剂直接口服,不能咀嚼;肌内注射应避开神经走行部位。

【用法用量】口服:16 单位(4 片),1 日 2 次;皮下、肌肉或静脉注射:3.6 单位(1 支),1 日 1 次。

(四) 神经节苷脂

【药理机制】神经节苷脂对神经组织亲和性大,通过促进神经细胞的存活、神经轴突生长及突触再生等,发挥神经重塑作用;可通过改善细胞膜内 ATP 酶的活性,减轻神经细胞水肿;并且对损伤后继发性神经功能退化具有保护作用。

【适用范围】多用于治疗中枢神经系统疾病,可用于治疗糖尿病性周围神经疾病及化疗药导致的周围神经损伤等。

【不良反应】少见,偶有过敏反应者,应立即停药。

【注意事项】对本品过敏及遗传性糖脂代谢异常者禁用。

【用法用量】肌内注射:20 ~ 40mg,1 日 1 次;静脉注射:40 ~ 80mg,1 日 1 次。

(五) 神经营养因子

神经营养因子包括神经营养素家族(神经生长因子、脑源性神经营养因子及神经营养素 3 ~ 7)、胶质细胞源性神经营养因子家族、细胞因子家族、成纤维细胞生长因子家族等,详见第四章第一节。

此外,还有 ATP、辅酶 A、细胞色素 C、醋谷胺及小牛血清去蛋白提取物等均可用于周围神经系统疾病,可改善神经细胞代谢,保护神经元功能,发挥营养神经的作用。

二、改善循环类药物

本类药品主要作用为改善血液循环,用于周围神经疾病的对症治疗,也具有一定的神经保护作用。此类药物通过拮抗细胞内钙离子内流、调节血管舒缩功能、抗血小板聚集、改善微循环等多种机制发挥作用。常用药物有以下几种:

(一)前列地尔

【药理机制】前列地尔具有广泛生物活性,由于脂微球的包裹,不易失活,且具有易分布到受损血管的靶向特性。本品能激活血小板内膜腺苷环化酶,抑制血小板 cAMP 含量升高,从而抑制血栓素 A_2 的释放,抑制血小板聚集;通过抑制血管平滑肌细胞内游离 Ca^{2+},使血管平滑肌舒张;还可通过提高神经细胞 Na-K-ATP 酶活性,增加神经内膜供氧量,改善神经营养和提高神经传导速度。

【不良反应】偶见休克、头晕、头痛、疲劳、腹胀、腹泻及转氨酶升高等,注射部位有时可出现血管炎、发硬及瘙痒。

【注意事项】心功能不全、青光眼、间质性肺炎及胃溃疡患者慎用。

【用法用量】成人 1 日 1 次,1 ~ 2ml(前列地尔 5 ~ 10μg)加入 10ml 生理盐水(或 5% 的葡萄糖)缓慢静注,或直接入小壶缓慢静脉滴注。

(二)尼莫地平

【药理机制】尼莫地平为 1,4- 二氢吡啶类钙离子拮抗剂,通过有效地阻止钙离子进入细胞内、抑制平滑肌收缩,达到解除血管痉挛的目的,从而起到保护神经元的作用,并能增加血流灌注,改善供血,提高对缺氧的耐受力。本品还能降低红细胞脆性及血液黏稠度,抑制血小板聚集,抗血栓形成的作用。

【不良反应】血压下降、肝损伤、血小板减少、胃肠道反应等。

【注意事项】肝损伤患者禁用;禁与其他钙离子拮抗剂合用。

【用法用量】口服:30mg,1 日 3 次。

(三)法舒地尔

【药理机制】盐酸法舒地尔是一种细胞内钙离子拮抗剂。通过增加肌球蛋白轻链磷酸酶的活性扩张血管,降低内皮细胞的张力,改善组织微循环;同时可拮抗炎性因子、抗凋亡,保护神经并且促进神经再生。对促进神经功能恢复,减轻临床症状,减少病残率有一定疗效。

【不良反应】不良反应轻微,偶见颜面潮红、低血压、皮疹,罕见恶心、多尿、出血、白细胞减少及肝功能异常等。

【注意事项】本品可引起低血压,应注意血压变化及给药剂量和速度。

【用法用量】静脉滴注:30 mg(1 支),用 50 ~ 100 ml 的电解质溶液或葡萄糖溶液稀释,1 日 2 ~ 3 次,每次约持续 30min。

(四)地巴唑

【药理机制】直接作用于血管平滑肌,使其松弛,温和舒张血管,改善神经肌肉微循环;并对脊髓有兴奋作用。

【不良反应】多汗、面部潮红、头痛及血压下降等。

【注意事项】暂无。

【用法用量】口服:10mg,1 日 3 次。

（五）中药提取物

1. 三七提取物 主要成分均为人参皂苷、三七皂苷,常见的药物有血塞通和血栓通。

【药理机制】扩张外周血管、降低外周阻力、增加灌注量及改善外周循环,对缺血有一定改善作用;具有显著抑制血小板聚集、降低血液黏稠度及抑制血栓形成的作用;此外,本品还具降血脂、抗疲劳、耐缺氧、提高和增强巨噬细胞功能等作用。

【用法用量】血塞通:50 ~ 100mg,1 日 3 次,口服。血栓通:2 ~ 4ml,1 日 1 ~ 2 次,肌内注射;2 ~ 6ml,1 日 1 ~ 2 次,等渗盐水或 50% 葡萄糖液 20 ~ 40ml 中静脉注射,或用 10% 葡萄糖液 250ml 稀释后静脉滴注。

2. 银杏叶提取物

【药理机制】促进组织代谢、改善循环,对神经细胞具有保护作用;防止血小板聚集,清除自由基,并能抑制神经细胞膜脂质的过氧化反应。

【用法用量】口服:1 ~ 2 片,1 日 3 次;静脉滴注,17.5 ~ 35mg,以 5% 葡萄糖注射液或 0.9% 氯化钠注射液 250 稀释,1 日 1 次。

此外,改善循环的药物还包括西洛他唑、长春西汀、参芎注射液、水蛭地龙提取物及丹参提取物等。

三、镇痛类药物

疼痛是周围神经疾病的常见症状,因此,镇痛药在周围神经疾病药物治疗中占重要地位。国际疼痛学会神经病理性疼痛特别兴趣小组 2015 年最新指南推荐:抗癫痫药物(加巴喷丁、普瑞巴林)、三环类抗抑郁(阿米替林、去甲替林、地昔帕明及丙米嗪)、选择性 5- 羟色胺和去甲肾上腺素再摄取抑制剂(度洛西汀、文法拉辛)为一线治疗药物;利多卡因贴片、辣椒素贴片及曲马多为二线治疗药物;强阿片类镇痛药为三线治疗药物。另外,卡马西平仅为治疗三叉神经痛的一线治疗药物。必须注意的是推荐指南和法则仅为目前大多治疗试验的总结分析,目前针对周围神经病理性疼痛的治疗仍存在争议,需要更大量的临床试验证实。

（一）抗癫痫药

1. 普瑞巴林

【药理机制】普瑞巴林的作用机制目前尚不明确。本品虽为抑制性神经递质 γ- 氨基丁酸(gamma-aminobutyric acid,GABA)的结构衍生物,但并不与 GABA$_A$ 和 GABA$_B$ 受体结合,不通过 GABA 机制发挥作用。体外研究发现,普瑞巴林长时间作用于神经元,可增加 GABA 转运蛋白密度和功能性 GABA 转运速率。普瑞巴林的镇痛机制可能为特异性与突触前膜电压门控钙通道 α2δ 位点结合,抑制钙离子内流,减少突触前膜钙依赖性神经递质(谷氨酸、去甲肾上腺素及 P 物质等)的释放。普瑞巴林除减轻疼痛外,还可改善患者的情绪和睡眠。

【适用范围】主要用于治疗糖尿病性周围神经疾病、纤维肌痛综合征及带状疱疹后遗神经痛等周围神经病理性疼痛,也可用于治疗中枢性神经痛。

【不良反应】主要为头晕和嗜睡,偶见乏力、口干、水肿、视物模糊、共济失调、体重增加及思维异常等。

【注意事项】心功能 Ⅲ 或 Ⅳ 级的充血性心衰患者应慎用;肾功能不全患者应减量。

【用法用量】口服:起始剂量为 75mg,1 日 2 次,或 50mg,1 日 3 次;根据患者耐受性和疼痛程度,3 ～ 7 天后可加量至 150mg,1 日 2 次;如需要,7 天后可增至最大剂量每天 600mg。

2. 加巴喷丁

【药理机制】加巴喷丁结构与 GABA 相似,其确切抗癫痫机制尚不明确。其优势为小剂量具有镇静作用,随着剂量的增加,会产生明显的镇痛作用同时毒副作用并无增加。用于治疗神经病理性疼痛的机制可能为:加巴喷丁调节钙离子通道 α2δ 亚单位,阻滞突触后膜钙离子通道,减少神经递质的释放,抑制神经病理性疼痛的传导;本品也可能通过抑制 NMDA 受体的功能发挥镇痛作用,但目前尚有争议。

【适用范围】可用于治疗所有神经病理性疼痛。

【不良反应】常见为头晕、头痛、嗜睡、失眠、疲劳、眼球震颤、恶心、呕吐、厌食、体重增加、共济失调及感觉异常等,偶见思维异常、视觉障碍、口干、抑郁及情绪异常等。

【注意事项】本品作用于中枢神经系统,可引起镇静、眩晕或类似症状,服用本品时应避免驾驶和机械操作;糖尿病患者服用本品应密切监测血糖;曾有服用本品发生出血性胰腺炎的报道,如出现胰腺炎症状应立即停药就医。

【用法用量】服药方法:从起始剂量逐渐增加至有效剂量,成人快速滴定方法:第 1 天,300mg,1 日 1 次;第 2 天,300mg,1 日 2 次;第 3 天,300mg,1 日 3 次;后维持服用此剂量,若仍未达到镇痛效果,可进一步加量至每天 1800mg,部分患者可耐受每天 2400mg,但其安全性尚不确定。

3. 卡马西平 又名酰胺咪嗪、氨甲酰氮等。

【药理机制】本品为电压及效应依赖性钠通道阻滞剂,具有抗惊厥、抗癫痫、抗神经性疼痛、抗躁狂抑郁症及改善某些精神疾病症状等药理作用。作用机制可能:①能降低神经细胞膜对 Na^+ 通道的通透性,抑制异常高频放电的发生和扩散;②抑制 T 型 Ca^{2+} 通道,降低细胞的兴奋性;③增强去甲肾上腺素能神经元的活性;④镇痛机制可能与减低中枢神经的突触传递有关;⑤抗利尿作用可能在于其刺激抗利尿激素(ADH)释放和加强水分在远端肾小管重吸收;⑥抗精神病和躁狂症的作用可能与抑制边缘系统和颞叶的作用有关。

【适用范围】主要为治疗三叉神经痛的一线用药,亦可用于治疗舌咽神经痛、糖尿病性周围性神经痛、外伤后神经痛、疱疹后遗神经痛、幻肢痛、脊髓结核和多发性硬化等。

【不良反应】较常见的有视力模糊或复视、肝功能受损及白细胞减少等。较不常见的有过敏反应、Stevens-Johnson 综合征、中毒性皮肤反应如荨麻疹、瘙痒或皮疹、行为改变(儿童多见);抗利尿激素分泌过多综合征(严重的腹泻,低钠血症,稀释性或水中毒;精神混乱,不安,敌对行为,老年多见;持续头痛,发作频率增加;严重恶心呕吐;异常嗜睡,无力);系统性红斑狼疮样综合征(荨麻疹、瘙痒、皮疹、发热、咽喉痛、骨或关节痛、疲乏或无力)。

【注意事项】5% ～ 15% 的患者会出现特异性皮疹;化学结构上与三环类抗抑郁药相似,理论上应避免与单胺氧化酶抑制剂合用。用药期间应定期监测血常规、尿常规、肝肾功及卡马西平血药浓度,并应注意随访检查眼底及眼压。

【用法用量】口服:开始一次 0.1g,1 日 2 次;第 2 日后每隔 1 日增加 0.1 ～ 0.2g,直至疼痛缓解,维持量每日 0.4 ～ 0.8g,分次服用;最高量每日不超过 1.2g。

此外,用于治疗神经病理性疼痛的抗癫痫药物还包括拉莫三嗪、托吡酯、奥卡西平、苯妥英、丙戊酸钠等。根据病因不同,用药选择上也存在差异。例如:拉莫三嗪为突触前膜电压门控钠通道抑制剂,通过减少突触前膜神经递质的释放发挥镇痛作用,可用于治疗三叉神经痛及 HIV 多发性神经病变;奥卡西平为电压门控钠和钙通道阻滞剂,止痛效果与卡马西平相当,耐受性好,可用于卡马西平无效的顽固性三叉神经痛,也可治疗糖尿病性周围神经疾病、带状疱疹后遗神经痛及偏头痛等;丙戊酸钠可增加脑内 GABA 的含量并增强 GABA 介导的反应,用于治疗混合性神经病理性疼痛。

(二)抗抑郁药

抗抑郁药不仅具有改善情绪的疗效,还对神经病理性疼痛有一定作用。抗抑郁药目前分为单胺氧化酶抑制剂、三环类抗抑郁药及 5- 羟色胺和去甲肾上腺素再摄取抑制剂。其中三环类抗抑郁药是目前治疗神经病理性疼痛疗效最确切的药物之一,为一线用药。5- 羟色胺和去甲肾上腺素再摄取抑制剂是一类新型抗抑郁药,也可通过抑制突触前膜 5- 羟色胺和去甲肾上腺素再摄取,发挥镇痛作用,因其耐受性和安全性优于三环类抗抑郁药,但镇痛效果不如三环类抗抑郁药,所以与三环类抗抑郁药同为治疗神经病理性疼痛的一线药物。

1. 阿米替林　阿米替林为临床最常用的三环类抗抑郁药,其化学结构与丙米嗪相似,用于治疗抑郁症和神经病理性疼痛。

【药理机制】本品能抑制中枢突触前膜对 5- 羟色胺的再摄取,也能抑制外周和中枢去甲肾上腺素的摄取,导致突触后膜神经递质浓度增高,同时具有抑制乙酰胆碱和组胺等神经递质的作用。本品还可通过诱导内源性阿片肽,作用于中枢阿片受体,缓解慢性疼痛。

【适用范围】主要用于治疗抑郁症和病理性神经痛,尤其对糖尿病性周围神经痛疗效显著。

【不良反应】治疗初期可出现抗胆碱反应(口干、多汗、视物模糊、排尿困难、便秘等),并可出现头晕、嗜睡、震颤及体位性低血压,偶见骨髓抑制、肝损害和癫痫发作等。

【注意事项】青光眼、肝肾功能不全、排尿困难、老年及心脏病患者慎用。

【用法用量】口服:成人起始剂量为 25mg,一日 2 ～ 3 次,然后根据病情和耐受情况逐渐增至每日 150 ～ 250mg,分 3 次服用,最高剂量为每日 300 mg,维持量为每日 50 ～ 150mg。

2. 文法拉辛

【药理机制】本品为选择性 5- 羟色胺和去甲肾上腺素再摄取抑制剂,同时也是多巴胺的弱抑制剂。小剂量时主要抑制 5- 羟色胺的再摄取,大剂量时同时抑制 5- 羟色胺和去甲肾上腺素的再摄取。

【适用范围】主要用于治疗各种类型的抑郁症,也可用于治疗多发性神经痛及慢性神经痛。

【不良反应】主要为头痛、失眠、口干、多汗、便秘等,少见有癫痫发作、血压升高、震颤、烦躁不安等。不良反应与剂量相关,用药 2 周后可减轻。

【注意事项】青光眼、癫痫、中度肝功能不全者慎用;用药过程应监测血压。

【用法用量】口服:成人起始剂量为 37.5mg,一日 1 ～ 2 次,每周增加 75mg,最高剂量为每日 225mg,疗程为 4 ～ 6 周。

另外,三环类抗抑郁药去甲替林、地昔帕明及丙米嗪、5- 羟色胺和去甲肾上腺素再摄取抑制剂度洛西汀均为治疗外周神经病理性疼痛的一线药物。同时,帕罗西汀、西酞普兰和安非他酮也作为三线药物治疗外周神经病理性疼痛。

(三)阿片类止痛药

阿片类镇痛药物是临床广泛应用的止痛药物之一,尤其对中至重度疼痛或非阿片类止痛药物无效的疼痛的治疗具有优势。阿片类镇痛药的药理机制包括：①与脊髓前角感觉神经元的阿片受体结合，抑制 P 物质的释放，阻止疼痛传导入脑；②直接抑制大脑的疼痛中枢，发挥下行疼痛抑制作用。可用于治疗神经病理性疼痛，尤其是带状疱疹后遗神经痛和糖尿病周围神经痛。该类药物包括强阿片类镇痛药（吗啡、羟考酮及芬太尼等）和弱阿片类镇痛药（可待因、曲马多等）。强阿片类镇痛药虽然镇痛效果明显，但容易成瘾且副作用大，目前为治疗神经病理性疼痛的三线用药，弱阿片类镇痛，尤其是曲马多，可作为外周神经病理性疼痛的二线用药。

（四）局部治疗药物

局部用药也可用于治疗外周病理性神经痛。国际疼痛学会神经病理性疼痛特别兴趣小组 2015 年最新指南推荐：8% 辣椒素贴剂和 5% 利多卡因贴剂为治疗外周神经病理性疼痛的二线药物。8% 辣椒素通过激活香草素受体 I 型从而使神经元细胞膜去极化，先激动后抑制皮肤神经纤维，发挥止痛作用。5% 利多卡因通过阻滞周围钠通道减少异位放电，发挥镇痛作用。主要用于治疗外伤性周围神经痛和带状疱疹后遗神经痛。

此外，用于治疗外周神经痛的还有非甾体抗炎药，常用药物包括阿司匹林、对乙酰氨基酚、吲哚美辛、双氯芬酸、布洛芬、尼美舒利、罗非昔布等。这类药物是通过抑制环加氧酶的活性，从而起到抗炎镇痛的作用及产生相应副作用。不良反应包括皮疹、头晕、头痛及视物模糊，胃肠不适、消化道溃疡或出血，粒细胞减少等。

四、免疫治疗药物

（一）糖皮质激素类药物

糖皮质激素类药物在周围神经疾病中应用广泛，临床上常见的糖皮质激素包括：氢化可的松、泼尼松、泼尼松龙、甲泼尼龙、曲安西龙及地塞米松等。主要用于慢性炎症性脱髓鞘性多发性神经病，发挥抗炎及免疫调节作用，对于急性炎症性脱髓鞘性多发性神经病和多灶性运动神经病疗效不肯定。也可局部用药以减轻疼痛。

【药理机制】糖皮质激素具有参与和调节糖、脂肪、蛋白质的生物合成和代谢的作用，因此作用非常广泛。主要通过减少炎症病灶周围的免疫活性细胞、减轻血管扩张、降低毛细血管和细胞膜的通透性来发挥抗炎、抗过敏和免疫抑制作用；通过减少前列腺素和相关物质的产生发挥镇痛作用；使突触前膜释放乙酰胆碱，改善神经传导功能；促进终板再生，使突触后膜乙酰胆碱受体数目增多。此外，糖皮质激素还具有稳定溶酶体细胞膜、抑制吞噬、抑制结缔组织增生的作用。

【不良反应】糖皮质激素作用广泛，但其不良反应也不容忽视。常见的有库欣综合征、白内障、糖尿病、高血压、体重增加、消化道溃疡、骨质疏松、严重感染等。

【注意事项】引起不良反应严重，应严格掌握适应证及药物剂量，避免滥用；孕妇及肝功能不全者不宜使用泼尼松，可考虑甲泼尼龙。

【用法用量】地塞米松：5 ~ 10mg，1 日 1 次，肌内注射或静脉点滴，也可用 2mg 局部注射减轻疼痛症状；泼尼松：40 ~ 60mg，1 日 1 次，晨服，病情稳定后逐渐减量；甲泼尼龙：4 ~ 8mg，局部注射，也可 1mg/（kg·d），口服。冲击疗法建议方法：甲泼尼龙 1g/d，1 日 1 次，连用 5 天为 1 个疗程，每月 1 次。

(二) 免疫球蛋白

免疫球蛋白主要用于治疗急性炎症性脱髓鞘性多发性神经病、慢性炎症性脱髓鞘性多发性神经病、多灶性运动神经病及多发性神经炎等自身免疫相关的疾病的治疗。

【药理机制】免疫球蛋白主要成分为 IgG,其对周围神经系统自身免疫性疾病的治疗机制尚未明确,可能为:免疫球蛋白具有抗原特异性结合的特点,可竞争性抑制抗髓鞘 IgM 抗体的作用;具有固定补体,抑制巨噬细胞在免疫反应中的活化调节作用;包含抗基因型抗体,抑制自身抗体产生;促进修复神经髓鞘;抑制 T 细胞及 NK 细胞等,减轻病理性免疫应答的作用。

【不良反应】不良反应轻,常见的有头痛、疲劳、畏寒发热,恶心等,偶见过敏反应及淋巴细胞减少。

【注意事项】免疫球蛋白过敏或先天性 IgA 缺乏患者禁用。

【用法用量】静脉滴注:0.4g/kg,1 日 1 次,连续 5 天。

(三) 免疫抑制剂

免疫抑制剂主要包括环磷酰胺、硫唑嘌呤、环孢素 A、阿伦单抗及利妥昔单抗等。能抑制与免疫反应有关细胞(T 细胞和 B 细胞等淋巴细胞)的增殖和功能,降低抗体免疫反应。药物毒性大,在其他药物治疗效果不佳时,用于治疗急慢性炎症性脱髓鞘性多发性神经病、多灶性运动神经病及多发性神经炎等。应用此类药物应定期复查血常规和肝肾功。

(四) 血浆

血浆主要用于血浆置换。血浆置换是通过过滤和离心将患者血浆分离,清除致病物质(如致病抗原、致病抗体、补体及细胞因子等),再将其他血液成分回输到患者体内。血浆置换可以起到清除致病物质和改善 T 细胞功能的作用。主要用于治疗急慢性炎症性脱髓鞘性多发性神经病,疗效较为肯定。激素治疗无效的患者经血浆置换后病情仍能明显好转。急性炎症性脱髓鞘性多发性神经病每次置换血浆量按 30 ~ 40ml/kg 体重计算,根据病情程度决定血浆置换的频率和次数,通常采用每日 1 次或隔日 1 次,连续 4 ~ 5 次。慢性炎症性脱髓鞘性多发性神经病患者血浆置换每周 2 次,连续 3 周,3 周时疗效最明显。禁忌证是严重感染、严重心律失常、心功能不全及凝血系统疾病。

(胡昔权　潘晓娜)

第三节　康复治疗技术

一、物理因子治疗

周围神经疾病发生后,常常会出现运动障碍、感觉障碍、肿胀、挛缩畸形、反射性交感神经营养失调综合征等,临床康复目标是防治并发症与合并症,促进神经再生,防止肌肉萎缩,促进运动功能与感觉功能的恢复,最终改善患者的生活与工作能力,提高生存质量。治疗时需要针对具体问题采用不同的物理因子和方法进行综合性处理。临床上常用于治疗周围神经疾病的物理因子有:低频电疗法、中频电疗法、高频电疗法、光疗法、超声波疗法、磁疗法、生物反馈疗法、经颅磁刺激、水疗、传导热疗法、压力疗法等。以下将对临床常用的物理因子及其治疗作用进行论述。

（一）低频电刺激

低频电刺激疗法是指将频率低于 1000Hz 的脉冲电流用于治疗疾病的方法。常用于周围神经疾病的有：经皮神经电刺激疗法和神经肌肉电刺激。

1. **经皮神经电刺激疗法** 是指将特定的低频脉冲电流经皮肤作用于人体，利用所产生的无损伤性镇痛作用，以达到缓解疼痛目的的电刺激疗法。它的理论基础是闸门控制学说，通过兴奋 A 类纤维而产生镇痛作用，因此也称为周围神经粗纤维电刺激疗法。不同强度和频率的经皮神经电刺激（transcutaneous electrical nerve stimulation，TENS）可引起脑啡肽或强啡肽浓度发生改变，从而产生局部镇痛作用。

常规 TENS 的脉冲频率为 75 ~ 100Hz，脉宽 <0.2ms，刺激强度以产生舒适的麻颤感为宜，一般适用于急慢性疼痛和短期止痛。TENS 应用于周围神经疾病，除镇痛作用外，还可以有效改善周围血液循环、促进周围神经再生，改善受损神经支配的肢体功能，通常选用针刺样 TENS，脉冲频率为 1 ~ 4Hz，脉宽 0.2 ~ 0.3ms，强度在运动阈之上，一般为感觉阈的 2 ~ 4 倍。短暂强刺激的 TENS，可用于小手术以及在致痛性操作过程中起到加强镇痛的作用，通常选择的脉冲频率为 150Hz，脉宽 > 0.3ms，刺激强度通常会产生肌肉强直或痉挛样收缩。大部分 TENS 的波形为持续的、不对称的平衡双相波形，形状一般为变形方波，没有直流成分。电极通常置于痛区、运动点、扳机点、病灶同节段的脊柱旁、沿神经走行等，2 个电极的放置方向通常为对置或并置，如果为 2 组电极也可选择交叉放置或"V"摆放。经皮神经电刺激被认为具有改善受损周围神经再生和修复作用。

2. **神经肌肉电刺激疗法** 神经肌肉电刺激（neuromuscular electrical stimulation，NMES）疗法是指应用低频脉冲电流刺激运动神经或肌肉引起肌肉收缩，用以治疗疾病的方法。它是周围神经疾病发生后预防和治疗肌肉萎缩最常用的治疗方法之一。下运动神经元损伤后，由于维持肌肉正常代谢的神经营养介质不能沿神经纤维下达肌肉，肌肉出现肌张力减低，反射减弱或消失，肌肉萎缩，肌纤维变性、脂肪和结缔组织增生、血管变性，久而久之纤维化。NMES 可以引起肌肉被动的节律性收缩和舒张，从而产生"泵"的作用，可以改善肌肉的血液循环，促进静脉和淋巴回流，改善代谢和营养，延迟萎缩。因此常用于周围神经损伤与麻痹，下运动神经元病损后肌肉的萎缩与无力。

刺激失神经支配肌肉的理想脉冲电流为三角波，因为该电流能够选择性地刺激病肌而不波及邻近正常肌肉，能引起病肌收缩而无痛觉产生。刺激小肌肉时，可使用单极法治疗，即治疗时阴极使用较大电极片，位于该肌肉的运动点处，该区域的刺激阈较低，阳极作为辅助电极，位于肌肉的远端，贴片面积较大。如果刺激的肌肉时较大的电极时，则可以选择双极法，即阴阳两极使用相同大小的电极片，贴敷于该肌肉肌腹的两端。为了增强效果，在肌肉因电流而被动收缩时，可增加外在负荷，使患者肌肉抗阻力收缩，同时指导患者尽力去主动收缩肌肉，使被动收缩和主动意向互相配合，更利于神经功能的恢复。轻度神经损伤可选用脉宽 10 ~ 50ms，间隙 50 ~ 150ms；中度神经损伤选用脉宽 20 ~ 150ms，间隙 500 ~ 1000ms；重度神经损伤选用脉宽 150 ~ 300ms，间隙 1000 ~ 3000ms。电流量以能引起肌肉收缩为度。一般在 20 ~ 40mA 之间。每个患肌刺激 6min/ 次，1 次 /d，20 ~ 30 天为 1 个疗程，疗程之间间隔 7 ~ 10 天，一般连续治疗数月。

周围神经损伤后，急性期即神经损伤 1 周内进行神经肌肉 NMES 治疗，配合肌肉的主动和被动训练，可以达到加速轴突再生、促进神经对肌肉的再支配效果。恢复期 NMES 的作用已不再是促进神经再生，而是通过刺激失神经支配肌肉防止萎缩、恢复功能。恢复期的

NMES 治疗一般在神经损伤后 2 ~ 3 周开始进行。

(二) 中频电疗法

中频电疗法：在医学上，把应用电流脉冲频率 1 ~ 100kHz 治疗疾病的方法称为中频电疗法。常用于周围神经疾病的有：干扰电疗法和调制中频电疗法。

1. 干扰电疗法　传统的干扰电疗法是指将两路频率分别为 4000Hz 和 4000Hz ± 100Hz 的正弦交流电，通过两组(4 个)电极交叉输入人体，在电场线的交叉部位形成干扰电场，产生差频为 0 ~ 100Hz 的低频调制中频电流，这种电流就是干扰电流，应用这种干扰电流治疗疾病的方法称为干扰电疗法。干扰电流兼有低频电与中频电的特点，但作用范围更大、深度更深。而且不同差频的干扰电流治疗作用不同。

90 ~ 100Hz 差频电流可以抑制感觉神经，镇痛作用明显，有学者研究证明：单次干扰电作用后即刻皮肤痛阈明显升高，作用后 15 ~ 30min 仍有显著的镇痛作用。而 50 ~ 100Hz 差频电流也可使毛细血管与小动脉持续扩张，改善局部血液循环，有利于炎症的消退、渗出和水肿的吸收，这些作用反过来也能强化其镇痛作用。25 ~ 50Hz 的差频干扰电能够引起正常骨骼肌的强直收缩，而 1 ~ 10Hz 的差频干扰电可引起正常骨骼肌的单收缩以及失神经肌肉的收缩。有人发现以干扰电运动刺激疗法引起的肌肉收缩所产生的肌肉拉力为最大主动收缩时产生扭力的 1.5 倍，建议将这种疗法用于肌肉功能重建，防止肌肉失用性萎缩，增强肌力和耐力。尤其是立体动态干扰电治疗对神经肌肉直接作用后可引起特殊的生理收缩形式，交替激活、放松肌肉纤维，既能刺激萎缩的肌肉或力弱的肌肉，也能使紧张的肌肉松弛，避免肌肉疲劳。

2. 调制中频电疗法　又称脉冲中频电疗法，使用的是一种低频调制的中频电流，其幅度随着低频电流的频率和幅度的变化而变化，调制中频电疗法兼有低、中频电流的特点和治疗作用。

周围神经损伤后应用的多为调制中频电疗法。调制波的波形大致分为正弦波和脉冲波两种。通常会采用 10 ~ 150Hz 的低频调制波，2000 ~ 5000Hz 的中频载波。调制方式有连续、断续、间歇及变频调制波 4 种。一般认为，调幅为 50% 的 100Hz 的连调波具有较好的镇痛作用。根据患者神经损伤程度，采用不同的波形、调制频率、通断比、调幅、脉宽、刺激强度等，能刺激受累肌肉节律性收缩，促进血液循环及淋巴回流，从而延缓受累肌萎缩、抑制肌肉纤维化，促进神经再生和神经传导功能的恢复。

(三) 高频电疗法

1. 高频电疗法　将频率 100 ~ 300kHz 的电流或其所形成的电场、磁场或电磁场应用于治疗疾病的方法称为高频电疗法。常用于周围神经疾病治疗的方法有：短波、超短波、分米波、厘米波和毫米波。

一般认为，神经轴突在伤后 24h 开始呈芽状生长，神经出芽进入损伤区后呈发散状生长，芽端膨胀如锥状，称之为生长锥。生长锥会沿着阻力最小的方向引导轴突的再生，其再生效果取决于两个重要的方面：再生神经的"数量"；再生神经的"质量"或效率，即再生轴突准确到达其终末器官后对靶器官形成恰当有效的再支配(即神经靶向投射的准确率)，进而使功能恢复。有研究表明，中小剂量的各种高频电治疗能促进周围神经损伤后轴突的再生和神经再支配，延缓肌肉萎缩，对外周神经损伤的恢复有肯定疗效，但大剂量时则会抑制再生。目前高频电疗法可用于各种炎症、损伤性疾病的急性、亚急性期和慢性期治疗。

2. 短波疗法　中等剂量的短波作用于人体组织后，毛细血管和小动脉会先短暂性收缩,然后迅速出现较持久的扩张,血流加快,血管通透性增高,因而有利于改善组织血液循环,加强组织营养,增强免疫力,吞噬细胞数量增多,能力增强,促进水肿和炎性浸润消散和吸收。但剂量过大时,可造成血管麻痹,血管壁内皮细胞变性,毛细血管内血栓形成,血管周围出血。另外短波可降低神经的兴奋性,故有镇静、止痛作用。中小剂量时可加速神经纤维再生,过大剂量时则抑制再生。

短波疗法治疗剂量的调节采用调谐法,治疗剂量按患者的温热感觉程度分四级:Ⅰ级剂量:为无热量,在温热感觉阈之下,无温热感,适用于急性疾病;Ⅱ级剂量:为微热量,有刚能感觉的温热感,适用于亚急性、慢性疾病;Ⅲ级剂量:为温热量:有明显而舒适感,适用于慢性疾病;Ⅳ级剂量:为热量,有刚能耐受的强烈热感,适用于肿瘤。

短波疗法一般每次治疗 10 ~ 20min,治疗急性疾病时采用无热量,时间为 5 ~ 10min,每日 1 ~ 2 次,7 ~ 10 次为 1 个疗程。治疗亚急性伤病时采用微热量,时间为 10 ~ 20min,每日 1 次,10 ~ 20 次为 1 个疗程。

3. **超短波疗法** 超短波可增强血管壁的通透性,改善局部血液循环,有利于水肿的消散,促进代谢产物、炎性产物和毒素的排泄和消除,因此在炎症早期应用无热量的连续超短波或脉冲超短波治疗均可以镇痛消肿、促使炎症局限吸收。超短波还可抑制感觉神经的传导,干扰阻断痛觉冲动的传导,从而达到缓解疼痛的效果。另外中小剂量作用于受损伤的周围神经,可加速神经的再生,提高神经传导速度,过大剂量则抑制再生。

超短波疗法按治疗时患者的温热感觉程度进行治疗剂量分级,它跟短波相同一般也是采用四级剂量分级法:Ⅰ级剂量:为无热量,在温热感觉阈之下,无温热感,适用于急性疾病;Ⅱ级剂量:为微热量,有刚能感觉的温热感,适用于亚急性、慢性疾病;Ⅲ级剂量:为温热量:有明显而舒适感,适用于慢性疾病;Ⅳ级剂量:为热量,有刚能耐受的强烈热感,适用于肿瘤。超短波疗法一般每次治疗 10 ~ 15min,急性炎症 5 ~ 10min,每日 1 次,10 ~ 15 次为 1 个疗程。通常用于周围神经疾病早急性期与亚急性期治疗。

4. **微波疗法** 微波作用于周围神经时可使神经肌肉兴奋性和生物电活性升高,同时能刺激神经再生。有研究表明微波的温热效应可改善局部血液循环,加强渗出液的吸收及炎症、代谢物的清除,同时降低末梢神经兴奋性,降低疼痛,从而促进神经恢复。应用微波时,小剂量可改善血液循环、消散水肿、加速神经组织的再生和神经传导功能的恢复,中等剂量能提高局部组织免疫细胞吞噬功能,使免疫功能增强,并通过局部组织温度升高刺激血管壁的神经末梢,以及热引起组织蛋白微量变性,使组胺、血管活性肽等血管扩张物质增多,从而使局部血管扩张、血流加速和循环改善。在治疗神经损伤中,一般采用微热量,早期多采用无热量,深部或恢复期采用温热量。临床上常用于周围神经疾病的主要为分米波和毫米波。

5. **分米波疗法** 分米波之所以能够应用于周围神经疾病,是因为其可抑制炎性反应,减轻损伤后神经及周围组织的充血、水肿、神经与周围组织的粘连及瘢痕形成,避免损伤后的继发卡压,抑制纤维结缔组织增生,有利于神经束间的准确对合和施万细胞的增殖、神经轴突再生及再髓鞘化,提高损伤神经中 S-100 蛋白的表达水平,促进功能恢复。

分米波疗法的治疗剂量分级与短波、超短波疗法相同,也是参考患者的温热感程度划分为四级,前文已有详述,在此不做赘述。每种辐射器的四级治疗剂量常有一定的功率范围。周围神经疾病的分米波治疗剂量通常选用无热量和微热量。分米波疗法一般每次治疗 10 ~ 20min,每日或隔日 1 次,5 ~ 15 次为 1 个疗程。通常用于亚急性期、慢性疾病与炎症。

6. **毫米波疗法** 毫米波作用于组织,可使毛细血管扩张、延伸,血流速度改变,血流量增加,吞噬细胞增多,因而有利于水肿和炎症的吸收,减轻疼痛,改善代谢,有利于组织的生长修复。小剂量毫米波有促进神经再生的作用,有镇痛作用。

多数毫米波治疗仪的输出功率不可调,因此治疗时不必调节剂量。每个治疗部位治疗15 ~ 30min,每日或隔日治疗 1 次,5 ~ 15 次为 1 个疗程。它可适用于疾病的各个时期。

(四) 光疗法

1. 激光疗法　用于周围神经疾病治疗的激光种类有 He-Ne 激光、CO_2 半导体激光,均为小功率,激光能直接刺激周围神经,增强其兴奋性,促进神经细胞修复,照射后有利于神经再生。另外,激光具有改善微循环、改善呼吸链,以及增加免疫功能等多项生物效应。研究表明,He-Ne 激光照射可促进神经区神经外膜生长连续性,无明显神经瘤,再生神经纤维数量多,再生纤维通过率明显高于对照组,激光照射促进神经纤维再生主要由于激光辐射改变断端组织中胶原蛋白的分子构象,使之重新构筑新的分子并发生交联。激光的热作用和生物效应作用于神经元,可促进损伤神经的新陈代谢。强度按一定规律变化的激光照射,效果优于恒定激光照射。

此外,激光还具有明显的镇痛效果。在急性炎症的早期和中期,局部组织的 5- 羟色胺含量增多,而 He-Ne 激光照射后,可以使 5- 羟色胺含量降低,起到镇痛作用。在临床上用于治疗带状疱疹后遗神经痛、三叉神经痛等由于各种神经炎所引起的疼痛疗效良好。

He-Ne 激光的每个照射部位照射时间为 5 ~ 10min,每日治疗 1 次,10 ~ 15 次为 1 个疗程。CO_2 半导体激光每次治疗时间 15 ~ 20min,每日 1 次,5 ~ 10 次为 1 个疗程。

2. 红外线疗法　红外线照射损伤部位可扩张血管,改善神经和周围组织的血液循环及组织营养,加强局部的组织代谢和神经营养。该疗法主要应用红外线的热效应,改善受损神经局部的血液循环,加快组织代谢,促进炎症水肿吸收,为神经轴突再生创造条件。有学者制作家兔坐骨神经损伤模型,用红外线照射 30min,1 次 /d,致照射局部皮温升高 2 ~ 3℃。治疗后能够改善兔足趾活动、奔跑能力,减轻肌肉萎缩程度,甚至使肌组织形态、肌组织酶学都发生改变。而红外线照射对损伤神经肌电图的影响小,照射后肌肉收缩刺激阈、运动神经传导速度较对照组好,对增强组织修复与再生功能有一定作用。红外线治疗可单独采用,亦可与其他疗法一并使用。此外,红外线的热效应可以降低感觉神经的兴奋性,干扰痛阈。同时血液循环的改善、组织缺血缺氧的好转,渗出物的吸收、肿胀的消退等,都有利于疼痛的缓解。

治疗过程中,以患者舒适温热感为宜,一般照射温度不应超过 45℃,每次照射时间为20 ~ 30min,每日 1 ~ 2 次,15 ~ 20 次为 1 个疗程。

(五) 超声波疗法

超声波的生物物理特性主要有机械效应、热效应和理化效应。机械效应具有微按摩作用,能促进施万细胞的增殖,进而促进神经的再生。超声波的微按摩作用可以改变细胞膜的通透性,弥散作用加速,能加速损伤神经处营养物质流入和毒性物质排出,从而改善组织的营养,加速神经纤维的再生。另外,超声波还促进施万细胞的增殖及髓鞘的再生,增强施万细胞和巨噬细胞的吞噬功能。施万细胞及其分泌的神经营养因子(如神经生长因子)是构成周围神经损伤后再生微环境的主要成分,有趋化和引导轴索的生长方向,营养和促进轴索生长的作用。超声波通过促进施万细胞的增殖而间接促进神经损伤后的再生和神经功能的恢复。超声波还能减少神经内胶原纤维的形成、加快变性组织的清除,从而减少神经再生时的阻力。

超声波具有热效应和非热效应,用于周围神经损伤的治疗时,多采用小剂量脉冲式超声,因而热效应小,促进局部血液循环,提高代谢,使结缔组织延展性增加,减少瘢痕组织对神经的粘连和压迫,可以促进肌肉神经再支配。另外,治疗剂量的超声波作用能使周围神经的兴奋性降低,神经传导速度减慢,对神经炎、神经痛等周围神经疾患有明显的镇痛作用。但是超过一定剂量,将会损害周围神经组织,导致神经功能和形态上的不可逆改变。这是因为超声波能够加速 Ca^{2+} 内流,而轴突内 Ca^{2+} 升高能触发细胞骨架降解并导致不可逆的轴突变性。

超声波常用的治疗强度一般小于 $3W/cm^2$,可分为低、中、高三种剂量,具体剂量分级也会因是采用固定法还是移动法、声波输出是连续式还是脉冲式而有所不同。实际治疗中多采用低、中等剂量。主要治疗方法有直接治疗法和间接治疗法。直接治疗法是将超声声头直接压在治疗部位进行治疗,又分移动法和固定法。周围神经疾病中常用到的是移动法,即超声声头在治疗部位做缓慢的往返或回旋移动。移动面积根据超声声头面积和治疗面积进行调整,一般移动速度为 2 ~ 3cm/s。一般治疗 6 ~ 10 次为 1 个疗程,疾病慢性期需增加治疗次数。通常为每日或隔日一次,每次 5 ~ 10min,疗程间隔 1 ~ 2 周。固定法多用于神经根、病变很小的部位。由于固定法容易在不同组织分界面上产生强烈的温热作用和骨膜疼痛反应,因此治疗时所选择的超声强度最大量应为移动法的 1/3。治疗时如果出现治疗部位过热或疼痛,应移动超声声头或降低强度,以免发生灼伤或神经不可逆性损伤。间接治疗法是指将超声声头通过水袋或水等介体,间接作用于治疗部位的一种治疗方法,常用于治疗表面形状不规则、有局部剧痛的部位。

(六)磁场疗法

磁场能够加强血液循环,血管通透性增强,使炎性产物及时排出,水肿减轻,组织酸中毒改善。另外,磁场能够提高一些水解酶的活性,如组胺酶、缓激肽酶、乙酰胆碱酯酶,降低致炎物质浓度,改善病理过程,提高机体的非特异性免疫能力等而起到消散炎症的作用。

磁场能改善血液循环和组织营养,因而可纠正缺血缺氧、水肿及致痛物质聚集等导致的疼痛。磁场能提高致痛物质水解酶的活性,使缓激肽、组胺、5-羟色胺等致痛物质水解或转化,达到止痛目的。

磁场具有防止瘢痕形成和软化瘢痕的作用,其作用机制为:在磁场的作用下,血液循环改善,渗出物吸收和消散加速,为减少瘢痕形成创造了条件;其次,磁场作用下成纤维细胞内水分和盐类物质增加,分泌功能障碍,成纤维细胞内溶酶体增加,促进细胞吞噬作用,可阻滞瘢痕的形成。

磁刺激可增快神经轴突的再生速度,对伤后或术后恢复期神经功能有促进作用。同时,受损神经动作电位的潜伏期明显缩短,波幅变高,神经传导速度明显加快。磁场对受损神经的刺激可改变靶神经元细胞突触的可塑性和连接性,增加神经元细胞的自身重塑及恢复其功能的连接。局部磁刺激可影响神经膜去极化,诱导钙离子内流,并影响神经生长相关因子的转录调控及受体构型改变,影响突触的可塑性。磁场也可以影响神经递质变化、基因转录和翻译。磁场可以使受损神经修复早期的沃勒变性加速、血管增生与施万细胞增殖明显、纤维组织增生受到抑制、神经传导与神经再生速度加快。磁场主要是通过调控与影响周围神经再生过程中多个环节来达到周围神经修复的目的。磁场可以提高神经元胞体存活率,促进神经元细胞膜上神经生长因子(nerve growth factor,NGF)受体成簇聚焦,除了使 NGF 浓度及活性增加,还可以增加轴突运转及提高神经肌肉接头及靶肌肉的乙酰胆碱酯酶的活性,从而加速靶器官功能恢复。临床观察也发现,磁场可以增加白细胞的生命力及改善血液循环,加速酶系统的生化反应等,这些对于受损神经的修复也有一定帮助。

磁场疗法每次治疗时间为 20 ～ 30min,每日或隔日 1 次。

(七) 生物反馈疗法

生物反馈疗法是训练再神经供应十分有效的辅助方法。通过小的表面电极可以获得肌肉的肌电图信号,若超过阈值就有信号出现,按阈值的改变,可逐步提高肌肉的信号力量。可帮助了解肌肉在早期神经再支配阶段如何使用肌肉。对于已有一定肌力且 <3 级的患者,肌电生物反馈可把引出的微弱肌电信号放大并显示给患者,同时用以反馈刺激同一肌肉,引起其收缩。此法把生物反馈与电刺激同步结合,使自中枢到靶器官之间的远心及向心冲动反复接通,反复强化,有利于恢复和改善神经对肌肉的控制,增强肌力,提高运动的灵活性、稳定性和协调性。尤其是在施行周围神经移位术后,由于神经移位后所支配肌肉的功能与原支配肌肉不同,支配该神经的大脑运动皮质的运动模式必须随之变化。此时应用生物反馈疗法通过信息的反馈可以帮助训练运动中枢建立新的运动模式,重建运动协调性,同时也可以促进移位神经的再生及控制能力。

(八) 经颅磁刺激

经颅磁刺激(transcranial magnetic stimulation,TMS)是一种新兴的物理治疗方法,它基于法拉第提出的电磁原理,通过在头颅附近放置一个导电线圈,线圈通电后会产生一个场强不断变化的磁场,该磁场可以无衰减地穿透头皮及头骨,直接作用线圈下方的局部大脑皮质(面积约 $3cm^2$,最大深度约 2cm)激活相应区域皮质及皮质下神经元轴突。

经颅磁刺激包括三种模式,分别为单脉冲磁刺激(sTMS)、双脉冲磁刺激(pTMS)和重复经颅磁刺激(rTMS),其中临床中使用较多的是 rTMS。不同频率的经颅磁刺激激活神经元轴突后可产生不同的生物学效应。其中低频 rTMS(频率 ≤ 1Hz)表现为抑制性,可以使运动诱发电位(MEP)阈值升高而波幅降低,高频 rTMS(频率 ≥ 5 Hz,但一般不超过 50Hz)表现为兴奋性,使 MEP 阈值降低而波幅升高。TMS 的最终效应与所选择的刺激模式、刺激参数、刺激线圈种类、作用部位密切相关。

1. 镇痛 TMS 可以活化短的皮质内中间神经元和联系远隔结构的长轴突。循证医学研究证实,rTMS 疗程可以产生累积的镇痛效应。对运动皮质行 rTMS 可明显缓解神经病理性疼痛。其中,对面部神经病理性疼痛的治疗效果好于其他类型,这是 rTMS 的首选适应证。最常用于疼痛研究的脉冲频率认为是 10 Hz 或 20 Hz。Sampson 等发现应用 1Hz 低频重复刺激右侧背外侧前额叶同样可以缓解神经痛。而 rTMS 用于其他非神经病理性疼痛的效果目前尚缺乏足够依据。另外,rTMS 联合药物或物理治疗其效果是否会增加也尚不明确。

2. 促进神经修复作用 TMS 主要利用磁场兴奋受损神经组织,促进神经轴突再生,加速受损神经功能恢复。目前研究普遍认为,高频率、高强度的磁刺激可增加兴奋性突触后电位总和,导致刺激部位神经元异常兴奋。因此理论上可用于治疗周围神经损伤。目前治疗中枢神经相关疾病的疗效已经得到肯定,但其治疗周围神经损伤的相关报道较少,目前仍处于探究阶段。

rTMS 虽然安全有效,但也存在一定风险,因此治疗前务必对患者进行恰当的筛选和风险告知。排除标准与磁共振相似。对于大多数入选患者来说,唯一要告知的风险就是在TMS 治疗期间单发性癫痫发作。在有过癫痫发作的、脑损伤的、服用药物导致发作阈值降低的患者中,诱发出癫痫的风险会明显较高,尤其是选择高频(>10 Hz)rTMS 治疗时。TMS

最常见的不利影响是头痛,大多数头痛很轻微并且经非处方药治疗有效。其他报道的不良事件包括刺激部位疼痛、颈部疼痛、肌肉痛、头晕、恶心、疲劳、耳鸣。

(九) 其他疗法

1. 温热疗法 可改善局部血液循环、缓解疼痛、松解粘连、促进水肿吸收,但要注意温度适宜,尤其是伴有感觉障碍时要避免烫伤。过热的物理环境会使神经周围的氧气过分的消耗反而不利于神经的再生,故在神经再生阶段不建议使用温度过高的热疗。

2. 水疗法 具有缓解肌肉紧张,加快血液循环和淋巴回流的作用,应用于周围神经损伤后的康复训练时,肢体在水中,水的浮力有助于瘫痪肌肉的运动。

(十) 治疗技术的选择

周围神经疾病发生后,治疗重点是促进神经的再生和提高再生神经纤维的质量,降低肢体功能障碍程度,改善肢体功能。神经损伤后可塑性即神经的重新组合,与内外环境的影响密切相关。其主要表现为代偿、修复和适应,相应神经元的结构和功能发生适应性的变化。微观上为神经轴突分布变化、分支形式改变,生理功能上则表现为神经网络连接动态变化、神经兴奋性改变、新陈代谢的改变等。神经再生是非常复杂的病理生理过程,影响因素多。物理因子治疗是周围神经疾病发生后需采用的重要治疗措施之一。物理治疗方法的选择原则上应按照神经恢复的不同阶段要求来调整物理治疗方法。这些物理因子可单独应用,也可联合使用。

周围神经疾病发生后的早期治疗:周围神经损伤及神经修复手术后,早期均有水肿、无菌性炎症,均影响神经的恢复和再生。因此早期的治疗原则是:消除病因,及早消除炎症、水肿,减少神经损害,缓解疼痛,防止肢体挛缩变形,促进神经再生,防止肌肉萎缩,使神经传导功能、肌力等得到恢复。光、电、磁场、经颅磁刺激等疗法对于镇痛、消炎、增强局部血液循环、改善神经、肌肉的营养状态有良好的作用。

周围神经疾病发生后的恢复期治疗:恢复期水肿和炎症基本都已消除,这一时期主要问题就是肌肉萎缩和神经功能丧失,因此恢复期的治疗原则是:着重防止肌肉萎缩、促进神经再生、改善局部营养、辅助功能恢复,可采用:神经肌肉电刺激疗法、中频电疗法、生物反馈疗法、水疗用于诱发和强化肌肉力量、超声波、高频电疗、经颅磁刺激等用于促进周围神经修复。

(十一) 周围神经损伤后并发症的治疗

1. 复杂性区域性疼痛综合征的康复 周围神经损伤后,出现的较平时更延迟的疼痛性病态称为复杂性区域性疼痛综合征(complex regional pain syndrome,CRPS),是周围神经损伤后常见的并发症。CPRS病理机制的实质是神经损伤和萎缩,表现为沿着受损神经的走行以及比此更广的范围出现自发痛、痛觉超敏、痛觉过敏。CPRS理疗方法主要有温冷交替浴、TENS、神经肌肉电刺激疗法、干扰电、激光疗法等。

2. 感觉功能障碍的康复 皮肤感觉的感受器在神经断裂后会发生萎缩、变性或纤维化,其环层小体的轴突在 3~4 周内消失、触觉小体结构模糊不清、塌陷、轴突消失,当轴突再生长的时候可以伸入原来的感觉感受器,恢复其功能。感觉功能的恢复是一个复杂而漫长的过程,物理疗法的介入究竟能否改善或加速其恢复仍需进一步研究探讨。

(张安静 王惠芳)

二、关节活动度训练

(一) 概述

关节活动度训练是指利用一定的技术与方法维持和促进因组织粘连和肌肉功能障碍等多种因素导致的关节活动障碍的治疗技术。根据关节的活动类型,关节活动度可分为被动关节活动度、主动关节活动度和主动 – 助力关节活动度。

被动关节活动度是完全由外力产生的非限制性的关节活动范围;主动关节活动度表示跨关节肌肉主动收缩所产生的非限制性的关节活动范围;主动 – 助力关节活动度指在外力的协助下肌肉主动收缩所产生的关节活动范围。由于周围神经损伤导致肌肉自主收缩能力的下降、肌肉长期不受神经支配、长期制动导致的肌肉萎缩或其他如关节粘连等并发症,所受累的关节活动度减少。关节活动度训练能够增加关节活动度,从而减少周围神经损伤导致的关节活动受限或关节功能障碍。

由于关节活动涉及较多组织结构,因此在施行关节活动度训练时必须考虑关节的正常活动度和稳定性,即关节面的弧度差异、关节囊的厚薄和松紧度、关节韧带的强弱和数量、关节周围肌群的柔韧性和强弱;也需要考虑关节的运动方向,例如屈曲、伸展、内旋、外旋、内收、外展等;更要考虑临床状况,没有排除临床危险因素就不可进行关节活动训练,例如周围神经损伤不仅导致肌肉失神经支配,也损伤感觉神经或合并骨折,因此进行关节活动度训练时应该避免引起疼痛或者粗暴运动,禁止对急性期骨折附近进行关节活动度训练。

(二) 原理与原则

关节活动度训练要求患者使用自身的肌肉力量、依靠治疗师的体力或借助康复器具,重复主动或被动地活动受累的关节,逐步提高肌肉力量、牵伸肌腱或肌肉、松弛关节囊、松解关节内外粘连和挛缩的纤维组织,最终恢复正常的关节活动范围。

关节活动度训练可分为三种类型:被动关节活动度训练、主动 – 助力关节活动度训练、主动关节活动度训练。当周围神经损伤导致受累肌群的肌肉力量变成 0 级(徒手肌力测试分级)时一般进行被动关节活动度训练;当周围神经损伤导致受累肌群的肌肉力量在 1 ~ 3 级时,一般进行主动 – 助力关节活动度训练;当周围神经损伤导致受累肌群的肌肉力量达到 3 级及以上时,一般进行主动关节活动度训练。

被动关节活动度训练可保持关节和软组织的活动性、减少挛缩的形成、保持肌肉的力学弹性、促进血管收缩和舒张,从而促进血液循环、活动滑膜并为软骨提供营养、促进关节内物质的扩散、减低或抑制疼痛、加快损伤或术后的修复过程、协助患者维持运动意识、鼓励患者等。被动关节活动度训练具有一定的局限性:不可预防肌肉萎缩、不可提高肌肉力量和肌肉耐力,没有代替主动运动促进血液循环的作用。

主动关节活动度训练或主动 – 被动关节活动度训练可保持参与肌群的生理弹性和收缩性、提供参与肌群的感觉反馈、刺激骨骼和关节组织的完整性正常发展、促进血液循环和预防血栓形成、提升协调和运动技能。主动关节活动度训练或主动 – 被动关节活动度训练也存在不足之处:不可提高大肌群的肌肉力量、不能发展成为高水平的协调和运动技巧。

(三) 关节活动度训练的适应证和禁忌证

1. **适应证**　关节活动范围减少或受限、昏迷或偏瘫的肢体、长期卧床、强直性脊柱炎、关节积液、骨关节炎、类风湿关节炎、关节内损伤、关节周围水肿、保护性痉挛、软组织缩短或挛缩、关节结构异常、软组织疼痛、肌肉痉挛等。

2. **禁忌证** 周围神经损伤或周围神经吻合术后3周内、严重骨质疏松、各种原因所致的关节不稳、韧带损伤急性期、新发关节内的骨折或关节内未愈合的骨折、未见处理的骨关节恶性肿瘤、骨结核、感染性关节肿胀或关节炎、关节剧烈疼痛等。

（四）关节活动度训练在具体关节的活动技术

1. **肩关节** 治疗师站在患者的一侧，一手抓握患者的腕关节和手掌，另一手握住肘关节，然后提起整个上肢使其通过预设的关节活动范围，最后返回起始点。患者可采取坐位、仰卧、左侧卧、右侧卧或站立位。如果单纯活动盂肱关节，那就需要一手固定肩胛骨的肩峰，另一手配合身体固定住肢体远端，这时患者通常采取卧位或侧卧位。

2. **肘关节** 患者仰卧位，治疗师站在一侧，一手托住肱骨背侧远端，另一手抓握同侧腕关节，然后进行肘关节的屈曲、伸展和旋前、旋后。当旋转时，应该避免肩关节的代偿性内外旋，因此可保持肘关节屈曲90°，再进行前臂的旋前旋后。

3. **腕关节** 患者仰卧位或坐位，治疗师站在一侧，一手托住肘关节，另一手抓握手掌，做腕关节的屈曲、伸展、桡偏或尺偏。为了腕关节更容易进行关节活动度训练，必须保持掌指或指间关节放松。

4. **手关节** 操作者面向患者的手，左手握住一侧鱼际，右手握住对侧鱼际，使掌骨间关节进行杯状活动或平状活动。对于掌指关节或指间关节，可采取一手抓握关节的近端，另一手抓握远端的模式，进行屈曲或伸展等运动。

5. **髋关节** 患者侧卧位或仰卧位，操作者取站立位，一手抓握膝关节近端，另一手抓握足跟，然后进行髋关节的屈曲、伸展、内收、外展和内外旋，进行内外旋时可屈曲髋膝关节90°。

6. **膝关节** 患者仰卧位，操作者采取站立位，一手握住股骨背侧下端，另一手抓握足跟，然后屈曲、伸展膝关节，使髋关节处于屈曲30°有利于膝关节的活动。

7. **踝关节** 患者仰卧位，操作者站立在一侧，一手抓握并固定胫骨远端，另一手掌托住足跟并用手臂支持足底，进行踝关节的背伸、跖屈运动。另外，一手抓握并稳定胫骨远端，另一手抓住足跟，进行距下关节的内外翻。

8. **颈椎关节** 患者处于仰卧位，操作者站立位并使双手托住枕骨粗隆附近，进行颈部的屈曲、伸展、侧屈或旋转。

9. **腰胸关节** 患者侧卧位并屈曲膝关节90°，操作者站立位，一手扶住膝关节外侧，另一手扶住同侧肩峰，进行脊柱的整体旋转。

（五）徒手被动关节活动度训练的注意事项

1. 积极与患者沟通，与患者或患者治疗组的其他成员沟通治疗计划。

2. 患者穿着宽松，避免穿厚实或限制运动的衣物进行被动关节活动度训练，必要时使用毛巾遮盖敏感部位。

3. 操作者应保持正确的体位，避免运动损伤，利于操作。

4. 操作者检查和评估患者的损伤程度和功能水平，列出注意事项和做出预后判断，然后制订干预措施计划。

5. 确定患者的能力是否适合采用关节活动度训练，判断关节活动度训练最终可否达到预期目标。

6. 充分考虑患者的基本健康状况和受损的神经或组织，然后确定具体的活动范围或活动速度,从而保证安全。

7. 设计特定的运动模式,从而使训练吻合设计的目标,应考虑以下内容:解剖上的活动面(矢状面、冠状面、水平面);肌肉可被牵伸的长度或弹性;运动模式可用于日常生活活动;主动参与的肌群,被动牵伸的肌群。

8. 在关节活动度检查或被动关节活动度训练过程中,时刻监控患者的基本生命体征和身体反应,始终让患者处于温度适宜的环境中,保持被动的关节处于无痛范围,控制运动的质量。

9. 记录被动关节活动度训练的过程和其他临床表现,记录与患者交流的内容。

10. 如有需要,重新评估甚至改变治疗方案。

(王于领)

三、神经松动技术

(一)概述

神经系统的主要功能是产生并传导神经冲动,这一功能不受各种运动和姿势的干扰。为使此功能发挥正常的作用,神经系统具有适应性的延长的性质。尽管神经本身无弹性,但神经系统能够适应性地延长以适应身体的运动和姿势,并抵消牵拉损伤。所以通过对肌肉的牵拉可以使神经系统适应性地延长、改善神经血液供应、改善神经轴突轴浆流动,改善神经所受应力情况,从而可以改善神经系统的功能。

神经松动的概念在很早以前就提出了。早在公元前 2800 年,就有文献记载通过直腿抬高判断修筑金字塔工人腰痛的场景。在 20 世纪初,学者开始观察并描述某些动作可以特定检查正中神经、桡神经和尺神经的功能。在最近 40 年内,不同学者开始关注神经系统的机械运动特点,并将之应用于非有创性的神经损伤治疗中。在不断实践中,神经松动术成为一种对特定损伤行之有效的治疗手段,是根据神经组织结构和机械性质,在分析神经对病症的关联性之后,针对特定的神经组织,施加一定的伸展和放松手法。神经松动术可以增加神经组织活动性,促进神经组织血液循环,减轻疼痛,促进组织复原。

(二)神经松动技术的原理

1. 神经松动技术的基础　周围神经是由神经纤维、结缔组织以及血管所组成的复杂组合结构。神经系统是一个连续体。从结构上讲,神经系统虽然有不同的形式,但神经的结缔组织是连续的;从功能角度分析,单个轴突与许多结缔组织联系在一起。神经系统通过轴突内细胞质的外流进行化学连接,中枢神经和周围神经也有相同的神经递质。周围神经不仅能够传递电化学信号,也被认为是如同肌肉和关节类似的动态结构,对张力和压力非常敏感。神经内膜、神经束膜和神经外膜作为神经纤维外围连续的层状结缔组织,具有保护神经连续性的作用。

2. 神经组织对机械性刺激的生理学反应

(1)神经内血流量:周围神经的血供由沿着神经走向进入的大血管供应,神经束膜的血管基本上是与周边神经干的方向成一斜角穿入,而神经内膜的血管又是平行周边神经的方向,血管之间相互吻合。这些血管在正常情况下是松弛的,当神经受到外力牵拉延长时,张力增高管径变小。正常的关节生理活动会影响神经的张力,只有在某些情况下才会改变支配神经的血管供应。长时间的血管管径变小或血管压迫持续,会导致神经元缺氧,进而诱发症状。

当对神经的压力达到 30 ~ 50mmHg 时,营养神经的动静脉血流量受到影响,其移除代谢废物的静脉流量减少,血流局部淤滞,因为动脉血压比静脉血压高,动脉血流能够持续流入,造成压力进一步增高,局部肿胀形成,使得神经组织获取氧气的能力减弱。造成神经组织局部压力的位置包括各种解剖通道(如腕管、肘管、椎管和椎间孔)等,神经组织周围的肌肉或肌腱重复性收缩也会使神经的压力增高。当应用神经松动术时,血液从大血管流向神经外膜,进入神经束膜和神经内膜,最后到达神经纤维,可以促进神经系统的血液循环,改善神经压力和张力,促进轴浆运输,使神经恢复正常的生理功能。

(2)轴突运输:轴浆包含了细胞器和各种对神经功能至关重要的物质。轴浆的运输是一个耗能的过程,并且对缺氧状态极其敏感。神经压迫导致低氧甚至缺氧状态,限制了轴浆运输过程。这种可能限制轴浆运输的压力最低是 30mmHg,只需要收缩压 1/4 的压力就可以引发腕管综合征。因此,很多日常的动作很可能引发短暂的轴突运输改变。

(3)机械敏感性:机械敏感性指神经组织在机械刺激如压力或张力的影响下兴奋激活的表现。在正常情况下,背根神经节对轻柔的压力比较敏感。当神经损伤或处于激惹状态时,神经更容易产生兴奋冲动。

(4)交感神经激活:对神经的手法牵拉和压迫可以激活交感神经的动作电位,引起皮肤出汗增多。研究显示,神经动力学检查会导致周围组织血流量减少。

3. 神经张力和神经松动之间的生物力学分析 神经松动术使神经延长的机制主要是神经结构的舒展或松弛。在神经外膜和神经根处硬膜存在褶皱,一定的牵拉力可以使之拉长延展。神经结构相对周围支持结构可进行滑动。神经结构和组织内压力增加使神经的形态发生改变。

关节的活动对神经产生张力,对关节全范围活动的分析有利于我们理解神经松动的过程。关节活动初始阶段时,力只对接近关节处的神经产生影响,随着关节活动增大,力逐渐增大,进而扩展影响到远端的神经组织。在这个阶段内,神经组织主要的活动形式是从松弛状态逐渐变紧张。关节继续活动,变紧的神经组织开始产生轻微的滑动,滑动程度逐渐增大,直到神经组织张力达到高峰。过往研究提示直腿抬高动作对腰骶部神经活动是分阶段的,即直腿抬高 0° ~ 35° 范围内,坐骨神经被拉紧但没有滑动;35° ~ 70° 范围内,坐骨神经开始快速滑动;70° ~ 90° 范围内神经组织不再滑动。由于坐骨神经滑动的能力在大约直腿抬高 60° 的位置已被消耗,超过 60° 的活动只会对坐骨神经产生越来越大的张力。

物理的应力或拉力对神经组织可以产生以下作用,包括:神经组织延长、神经组织相对其他结构滑动、神经横截面积发生改变(变小)、神经组织随关节活动而转动、神经组织对其周围支持结构产生压力。

当神经组织无法动态根据外力而发生上述改变,或者外力过大,这时可能导致症状发生。常见的因为肌肉骨关节系统病理改变而诱发神经系统症状的例子包括:椎间盘突出、脊柱滑脱、关节失稳、肌肉内压增高以及肌肉重复性使用造成损伤等。这些问题会影响周围的神经组织对应力的适应性改变能力,从而造成神经组织损伤,进而造成疼痛和功能障碍。

(三)神经动力学检查

神经松动术是一种利用神经的走向针对神经组织(以及周围结缔组织)施以机械性拉力的手法,可以应用于评估与治疗。当作为评估手段时,它可以测试神经组织对机械性拉力的反应;当作为治疗手段时,它可以促进神经组织的机械性与生理学功能。神经松动术这个词无法准确地将神经系统结构的其他方面变化诸如压力、粘连性和生理学变化考虑在内。因此,应用在评估领域时,更合适的术语是神经动力学检查(neurodynamic test)。

对神经系统组织的损伤可能是直接或间接导致的。直接损伤可能是由于过度牵拉或重复性活动导致的激惹,间接损伤则可能是因为神经穿行的肌肉组织撕裂导致出血引起。无论是直接损伤还是间接损伤,都会导致神经内和神经外的功能障碍。神经动力学测试的主要目的是使受测的神经组织承受一定的负荷,以了解该神经组织对负荷的敏感性和与负荷之间的机械关系。现在并没有一定的适应证提示什么时候应该进行神经动力学检查,然而以下情况是可以将神经动力学测试考虑在内的。

神经动力学检查的适应证包括:患者出现神经系统的症状如刺痛、烧灼痛或针刺痛、无法解释的力量下降,感觉异常,可以考虑进行神经动力学检查。任何重复性损伤,或再次受伤,或损伤区域是脊柱;任何肌肉骨关节系统的损伤都可以进行神经动力学检查,如异常肌张力,包括肌张力增高或降低;感觉减退或障碍;不明原因的持续性疼痛;自主神经系统障碍;身体节段和四肢的异常姿势和对线不良;关节活动受限导致神经组织挛缩;肩痛和肩手综合征。

神经动力学检查的禁忌证包括:马尾损伤、神经系统或椎体肿瘤、急性感染、脊髓损伤、未愈合骨折等。如果患者出现以下情况,则操作者需要谨慎使用神经动力学检查:脊柱滑脱或椎管狭窄、椎间盘突出、神经系统激惹症状、眩晕(椎基底动脉供血不足)、严重不间断的疼痛、循环障碍、糖尿病、多发性硬化、获得性免疫缺乏综合征等。

神经动力学检查的鉴别试验:神经动力学检查不可避免涉及肌肉骨关节系统的活动,因此当检查过程中,如果患者疼痛或症状再现,我们需要鉴别是由于神经系统还是肌肉骨关节系统导致的症状。例如,当操作坍塌试验(slump test)时,患者伸直膝关节的动作会同时对腘绳肌和坐骨神经产生一定的牵拉作用,为了分辨是肌肉成分还是神经成分引起的症状,我们可以让患者减少颈部屈曲的程度。这个动作不会对腘绳肌产生影响,但却可以改变神经系统的紧张性;如果通过减少颈部屈曲,可以有效减少因为膝关节伸直引起的症状或疼痛,那么可以推断症状来源是神经系统而非肌肉骨关节系统。

对于症状明显的患者,结构的鉴别诊断操作是非常重要的。对于功能状态较好并且症状比较不明显的患者,这时需要敏感性操作以更明确发现问题来源。通过对一般神经动力学检查的操作方式进行改良,就可以增加检查的敏感性。最常用和最简单的改良方式是牵拉神经以增加额外的拉力或应力。如进行直腿抬高试验时,使颈部屈曲。另一种增加检查敏感性的思路是收缩神经走向上的肌肉,比如直腿抬高过程中收缩梨状肌。需要注意的是,这些操作可能使患者疼痛加剧。因此,只有在常规的神经动力学检查无法获得足够信息以明确诊断的情况下,或者操作者可确定敏感性操作不大可能造成疼痛加重、症状恶化的前提下,才考虑进行敏感性操作。

正确操作神经动力学检查对明确诊断是至关重要的。操作过程中,需要仔细观察患者在每个时刻对操作的反应,用心感受患者活动的质量和阻力情况。以下要点是每次操作中都需要注意的:活动的质量(如平滑的活动,而非跳跃性的活动)、活动范围(注意双侧对比)、全范围内的阻力以及活动末端的阻力、全范围内疼痛和症状的情况(并不一定是原有症状的再现,可能会出现新的症状)。

(四)神经动力学检查结果的解释

神经动力学检查不像肌肉骨关节系统的检查。神经动力学检查并不总是有明确的阳性或阴性结果,因此最终的检查结果一定要结合患者其他情况,再进行解释。

患者对神经动力学检查的反应可以分成四类,分别是:

第一类最佳:即神经系统可以进行最大范围的活动,即使已经对神经系统组织施加了足够的应力或拉力,也不会造成任何症状或疼痛。

第二类较好:神经系统可以允许较大范围的活动,在一定的应力刺激下,可能产生疼痛或其他症状。

第三类正常:在进行神经动力学检查过程中,患者很可能出现某些症状,但神经系统的活动性还是充分的或者是双侧对称的。

第四类异常:神经系统的活动性明显受限,患者一定会产生显著的疼痛或症状。这一类型的反应可能提示神经系统组织已经发生病理反应。然而,神经系统结构异常并不一定会诱发出异常的反应,异常的反应可以进一步分成两种:①相关的反应:检查操作诱发导致了患者的症状,患者的反应与检查操作相关;②不相关的反应:患者的反应与检查操作没有因果关系。

(五) 神经松动术的操作要点

临床上主要应用滑动和张力的方式进行神经松动操作,其操作要点如下:

1. 滑动手法 指在关节活动的中段范围内进行大幅度的动作,一般固定神经一端而活动另一端,主要使神经组织与周围组织产生相对活动,避免粘连发生,对于减轻疼痛和增加神经移动性更加适合。

2. 张力手法 指在关节活动的末端范围进行松动,两端固定并同时多个关节活动,产生神经组织内的变化,可以调节神经张力,主要用于损伤的恢复期。单个关节活动对神经张力影响较小,因为神经容易向活动的关节处滑动,从而减少施加在神经上的张力,而多关节活动则避免这种情况,这也是滑动手法和张力手法主要的区别点。

3. 神经松动技术 操作速度要均匀,并按照一定的顺序进行,每次牵拉时间为 1 ~ 10s。过强的牵张力、过快的频率可能会导致神经的损伤。

应用神经松动术时,我们需要考虑两个重要的因素,即关节活动对神经的影响和周围神经本身的解剖环境。关节活动使骨骼与骨骼之间相互靠近或远离,当互相远离时,跨过关节的周围神经被动拉长,整体向关节活动的方向滑动。神经动力学检查即应用了这个原理。举例来说,正中神经经过肘关节和腕部的掌侧面,所以肘、腕关节的伸直活动会特异拉长正中神经;桡神经在肱骨外侧螺旋向下而行,因此上臂内旋伴前臂旋前可以选择性刺激桡神经;踝关节趾屈伴内翻则使腓总神经向身体足部方向滑动。另一个关键的因素是神经周围的支持环境。被动屈膝试验时会牵拉股四头肌,这时股四头肌上的张力会传递至股神经,并向上传递至中段腰椎的神经干。

(六) 神经松动术操作

临床常用的神经松动技术一般针对正中神经、尺神经和桡神经等评估或治疗,基本操作方法如下:

1. 正中神经松动术 患者仰卧,将患侧肩关节外展至出现症状或感觉到局部组织张力增加的位置,操作者站在患侧,用一只手固定患者的大拇指,另一侧上肢的肘关节和大腿固定上臂,腕关节背伸,前臂旋前,肩关节外旋至出现症状或感觉局部组织张力增高时,令患者颈椎向对侧屈曲。

2. 尺神经松动术 患者仰卧,将患侧肩关节外展,操作者站在患侧,患者的肘关节放置于操作者的大腿部,操作者一手固定患者前臂,另一手将患者手腕和手指背屈,前臂内旋,肩关节内旋并确保手腕稳定,肘关节弯曲直到触碰患者耳朵,操作者通过另一手将肩胛骨向足部方向推动,肩外展,令患者颈椎向对侧屈曲。

3. 桡神经松动术　患者仰卧,操作者站在患侧,并将患者的肩关节放置于床外侧,用大腿将肩胛骨向下肢的方向推动,操作者一手放在患侧肘关节,另一手握住腕关节并逐渐将其肘伸直,接着握手腕的手将肩关节内旋,肩外展,腕关节尺偏伴掌屈,大拇指内收,颈椎向前屈曲。

4. 腓总神经松动术　患者仰卧,操作者站在健侧,一手放在膝关节处,另一手放在足部,将患侧腿处于伸膝位并抬高至90°,继而髋关节内收、内旋,躯干向对侧屈曲,足内翻并跖屈。

5. 胫神经松动术　患者仰卧,操作者站在健侧,一手放在患侧膝关节,另一手放在足部,将足外翻并背屈,继而膝伸直,将患侧腿抬高至90°。

6. 股神经松动术　患者侧卧,健侧下肢在下方并屈曲,躯干屈曲并用双手抱住其健侧腿,操作者站在患者后方,膝关节屈曲,大腿后伸并外展。

（王于领）

四、肌力训练

周围神经疾病是指周围神经受损的一类疾病,包括范围很广。神经脱髓鞘或者轴突变性常产生一系列的症状,包括感觉障碍、疼痛、肌肉无力和疲劳等,甚至出现心理障碍和社交障碍。肌力下降、反射减弱或者消失是运动神经受损的典型表现。

周围神经中断后,其支配的肌肉即失去收缩功能,肌张力下降。肌肉内的糖原合成减慢、蛋白质分解加速,肌肉逐渐萎缩。失神经支配的骨骼肌发生萎缩性病理改变的机制主要包括两方面。一方面,肌肉组织的微循环发生明显改变,其毛细血管退化且退化速度大于肌纤维丧失的速度,这样导致失神经肌肉毛细血管数与肌纤维数的比例下降,同时随失神经时间的延长胶原纤维的增多更加明显。血管床的重新构建将影响氧的代谢,同时损害微循环。不充足的血液供应及大量胶原聚积,可能是阻止长期失神经肌肉神经再支配的重要原因。另一方面,肌肉本身将发生显著变化,包括运动终板丧失、细胞质丢失、肌原纤维排列紊乱且变细、肌丝疏散、肌浆蛋白和肌原纤维蛋白含量下降、线粒体肿胀变性。

周围神经疾病受损后肌肉功能的训练,应从早期开始,根据肌肉不同的功能水平制定个体化的治疗方案。其治疗内容方面,主要包括神经肌肉电刺激的治疗及运动训练。已有证据表明,神经肌肉电刺激虽不能改变失神经肌萎缩的发展方向,但可延缓肌肉萎缩进展。有学者的研究发现,功能性电刺激后萎缩肌肉中的脂肪和结缔组织所占比例显著下降,并可促进尚未萎缩的肌纤维增粗和肌纤维再生,使肌肉收缩和兴奋－收缩偶联的细胞器再生,从而预防肌萎缩。大量的研究已发现,功能性电刺激可提高2型肌纤维的比例。以往研究表明,运动训练可提高周围神经疾病患者的肌力、活动能力及疲劳状况。有指南指出,周围神经病的运动处方应包括有氧运动、功能性运动训练及肌力训练。肌力训练除可增加肌肉质量、肌力外,对骨密度、胃肠蠕动功能、胰岛素活性、静息时的代谢率及生存质量的提高有积极作用。

临床上,常遇到神经损伤的患者在急性期,因害怕过度运动加重症状,而不知如何锻炼,等到了恢复期或慢性期时,肌力及肌耐力已明显下降。确实,有的患者以肌无力为特征的,关节可能处于一个不良的生物力学状态,运动可能引起软组织的损伤。因此,合理的运动治疗时机非常重要,有证据表明在神经移植术期间增加神经肌肉的活动是不利的。也有研究表明,神经移植阶段加强的运动训练不利于神经芽生作用,然而在神经修复的恢复期进行运动训练,可产生有利效果。

(一)肌力训练的原则

肌力训练应遵循的基本原则包括超量负荷原则、特异性原则、渐进性原则及可逆性原则。

1. 超量负荷原则 是指训练强度要超过这块肌肉日常的活动。如果没有超量负荷的刺激,就算是设计良好的训练方案也难以提高肌肉力量。此原则除了增加负荷外,还可以增加每周的训练频率,增加每次的运动次数及运动组数,强调全面的复合运动,降低组与组之间或次与次之间休息期的时间,或者结合负荷、频率、重复次数、组数及休息时间的长短一起调整。当遵循超量负荷训练的原则时,应注意避免过度训练。

2. 运动适应特异性原则 特异性是制订运动方案的必要基础。运动适应特异性原则(specific adaptation to imposed demands,SAID 原则)可应用于全身各系统,是 Wolff 法则(即身体系统对长期作用于其上的负荷会产生适应性的变化)的延伸。SAID 原则帮助治疗师制定运动处方,通过设定合适的治疗参数达到特定的治疗效果,以满足特定的功能需求与目标。

3. 特异性原则 是指为达到增强某块肌肉的力量,则需要设计针对性的动作,通过训练产生适应性变化,以提高这块的肌肉的能力。比如,欲提高胸肌的力量,可通过推举动作,募集胸大肌,以提高胸大肌的功能。换言之,也是一种供需的平衡,即为使训练的肌肉增加负荷,长期的训练后,肌肉对此产生适应性,即可增加肌力。在实施特异性原则时,还需要考虑到训练的目的是增加肌肉的肌力、爆发力还是耐力,如果目的是增加肌耐力,运动强度和运动持续时间应该以增加肌耐力为主。

4. 渐进性原则 如果要达到持续的训练效果,训练的强度应渐进性增加。渐进性原则如果应用恰当,则可使训练长期受益。渐进性原则的应用中最直接的方法是提高运动时的负荷,也可通过增加每周训练的次数,每次训练的动作数,改变训练的类型,增加训练对肌肉的刺激作用。渐进性原则的使用应基于患者的身体状况、肌肉功能,系统性和渐进性的增加。

5. 可逆性原则 机体对于力量训练的适应性变化,比如增加肌力或肌耐力是短暂的,除非坚持长期的运动训练以维持运动训练的效果。去适应状态,反映肌肉表现的下降,一般在肌力训练停止后 1 周或 2 周就开始出现,直到运动训练的效果都丧失。因此,在患者康复的过程中,应在日常生活活动中尽早开始肌力和肌耐力的训练。这对于维持肌力训练的长期效果有重大意义。

(二)治疗原理

骨骼肌功能对于肌力训练可产生适应性变化。肌力训练可促进肌纤维的增粗及肌肉运动单元的增多。随肌力的增加,肌肉的血管反应改善,肌肉的耐力和功率也增加。

影响正常肌肉张力产生的因素包括肌肉结构和功能,包括肌肉形态学、生物力学、神经学、代谢及生物标记物等因素。所有这些都会影响肌肉收缩的幅度、持续时间及速度,以及肌肉疲劳的发生。其他的因素还包括能量储存,疲劳的影响,恢复期的影响,以及患者的年龄、性别、心理 / 认知状态。治疗师应该全面认识这些因素,以观察这些因素对于患者运动表现的作用和潜在结果。

（三）适应证与禁忌证

肌力训练的适应证包括：①失用性肌萎缩：即由于制动、运动减少或其他原因引起的肌肉失用性改变导致肌肉功能障碍；②肌源性肌萎缩：肌肉病变引起的肌萎缩；神经源性肌萎缩：由于神经病变引起的肌肉功能障碍；③关节源性肌无力：由关节疾病或损伤引起的肌力减弱，肌肉功能障碍；④其他：由于其他原因引起的肌肉功能障碍等以及正常人群、健康人或运动的肌力训练。

禁忌证包括各种原因所致关节不稳、骨折未愈合又未做内固定、骨关节肿瘤、全身情况较差、病情不稳定者、严重的心肺功能不全等。当肌肉或关节炎症或水肿时，不适宜做动态阻力运动。此时，给予阻力将导致更严重的肿胀及增加肌肉关节的破坏。低强度等长运动如果不增加疼痛感，可在肌肉关节发炎时做。如果患者抗阻训练时或训练后 24h 出现关节或肌肉严重疼痛现象，应取消或减少阻力，并且治疗师应仔细评估疼痛的原因。

（四）操作方法

1. 原则　根据患者现有肌力水平选择合适的训练方式。

（1）当肌力处于 0 ~ 1 级时，宜进行被动运动、神经肌肉电刺激（包括功能性电刺激及电子生物反馈疗法）及传递神经冲动训练（患者主观用力试图做肌肉收缩的活动）。传递神经冲动训练与被动运动结合进行，效果较好。

（2）当肌力处于 2 级时，宜进行主动助力运动训练，配合神经肌肉电刺激。此时肌肉已有一定的肌电活动，肌电生物反馈电刺激疗法效果较佳，同时也可做一些免负荷运动训练。

（3）当肌力处于 3 级时，以主动运动为主，并在抗重力体位下进行训练或者加适当的阻力。

（4）当肌力处于 4 级时，宜进行徒手抗阻训练和各种器械的抗阻训练。

（5）耐力较差的肌肉群，宜进行肌肉耐力训练。

2. 肌力训练的方式

（1）主动助力训练：根据助力来源分为徒手助力和悬吊助力运动。

徒手助力运动：当肌力为 2 级时，治疗师帮助患者进行主动锻炼。随着主动运动能力的改善，治疗者逐渐减少帮助。

悬吊助力运动：可利用绳索、挂钩、滑轮等简单装置，将运动肢体悬吊起来，以减轻肢体的自身重量，然后在水平面上进行运动锻炼。助力可以来自通过滑轮的重物或治疗者徒手施加，助力大小根据患者肢体的肌力而定。悬吊助力运动适合于肌力 2 级或稍低者。

（2）主动运动：当肌力 3 级时，让患者将需训练的肢体放在抗重力的位置上，进行主动运动。

（3）抗阻训练：抗阻训练是一个抵抗外加阻力的任何形式的动力或静力性肌肉收缩的主动运动。外周阻力可以是徒手或器械性的。

徒手抗阻训练：一种由治疗师或健侧肢体提供阻力的肌力训练方法。阻力大小不能定量化，一般在训练早期，肌力较弱只能抵抗轻到中度阻力，或者是需要将关节活动度控制在较小范围内时，应用该技术。阻力的大小由治疗师根据患者情况控制。

器械抗阻训练：一种通过器械提供阻力的肌力训练方法。阻力大小可定量化，并且可逐渐增加。

3. 肌力训练的方法　肌肉的力量训练指特定肌肉渐进性对抗阻力的重复性收缩，包括等长收缩、等张收缩及等速收缩三种训练模式。要使肌力增加,肌肉收缩时的张力必须达到最大收缩力的60%~70%或以上。肌肉等张收缩形式包括向心性收缩及离心性收缩。向心性收缩是指肌肉收缩时肌肉缩短,离心性收缩是指肌肉收缩时肌肉长度增加,肌肉在进行离心性收缩时产生的张力最大。

等长收缩是指肌肉收缩时肌肉长度保持不变。训练过程中肌肉抵抗最大阻力而不引起关节的活动,若要增加肌力及肌耐力,肌肉必须对抗阻力维持至少6s的等长收缩,这样使肌肉每次收缩都有足够的时间达到最大张力并产生代谢上的变化。组织受伤后或术后的愈合,各时期可使用不同形式和强度的等长运动,以符合不同的康复目标及患者功能的恢复。这些运动方式包括肌肉定位收缩运动、抗阻等长收缩及稳定性运动训练。

等张收缩是指肌肉的收缩只是长度的缩短而张力保持不变。动态的肌力、肌耐力及爆发力可借由等张运动训练出来。

等速运动是指一种利用可控制的设备来控制身体某一部位动作的速度以控制肌肉伸长或缩短的一种动态运动方式。等速是指动作以一固定速度进行。

等速运动训练与等张运动训练的不同在于前者在运动过程中只要是在适当的时机做快速的动作训练,就不会对肌肉骨骼产生不良影响;而等张运动通常要求低速进行,以便控制动作的稳定性,并避免肌肉关节受伤。在做等速运动时,患者不必控制快速移动的肢体所产生的动力,而在做等张运动时,若没控制好动力则易伤及收缩中的肌肉。

等速运动不仅能增加肌力,也能增加肌爆发力及肌耐力。这种运动方式让患者可以用相当大的力量对抗极大的阻力,以最大的速度来运动,进而改善爆发力而不发生危险。另外,可通过在各种速度下,重复多次大量的肌肉收缩的等速训练来改善肌耐力。

4. 肌力训练的处方 肌力训练的处方内容可归纳为FITT-VP,包括运动频率(frequency)、运动强度(intensity)、运动持续时间(time)、运动类型(type)、运动量(volume)、运动形式(pattern)和渐进性(progression)。处方的设定应基于肌力训练的总原则,即超量负荷原则、特异性原则、循序渐进原则和可逆性原则。对于周围神经疾病的患者,应于训练前全面评估患者存在哪些肌群的功能受限,针对功能下降的肌群进行训练,其他未受影响的肌群应进行维持性训练或依患者意愿及治疗需要进行增强性训练。

(1)运动频率:对于一般的肌肉适能,尤其对于从未参加抗阻训练的人群及未参加规律训练的人群应该每周对全身主要的大肌群(包括胸肌、肩部肌群、腰背部肌群、腹部肌群、髋周肌群及腿部肌群)每周进行2~3天的训练,两次训练间同一肌群应至少间隔48h。根据个人的时间安排,每次训练可针对所有肌群进行训练,也可选择对部分肌群进行训练,交替进行。

(2)运动类型:抗阻训练的过程中,可使用不同的工具或器械提供运动的负荷,常用于提供负荷的工具有哑铃、沙袋、健身器械或弹力带等。抗阻训练的方案中应该包括多关节或涉及多块肌群的复合运动(如肩推举、引体向上、下背伸直、卷腹、腿推举、蹲等)。单关节的运动一般只针对单块肌肉,如肱二头肌、肱三头肌、股四头肌、臀大肌的训练可同时包含在一个抗阻训练的方案中。为避免肌肉的不平衡造成损伤,应该同时训练协同肌和拮抗肌,如下背部肌群和腹部肌群或股四头肌和腘绳肌应该同时训练。

(3)运动量:每次训练时,每组肌群应该训练2~3组,每组的动作应该相同或类似,以保证训练的目标肌群相同。组间间隔2~3min,利用不同的动作训练相同的肌群可增加训练多样性,以防患者长久重复同一动作,降低对运动的积极性,这样有利于提高患者对运动依从性。每个肌群重复四组的运动,比只重复两组的更加有效。

抗阻训练的强度和每组重复次数是相关的。简言之,若增加运动强度,则重复次数可适当减少。为了改善肌肉的力量、质量及肌耐力,要求抗阻训练过程中每组运动的每个动作重复 8 ～ 12 次,即采用一次最大收缩力(1RM)的 60% ～ 80% 作为训练强度。每组训练应该达到肌肉的疲劳点但不是筋疲力尽的点,因为肌肉的过度疲劳意味着肌肉受损或诱发延迟性肌肉酸痛。

如果抗阻训练的首要目的是提高肌耐力,而不是提高肌力和肌肉质量,每组重复次数可增加至 15 ～ 25 次,组间间隔短的休息期,减少组数(如每个肌群进行 1 ～ 2 组)。这种方案要求低强度的抗阻,强度一般不超过 1RM 的 50%。对于年老或非常虚弱且容易出现肌肉肌腱受伤的患者,应该从低至中等程度(即 1RM 的 30% ～ 60%),多重复(如 10 ～ 15 次),或自我感觉疲劳程度(自我感觉疲劳程度量表,总分 10 分)控制在 5 ～ 6 分的程度开始。当抗阻训练一段时间后,机体产生适应性变化,肌肉肌腱状态改善,可逐渐进展到更高强度的训练。

(4)抗阻训练技术:为保证达到预期的治疗效果,减少训练中受伤的机会,每次抗阻训练都应该以正常的形式和方法进行,包括以可控制的方式重复动作,进行全关节范围的活动,配合正确的呼吸方法(如,向心收缩时呼气,离心收缩时吸气,避免憋气动作)。不推荐抗阻训练的过程中只进行离心收缩,或在超高负荷(超过 1RM 的 100%)的情况下延长收缩时间,因为这样会增加受伤的机会及发生严重的肌肉酸痛。患者在进行抗阻训练前应接受专业人员的指导。

(5)渐进性及维持阶段:当肌肉对抗阻训练产生适应性变化后,患者应坚持进行训练,并持续遵循超量负荷原则。渐进性超量负荷的原则可通过多种方式进行。最常见的方法是增加运动时的负荷、运动训练的组数及增加运动训练的频率。

如果患者已达到肌力训练预期的目的,只想维持现有肌力水平,则不必增加运动量。也就是说,在抗阻训练的维持阶段,则不需要增加抗阻训练的负荷、组数及频率。肌力的维持期,对于特定的训练肌群应至少每周进行 1 次训练。

肌力训练是周围神经疾病治疗策略的重要内容,尤其是在神经病变恢复期及慢性神经疾病中的应用。周围神经疾病的患者应尽早开始肌肉力量训练,早期在无痛范围内对受损肌群进行训练,正常肌群应一直坚持训练。肌肉的等长收缩训练在周围神经受损后应用较多,肌肉力量较弱时,如肌力在 2 级以下时,即应指导患者反复进行肌肉的主动收缩训练,不管是否引起关节的运动。随着肌力的增加,可采用不同的肌肉收缩方式。但是,在训练过程中,由于周围神经损伤导致出现感觉障碍、筋膜的病变以及肌原纤维变性等,易使肌肉疲劳,因此在训练时要避免使患者过度疲劳。严格按照肌力训练的原则,制定个体化的训练方案,以提高患者的肌肉表现和体能。

(王于领)

五、感觉训练

(一)概述

神经损伤后再生是复杂的生物学过程,其结果取决于多个生物学和环境因素,如损伤程度、损伤类型、神经类型、病变水平、处理方法、轴突再生速度、患者年龄及轴突诱导程度等。神经损伤后由于部分轴突再生过程产生错配,导致传入神经冲动的数量、形象及信息的定位与伤前不同,使得大脑对以往熟悉的相同的传入信号刺激产生与受伤前不同类型或程度的解译。

感觉训练就是通过大脑功能重组的过程,促使大脑重新解译这部分改变了的信号。其机制是利用大脑皮层的功能可塑性,通过一系列的训练使大脑以某种方式重组,提高其正确处理不同于以前形象的感觉冲动的能力,从而促进其感觉功能的恢复。同时,感觉训练也是一种再学习的方法,治疗时需集中注意力、重复反馈记忆结果及强化训练过程等。

(二) 感觉训练方法

感觉训练的常用方法包括感觉再教育(sensory reeducation)和脱敏治疗(desensitization)。

1. 感觉再教育　感觉再教育在 1966 年由 Wynn-Parry 和 Salter 提出及设计,它是一种使用认知学习技巧(cognitive learning techniques),通过使用替代的感觉(如视觉或听觉)及渐进式触觉刺激让患者学习在周围神经受损后如何认识异常感觉传导模式的方法。

(1)感觉再教育的基础:神经横断修复分为两个阶段,第一阶段(phase 1)是指术后神经已经修复但再生的轴突未达到靶组织,在这段神经横断修复后的沉默期(silent phase),支配区域基本没有感觉。在神经横断的 24h 内,大脑相应的感觉皮层开始萎缩,邻近皮层区域却在增长。有研究证实,腕部正中神经断裂的修复,第一阶段通常持续 3～4 个月。第二阶段(phase 2)是当新生的轴突再支配皮肤及肌肉时,由于轴突再生过程产生错配,导致传入神经冲动的数量、形象及信息的定位都不同于病前,使大脑映射发生错乱或非结构化的变化,大脑皮层不能识别或错误识别传入的感觉冲动信息,需要用视觉或听觉代偿。

近十多年的研究显示,感觉再教育在神经修复的第一阶段即可进行,此时感觉神经支配区域没有感觉输入,大脑皮层躯体感觉相应分布(map)区域呈现沉默(silent),如黑洞,这时邻近皮层区域会迅速扩展和占据沉默区域。第一阶段开始感觉训练的目的是激活(activating)和维持(maintaining)相应分布在大脑皮层的区域,更好地为神经再支配做准备,使感觉再教育更容易。

进行感觉再教育的原理是利用大脑跨通道的能力(cross-modal capacity)、不同感官之间相互作用(如视触觉和听触觉相互作用)和大脑的可塑性可用于创造损伤区域活动的幻觉(illusion)去实现。视觉观察性触摸(visual observation of touch)被证实可激活躯体感觉皮层;仅观察手运动动作(the mere observation of hand motor actions)可激活前运动皮层(premotor cortex)的运动神经元及镜像神经元(the mirror neurons);通过阅读或收听行为(action)和语言(words)可能会激活前运动皮层;通过收听手部触摸的摩擦音或触摸不同质地的物品,可激活躯体感觉皮层。不同阶段感觉再教育活动设计应基于神经生理学对神经纤维特性的研究证据。神经生理学研究发现有髓鞘的神经纤维(myelinated sensory fibers)根据其对机械刺激的反应可分为快适应纤维(quickly-adapting fibers)和慢适应纤维(slow-adapting fibers),快适应纤维又分为最大能反应 30cps 震动频率及最大能反应 256cps 震动频率两组。临床上,慢适应纤维可归类为那些感受持续压力觉及压力大小的纤维,而快适应纤维不但可感受30cps 及 256cps 的震动还可感受移动性触觉。感觉再教育活动设计应根据不同类型纤维的恢复情况,适时选择合适的训练方案。

(2)感觉再教育的方法:第一阶段,感觉再教育的训练条件及注意事项:手部受损区域无保护性感觉,使用感觉训练时要谨慎,避免皮肤受伤。训练每天分多次进行(4～5 次),每次至多不超过 10min,确保在一个安静和舒适的环境下进行,以便于集中注意力。

1)安全宣教:让患者了解特殊的感觉缺失,教会患者在日常生活活动中的安全知识,注意在存在风险的活动中避免使用患肢：①避免接触热、冷和尖锐物品；②避免使用小把柄工具，可将小把柄加粗后再使用；③抓握物品或工具时，有意识地不用比需要的力更大的力；④避免长时间使用一种工具工作，以预防某一部位的皮肤承受过大的压力；⑤经常检查皮肤有无受压的现象，如出现红、肿、热等情况；⑥如果感觉缺损区出现皮肤破溃，应及时处理伤口，避免组织进一步损伤；⑦注意皮肤护理，保持无感觉区皮肤的柔韧性及弹性。

2) 保护觉训练：治疗师先用针刺、冷、热、深压刺激等手段，让患者体会每一种感觉的特点。让患者按"闭眼－睁眼－闭眼"的过程反复训练。通过反复训练，使患者重新建立感觉信息处理系统。

3) 触觉训练：在能分辨 30cps 的震动之前，即可进行早期触觉训练。①当看见别人触摸物品时，想象自己触摸时正常感觉是怎样的；②观察触摸：治疗师触摸患者无感觉的手指，同时触摸另一只手的相应手指，患者需集中注意力，或患者可用自己健侧手指触摸对侧相应手指，以通过视触觉的相互作用激活大脑；③其他方式的训练，如镜像视觉反馈：患者患侧手置于镜子后面，健侧手置于镜子前面，把镜子里面反射的手想象成患手在活动（大脑产生患侧活动的幻觉）。

第二阶段，周围神经修复一段时间后，当感觉轴突重新长入相应组织，可开始第二阶段的感觉再教育。感觉再教育的训练条件及注意事项：当患者手掌能感受到 30cps 振动，或移动触觉恢复，或保护性感觉存在（单丝测试小于 4.56/4.31）时，即可开始定位觉和复合知觉的再教育。注意，患者不可用自己的一只手刺激另一只手，这样接收到的两组感觉信息会导致脑部信息处理混乱。

1) 定位觉和复合知觉（移动与恒定触觉）再教育

A. 移动性触觉训练：用铅笔橡皮头或指尖在治疗区域上下移动。嘱患者先睁眼观察受损区域感觉刺激，然后闭眼将注意力集中在刺激上，然后再次睁眼确认感觉刺激。应用这种"睁眼－闭眼－睁眼"的方法，重复直至能辨别清楚。若能辨认移动性触觉，可开始进行恒定触觉训练。

B. 持续触压觉训练：用铅笔橡皮头压在手指或手掌的一个地方，产生持续触压觉，先睁眼感觉刺激，然后嘱患者闭眼，将注意力集中在刺激上，然后睁眼，证实发生的一切。按压力度应该由开始的较大逐渐减轻，直至辨别清楚。

C. 触觉定位训练：让患者闭眼，治疗师用铅笔的橡皮头触碰手掌不同部位，要求用健手指出每次触碰的部位，如果反应错误，患者可直接注视触碰的部位，以视觉协助判断压点的位置，要求患者叙述触碰部位的感觉，然后闭眼感受压点的触感。如此反复练习。

2) 辨别觉再教育：辨别觉的再教育训练条件当患者手指尖能清楚分辨定位觉、移动与恒定触觉和 / 或 256cps 振动觉时即可开始辨别觉再教育。①触觉的灵敏性训练：感觉减退或消失的患者，往往很难完全恢复原来的感觉，可让肢体触摸或抓捏各种不同大小、形状和质地的物品来进行反复训练。②触觉辨别训练：形状辨别训练应循序渐进地训练患者恢复精细感觉。从辨别形状明显不同的大物体开始，逐渐过渡到形状只有细微差别的小物体；从熟悉的普通物品开始，先睁眼抓握物品，然后闭眼，将注意力集中在感知上，再睁眼看物品，以加强感知。也可嘱患者闭眼，将一个物品放在患手，要求患者去感受并描述形状。如果患者的反应不正确，让患者睁眼看着物品进行体验，整合触觉和视觉信息，然后用健侧手去比较感觉体验，然后用不同形状的物品继续训练。

质地辨别：可以进行形状辨别后，可要求患者区别质地不同的物品，如毛巾、纸张、橡皮、塑料等。

日常用品辨别：先闭眼识别形状和质地不同的日常用品，如果回应错误允许患者睁眼看物体，用健手比较感觉，再闭眼想象。

其他训练方式，如：皮肤书写觉（graphesthesia），让患者用受损区域追踪训练板上的数字、单词或几何图形；鼓励患者双手进行日常生活活动、工作及娱乐活动；双侧手进行活动时，患手与健手比较工具和材料的感觉。

2. 脱敏治疗 感觉过敏（hypersensitivity）是一种对无伤害性的触觉刺激产生的极度不舒服或易激惹的反应。出现感觉过敏的具体原因不明。有的认为是受损的神经内部神经再生产生自发性疼痛或再生轴突髓鞘不够成熟及周围瘢痕变得敏感，不断向大脑发出不正常的痛觉信号，大脑接收越来越多的这些信号就会出现过度反应和变得敏感。

脱敏治疗（desensitization training program）是指应用设计好的治疗方案和程序降低感觉过敏的症状的治疗方法。脱敏治疗的原理主要是通过不断的刺激使神经形成习惯性（habituation），兴奋性神经递质（excitatory neurotransmitters）的释放降低，从而反应降低。如果刺激持续长时间，突触连接数量的降低会发生永久的改变。脱敏治疗旨在帮助患者提高在敏感区域对刺激的耐受度及接受度，通过降低敏感区域疼痛反应，从而最大化功能或为感觉再教育的实施奠定基础。

脱敏治疗的适应证：①敏感的截肢残端；②神经损伤后出现触碰痛；③高度敏感的瘢痕及周围皮肤区域；④神经瘤。

脱敏治疗的禁忌证：①活动性感染；②弥漫性或器质性疼痛；③开放性伤口；④由于心理问题引起的疼痛。

脱敏治疗的注意事项：①治疗时间：5 ~ 10min，当患者可接受刺激即可停止，3 ~ 4次／天，做的次数越多对恢复越有利；②从轻微能忍受的刺激开始对敏感区域进行脱敏，当感觉舒适后，增加到更难忍受的刺激；③进行脱敏治疗时，患者需身心放松，在安静的房间，可收听音乐、看电视等；④鼓励患者尽快开始可接受的日常生活、工作及娱乐活动等；⑤在脱敏治疗的早期，避免会造成疼痛症状放大的刺激，如冰冷刺激、情感压力和局部刺激物等；⑥当能接受最难忍受的刺激时，可停止脱敏治疗，开始感觉再教育训练或恢复功能。

脱敏治疗的常用方法包括：

（1）健康宣教：在实施脱敏治疗前，应告诉患者这种敏感是神经再生过程中必然的现象和过程，随着神经的修复，敏感区域的敏感现象自然会减轻，尽可能使患者减少恐惧心理，让患者有意识地使用敏感区域。如果患者不能克服敏感现象，很难进行感觉再教育及相关的功能训练。

（2）材质刺激法：应用不同级别的材质划擦和轻拍感觉过敏区域。递增材质建议：棉花，毛毡，1/8英寸（1英寸 =2.54cm）的矫形毛毡（orthopedic felt），1/4英寸的矫形毛毡，织物毛巾，尼龙搭扣环，尼龙搭扣钩，砂纸。

（3）浸没式粒子（immersion particles）：浸没敏感部位到分级别的粒子里进行感觉输入，粒子类型包括：棉花、聚苯乙烯泡沫塑料块、沙子、豆子、大米、小米或通心粉等。

（4）振动：使用分级的音叉或电动振动器械，可改换不同形状的附件和振动速度，刺激敏感区域。可先在敏感区域的周围进行刺激，逐渐到间断地刺激敏感区域，最后持续刺激敏感区域。

（5）其他治疗方式：如按摩、敲击、持续性按压、经皮神经电刺激、交替冷热流体浸入等刺激敏感区域,刺激量逐渐加大,从而产生适应性和耐受力。

(王于领)

六、日常生活活动能力训练

日常生活自理是康复的基本目标。人类日常活动的内容是非常丰富的,其中基础性日常生活活动(BADL)即功能性移动和自理活动是维持生存的基本活动;而工具性日常生活活动(IADL)则体现了人与环境之间的相互关系。急性炎症性脱髓鞘性多发性神经病、运动神经元病等周围神经疾病所致的运动、感觉、构音等障碍对患者的日常生活产生不同程度的影响。进行 ADL 训练前应先进行活动分析,既要考虑患者残存的运动、感觉等功能,还要考虑其年龄、性别、职业、兴趣、安全性、社会生活环境和文化教育背景、生活习惯等,尊重患者人格和个人价值,尊重患者及家属的需求,以提高患者参与的动力等。而要实现回归社会的康复目标,不仅进行 P(B)ADL 和常用 IADL,还要教会患者在日常生活中主动寻找解决问题的方法。当患者的欲望和要求靠其自身不能实现时应指导采取代偿的方法,包括提供必要的自助工具及对环境进行改造,甚至通过残疾人服务或福利部门为其提供就业帮助。对不同类型和程度的周围神经疾病患者进行 ADL 训练的内容和方法有所不同。

(一)急性进展性周围神经疾病

如急性炎症性脱髓鞘性多发性神经病(acute inflammatory demyelinating polyneuropathy,AIDP)等周围神经疾病患者在症状、障碍方面的表现差别很大,通常患者很快进入依赖照顾的阶段,故其 ADL 的训练应从 BADL 开始。

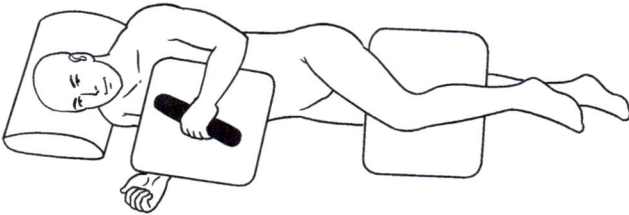

图 3-5 良肢位(侧卧位)

1. 良肢位摆放与床上坐位训练 处于卧床期的重症周围神经疾病患者应该注意保持良肢位(图 3-5),定时翻身,以预防压疮等并发症,必要时手中抓握毛巾卷,足部戴足托。如果病情允许应尽早开始床上坐位训练,不仅有利于改善心、肺功能,预防失用综合征,减少并发症,对于恢复早期自理活动,促进早期功能恢复也是非常重要的。因为当患者可以完成床上直立坐位时便可以使用轮椅等将日常活动范围扩大到社区环境。床上坐位训练可以使用手摇床或靠背支架逐渐抬高床头使患者过渡到直立坐位。坐起前先测量脉搏、血压,在坐位练习中应随时观察脉搏、血压的变化及有无头晕、恶心、面色苍白等体位性低血压症状,如脉搏增加超过 120 次/min、BP 下降超过 20mmHg 或出现体位性低血压症状应停止坐位训练。

2. 翻身训练 翻身是最基本的日常活动之一。从仰卧位至侧卧位的翻身顺序为:头向前屈曲并转向翻身一侧、髋和膝关节屈曲→肩关节屈曲、肩胛带前伸→躯干上部旋转→以骨盆为中心躯干下部旋转(图 3-6)。任何周围神经疾病所致卧床者,只要病情允许即尽早开始翻身练习。进行翻身训练可以根据患者残存的肌力、关节活动度、体力(爆发力和耐力)以及心肺功能等具体情况实施完全帮助(图 3-7)、部分帮助或独立翻身。在练习翻身的过程中注意不要把上肢压在躯体之下或丢在身后。在帮助患者翻身时动作要缓慢,帮助者的手分别放在肩胛部、髋部。

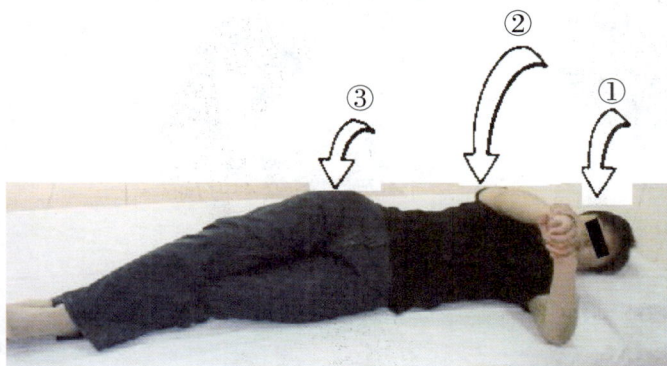

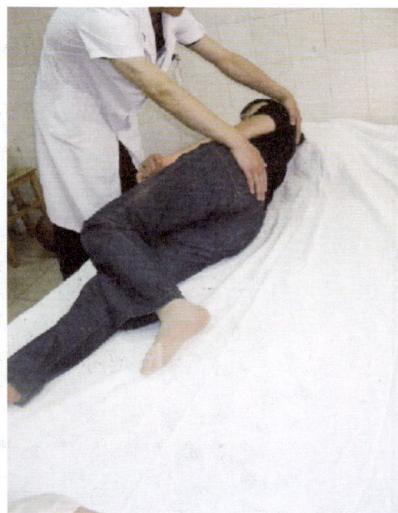

图 3-6　仰卧位至侧卧位翻身的顺序　　　　　　　图 3-7　完全帮助下翻身动作

3. 床边坐起训练　床边坐起活动的步骤包括：颈侧屈→躯干侧屈、上肢支撑→提起双腿放在床边→坐起（图 3-8）。当患者从侧卧位坐起困难时应降低难度，可以从半侧卧位肘部支撑开始练习颈和躯干侧屈到坐起，然后将肘部支撑点逐渐远离躯干，直到能够独立从侧卧位坐起。如果需要帮助，帮助者的手要放在肩胛部、膝部（图 3-9），尤其是对于肌张力较低者，应避免牵拉而损伤肩关节。

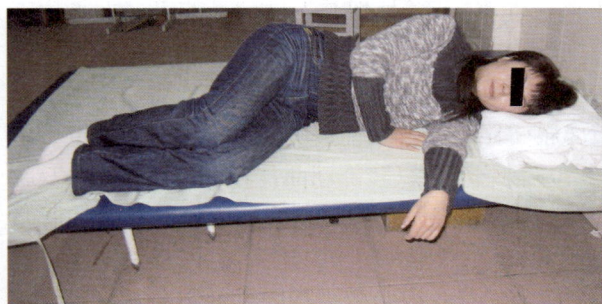

A

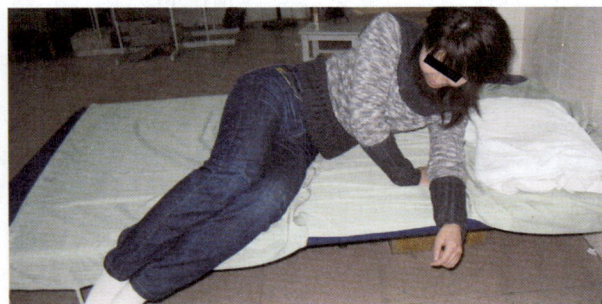

B

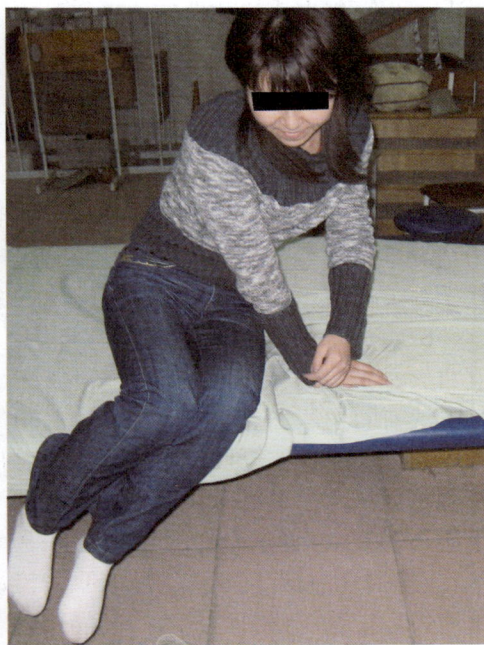

C

图 3-8　从床边坐起的步骤

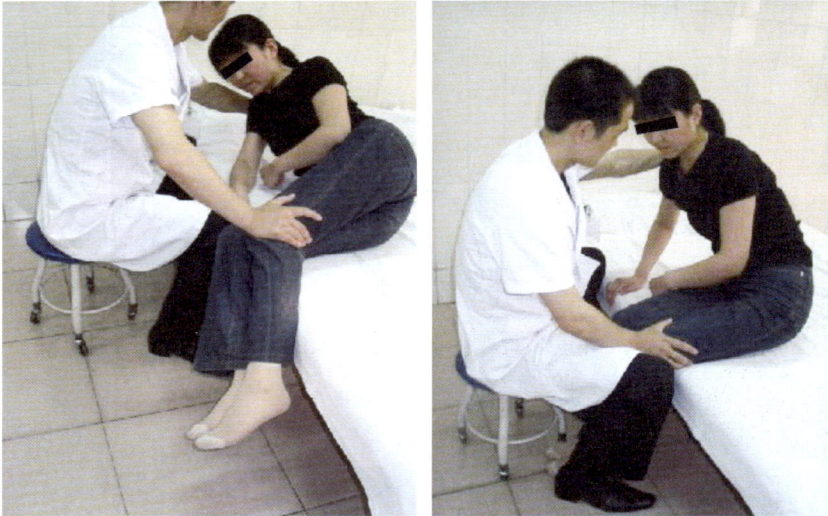

图 3-9　帮助下从床边坐起

4. 床边坐位训练　坐位是人类进行各种作业活动的常用姿势,其稳定性决定于支持面积、重心以及平衡反应。在坐位时支持面为臀部和双手以及双足支持点间的面积,该面积越大坐位平衡越稳定。刚开始进行坐位平衡训练时应尽量让患者把臀部向床里放,双手支持在床面,双足平放在地面上(床过高时要在足下垫木箱)以增加稳定性。当患者可以坐稳后逐渐增加难度,把臀部的位置由床里逐渐移向床边;由双手支撑→单手支撑→手扶膝→双手抬起,逐渐减少身体与床面的接触面积。对于肌张力低者用手支撑时要帮助固定和保护肘关节。也可以在床边放置作业桌,将患者上肢放在桌上,并根据其上肢的功能设计在坐位下进行作业活动。

5. 床边(或椅子)的坐起训练　站起是使身体从一个支持面(臀部)转移到另一个支持面(足底)的过程,包括足向后移、躯干前倾(髋部屈曲伴颈和脊柱伸展)、双膝向前运动将重心由臀部转移到足底、髋关节、膝关节伸展。坐下包括躯干前倾(髋部屈曲伴颈和脊柱伸展)、双膝向前运动并屈曲将重心由足底转移到臀部。周围神经疾病患者可以根据下肢的肌力和肌张力情况选择进行全帮助、部分帮助和独立的坐起训练;上肢有一定功能者也可以借助床边的扶手等进行站起的练习,随着肌力和躯干控制能力的提高逐渐减少帮助直至学会独立起坐。

6. 床(椅子)与轮椅间的转移训练　周围神经疾病患者根据其具体情况可以选择先站立再转动的方式或平移的方式来完成床(椅子)与轮椅间的转移。床(椅子)与轮椅间的转移方法有斜角法(轮椅与床呈 30°～60°)和直角法(轮椅与床呈 90°)。转移前必须先闸紧车闸,旋开足托。可以根据患者下肢的肌力和肌张力情况选择由他人帮助站立转移,如治疗师可以用自己的膝和足固定患者的膝和足,双手握住患者的腰带或托住双髋或一只手置于髋下,另一手置于肩胛部并向上提;患者双上肢搭在治疗师的肩部,以双足为轴转身坐在床(或轮椅)上(图 3-10)。下肢的肌力较好者也可以扶持其肩胛部或托住双肘完成转移。双下肢力量较差,上肢肌力较好者也可以采用滑动的方式从侧面或从正(后)面进行转移:从侧面滑动转移前需取下靠近床一侧的轮椅扶手,或借助转移板完成转移(图 3-11);从后面转移只适用于轮椅靠背可以打开或卸下者;如患者需要可以帮助患者抬起臀部完成转移(图

3-12)。椅子与轮椅间的转移方法与床和轮椅之间的转移方法相同。由于椅子重量轻,转移时注意防止椅子偏斜滑动。

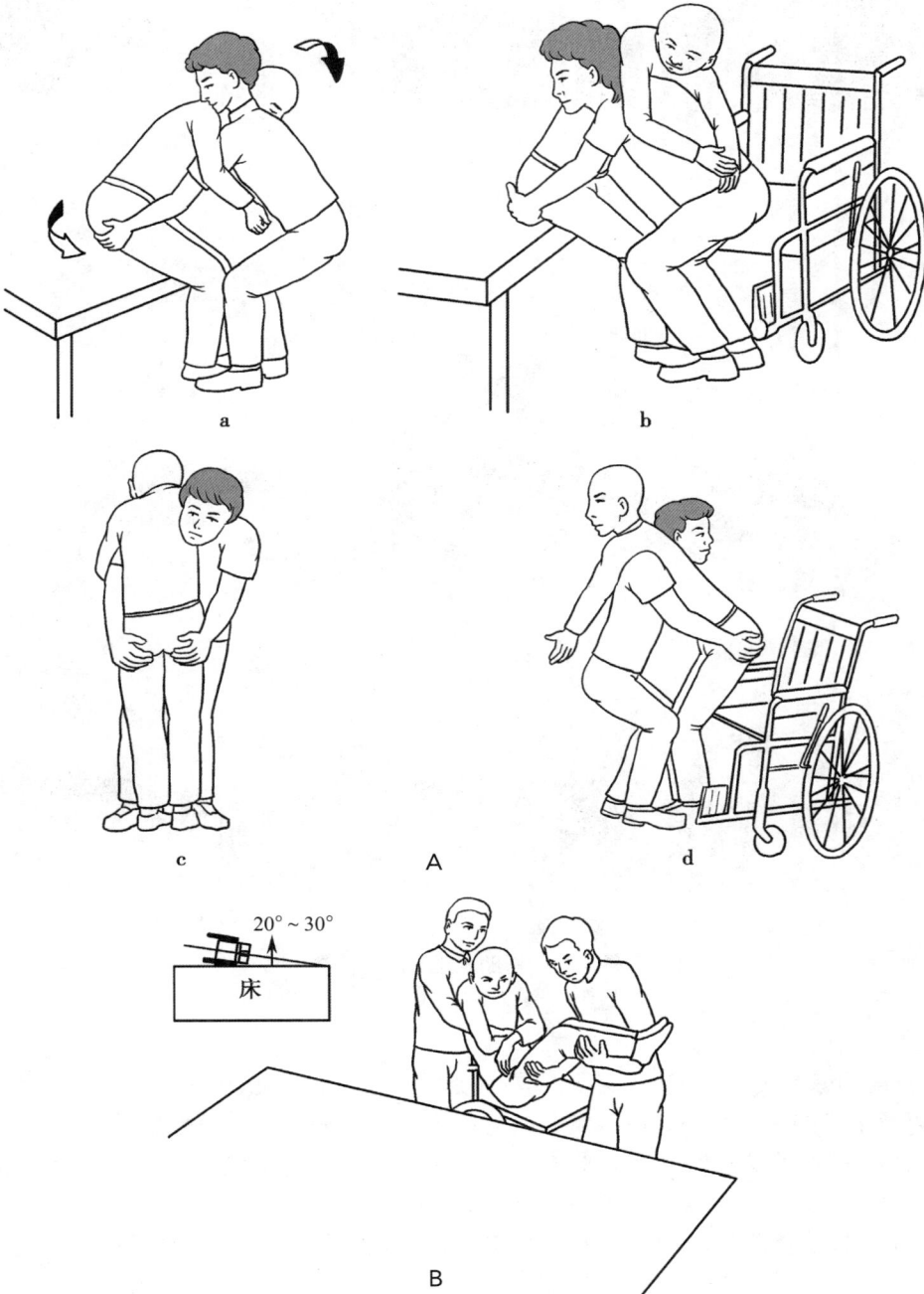

图 3-10　帮助床与轮椅间的转移

A. 一人帮助;B. 两人帮助

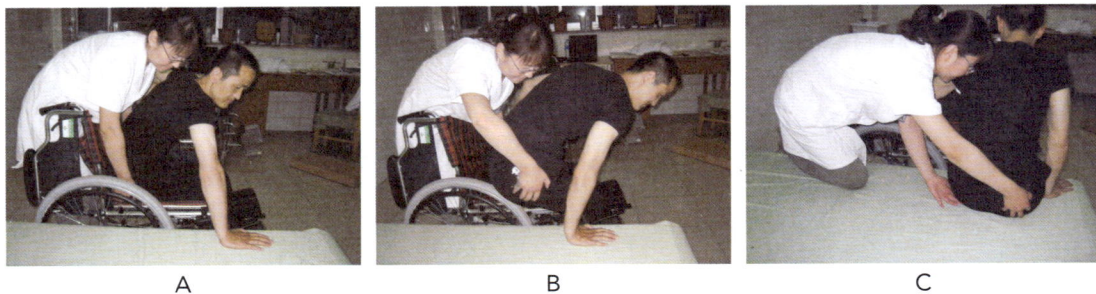

图 3-11 帮助从侧面滑动转移

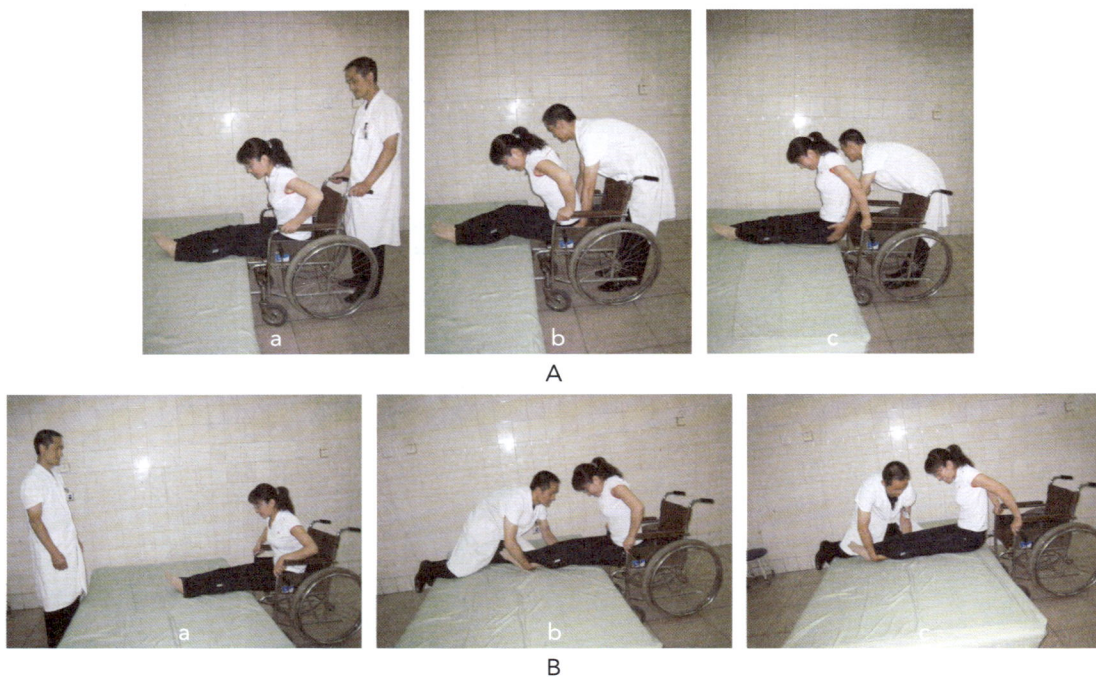

图 3-12 帮助从正面滑动转移
A. 方法 1；B. 方法 2

7. 进食训练 实现独立进食不仅需要具备健全的口腔功能,随意、稳定、协调的上肢和手功能以及平稳的坐姿和头部控制能力也是必备的。周围神经疾病患者进食的体位以及是否需要支撑、支撑量要根据患者的平衡、体力、耐力、上肢的功能综合考虑。在进食活动中桌子以及座椅的高度和稳定性非常重要,必要时要进行调整;进食方式也要根据其上肢及手功能确定,如远端肌力差,抓握、捏等动作完成困难者可以选用万能袖带或使用粗柄勺进食;近端肌力差者可以加高餐桌以方便手把食物运送到口中;或使用悬吊装置去除上肢重力的影响,利用残存的肩关节内收外展以及肘关节屈伸的功能把食物运送到口腔。对于运动协调性障碍上肢控制力差者可以在杯子下面放置防滑垫以防止倾倒;使用屈把的勺子或容易抓握的筷子等完成进食动作。常用的进食自助具详见本节"七、康复辅助器具的应用"部分。

8. 修饰 包括洗脸、刷牙、剪指甲等活动。根据患者的具体情况洗脸时可采取床上坐位、椅子或轮椅坐位、站立位进行，使用轮椅时注意洗手池的高度和形状是否适合轮椅进入，必要时进行调整。洗脸前应先测试水温以防烫伤，并根据上肢和手的障碍情况选择适宜的代偿方法。如使用长柄刷、电动牙刷、用万能袖带固定剃须刀等，通过对各种日常用具进行改造以代偿丧失的功能。操作水龙头困难者避免使用旋转的开关，而选用上下或左右搬动的开关。剪指甲困难者通常把指甲刀固定在台面上，把刀柄加长等。

9. 更衣 对于上肢远端肌力差者，可以使用系扣器，或把扣子换成挂钩、拉链或尼龙搭扣；当手指捏力差时可以在拉链上加上拉链环；需要系皮带的裤子改成松紧口裤子等完成更衣活动；对于近端肌力差者可使用穿衣棒；进行性肌肉萎缩者应选择容易穿脱的光滑的衣物；裤子的侧面安装拉链；关节活动度受限完成更衣动作困难者，应选择宽松、轻便、有弹性的前开口衣物，穿袜子时使用穿袜器。坐位平衡差者即使上肢功能较好也难以完成穿脱裤子，可以指导患者利用床边的扶手左右移动重心将裤子上提至腰部。女性患者穿脱胸罩可以在胸罩后面缝上松紧带，按穿套头衫的方法穿脱；也可以在双臂穿过肩带前先将胸罩的后面转到前面系好，然后再转回后面穿好肩带。

10. 如厕 如厕包括从居室到厕所→转移到便器上→脱衣服→从便器上站起→穿好衣服等步骤，消耗体力，可以根据患者的具体情况选择高度、稳定性适宜的坐厕架/椅，必要时需要选用带有扶手的坐厕椅。手纸盒也应放置在患者使用方便的位置。要实现轮椅与坐便器间的转移，厕所的门要足够宽，厕所内的空间也应较大，必要时在坐便器旁安装扶手。厕所空间限制不能进行斜角法转移时可采用直角法；有时为减少身体转动也可以直接面对水箱坐下。

11. 洗澡 要根据患者的运动功能和物理环境等指导选择洗澡方式。进出浴槽困难者最好使用洗澡椅进行淋浴，并安装扶手，使用混水器来调节出水的温度。重度障碍者还需要安装手动或电动升降机来完成洗澡活动。

(二) 肌力进行性下降的周围神经疾病

如肌萎缩侧索硬化（amyotrophic lateral sclerosis，ALS）、进行性肌营养不良症（progressive muscular dystrophy，PMD）等在早期通常通过自主的代偿运动完成日常活动，当病情进展到代偿运动也难以完成时可以考虑给予辅助器具（如通过加高餐桌、改造餐勺等来方便进食），当病情进一步发展后还需要改造物理环境。

(三) 协调障碍

可以指导患者采取固定近端关节的方法来增加远端的关节活动范围，如用另一只手固定关节近端把餐勺送到口部完成进食活动。

(四) 交流障碍

当患者发声或书写障碍造成交流障碍时可以利用电脑或交流板进行日常交流，或在床头安装呼叫器。近端肌力差时可以把上肢放在桌面上以使打字动作容易完成；上肢整体肌力差或不能取坐位时可采用仰卧位或侧卧位进行写字、画画等，也可以借助电脑进行交友等。有关交流障碍的生活辅助器具请参考本章"七、康复辅助器具的应用"部分。

(五) 实施 ADL 训练注意事项

1. 训练内容要尽量丰富，训练环境要尽可能接近实际生活或在实际环境练习，并注意把训练效果向患者进行反馈，使其获得完成感和成功感，增强信心。

2. 进行 ADL 前必须分析完成活动需要具备的基本条件，根据患者残存的功能确定采用辅助或代偿的方法,教会患者使用新的活动方式,最省力、最安全的完成活动,并通过多次重复掌握方法和技巧。

3. 注意分析 ADL 活动中发生的力学变化,指导患者在适宜的动作范围内进行活动,以免失衡。同时,指导患者选择适当的搬运物体方式,如用手端起锅时肘关节需要很大的动力矩,需要有较强的肌力才能完成,可指导患者采用"推"或"拉"的滑动方式用省力来完成。

(闫彦宁)

七、康复辅助器具的应用

(一)辅助器具的定义

我国 2004 年发布的《残疾人辅助器具分类和术语》标准中,残疾人辅助器具(technical aid)的定义是"残疾人使用的,特别生产的或一般有效的,防止、补偿、减轻、抵消残损、残疾或残障的任何产品、器械、设备或技术系统"。世界卫生大会 2001 年通过的"国际功能、残疾和健康分类"(International Classification of Functioning,Disability and Health,ICF),以活动和参与为主线对功能、残疾和健康进行分类,替代了"残损、残疾和残障"的分类方法。同时也将辅助器具和技术定义为"改善残疾人功能状况而采用适配的或专门设计的任何产品、器具、设备或技术"。

(二)辅助器具的分类

根据辅助器具的使用环境、使用人群、使用功能可以分为很多类型,例如:

根据使用环境分为:生活用辅助器具、公共建筑用辅助器具等。

根据使用人群分为:视力残疾辅助器具、听力残疾辅助器具、肢体残疾辅助器具、老年人辅助器具等。

根据使用功能分为:技术训练辅助器具、个人生活自理和防护辅助器具、通信、信息和讯号辅助器具、休闲娱乐辅助器具等。

(三)辅助器具的作用

1. 代替和补偿丧失的功能,如假肢替代缺如的肢体、眼镜补偿近视等。

2. 提供保护和支持,例如:轮椅坐垫给予身体保护与支持,防止骨突部位压疮。

3. 提高使用者某些方面的能力(生活自理能力、学习和交流能力等),例如:C 形勺,提高进食能力。

4. 减少并发症,例如:踝足矫形器可以有效预防软组织挛缩。

5. 节省体能,例如:转移架、转移板帮助照顾者转移患者。

6. 增加就业机会,减轻社会负担,例如:眼控仪帮助患者使用电脑增加就业可能。

7. 改善心理状态,例如:站立床、站立轮椅、外骨骼机器人帮助患者站立行走改善心理状态。

8. 节约资源,辅助器具帮助患者弥补功能,节约了医疗资源,甚至帮助患者就业,创造了财富,节约了社会资源。

9. 提高生存质量,由于辅助器具帮助使用者提高了功能,完成了许多活动,让使用者能很好地参与社会,提高使用者的生存质量。

(四)辅助器具应用原则

1. **简易可行**　辅助器具的介入一定是简易可行的,不给使用者带来更多的麻烦、更多的操作步骤和烦琐的操作流程。

2. **实用** 辅助器具可以帮助使用者解决某一方面的功能障碍,让使用者完成某一方面的活动。

3. **安全** 辅助器具给予患者使用不能给使用者造成伤害,辅助器具的使用是安全的。

4. **节省体能** 辅助器具能够尽量帮助使用者节省更多的体能消耗。

5. **个体化** 由于使用者不同,治疗师也要根据使用者的具体情况帮助选择和制作符合患者具体情况的辅助器具。

(五) 辅助器具配置流程

1. **充分了解患者情况和需求** 患者的基本情况要了解清楚,如性别、年龄、认知情况、喜好、职业、家庭环境、生活环境等,以便制作辅助器具时考虑周全,患者使用起来依从性和适应性更加理想。患者告知治疗师需求和要求,以及他个人的想法,治疗师通过综合患者和实际情况给予患者制备辅助器具的方向和设计。

2. **评估** 评估患者的基本情况:①运动功能评估:包括肌力、耐力、ROM、平衡、转移能力等评估;②感觉功能评估:包括深浅感觉、复合感觉(实体觉)、视觉、听觉等的评估;③认知功能评估:包括注意力、记忆力、学习能力、理解力、沟通能力、应变力等的评估;④个性化评估:根据不同患者的具体情况安排的个性化评估,如患者缺失某项能力的评估、日常生活活动能力评估等;⑤环境评估:评估患者使用辅助器具的环境,以便辅助器具能够在患者真实的使用环境中使用;⑥心理功能评估:了解有无抑郁、焦虑等异常心理问题;⑦情绪行为评估:了解有无攻击行为、自伤行为、过激行为等以确保辅助器具应用的安全性。

3. **选配前训练** 部分辅助器具需要患者在使用前进行一些训练(如:使用 C 形勺时需要上肢具有一定力量而进行的上肢肌力训练,使用轮椅需要患者上肢和躯干具有一定力量而进行的肌力训练和平衡训练等)才能完成辅助器具的使用,如患者的平衡能力、肌肉力量、电脑操作技术、辅助器具的使用方法训练等。

4. **采购或者制作** 根据患者的实际情况采集基本数据(辅助器具类型、尺寸、材料、使用范围、颜色、零件、型号、特殊要求等),购买或者制作符合患者使用了条件的辅助器具。

5. **使用训练** 患者在治疗师的帮助下,进行辅助器具的使用训练。与选配前训练不同,选配前训练是使用辅助器具的基本条件或者前提条件进行训练,而使用训练是患者佩戴辅助器具进行的实际操作训练,观察患者是否能够很好地使用辅助器具,记录患者的使用情况(辅助器具大小是否合适、使用期间是否有使用不当的情况,辅助器具是否给患者造成伤害等,记录下使用情况以便之后进行修改辅助器具提供参考),确保患者在治疗师的监测下可以顺利进行辅助器具的使用。

6. **患者在实际环境中使用辅助器具** 根据 ICF 的要求,辅助器具的使用应该充分考虑到环境因素对患者的影响,患者将辅助器具带回,并在实际使用环境中使用,将使用情况及时反馈给治疗师,治疗师记录患者使用中出现的问题。

7. **调整辅助器具** 治疗师根据患者实际使用情况给予相关调整方案或再评估(修改尺寸大小、加强患者使用训练、重新选配其他辅助器具等)。如果患者使用情况很好,将进行第8 步。如果患者使用情况不好,将从第 2 步开始重新进行辅助器具的制备步骤。

8. **随访** 治疗师患者的情况进行定期随访,了解患者使用辅助器具的情况(辅助器具介入的效果;辅助器具维护、升级或维修服务;避免辅助器具弃用等)。

（六）注意事项

1. 从使用者的需要出发　使用者的需求是辅助器具应用的前提，也是辅助器具选配的方向，治疗师做好解释和说明，鼓励使用者主动表达需求，避免使用专门术语、艰涩词句。

2. 确保安全，防止伤害　辅助器具的使用一定安全有效的，不会给使用者造成伤害，也不会给使用者带来麻烦。

3. 评估的重要性　评估准确是辅助器具选配的前提，只有很好地评估，才会有合适的辅助器具，注意使用者的能力和潜力，才能让使用者得心应手地使用辅助器具，最终达到患者使用辅助器具参与生活。

4. ICF 理念的应用　辅助器具介入时我们要充分考虑 ICF 的原则，最终要回归到患者的活动和社会参与。

5. 循序渐进　如果患者的需求或者能力不能够通过辅助器具一步到位，我们也可以采取循序渐进的方式进行，先使用辅助器具完成一些小的活动，最终达到最后的目标。

患者对辅助器具使用的适应也需要一个循序渐进的过程，操作辅助器具的熟练程度也是如此。

6. 个性化　辅助器具的选用一定是量身定制的，充分考虑使用者的实际情况和需求。

7. 关于辅助器具耐受性的建立及可能存在的问题　为患者设计合适的辅助器具，需要考虑的因素很多，包括患者的年龄、职业和家庭背景等，更要考虑到辅助器具使用时间。为了增加患者的依从性，力求在设计辅助器具时应考虑到辅助器具的实用和美观，要尽量避免固定正常关节，辅助器具的绑带的设计尽量方便患者自己独立穿戴。因此，一个理想的辅助器具必须具备实用、安全、有效、舒适、简单耐用、美观等特质，患者的依从性也会随之提高。

为了尽快使患者适用辅助器具，应指导患者定期检查皮肤受压情况，尤其要小心感觉异常的皮肤。患者对于辅助器具的耐受程度应该由辅助器具承载的力量大小而异，一般来说佩戴辅助器具的时间为从 10min 至 30min，甚至 2h，然后直至正常的预计需要的佩戴时间，佩戴后要注意受压部位的皮肤情况，以便及时调整佩戴时间。

辅助器具在佩戴过程中常出现摩擦、肿胀、异味、压疮或者其他不适和问题，因此，我们需要定期组织随访，对于病情有可能发生进展的患者我们可能需要进行长期的随访。患者常会由于不理解辅助器具作用、佩戴方式不正确、使用不当等，导致辅助器具不能解决问题、无法佩戴辅助器具、辅助器具损坏等。因此支具需要做调整或者修改大部分是由于自身排斥佩戴辅助器具而停止了使用辅助器具。

（七）臂丛神经损伤损伤辅助器具

臂丛神经损伤是周围神经损伤的一个常见类型，主要表现为肩胛带周围肌肉出现软组织疼痛、肌肉无力和萎缩等。臂丛损伤多见于闭合性损伤。导致臂丛损伤的常见原因有车祸、产伤、颈部的牵拉、运动伤、火器性贯通伤（肩颈部枪弹、弹片炸伤等）或玻璃切割伤、盲管伤、刀刺伤、药物性损伤及手术误伤等。刀伤、切割伤等多较局限，但损伤程度较严重，多为神经根干断裂，可能伴有锁骨下腋动静脉的损伤。肩关节前脱位、锁骨骨折、前斜角肌综合征，臂丛附近的肿瘤可压迫臂丛神经，并造成损伤。

臂丛神经损伤治疗主要为保守治疗和手术治疗。对于常见的牵拉性臂丛损伤，早期以保守治疗为主，及应用神经营养药物，对损伤部位进行理疗，如电刺激疗法、磁疗等，对患肢进行功能训练，防治关节囊挛缩，佩戴支具等。

支具的主要作用包括稳定和支持,通过限制关节的异常活动,稳定关节从而恢复其功能;固定和保护,通过对病变肢体或关节的固定和保护,促进病变痊愈;预防和矫正畸形,用于预防由损伤可能带来的畸变或者矫正已经发生了的畸形;抑制肌肉痉挛,增加关节稳定性减少痉挛的诱因,抗痉挛支具通过肌肉牵张抑制痉挛;改进功能,指用于改进功能受限部位所带来的不利影响,如进食、日常生活及工作等。

1. 臂丛神经的组成及损伤表现 C_5 神经根是腋神经、肩胛上神经、肩胛背神经的主要组成成分。腋神经损伤时,三角肌瘫痪,主要影响患者肩部外展;肩胛上神经损伤时,冈上肌、冈下肌瘫痪,主要影响患者肩上举;肩胛背神经损伤时,肩胛提肌瘫痪,主要影响患者耸肩。

C_6 神经根是肌皮神经的主要组成成分。肌皮神经损伤时,肱二头肌瘫痪,主要影响患者屈肘。当仅有 C_6 神经根损伤时,临床上除肱二头肌肌力减弱外,对上肢活动影响不明显。当 C_5、C_6 神经根同时损伤时,导致腋神经与肌皮神经功能丧失,三角肌完全瘫痪,患者肩不能外展;肱二头肌及肱桡肌瘫痪不能屈肘。

C_7 神经根是桡神经的主要组成成分,桡神经受损时,上肢伸肌群瘫痪,肘、腕、指不能伸直。C_7 支配广泛无独特性,单纯的 C_7 神经根受损,不会导致上肢功能障碍,因为桡神经损伤后可由相邻阶段神经根代偿支配。C_5、C_6、C_7 神经根同时受损时,其临床表现与 C_5、C_6 损伤基本类似。当 C_7、C_8、T_1 神经根同时损伤时,其临床表现与 C_8、T_1 损伤基本类似。因为 C_7 功能可以被相邻 C_6、C_8 替代,所以在臂丛神经损伤病例中,一旦出现 C_7 完全瘫痪,提示 3 个以上神经根同时损伤。尺侧腕屈肌支由 C_7 支配。

C_8 神经根是正中神经的主要组成成分,正中神经受损时,掌长肌、拇长屈肌、指深屈肌等指屈肌群瘫痪、桡侧两条蚓状肌瘫痪、鱼际瘫痪,手指屈曲、对掌出现障碍;肩胛下神经由 C_8 独立支配,因此 C_8 损伤,肩胛下神经支配的肩胛下肌瘫痪。当仅 C_8 损伤时,只会导致指深屈肌活动减弱,其他功能无明显影响。当 $C_5 \sim C_8$ 同时损伤时,上干损伤出现肩关节不能上举与外展,肘关节不能屈曲,中干损伤出现腕下垂,五指不能伸直。

T_1 神经根是尺神经的主要组成成分,尺神经损伤时,手内在肌包括骨间肌和尺侧两条蚓状肌,手指内收、外展,掌指关节屈曲及指间关节伸直(以第 4、5 指较为明显)出现障碍;上臂及前臂内侧皮神经由 T_1 独立支配。当仅 T_1 神经根损伤时,主要是骨间肌、小鱼际瘫痪和第 4、5 指蚓状肌瘫痪,由于 C_8 可代偿其功能,所以临床功能障碍不明显。当 C_8、T_1 同时损伤时,才会出现骨间肌、小鱼际瘫痪和第 4、5 指蚓状肌瘫痪,导致并指和屈指障碍。当 C_7、C_8、T_1 同时损伤时,与 T_1、C_8 同时损伤类似。因为 C_7 功能可被相邻 C_6 代偿,前臂内侧皮神经由 T_1 独立支配,若前臂内侧皮神经支配区域感觉障碍,应先考虑在第 1 肋骨处受压,此为臂丛神经血管受压征诊断的重要依据。

2. 臂丛神经损伤后防治要点

(1)保护感觉障碍的区域:$C_5 \sim C_7$ 的根性损伤时,拇、示指感觉存在障碍,虽然手的基本功能不会受到影响,由于感觉的缺失,患者会通过过度用力代偿感觉的缺失,导致一些病变的产生(如关节炎、腱鞘炎等)。C_8、T_1 根性损伤时,拇、示指感觉功能基本存在,手的功能基本丧失,第 4、5 指感觉消失,容易出现一些因为保护缺失而产生的损伤(如碰伤或烫伤),神经损伤以后的皮肤恢复较正常皮肤困难,因此必须保护感觉缺失的皮肤更为重要,患者可以穿戴防护手套,或者训练患者先用健手试探接触物体温度在使用患手的习惯。感觉障碍的皮肤也会出现皮肤代谢方面的问题(皮肤干燥等),所以也需要涂抹一些护手霜保护手部皮肤。

(2)防治肿胀:臂丛损伤后,肌肉瘫痪,使得肌肉收缩对肢体静脉的挤压回流作用消失,尤其是肢体处于下垂位置、关节极度屈曲位置、受到长时间压迫或者瘢痕挛缩加重肢体静脉回流阻力时,会出现肢体水肿。使用三角巾悬吊肢体、压力手套、经常进行肌肉被动活动、改变关节位置、减轻瘢痕增生、理疗等均是防治肢体肿胀的方法。

(3)防治肌肉及关节囊挛缩:神经损伤后,由于肌肉失去神经的营养作用,发生肌肉萎缩,随着肌肉不断萎缩,最终可能发生肌肉变性,肌组织纤维化后,即使神经再生进入终板也无法再支配该肌肉,该肌肉将永久丧失运动功能。因此在神经损伤后,应该积极采取合理的方式防止肌肉萎缩。被动活动、理疗(电刺激)等措施虽有一定延缓作用,但无法阻止肌萎缩。由于肌肉瘫痪,关节失去平衡,处于非功能位,长期制动将会发生关节囊挛缩,给神经再生后功能恢复造成障碍。因此,肢体关节的功能训练在关节功能位的维持中十分重要。

(4)辅助器具介入

1)上臂丛损伤:腋神经、肌皮神经、肩胛上下神经、肩胛背神经、胸长神经麻痹,桡神经、正中神经部分麻痹,导致肩不能上举,肘不能屈曲而能伸展,屈腕力量减弱,旋前障碍,手指活动正常。

穿衣钩帮助穿衣。长柄刷帮助洗澡。手柄加长、成角的梳子及牙刷帮助洗漱。

2)下臂丛神经损伤手功能丧失或严重功能障碍,肩肘腕功能尚好,存在爪形手、扁平手畸形。

加粗手柄餐具、万能袖套等帮助进食。特制指甲钳、电动剃须刀、C形握把杯等帮助修饰。系扣器、穿袜器、魔术贴等帮助穿衣。长柄刷、带扣环的毛巾、洗澡手套等帮助洗澡。特制砧板、开瓶器等帮助做饭。

3)神经干损伤:上干损伤与上臂丛损伤类似,下干损伤与下臂丛损伤类似。

(八)上肢单神经损伤

1. 腋神经损伤 腋神经与肱骨外科颈紧邻,肩关节骨折脱位,特别是肱骨上端骨折可造成腋神经损伤。机器伤、刀伤、枪弹伤、腋杖压迫等亦可引起腋神经损伤。损伤表现为三角肌、小圆肌麻痹、萎缩,形成"方肩"畸形,肩关节下垂半脱位,肩外展功能丧失,肩前屈后伸受到影响。

腋神经损伤常用的支具主要有肩吊带、垂直臂膀支具、肩关节半脱位保护带、肩外展支具、平衡式前臂矫形器等。

肩吊带又可分为单带吊带(图3-13)和多带吊带(图3-14)。单带吊带主要将上肢的力量转移到肩部,并且将手部保持在可视范围内,给前臂以支撑,防止手臂不受控制的摆动,同时将重量转移到身体的中线改善一定的平衡,作为一个整体,吊带还能给盂肱关节一定的支撑作用,是一种简单、经济且容易穿戴的支具。相对于单带吊带,多带吊带能够将手臂的重量转移到双肩,并且对远端的重量支撑效果更好,但是穿戴较复杂。吊带的使用不利于患者使用患肢,肩关节的内收内旋可能导致腋窝挛缩和痉挛性屈曲的协同作用,并且在美观上也带来一定影响。需要特别注意的是,吊带的使用一定要注意腕部的位置,否则很容易造成腕部的屈曲及尺侧偏移,手部应略高于肘部以避免手部的水肿,并且要确保双肩保持在同一水平面。佩戴过程中要合理训练患者活动肘部、前臂、腕部和手部,避免不必要的关节僵硬。告知患者睡觉时尽量选择仰卧避免侧卧。

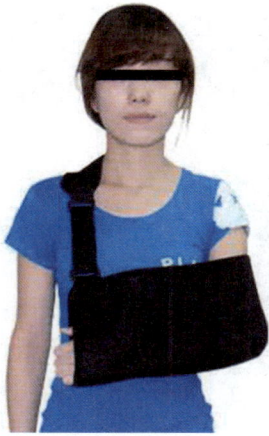

图 3-13 单带吊带

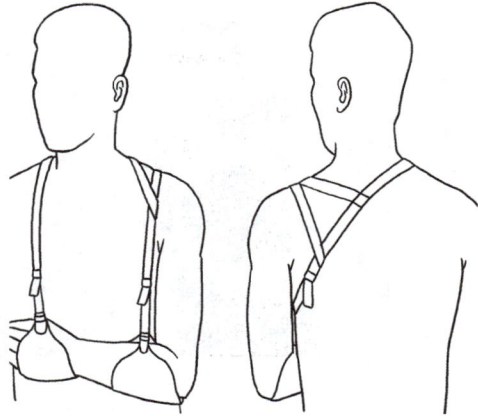

图 3-14 多带吊带

　　垂直臂膀支具(图 3-15),它是肩吊带的另一种形式,给肩部提供一个向上的支持力以支撑远端的重量,患者手臂自然下垂,没有约束带的约束,允许肘关节伸直,通过肘部以上或以下的固定绑带提供更加有效的盂肱支持。当对于肩吊带,垂直臂膀支具患者可以正常穿衣,对外观的影响更小。

　　肩关节半脱位保护带(图 3-16)主要是由真皮、氯丁橡胶、帆布或者人造皮革等材料制作而成,用以预防肩关节的半脱位,同时减少肩部的疼痛。穿戴时应注意调整绑带的拉力以防止关节松弛,穿戴时手臂抬高并外旋,调整好拉力以后放回中间位置。需要注意的是肩关节半脱位保护带主要用来预防肩关节半脱位,对于已经有脱位存在的患者是不适用的,而且主要适用于白天活动。

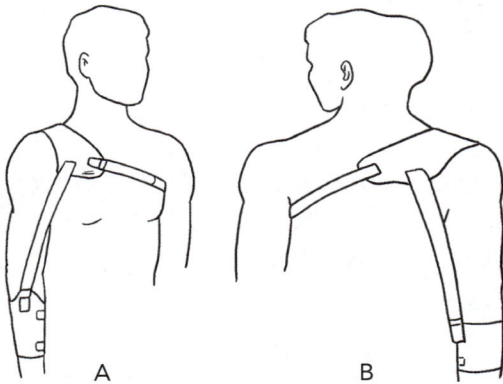

图 3-15 垂直臂膀支具
A. 前;B. 后

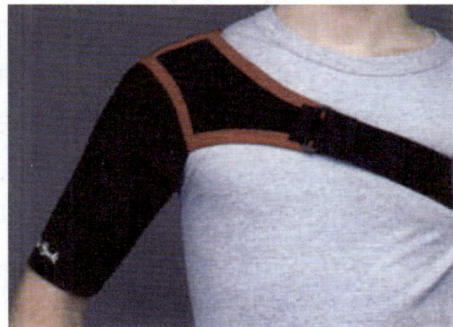

图 3-16 肩关节半脱位保护带

　　肩外展支具(图 3-17)大部分是固定性成品支具,肩关节可以在一定范围内自由转动并且角度是可以调节的,一般由上肢组件、躯干组件和连接两组件的螺钉和将组件固定在身体上的固定带组成,用以在腋部施加张力避免其内收挛缩,同时缓解肩部上方的紧张,尤其是三角肌和冈上肌等。一般需要患者 24h 佩戴。

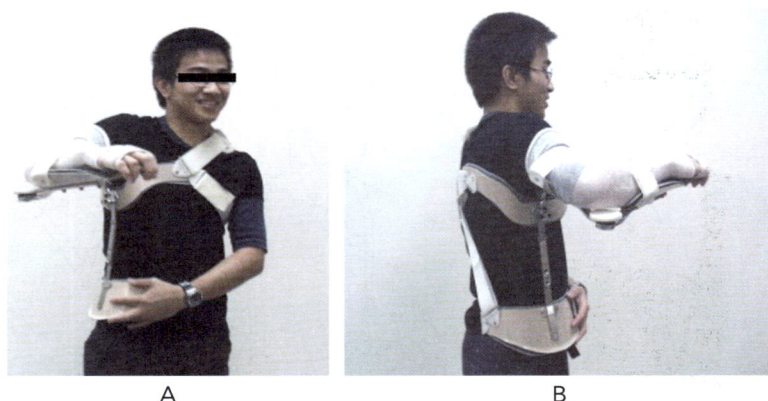

图 3-17 肩外展支具

平衡式前臂矫形器(图 3-18),亦称为轴承式前臂矫形器,主要由商品化的配套组件组成,用以辅助上肢功能受限的患者进行横向或者纵向移动进行日常生活活动,该装置不仅能帮助患者自己进食,而且患者利用这一装置可以从事读书、写字、文娱活动和完成某些工作。该支具主要利用重力原理工作。

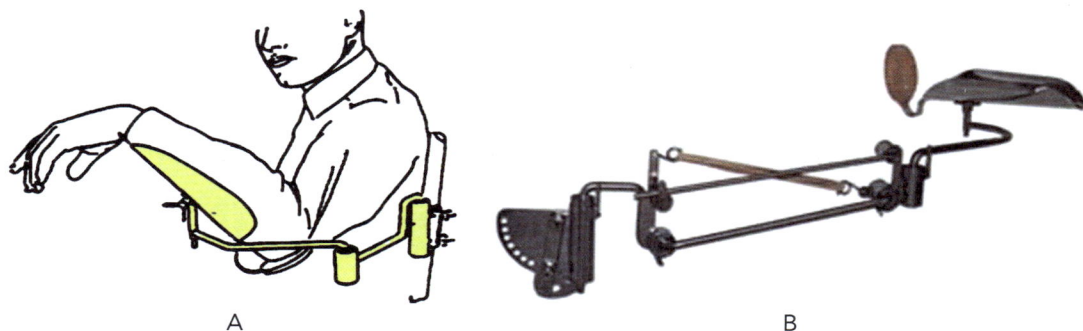

图 3-18 平衡式前臂矫形器

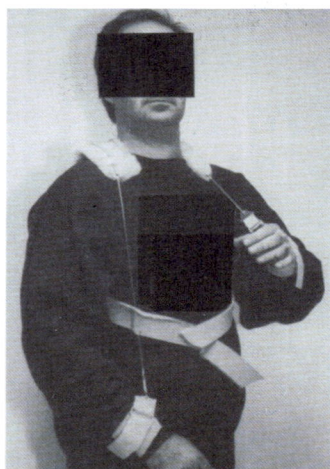

图 3-19 功能性屈肘辅助器具

2. 肌皮神经损伤 肌皮神经部位较深,不容易伤及。其损伤多见于刺伤、枪击伤或手术误伤。肌皮神经损伤一般合并臂丛其余分支损伤,表现为肱二头肌瘫痪,肘关节屈曲障碍。

辅助器具治疗:功能性屈肘辅助器具(图 3-19)。该辅助器具由两个腕固定带、连接两个腕固定带的电缆、电缆导向带及背部固定带组成,主要用于帮助患者训练患肢进行喝水、刷牙、使用电话和看书等日常生活活动。

3. 前臂及手部主要周围神经的损伤 我们的手和上肢可以看作一个工作组,上肢可以将手定位在一个特定的方向和位置,以便其实现各种功能和任务,双手可以通过各种精细动作来执行许多有目的的任务。腕关节的存在可以实现手的悬垂和托举的动作,可以使手对准目标,增加手的灵活性,从而提高手的功能范围。拇指和鱼际可提供桡侧运动控制,帮助实现手掌的前屈、后伸、外展、内收及环转动作,对掌运动可增大在抓握时手与物体之间的接触面积,也可增强手在抓握时的精确度和稳定性,拇指和示指之间的空间距离增加了手掌展开时的覆盖面积。小鱼际可提供尺侧运动控制,可以使拇指与小指相对并且与其他掌指关节一起帮助手部实现抓握动作。

手的主要功能包括动态操作(力性抓握、精确抓握、手指的松开、推、举、压等),两侧的手可以使我们的身体在运动时保持平衡。同时,我们的双手也承担着感知的功能,需要对形体感觉或物体识别,分辨物体的形体、大小和质地等,对于伤害性刺激能做出防卫反应,同时具有空间感和定位感,可分辨与他人的皮肤接触,感知轻抚、疼痛、冷和热等。我们的双手同时也可以用来进行表达和沟通,我们可以通过各种手势来表达兴奋、刺激、恐惧、热情、舒缓或者压抑,失聪者可以通过手语来进行交流,失明的人也可以借助盲文来进行阅读和写作。更多的是我们用双手来进行各种各样的日常生活,比如用餐、洗漱、沐浴等。由此可知,一旦我们的双手失去了其应有的功能,那必将带来很大的负面影响。

(1)桡神经损伤:肘部以上桡神经损伤时,肱三头肌、肱桡肌及腕伸肌、拇伸肌、指伸肌瘫痪,表现为"垂腕",拇指及各手指下垂,不能伸掌指关节,前臂旋前不能旋后,拇指内收。拇指不能外展,不能稳定掌指关节,拇指功能严重障碍。因尺侧腕伸肌与桡侧腕长伸肌、桡侧腕短伸肌瘫痪,腕部向两侧活动受到影响。

辅助器具治疗针对于腕下垂,我们可以选用低温热塑板制作背侧上翘式腕支具(图3-20),将腕关节控制在功能位,在此基础上我们可以增加一个掌指关节伸肌辅助支具,辅助掌指关节伸直。制作伸肘,伸腕动力型支具(图3-21)可以帮助患者伸肘伸腕。使用弹簧筷子(帮助伸指)(图3-22)可以帮助进食。

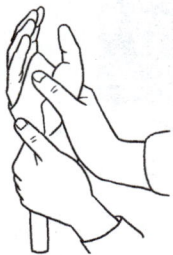

图3-20 背侧上翘式腕支具

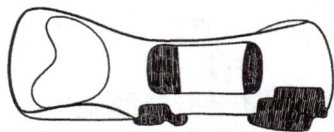

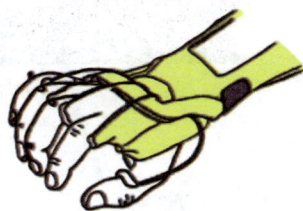

图3-21 伸腕动力型支具

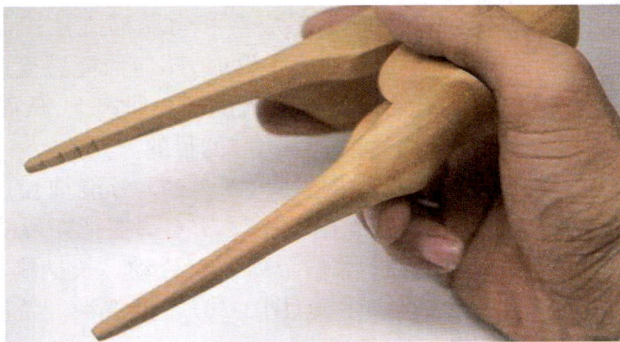

图3-22 弹簧筷子

（2）正中神经损伤：正中神经损伤后屈腕及屈指肌，鱼际肌萎缩，拇指内收形成"猿手"畸形，拇指及手指屈曲及拇指对掌功能受限，第 1～3 指感觉障碍。对于正中神经受损的支具治疗根据不同症状主要选用支具有拇对掌支具（图 3-23）、手功能位支具（图 3-24）和恩根型支具（图 3-25）等动力支具，将拇指摆在功能位置，当腕部伸展时，示指和中指主动推向由前臂和手指之间通过连接杆固定的拇指，以实现抓握等适应性训练。

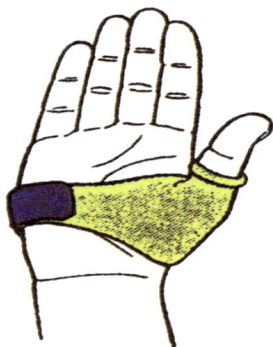

图 3-23　拇对掌支具

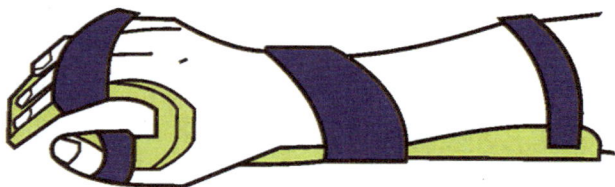

图 3-24　手功能位支具

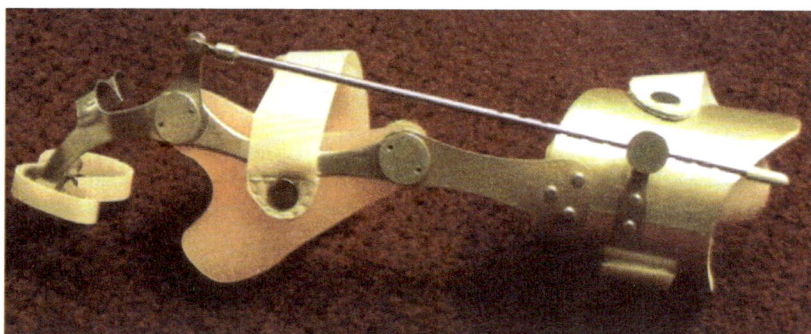

图 3-25　恩根型支具

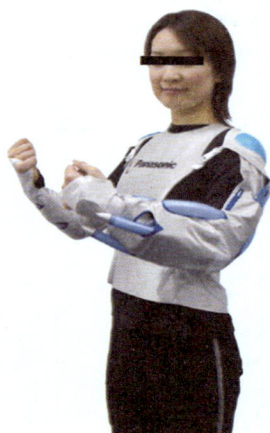

图 3-26　机械外衣

当腕部无动力的时候，我们可以通过身体其他部位产生的相对运动来驱动支具，比如说其他的手指或者肩部，同样可以维持手部的功能运动。日本某公司发明了一款机械外衣（图 3-26），它由感应器和由压缩气体控制的橡皮肌肉组成。当患者活动健康手臂时，感应器能感受到这一动作，并将信号传送至包裹在患侧的橡皮肌肉上，从而模仿健康手臂的动作，从而达到训练患肢的目的。

加粗手柄餐具（图 3-27）、万能袖套（图 3-28）帮助进食。特制指甲钳、电动剃须刀、C 形握把杯帮助修饰活动。系扣器、穿袜器、魔术贴帮助穿衣活动。长柄刷（图 3-29）、带扣环的毛巾、洗澡手套（图 3-30）帮助洗澡。特制砧板、开瓶器帮助做饭。

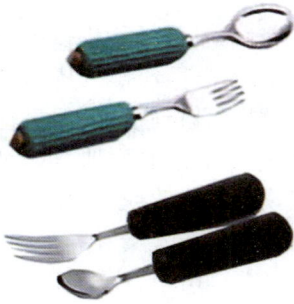

图 3-27 加粗柄餐具

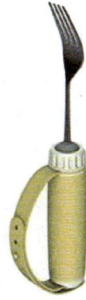

图 3-28 万能袖套帮助使用叉子

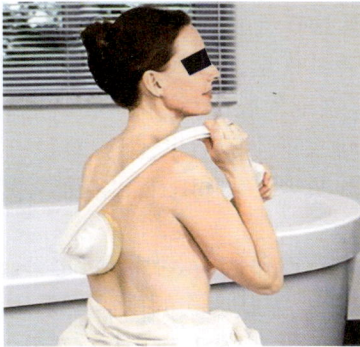

图 3-29 长柄刷

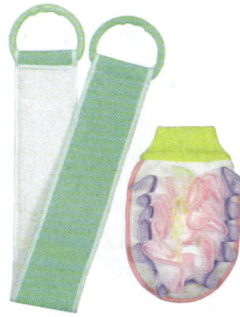

图 3-30 带扣环的毛巾、洗澡手套

（3）尺神经损伤：尺神经损伤后骨间肌、环、小指蚓状肌、拇收肌瘫痪，表现为"爪形手"，手指内收、外展障碍，由于拇短屈肌及拇收肌萎缩致拇指掌指关节屈曲减弱，拇示指用力对指捏时，拇指呈掌指关节过伸、指间关节过屈，表现为 Froment 征。手部尺侧半和尺侧一个半手指感觉障碍，尤其是小指感觉消失，手部精细活动受限。尺神经受损后，利用"8"字形尺神经损伤辅助器具，或动态尺神经损伤辅助器具（dynamic ulnar nerve palsy splint）防止第4、5掌指关节过伸（图 3-31），帮助患者伸直指间关节，又不妨碍患者抓握，患者仍能完成日常生活活动。

C 形握把杯（握力减少）（图 3-32）帮助喝水。C 形柄勺帮助进食（图 3-33）。特制指甲钳（对捏无力）帮助剪指甲。

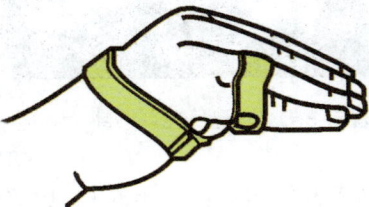

图 3-31 动力型掌指支具

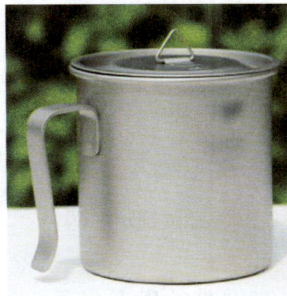

图 3-32 C 形握把杯

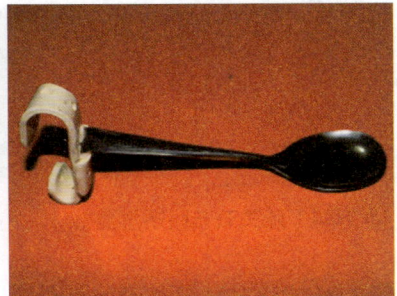

图 3-33 C 形柄勺

（九）下肢周围神经损伤辅助器具

腰骶丛神经损伤临床较为少见，主要是由于稳定的骨盆骨性结构提供了保护，对一般外伤作用力的抵抗力强。只有破坏骨盆结构的高能量损伤才会导致腰骶丛神经损伤（如高速交通事故、高处坠落、塌方等致骨盆骨折、骨盆环破裂），根据骨折脱位的严重程度，神经受损程度也会不同（暂时性的瘫痪、完全瘫痪）。坐骨神经损伤常表现腘绳肌、踝背屈肌瘫痪和大腿后、小腿外后及足部痛觉减退；闭孔神经成分损伤表现为股内收肌瘫痪及大腿内侧痛觉减退；骶神经支或马尾损伤表现为膀胱功能障碍，远期遗有勃起功能障碍者。

1. 马尾神经损伤　马尾神经损伤临床较为常见，常常是由于各种先天或后天的原因致腰椎管绝对或相对狭窄压迫马尾神经导致的一系列神经功能障碍。马尾神经和其他周围神经损伤一样，恢复慢且不完全。

完全性损伤表现为膝关节及以下肌肉受累，膝、踝关节及足部功能障碍，步态明显不稳，足背伸、跖屈功能障碍，跨步时由于足下垂利用抬髋关节代偿，呈"跨阈步态"；患者大、小便失禁。感觉功能受损为损伤平面以下深浅感觉丧失，表现为股部后侧、小腿后侧、足部及马鞍区感觉减退或消失。肛门反射和跟腱反射消失，病理反射不能引出，阴茎勃起功能障碍。

不完全性损伤则仅表现为损伤的神经根支配区的肌肉运动和感觉区功能障碍，余未受损伤区域不受影响。

辅助器具治疗：对于轻度的膝关节无力，可采取地面反作用力式踝足矫形器，对于膝关节不稳的可以采用膝关节节段矫形器（图3-34），对于整个下肢瘫痪的则需要采用膝踝足矫形器（图3-35），更为严重的则要装配步行矫形器（Walkabout）（图3-36），由两部分组成，即互动式铰链装置，作为关键部分通过利用重力势能提供交替迈步的动力；踝足矫形器，用于支撑站立平衡提供必要的保证，必须根据患者实际腿型量身定做。

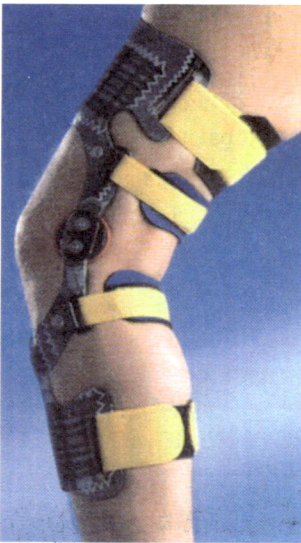

图 3-34　膝关节节段矫形器　　　图 3-35　膝踝足矫形器　　　图 3-36　步行矫形器（Walkabout）

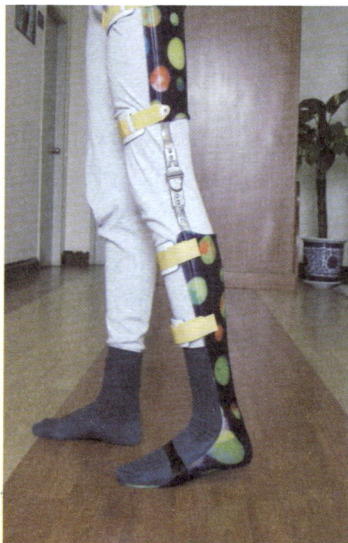

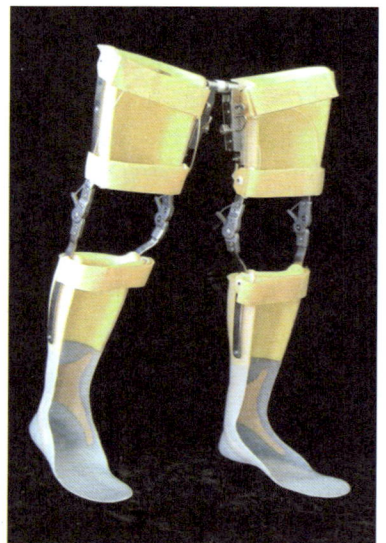

对于马尾神经损伤后独立行走有困难的患者也可以建议患者使用手杖或者轮椅，以确保患者行走的安全性和实用性。

2. 腓总神经损伤 腓总神经易在腘窝部及腓骨小头处损伤,导致小腿前外侧伸肌麻痹,出现足背伸、外翻功能障碍,呈内翻下垂畸形。以及伸踇、伸趾功能丧失,呈屈曲状态,和小腿前外侧和足背前、内侧感觉障碍。

辅助器具治疗:腓总神经损伤一般都是佩戴踝足矫形器,踝足矫形器由底部和上部组成,底部是由鞋或足板构成,控制足部与踝部的功能,踝部控制部件限制或辅助背伸与跖屈活动,足部控制部件限制距下关节的活动,上部由塑料壳或金属支撑杆及捆绑带组成。踝足矫形器在步行支撑期保持踝关节侧向的稳定,以免踝关节发生扭转;在支撑后期可帮助抬脚离地动作,改善步态,并可减少能量损耗;在摆动期可使患者抬起足趾,以免拖曳于地面乃至跌倒在地。

踝足矫形器分为后侧弹性塑料踝足矫形器、硬踝塑料踝足矫形器和塑料动踝矫形器(图 3-37 ~ 图 3-39)。三种踝足矫形器都是通过三点力控制系统来达到治疗目的。其中后侧弹性塑料踝足矫形器对踝部内外侧稳定作用小,但能在步行摆动期矫正垂足,足跟触地后具有踝关节跖屈助力,但是张力过高的患者不适合;硬踝塑料踝足矫形器摆动期控制足下垂,支撑期控制踝关节的跖屈,背屈活动,控制距下关节的内,外翻活动及轻度的膝关节过伸;塑料动踝矫形器中的弹性塑料踝关节能提供弯曲的弹力,而且反复弯曲可达上万次,可以拆卸更换。这种矫形器能够按要求提供不同屈伸阻力,适合于矫正和预防痉挛较轻的足下垂、内外翻足及轻度的膝关节过伸,可以发挥踝关节已有的活动,改善行走的姿势和步态。

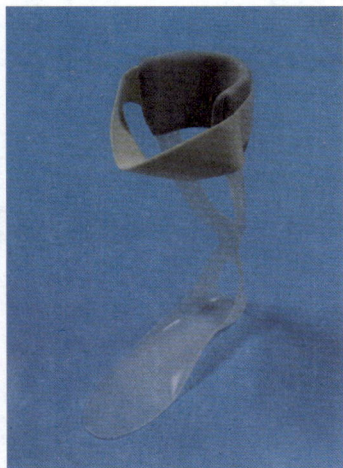

图 3-37 后侧弹性塑料踝足矫形器

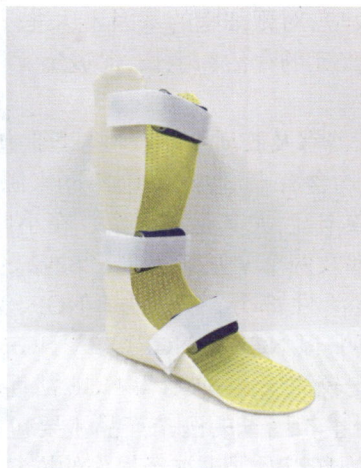

图 3-38 硬踝塑料踝足矫形器

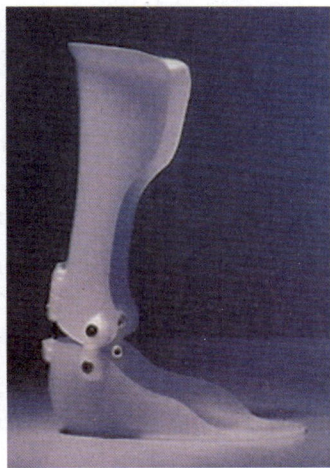

图 3-39 塑料动踝矫形器

对于腓总神经损伤后独立行走有困难的患者,以确保患者行走的安全性和实用性,我们也可以建议患者使用手杖或者轮椅。

(张长杰)

第四节　治疗新技术

一、神经生长因子

（一）概述

神经生长因子（nerve growth factor，NGF）是神经营养因子中最早被发现，目前研究最为透彻的一种神经细胞生长调节因子，它对中枢及周围神经元的发育、分化、生长、再生和功能特性的表达均具有重要的调控作用。

NGF 是一个高度保守的大分子蛋白，包括 7s NGF 和 2.5s NGF 两种，前者的分子量接近 140kD，由 α、β 和 γ 三个亚单位和锌离子构成，其生物活性位于 β 亚单位；后者的分子量为 13 ~ 14kD，其结构与 β 亚基基本相同。分布在成纤维细胞、平滑肌、骨骼肌、胶质细胞、施万细胞等。NGF 前体经蛋白水解为成熟的活性 NGF 形式，通过配体和受体模式发挥作用。受体在外周神经系统主要分布在交感神经元、感觉神经元。NGF 受体分为两类：高亲和性受体和低亲和性受体。高亲和性受体仅分布在神经元上，低亲和性受体不仅分布在神经元上，在某些非神经细胞上也有表达。NGF 用于周围神经系统的感觉神经元、三叉神经节神经元和交感神经元，其作用机制是配体和受体模式，通过与高亲和力受体结合，经第二信使体系的转导，启动一系列级联反应，对靶细胞的基因表达进行调控而发挥其生物效应。NGF 可以维持交感神经元和感觉神经元的存活和生长，促进感觉神经元和交感神经元的分化，诱导神经纤维定向生长。

NGF 主要来源于神经的靶器官及胶质细胞（神经膜细胞和纤维细胞），成年雄性小鼠颌下腺、牛精液、蛇毒和人胎盘中均含有丰富的 NGF，不同来源的 NGF 结构基本相同，功能相似。鼠颌下腺中的 NGF 含量较丰富，尤其是雄性鼠。在小鼠颌下腺中 NGF 以多聚体形式存在，两个 β 亚基和两个 α 亚基及两个 γ 亚基按照 α2β2γ2 的形式组成 7s NGF 复合体。其中 β 亚基是具有 NGF 生物学活性部分，被称为 β-NGF，又被称为鼠 NGF（mouse nerve growth factor，mNGF）。研究表明，鼠 NGF（mNGF）与人 NGF（hNGF）同源性达 90%，并且从鼠颌下腺中提取 NGF 的工艺比较简便，提取所得 NGF 活性较高，因此鼠 NGF 成为第一个上市的 NGF。目前国内的神经生长因子的医药产品主要包括苏肽生、金路捷和恩经复等。已广泛应用于临床治疗视神经损伤以及促进神经损伤的恢复，疗效显著。

NGF 与周围神经系统的关系密切，它是周围神经系统维持正常发育和功能的必要因素。在动物胚胎期和出生早期，能够维持交感神经元和感觉神经元的存活并促其分化，调节轴突和树突的生长。在成熟期，NGF 和 NGFR（NGF receptor）的水平和分布都明显减少，主要效应神经对 NGF 的依赖性也显著降低，只有部分交感神经元仍需依赖 NGF 存活。在周围神经受损以后，NGFR 增加，同时靶区 NGF 的水平也明显升高，反映在损伤修复过程中对 NGF 的需求，NGF 能促进神经的再生和功能的修复，但其作用机制仍有待于进一步研究。

（二）神经生长因子在周围神经系统中的生物学作用

1. 促进周围神经运动纤维再生　损伤大鼠坐骨神经，局部注射 NGF 试剂，利用再生周围神经形态学检查发现，注射 NGF 的实验组显示其再生神经干粗大，轴突数目较多，有多而整齐的神经束形成，较大程度上优于空白对照组。结果表明，NGF 对周围神经运动纤维的再生有明显促进作用。

2. 促进神经元分化 胚胎时期的鸡胚感觉神经节(7 ~ 10 日龄)及其交感神经节(12 ~ 16 日龄)取出后,用胰蛋白酶将细胞分离,后加入 NGF 人工培养,后可见神经纤维生长延长。同时发现,细胞内的核仁、粗面内质网及高尔基体均有变大现象,RNA 和蛋白质合成也随之增加。此外,标志着神经元分化的递质合成酶类如胆碱乙酰化酶、酪氨酸羟化酶、多巴胺羟化酶等的递质合成酶活性显著增高,这些均表明 NGF 表现出促进神经元生长分化的功能。

3. 促进周围神经损伤的功能修复 早期研究结果表明,髓鞘碱性蛋白(myelin basic protein,MBP)是一种能维持神经元及其纤维髓鞘结构功能稳定的物质,故 MBP 含量变化能清晰地反映脱髓鞘损害的程度,进而可反映神经组织的病损程度。实验结果显示:周围神经损伤后,MBP 在脊髓和坐骨神经中的表达水平均比伤前显著升高,这表明 MBP 已从神经纤维髓鞘上脱落。对研究对象给予 NGF 治疗后,MBP 含量有所降低,连续 2 周肌注试剂后发现,该蛋白含量恢复至伤前水平。实验结果再次证明,神经生长因子能够减少周围神经髓鞘的脱落,促使周围神经损伤迅速恢复。

(三) 给药途径

NGF 治疗周围神经损伤的用药方式主要有:①在损伤局部一次性给药;②皮下、肌肉或静脉注射;③局部通过微渗透泵缓释;④通过转基因技术将表达神经营养因子的细胞移植到损伤局部。

全身用药 NGF 血液循环水平高、给药简便、快速、易行,但用药量大、代谢快、到达病变部位的量不足、全身毒副作用相对较大;而局部用药时病变部位 NGF 水平高、血液循环水平低、用药量小、代谢慢、毒副作用相对较局限,但尚存在技术要求高、危险性大(感染、意外事故等)。基于这些特点和遵循安全可靠、费用效益比最优化的原则,主要用药选择根据应有:①针对不同部位(中枢或周围神经系统)选用不同用药方式;②针对疾病的轻重缓急采用不同的用药方式;③针对疾病病因学和发病机制,药物相互作用选用其他药物与 NGF 合用,以增强疗效,全面高效治疗疾病或控制疾病进程;④最大限度局限 NGF 作用于病变部位。

一项随机对照的前瞻性临床研究,评定鼠神经生长因子不同给药方式治疗周围神经损伤的临床疗效。在常规治疗基础上,试验组局部应用鼠神经生长因子治疗,用法:鼠神经生长因子 20μg,用 2ml 注射水溶解后,在周围神经损伤处局部注射,1 次 /d,4 周为 1 个疗程。对照组全身应用鼠神经生长因子治疗,用法:鼠神经生长因子 20μg,用 2ml 注射水溶解后,肌内注射,1 次 /d,4 周为 1 个疗程。结果显示:无论是神经电生理功能评定(感觉及运动电位恢复率),还是感觉、运动功能评定(有效率与优良率),试验组均优于对照组,表明鼠神经生长因子的局部用药途径促进周围神经损伤的再生和功能修复的作用优于全身给药途径。

(四) 临床应用

周围神经疾病是指周围神经运动、感觉和自主神经等结构和功能障碍的疾病,多为髓鞘脱失或轴索功能障碍导致。病因考虑与感染、中毒、免疫介导、代谢、遗传、机械损伤、环境、营养状况等因素有关。原国家食品药品监督管理总局(SFDA)于 2002 年正式批准注射用鼠神经生长因子上市。近年来,mNGF 越来越多地用于周围神经疾病的临床治疗,这些研究均为 NGF 深入的临床应用提供宝贵的证据。

1. 糖尿病性周围神经疾病(diabetic peripheral neuropathy,DPN) 周围神经疾病是糖尿病最主要的合并症之一,发生率达 25% ~ 90%。临床可表现为多种类型的周围神经功能障碍,感觉系统受累最常见,尤其是小直径感觉纤维变性,进一步导致糖尿病足的产生。研究表明,治疗组(35 例)用丹参粉注射液 1200 mg 加入生理盐水 250 ml 中静滴,联合鼠神经生长因子 20μg 肌内注射,均 1 次 /d,连用 4 周。对照组(40 例)单用甲钴铵注射液 500μg,1 次 /d,每周 3 次。两组均能显著改善患者自觉症状及体征(腱反射恢复),可以明显提高尺神经、腓神经的传导速度,且无严重不良反应发生,且治疗组疗效较好。另一项随机对照研究中,41 例患者被随机分为两组,对照组给予糖尿病饮食、胰岛素降糖、降脂、降压及对症等一般治疗;治疗组在上述治疗基础上加用 NGF。治疗 15d 后,治疗组病例临床症状改善明显优于对照组,而且感觉神经传导速度明显提高,提示 NGF 治疗糖尿病周围神经疾病是有效的。

2. 中毒性周围神经疾病

(1)正己烷中毒:正己烷主要经呼吸道进入人体造成危害。慢性中毒主要损害周围神经,引起多发性中毒性周围神经疾病。其致病机制主要为轴索损害和 NGF 信号转导异常。研究表明,对 51 名正己烷中毒患者予 NGF(20μg,肌内注射,每天 1 次,疗程 8 周)和安慰剂对照治疗,结果显示治疗组的神经症状得分、体征得分以及日常生活活动能力得分均较治疗前及对照组有明显提高,结论认为 NGF 治疗正己烷中毒周围神经疾病效果显著。另一研究比较了 mNGF 对 9 例慢性正己烷中毒患者的疗效,结果提示神经系统评分治疗后 1 个月即开始改善,2 个月后有明显改善($P < 0.05$)。正中神经、尺神经、腓总神经、腓肠神经的诱发电位幅值、远端潜伏期、传导速度 3 项指标经 mNGF 治疗后均有不同程度改善,其中以运动神经传导速度、感觉神经诱发电位幅值改善更为明显;而开始改善的时间不一,但大多在治疗 6 个月左右。总之,NGF 能改善神经系统症状及神经传导速度,是治疗正己烷中毒性周围神经疾病很有潜力的药物。

(2)化疗药物诱导性周围神经疾病:近年来,随着恶性肿瘤发病率的逐年增高,化疗药物诱导性周围神经疾病(chemotherapy-inducedperipheralneuropathy,CIPN)已经开始得到临床医生的重视。化疗药物的神经毒性可累及神经系统任何部位,引起脑、脊髓、周围神经和肌肉损害,其中以化疗药物诱导性周围神经疾病研究最多。目前临床上发现的可致周围神经毒性的抗肿瘤药物主要包括铂类、紫杉醇类、长春碱类以及一些新化疗药物(沙利度胺、丙卡巴肼等)。CIPN 的共同特征是呈药物剂量依赖性的多发性、对称性周围神经疾病,多以感觉神经受累为主。但不同药物因发病机制不同而具有一定特征性的临床表现。

在体和离体试验均支持 NGF 可以治疗化疗药诱发的周围神经疾病。众所周知,化疗药物所诱发的周围神经疾病限制了抗肿瘤药物的进一步应用。NGF 可以减缓化疗药物所诱导的神经元生长,有效地预防并控制长春新碱和紫杉醇引起的毒性交感神经损伤,可以改善顺铂诱发的周围神经疾病,但对顺铂所致的神经损伤只有同时应用或先用 NGF 才有效。

(3)慢性乙醇中毒性周围神经疾病:慢性乙醇中毒性周围神经疾病(Chronic alcoholism peripheral neuropathy,CAPN)是慢性乙醇中毒患者最常见的并发症之一,目前该病的治疗主要是使用 B 族维生素等药物,但疗效不令人满意。研究表明,鼠神经生长因子能够促进周围神经细胞生长发育和分化再生,甲钴胺可促进原有受损神经修复,两者功能相互补充。联合应用不仅可以提高神经的运动和感觉传导速度,还可以明显改善患者的疼痛、麻木、针刺感、乏力和感觉减退的临床症状,且效果明显好于甲钴胺单药。

3. 视、听觉神经疾病　NGF 因其生物学特性可用于多种角膜病变的治疗,也可通过角膜给药,治疗视网膜、视神经和大脑的病变,其治疗的效果和用药的时间长短有关。动物模型研究表明 2 周内应用 NGF 对新霉素引起的听觉神经退行性变有保护作用,且 NGF 对其附近的神经保护效应最大。而一项涉及 140 例神经性耳聋患者的临床研究中发现,采取穴位注射 NGF 治疗可以获得比单独用维生素 B_{12} 和维生素 B_1 更好的效果。另一研究利用屈光性角膜成形术诱导的角膜损伤模型，观察了 mNGF（2 次 /d，连续 8 周）的疗效，结果发现，与平衡盐溶液相比，mNGF 能明显促进角膜损伤动物的神经再生，有望解决屈光性角膜成形术所致的干眼症。

4. 感染性周围神经疾病

（1）面神经炎：患者经常规治疗后，多数患者预后良好，但仍有部分患者会遗留不同程度的后遗症。急性期使用鼠 NGF，对面神经炎的恢复具有明显促进作用，面神经复合肌肉动作电位波幅及瞬目反射 R1 潜伏期也有明显改善。

（2）麻风周围神经疾病：NGF 浓度降低也见于麻风周围神经疾病。临床研究发现 NGF 浓度降低与感觉障碍以及皮肤营养障碍具有相关性，并且导致皮肤溃疡以及损毁。因此 NGF 对于麻风周围神经疾病可能有效。

（3）人类免疫缺陷病毒感染相关周围神经疾病：NGF 可用于治疗此病，艾滋病患者多出现感觉性周围神经疾病，Ⅱ期临床试验证实有效，主要不良反应为注射部位疼痛。

5. 免疫性周围神经疾病

（1）急性炎症性脱髓鞘性多发性神经病（acute inflammatory demyelinating polyneuropathy，AIDP），又称吉兰 - 巴雷综合征（Guillain-Barré syndrome，GBS）：为获得性、免疫介导的多神经根神经病，累及周围神经、脊髓运动、感觉神经根，少数有脑神经受累。常见的周围神经损害有脱髓鞘、轴索病变及脱髓鞘与轴索病变共存。多项研究表明，mNGF 可提高神经传导速度，促进 GBS 脱失髓鞘再生及轴索病变恢复。另一研究显示，观察组在常规治疗基础上予 mNGF 20mg，每日 1 次，连续 20 天；且以 0.4g/（kg·d）的免疫球蛋白注射液静脉滴注，连续注射 5 天为对照，结果提示，mNGF 可显著改善 GBS 患者的上下肢肌力、缩短呼吸肌麻痹、四肢肌张力、腱反射、感觉障碍及四肢疼痛恢复时间（$P < 0.05$）。

（2）慢性炎症性脱髓鞘性多发性神经病（chronic inflammatory demyelinating polyradicloneuropathy，CIDP）：研究表明，对包括 CIDP 在内的多发周围神经损伤患者，在常规治疗基础上联合使用注射用 mNGF，方法为 mNGF 15 000 AU，溶于 2ml 注射用水，肌内注射，1 次 /d，连续使用 4 周。评估结果表明，注射用 mNGF 治疗慢性多发性周围神经疾病具有缩小感觉障碍范围、缓解神经疼痛强度、改善生存质量等特点。在治疗安全性方面，尽管观察组注射部位疼痛、肌肉硬结发生率显著高于对照组（$P < 0.05$），但均于治疗结束 3 ~ 4 周后消退，由此可见注射用 mNGF 治疗 CIDP 安全可行，值得临床推广应用。

另有研究，利用鼠神经生长因子 30μg 溶于 2ml 的灭菌注射用水中，为 CIDP 患者进行肌内注射，1 次 /d，连续治疗 1 个月。结果提示：患者的徒手肌力、日常生活活动能力及疼痛改善程度较治疗前均有明显的改善，且观察组患者的改善程度更为明显，差异具有统计学意义（$P < 0.05$）。且观察组患者的不良反应发生率明显低于对照组患者，差异显著（$P < 0.05$），具有统计学意义。

6. 遗传性周围神经疾病 NGF 一个很大的作用是和神经疼痛相关，肌内注射出现肌肉疼痛就是与其促进疼痛发生有关。动物实验结果表明，抗 NGF 单克隆抗体可有效缓解全髋或全膝置换手术引起的关节疼痛及活动度受限，增加其患侧肢体的使用，可在控制术后疼痛方面发挥作用。在损伤和炎性组织中具有很高的 NGF 水平，而感觉神经病 NGF 存在明显缺乏。基因研究发现 TrkA 和 NGF 相关基因突变导致遗传性感觉自主神经病的 4 型和 5 型，这些患者存在先天性感觉障碍，对疼痛的敏感性明显下降，这些患者给予促进痛觉发育的

NGF 可以改善对疼痛的感受而获得疗效。NGF 基因突变可以导致无痛现象的启发下,无痛性 NGF 已进行多年研究,并证明模仿基因突变的 NGF 有完整的生理作用。

7. 疼痛性周围神经疾病　NGF 的药理作用已得到充分的肯定,尤其在治疗周围神经疾病方面。但疼痛是该药的主要副作用,持续的骨骼肌注射 NGF 将会引发进行性的肌痛及扩大皮肤疼痛区域。研究发现 NGF 参与急性和慢性疼痛的产生,产生对疼痛的超敏反应,在炎症组织以及损伤部位 NGF 表达增加,易化感觉神经元对痛觉的传递。NGF 基因以及 TrkA 受体基因突变产生遗传性感觉自主神经病,出现痛觉缺失或痛觉下降。注射 NGF 使动物对伤害性刺激的敏感性增加,给予 NGF 抗体明显降低动物对疼痛和炎症刺激的反应。因此,疼痛性周围神经疾病是否应用 NGF 需要进一步验证。

8. 周围神经损伤　周围神经损伤是临床上的常见病、多发病。肢体的任何部位的机械性损伤都有可能导致神经传导功能障碍、神经轴索中断和神经断裂,从而导致四肢感觉、运动功能障碍。周围神经损伤后的功能恢复受较多因素影响,如损伤程度、患者年龄、损伤距离治疗的时间以及神经缝合的质量、方式和缝合口张力等均可影响手术的疗效。通过对 21 例 29 条损伤神经的治疗观察,发现用药的效果与应用时间、神经吻合的质量及所支配区的条件有关。应用越早恢复越快,切割伤恢复均很快,瘢痕多、肌肉和肌腱均有损伤时恢复相对缓慢。

NGF 在正常神经组织中处于不表达或低表达的状态,含量很低。当神经损伤之后,NGF 及受体的表达都迅速增加可高于正常组,促进损伤神经的修复和重建。文献报道,将 48 例前臂神经干切割伤患者随机分为治疗组(NGF)和对照组(维生素 B_{12}),4 周后治疗组患者疼痛、麻木症状显著减轻,感觉和运动电位的恢复率明显增高,恢复神经的感觉和运动电位的潜伏期均明显缩短,波幅均显著增高,与对照组比较差异均有统计学意义($P < 0.05$)。提示 NGF 早期可安全、有效地治疗周围神经损伤。动物实验结果表明,神经损伤后远端 NGF 在较高的水平上维持相当长的时间,有可能起到趋化因子的作用,诱导神经侧支发芽,促使发芽轴突延伸,提供营养支持。提示 NGF 参与神经再生与修复过程。目前已经证明 NGF 可以促进视神经的损伤恢复。一项针对周围神经损害的研究,把周围神经损伤患者随机分为 NGF 治疗组和维生素 B_{12} 对照组,治疗 4 周后 NGF 改善疼痛与乏力症状的总有效率显著高于对照组,同时对损伤后周围神经的恢复有显著促进作用。总之,NGF 在促进周围神经的再生中起着重要的作用。

(五) 不良反应

NGF 是一种安全可靠、患者能够较好耐受的药物,临床研究结果未见严重不良反应发生,但轻度不良反应发生率较高。主要有:①注射部位疼痛(发生率 85%),这是 NGF 最多见的不良反应,在多项临床试验研究中均有报道;②注射侧下肢痛,发生比例也较高(29%),但疼痛程度多数也属轻度,用一般止痛药物即能缓解;③偶见其他症状,包括头晕、头痛、失眠、食欲下降、皮疹等,发生比例很低。

(六) 展望

NGF 的发现已有几十年,其分子结构、理化性质、基因结构、主要生物学功能、NGF 受体结构和性质等均先后被阐明,特别是近现代细胞生理学、分子生物学理论和技术的介入更促进了这项研究的深入和发展,使其成为神经科学的重要发展之一。随着对 NGF 作用机制的阐明及其来源、制剂、给药途径、疾病动物模型、临床试验、疗效评估等系统的深入研究,尤其是基因工程技术的应用、量效关系的确立,NGF 在临床治疗中有针对性、广泛应用的趋势将日趋明朗。

二、超声引导下注射治疗

(一) 概述

20世纪80年代以来,技术的进步显著提高了超声成像的空间分辨力,超声作为现代医学影像学的一个组成部分已在临床得到广泛应用。随着超声设备技术的提高,在肌肉骨骼及关节系统可以清晰显示韧带、肌腱、肌肉、滑囊、神经、软骨等组织的正常结构和损伤程度。超声应用已经覆盖了运动医学、骨科学、康复医学、风湿免疫学和神经病学等诸多学科。超声在康复领域的应用使得康复治疗的部分内容进入了可视化阶段,除了进行康复诊断和功能评估外,很重要的一个方面是进行超声引导下的介入治疗,大大提高了功能恢复的效率。

超声影像与其他影像相比的优势在于价格低、分辨率高、实时动态操作、无放射性等特点,在许多部位是MR、C形臂等影像学检查方法不能替代的,其多种形式的探头可多方位、多平面扫查,对于运动时或特殊姿势下才能表现出来的病变,超声则表现出其即时动态显像的优势。因此超声检查具有很高的敏感性和准确性。超声介入技术是在超声显像基础上根据临床诊断和治疗的需要而发展起来的一门新技术。其主要特点是在实时超声的监视或引导下,完成各种穿刺活检、X线造影以及抽吸、插管、注射治疗、能量导入等操作,可以避免某些外科手术,达到与外科手术相媲美的效果。超声介入技术优势:①因在实时超声监测下穿刺,准确性可提高,对小的病灶和移动性大的器官穿刺不受影响,可同步显示穿刺过程的体内情况;②损伤小,合并症少,相对较安全;③操作简便迅速,费用低,重复性强,实用价值高;④超声设备便于移动,无放射性。

(二) 超声技术的基础知识

1. **超声成像基本原理** 超声波是指频率高于20 000Hz的声波,其本质都是一种机械振动波,必须在介质中传播,在真空中不能传播。超声波在传播时像光线一样,在均匀介质中沿直线传播。遇到两种不同介质的分界面时产生反射和折射。界面反射是超声波诊断的基础,其反射性能受到介质声阻抗的影响,只要有1‰的声阻抗差异,就会产生反射,所以超声对软组织的分辨力非常高。超声频率与分辨率相关,波长与穿透性相关。频率越高,图像更清晰。因此,我们可以根据需要来选择不同频率的探头来进行检查。临床应用的超声频率在2.5 ~ 20MHz之间,高频率超声(> 10MHz)可较好地显示神经结构,一般选择探头频率在8MHz以上,对于组织厚度在3cm以内的最好在12 ~ 14MHz。组织厚度超过3cm的,其频率在6 ~ 10MHz之间较为适合。操作者应该对彩色血流指示、图像放大、聚焦及图像保存技术非常熟悉。根据探头内压电晶体的排列方式,探头可分为线阵探头、凸阵探头、扇形探头等,线阵探头获取的超声影像为方形,而凸阵探头和扇形探头获取的超声影像为扇形。根据探头发出的超声波频率,可分为低频探头与高频探头,低频探头穿透性好,分辨率低,而高频探头穿透性差,但分辨率高。因此,目标结构较表浅应选择高频线阵探头,而目标结构位置较深时应选择低频凸阵探头。扫描技术,即探头的运动方式,可用英文单词"PART"来总结。P:pressure加压,利用不同组织结构在不同压力下的不同表现加以区别,如:静脉可被压闭而动脉不能;A:alignment,沿皮肤表面滑动探头。一般用于追溯某结构的走行;R:rotation,旋转探头,以获得目标结构的横断面或纵切面;T:tilting,倾斜探头,改变探头与皮肤的夹角即改变超声的入射角度。超声束与目标结构呈90°入射时,超声束可被完全反射并被探头接收,此时图像最清晰。

2. 不同组织超声成像特点　人体各组织声阻抗不同,产生不同的图像特征。

动脉:无回声有搏动。

静脉:无回声可压缩。

脂肪:低回声。

筋膜:高回声。

肌肉:肌肉低回声及高回声索条。肌腱:管状高回声纤维条(白色)。

神经:横断面－高回声晕包绕的多个圆或椭圆低回声,纵切面－管状非连续低回声,线条,高回声线条分隔。

骨骼:骨膜高回声,后方有声影。

3. 穿刺技术　穿刺方向与探头长轴的关系分为长轴与短轴两种进针技术。长轴技术是指穿刺方向与探头长轴一致,在超声影像上可看到针的全长,并能分辨出针尖的斜面,这种方法需要较长的针。短轴技术是指穿刺方向与探头长轴垂直,在超声影像上,穿刺针表现为一个高回声的点,实际上是穿刺针某部分的一个切面,比较难区分针尖与针体,因此有可能穿刺时伤及邻近组织。临床上可根据需要灵活或结合选用,对操作风险较高的部位尽量选择长轴技术,实时观察针尖位置,避免损伤邻近组织。根据穿刺方向与探头长轴的关系分为平面内(in-plane)、平面外(out-of-plane)两种进针技术。平面内技术是指穿刺方向与探头长轴一致,在超声影像上可看到针的全长;平面外技术是指穿刺方向与探头长轴垂直,在超声影像上,穿刺针表现为一个高回声的点,但不能区分针尖与针体。

4. 超声设备选择　超声设备种类繁多,有便携式和台式的,主要根据需要选择。便携式的仪器具有良好的便利性与应用性能。台式的仪器可能提供更好的成像效果。有条件的尽量选择层次高、图像清晰的和有一些附加技术的设备,如针尖显示增强程序等,更有利于操作。探头的配备除了高频探头外,也需有低频探头、腔内探头和适合于不同部位检查的小探头。

(三)超声引导注射的临床应用

1978年,La Grange等首次报道了用多普勒超声辨别锁骨下动静脉行锁骨上臂丛神经阻滞,成功率达98%,无并发症发生。这一技术大大改进了当时依赖盲穿进行麻醉的技术,提高了麻醉效果,减少了并发症。从20世纪90年代中期开始,超声影像技术的进步,使得该方法逐步推广开来。同样也在康复和疼痛治疗领域中得到应用。在此我们介绍超声引导下外周神经阻滞和毁损、肉毒毒素注射和局部注射。

1. 超声引导下外周神经阻滞和毁损　外周神经阻滞是一种有效治疗各种急、慢性疼痛的手段。广泛应用于脊柱、四肢疼痛、癌痛、神经卡压性疼痛等的治疗。神经阻滞是指在神经干、丛、节的周围注射局麻、镇痛消炎药,阻滞其冲动传导,使所支配的区域产生镇痛和消炎作用。外周神经毁损是由于该神经所支配的肌肉张力过高影响运动功能或难以控制的疼痛通过注入药物进行毁损。传统上神经阻滞和毁损需要借助于局部解剖的体表标志、动脉搏动、针刺感觉异常及神经刺激器探查定位技术寻找神经。由于解剖标志和神经定位会出现变异,解剖定位或神经刺激器定位操作过程中常常出现穿刺针反复进退和重新定位,可能会损伤穿刺部位的血管、脏器,从而引起并发症。在X线、CT引导下进行时,仍然缺乏软组织的解剖信息使得穿刺操作变得困难。超声引导技术的发展使神经阻滞的方式发生根本性变革,康复医师已经能够通过超声成像直接观察神经的形态及周围的结构,在实时的超声引导下直接穿刺到目标神经周围,观察药物注射进入组织的过程,保证药物均匀地扩散到目标神经周围,实施精确的神经阻滞,也极大地减少了并发症的发生。超声引导的神经阻滞并发症和对周围组织的损伤更小。在进针同时可随时调整进针方向和进针深度,以更好地接近目标结构。注药时可以看到药液扩散,甄别无意识的血管内注射和无意识的神经内注射。

(1)超声引导下神经阻滞适应范围主要包括:①颈、胸、腰脊神经根及后内侧支阻滞术:用于颈部及胸背部疼痛的治疗;②肩胛上神经及肩胛背神经阻滞术:用于肩部及肩胛区疼痛的治疗;③臂丛神经的阻滞术:用于上肢疼痛的治疗;④腰椎旁交感神经节及腹腔神经丛阻滞术;⑤膈神经阻滞术:用于顽固性呃逆的治疗;⑥星状神经节阻滞术:用于上胸部癌痛,顽固性上肢血管痉挛性疾病的治疗;⑦尺神经、桡神经和正中神经阻滞(或毁损)术:用于上肢局部区域疼痛及肌痉挛的治疗(图 3-40);⑧股神经及其分支阻滞(或毁损)术,超声引导下股神经置管镇痛术:用于大腿前部疼痛及膝关节疼痛的治疗,膝关节术后疼痛的治疗;⑨坐骨神经及其分支(胫神经、腓总神经)阻滞(或毁损)术:用于臀部、大腿后部及小腿疼痛及肌痉挛的治疗(图 3-41);⑩闭孔神经阻滞(或毁损)术:用于大腿内侧疼痛的治疗和内收肌痉挛。

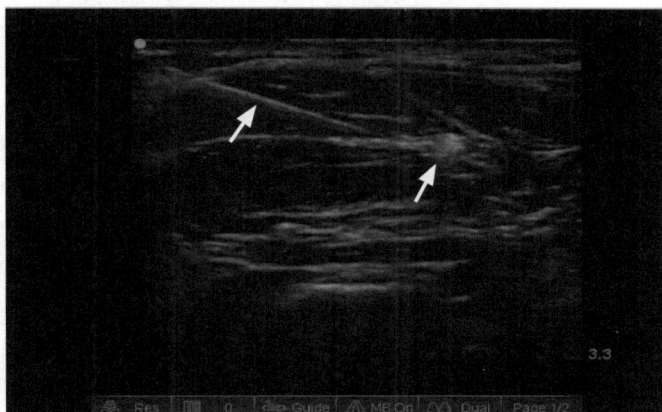

图 3-40 正中神经阻滞
在超声下可以清楚地看到穿刺针(左边的箭头)到达正中神经(右边箭头)

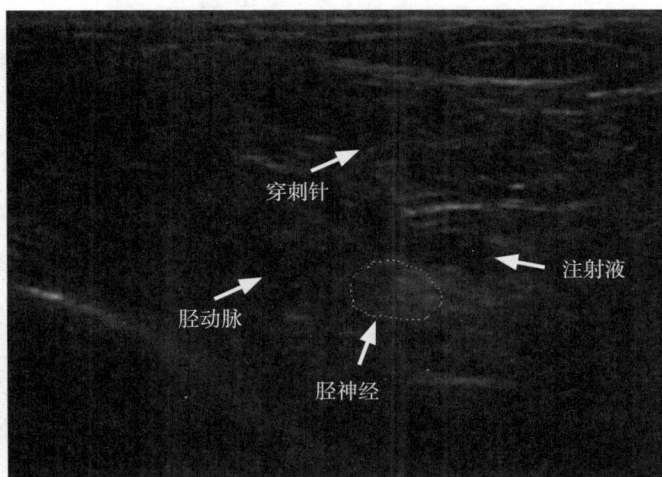

图 3-41 胫神经阻滞
超声可以清楚看见胫神经和血管,针尖到达胫神经后避开血管开始注射药液

（2）超声引导神经阻滞的禁忌证：禁忌证包括神经周围有血肿或神经位置过深等原因使神经成像不清。

（3）引导注射前准备：①药物准备，包括局麻药、激素等，神经营养药局部注射作用不肯定；②穿刺针选择，长度、粗细、硬度都要足够，特别在做长轴穿刺时，要选 5cm 以上的。针太细图像在超声上不容易显示。硬度不够，穿刺时弯曲长轴显示不好。如果选用电刺激器联合应用有互补作用。对深部的注射目标，使用穿刺架可能是明智的；③注射室相关设备有超声仪、肌电图仪、电刺激仪、检查床、检查台及座椅，无菌设施。

（4）注射过程：体位根据注射部位和穿刺路径方向选择合适的体位。探头用无菌膜覆盖，皮肤表面用消毒液作为介质，不建议使用消毒乳胶。移动探头寻找神经周围图像中的特殊结构（血管、肌肉、骨骼）标志，根据局部神经解剖、纵截面和横截面不同超声特征，通过加压、追踪、旋转、倾斜超声探头的四个操作手法确定神经。穿刺针进入组织后针尖的追踪是神经阻滞非常重要的一环，最好还要辨清针尖斜面的位置，这样可以预计药物的流向。长轴位穿刺针尖容易辨认。短轴位相对难一点，超声扫到的图可能是其中间的一部分，通过移动针或探头转向可以发现针尖。注射药物时针尖要固定住，微小的移动都可使针尖偏离方向，可以通过小指压在患者皮肤作为支点，药物注射可以分几个点进行，最佳的效果是看到神经与周围组织分离。药液围绕神经要达到 50% 以上。

（5）超声引导下神经注射的注意事项：超声引导下神经注射现有的报道均无严重并发症，由于可以在超声图像上看到神经和血管、胸膜和其他组织，以及穿刺针和局麻药扩散，从而避免神经损伤、误穿血管和胸膜造成局麻药中毒和气胸等严重并发症。但在操作中还是会出现异常感觉，这就要求操作者当穿刺针接近神经时要仔细、耐心进针，以减少异常感觉发生（图 3-42）。注意事项如下：①使用实时引导技术，在进针后、针靠近神经前我们必须先观察到穿刺针的成像。由于超声声束很纤细，因而轻微的移动便可使穿刺针离开我们的视野。②当探头接触患者时，压力或成角便可使成像效果发生显著的改变或受损。③作神经毁损时要尽量选择某些神经在肢体远端没有血管伴行的部位进行毁损。④在脊柱，大部分情况下神经是看不见的，只能通过神经周围的结构来推测。⑤应根据扫描目标位置的深浅和患者个体的差异选择适合的超声频率，获得最清晰的超声图像。

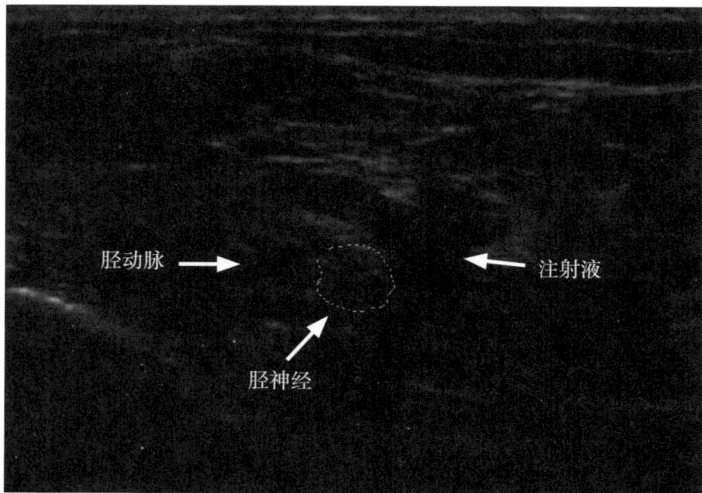

胫动脉　　胫神经　　注射液

图 3-42　改变针尖方向继续注射

2. 超声引导下肉毒毒素注射 肉毒毒素是肉毒梭状芽孢杆菌在生长繁殖过程中产生的一种细菌外毒素,通过作用于周围神经末梢的神经肌肉接触点,抑制乙酰胆碱在神经肌肉接头处的释放,产生肌肉的化学去神经支配作用,引起肌肉的松弛性麻痹,从而降低肌肉的张力。在康复临床上主要用于治疗脑损伤、脊髓损伤、脑瘫等引起的肌张力增高。

(1)超声引导下肉毒毒素注射适应范围:①上运动神经元损害造成的肌肉过度活动,这种过度活动是动态性的;②适合超声探头检查的部位。

(2)不适合超声引导下肉毒毒素注射的范围:①对肉毒毒素制品过敏者,重症肌无力或Lambert-Eaton综合征患者;②有些具有干扰神经肌肉传导作用的药物,也可能引起不良反应,例如:氨基糖苷类抗生素、胆碱酯酶拮抗剂(新斯的明)、琥珀酰胆碱(司可林)、箭毒样除极拮抗剂、硫酸镁、奎尼丁、钙离子通道拮抗剂、林可霉素、多黏菌素等;③注射部位有感染和无法放置超声探头。

(3)超声引导下肉毒毒素注射前准备:①药物选择:目前国内市场有多个产品,通常一次注射只能用一种产品,不能混用。并且不同产品单位也不等同;②注射器选择:可用2ml、5ml或10ml注射器。肌肉大的可大一些,肌肉小的可小一些。由于肌肉体积、深度变化较大,穿刺时斜行入针,可选用7cm或更长的针头;③相关设备:超声诊断仪、肌电图仪、电刺激仪、检查床、检查台及座椅,无菌设施。

(4)注射前准备:①体位:患者取卧位或舒适坐位,暴露注射部位;操作者取舒适坐位或舒适的有较好支撑的体位;②超声探头准备:高频线阵探头涂上乳胶,外面包以消毒薄膜,表浅的部位可选6~13MHz探头,深度大于3cm,选择5~10MHz更清楚;③制订注射目标肌肉剂量计划(见相关书籍)。

(5)注射过程:①利用超声观察目标肌肉形态,肌纤维走向,邻近肌肉、神经、血管位置等,在体表标出注射点位,点之间距离可隔4cm左右。②皮肤消毒,戴消毒手套,超声探头表面涂消毒乳胶或用生理盐水替代。③针头在插入前,先轻触皮肤,选择疼痛相对不敏感的位置进针,穿刺针头以与皮肤呈<30°夹角的方向插入皮下。④确定针尖到达目标点后,将药物注入。除了避免将药物注入血管外,肌间隔也应避免,因为肌膜会阻挡药物进入肌肉,并且沿着肌间隔扩散。如果下层肌肉也需注射,穿刺针进一步下行注射。⑤每个点注射结束后留针20s以便让药物在组织内扩散,然后拔出针。一般不要盲目反复穿刺,可能会刺破动脉。出血不是好现象,可能会将药物带出体外,或进入血管,应该避免。⑥伤口保持清洁,避免与污染物接触。注射结束后可以立即训练。

(6)注意事项:肉毒毒素是控制使用的毒麻类药品,注意事项和不良反应参见相关书籍,本章内容主要仅与超声引导注射有关。一般来说,肉毒毒素只要注入肌肉就能起作用,严格讲肉毒毒素注射部位应该尽量接近运动终板。梭形肌与羽状肌的运动终板分布是不同的,应采用不同的注射策略。注意事项如下:①穿刺中针尖的伪像是存在的,短轴注射非常容易误判,即使在长轴穿刺时也会出现,所以需要穿刺中来回移动确认针尖位置,注射初期速度不宜快,发现部位不对及时修正。②有风险的部位如肩胛下肌,进针要缓慢,仔细观察针尖位置。③肉毒毒素注射进入组织后具有扩散作用,扩散的范围在4cm左右,所以多点注射距离可控制在4cm左右,不同的品牌的肉毒毒素扩散范围可能不一样。肌肉内肉毒毒素的扩散是浓度梯度依赖的。④表浅粗大的肌肉可能不需要使用超声,体积小的肌肉可能反而需用超声以少量多点注射,避免扩散至附近的肌肉。

(7)病例举例:患者葛××,男性,45岁,工人,因"脑外伤后右侧肢体功能障碍1年半余"

入院。患者于 2009 年 5 月 26 日车祸致颅脑外伤,在当地医院行"左侧额颞开颅血肿清除 + 去骨瓣减压术"。术后生命体征平稳,右侧上、下肢体肌张力增高,处于持续痉挛状态,伴有不定时抽搐。入院诊断:脑外伤术后,右侧肢体痉挛。

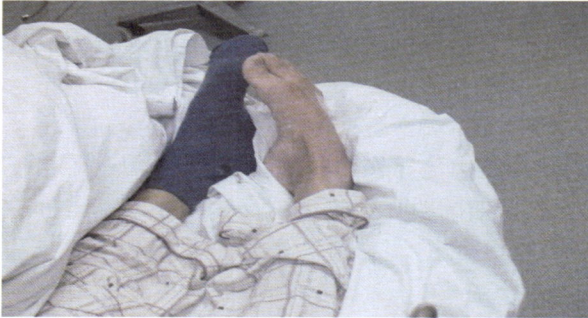

图 3-43 右下肢痉挛严重,足内翻

患者 2011 年 3 月 11 日入院,离受伤后功能障碍已经近 2 年。查体:神志清楚,运动性失语,由于长期卧床,全身肌肉均有不同程度的萎缩。右肘关节屈曲固定状,右手握拳固定状,右踝关节严重内翻畸形。Brunnstrom 分期:右上肢 I 期,右手 I 期,右下肢 I 期,左上、下肢 III 期,左手 IV 期;坐位平衡 I 级、站位平衡 0 级;右侧肢体腱反射(++),右侧巴宾斯基征(+)。ADL:0 分。(图 3-43)

注射方法:

腓肠肌:给予 160 单位,分四点注射。患者取俯卧位,超声扫描了解腓肠肌边界,确定四个注射点。沿小腿纵向进行长轴引导穿刺,超声图上可以清楚找到目标肌的最佳注射位置,将药物注入肌肉内,而不必关心是否为敏感点,因为腓肠肌是羽状肌。

胫后肌:给予 100 单位,分三点注射。穿刺的方法有 2 种,一种是从背后中间,向胫骨与腓骨之间,略偏向胫骨方向,经腓肠肌、比目鱼肌到达胫后肌。由于胫后肌位于深部,斜刺穿入,需要穿刺针较长。也可选择从胫骨内侧后经趾长屈肌横向穿入。操作方法:患者选择俯卧位,扶起小腿胫骨内侧按照胫后肌走向选择 3 个注射点,常规皮肤消毒,穿刺针插入皮下。超声线阵探头置于小腿后侧,长轴与穿刺针平行,确认胫后肌,移动探头,找到穿刺针,调整穿刺方向插入胫后肌中间(图 3-44、图 3-45),注入 33 单位肉毒毒素。以同样方式进行另两个点注射。

跖肌:给予 30 单位,分一点注射。超声探头沿腓肠肌外侧头上端内侧扫查,找到跖肌。启动电刺激看见引起足内翻,注入 30 单位。

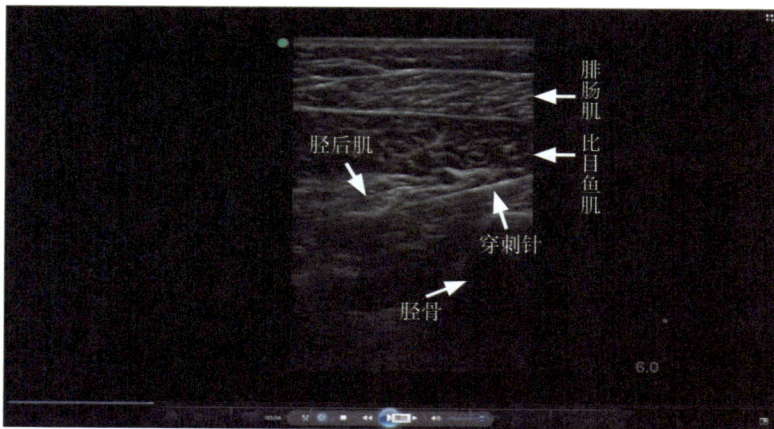

图 3-44 胫后肌穿刺

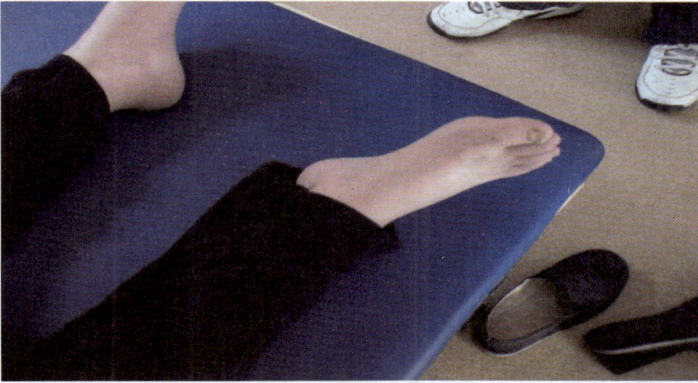

图 3-45 注射治疗 3 个月后

3. 超声引导下局部注射 这类注射包括关节、肌筋膜痛点、腱鞘、肌腱附着点等。治疗的主要目标是止痛、抑制软组织的炎性反应、减少渗出和改善局部的代谢，同时抑制外周不良信息向中枢传递，从而达到改善功能的目的。从某种意义上讲也是阻滞。此类注射有时不使用局麻药，传统上局部注射是不用超声引导的。但从当前国外情况看，越来越多的医生应用超声引导注射，以达到精确注射的目的。

（1）关节注射：关节是骨与骨之间的连结，是运动的支点，其生物力学功能主要是承受压缩、牵拉、剪切、扭转等不同类型的载荷，并在此基础上为骨的活动提供一定范围的生理活动。关节由关节囊、关节面和关节腔构成，关节周围还有韧带、关节内软骨、滑膜襞和滑膜囊等辅助结构，这些结构出现病变会出现软组织肿胀及僵硬，疼痛，关节内软骨破坏、积液，肿胀关节的周围的肌肉很快出现萎缩，影响功能。关节及关节周围注射治疗是限制关节损害进一步加剧的主要治疗措施之一。超声能清楚地观察到关节周围韧带、关节囊及部分关节内的病变情况，因此在超声引导下做关节注射就变容易和准确。

1）超声引导下关节注射适应证：急慢性关节损伤，急慢性关节炎，关节滑囊炎，风湿、类风湿关节炎，关节骨软骨病变，滑膜炎，关节腔积液。

2）超声引导下关节注射禁忌证：局部皮肤有感染、肿胀变形或伤口，关节有化脓或感染结核，恶性肿瘤引起的骨质破坏，侵犯周围软组织。疼痛原因不明或关节及周围组织病变所致的疼痛。

3）注射过程：根据需要患者取仰卧、侧卧位或坐位。经超声避开血管神经选取进针点。引导下向关节腔进入，遇关节囊时会稍有韧感，然后突破感，如关节腔内有积液，可先抽出后再注射药液。注射时要将针的斜面朝向关节，推药无感觉到注射阻力。

4）超声引导下关节注射注意事项：严格执行无菌操作，避免关节腔内感染。应熟悉解剖结构，避免伤及血管和神经。进针不宜过深，防止关节面损伤。由于抽吸物的高黏度，可能需要使用较大号的针。肩部注射操作要谨慎，防止刺入胸腔、伤及肺尖、造成血气胸。

5）关节注射举例：盂肱关节注射，有三条路径。前侧路：患者仰卧体位，伸出的手臂外旋。超声探头在腹侧平行于肩胛下肌腱的长轴放置。穿刺针穿过肩胛下肌腱进入滑囊，针的斜面朝向关节，不应该感觉到注射阻力。由于肩胛下肌滑囊较深，超声不易显像，除非肩胛下肌滑囊积液，一般不用。外侧路：必须穿过冈上肌腱，好处是深度浅，超声易显像。后侧路：穿刺针穿过冈下肌腱，针到达盂唇外侧的盂肱关节隐窝（图 3-46）。成功的注射可以看见药

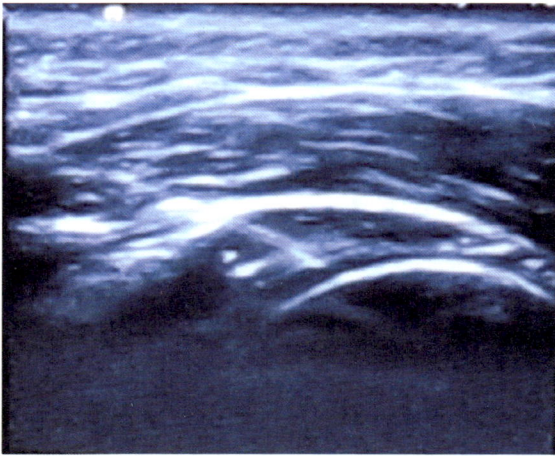

图3-46 肱盂关节腔注射针尖到达肱骨关节囊

物堆积在后侧盂肱关节隐窝,在冈上肌下方撑开一个无回声的区域。

(2)超声引导下肌筋膜痛点注射:临床上常常遇到患者局部软组织出现明显的压痛点,肌肉紧张,甚至出现肌硬结、活动受限等,这些痛点称为肌筋膜痛点。各种因素导致软组织出现无菌性炎症反应、局部代谢平衡失调,组织细胞受损,释放致痛物质而引起疼痛,甚至出现肌硬结、活动受限等。这些变化使软组织局部处于疼痛—局部代谢障碍—疼痛加重的恶性循环中,阻断这一恶性循环便成为治疗软组织疼痛的首要目标。超声下有相当部分可看见局部椭圆形的局限的低信号区。实时超声引导下对痛点注射的能准确地将药液注入,使得软组织局部重新建立代谢平衡,恢复功能。

1)肌筋膜痛点注射的适应证:各种急慢性局部损伤、肌纤维织炎、风湿性痛、类风湿性痛等。

2)肌筋膜痛点注射的禁忌证:局部皮肤有感染、肿胀变形或伤口;恶性肿瘤侵犯周围软组织;原因不明的疼痛。

3)注射前准备:包括局麻药(可不用)、激素等,普通注射针。注射室相关设备有超声仪、检查床、检查台及座椅,无菌设施。

4)注射过程:根据注射部位选择合适的体位。探头用无菌膜覆盖,皮肤表面用消毒液作为介质。根据硬结的位置,移动探头尽量寻找组织中的异常信号区,如有的话将药液注入其中。

5)注意事项:严格执行无菌操作,进针不宜过深,防止关节面损伤。应熟悉解剖结构,避免伤及血管和神经。

(3)超声引导下肌腱、腱鞘注射:肌腱是肌腹两端的索状或膜状致密结缔组织,肌腱把骨骼肌附着于骨骼。长肌的肌腱多呈圆索状,便于肌肉附着和固定,阔肌的肌腱阔而薄,呈膜状,又叫腱膜。腱鞘是包绕肌腱外面的双层套管样密闭的滑膜管,是保护肌腱的滑液鞘。它分两层包绕着肌腱,两层之间一空腔即滑液腔,内有腱鞘滑液。内层与肌腱紧密相贴,外层衬于腱纤维鞘里面,共同与骨面结合,具有固定、保护和润滑肌腱的作用。但是反复过度摩擦,可发生肌腱和腱鞘的损伤性炎症,导致肿胀,即为腱鞘炎。肌腱和腱膜过度受牵拉,可以造成损伤或撕裂。局部发生劳损,无菌性炎症出现疼痛、压痛,影响功能。若不治疗,便有可能发展成永久性活动不便。

1)肌腱、腱鞘注射的适应证:各种急慢性肌腱损伤、肌腱炎、腱鞘积液等。

2)肌筋膜痛点注射的禁忌证:局部皮肤有感染、恶性肿瘤侵犯周围软组织。

3)注射前准备:包括局麻药(可不用)、激素等,普通注射针。注射室相关设备有超声仪、检查床、检查台及座椅,无菌设施。

4)注射过程:根据注射部位选择合适的体位。超声探头用无菌膜覆盖,皮肤表面用消毒液作为介质。腱鞘注射,通过血流检查观察炎症情况,超声引导下将针刺入腱鞘内,抽出液体(如果能抽出),鞘内注入药物,积液稠厚不能抽出,则直接注入药物。肌腱注射,依据病变情况,药物可以注入肌腱表面、肌腱内(非类固醇类药)及肌腱下。移动探头找出肌腱组织中的异常信号区,注入相应的位置。

5)注意事项:严格执行无菌操作,激素不宜注入肌腱内。

(杨卫新)

三、干细胞移植

(一) 概述

"21世纪是生命科学的世纪",其中对"干细胞"的深入研究,聚集了国际国内最顶尖的生命科学家,代表着生命科学的重要研究方向。国际自然科学顶级刊物《科学》杂志《时代》杂志连续多年将干细胞的研究进展评为"十大科学进展"之一。现代干细胞治疗技术带来的再生医学正在飞速发展。近年来,干细胞在帕金森综合征、肝纤维化、白血病、抗衰老等多个领域均被证明有显著疗效。本节主要探讨干细胞作为一种精准康复治疗方法在周围神经疾病中的应用。

(二) 干细胞的定义

干细胞(stem cell,SC)是一类具有自我更新(self-renewing)能力的多潜能细胞,在合适的条件或给予合适的信号,可以分化为多种功能细胞或组织器官。干细胞来源于胚胎、胎儿组织和成年组织。来自胚胎和胎儿组织的胚胎干细胞具有多潜能分化特性。成年个体组织来源的成体干细胞(adult stem cell)有造血干细胞、神经干细胞等。按分化潜能的大小,干细胞基本上可分为以下三种类型(图3-47)。

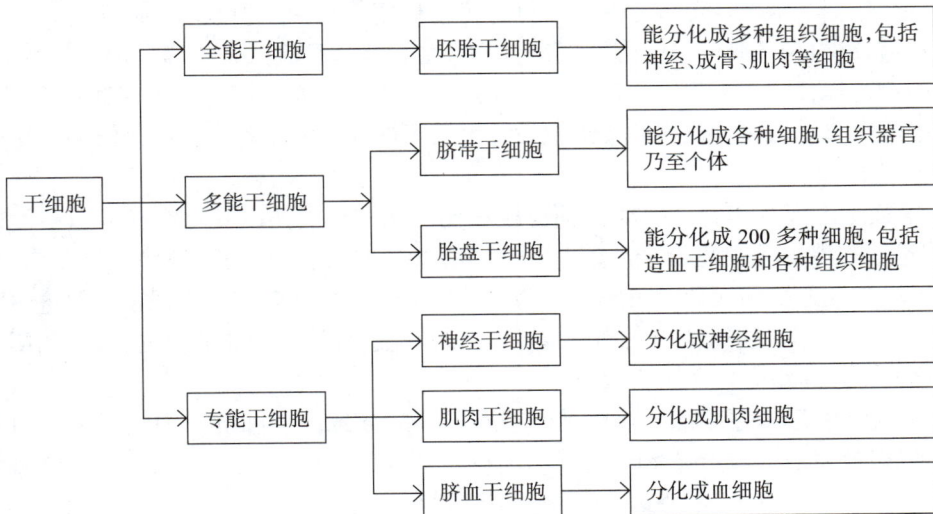

图 3-47　干细胞分类图

1. **全能干细胞**(totipotent stem cells)　可以分化形成所有的胚胎组织以及胚胎外组织的任何一种细胞,从受精卵到桑葚胚期的细胞全部属于全能干细胞。

2. **多能干细胞**(pluripotent stem cells)　可以分化形成人类体内存在为数不多的三胚

135

层的任何一种细胞,但不能形成胎盘以及子宫内发育所需的支持组织。内细胞团细胞、胚胎细胞、诱导多能干细胞都属于多能干细胞。

3. **专能干细胞**(multipotent stem cells)　也称单能干细胞,可以分化形成某一胚层的任何一种细胞。间充质干细胞、神经干细胞等都属于专能干细胞。正常生理条件下,专能干细胞不会分化形成与其起源组织类型不相关的细胞谱系。

（三）可用于治疗周围神经疾病的干细胞类型

1. **胚胎干细胞**(embryonic stem cells,ESC)　具有全能性,可发育为机体不同细胞类型中任何一种细胞的潜能。其体外无限扩增性是 ESC 研究和应用的前提和关键,在再生医学中具有广阔的前景。比如生殖系干细胞的研究,就可以被用来治疗不育不孕症。用“核移植”的方法来获取的胚胎干细胞,其实已可以避开部分伦理道德的争议。

2. **成体干细胞**(adult stem cells,ASC)　是指存在于一种已经分化组织中的未分化细胞,能够自我更新并且能够特化形成组织的细胞。已经发现的成体干细胞主要有:造血干细胞、骨髓间充质干细胞、神经干细胞、脂肪干细胞、肝干细胞、肌肉卫星细胞、皮肤表皮干细胞、肠上皮干细胞、视网膜干细胞等。成体干细胞是已经进入临床应用的干细胞。事实上,人体之所以有一定的再生能力,主要是靠着成体干细胞。比如,表皮的再生、血细胞的换新、头发指甲的生长等。

3. **诱导多能干细胞**(induced pluripotent stem cells,iPS cells)　诱导多能干细胞是最近几年干细胞学界、甚至是生物学界最重要的发现。其优势在于,用成体干细胞培养出胚胎干细胞,实现了“用自己的细胞治疗自己的疾病”,规避了胚胎干细胞研究的伦理禁锢,具有重大的研究价值。

（四）干细胞在周围神经疾病治疗中的应用

1. **干细胞移植治疗嗅觉障碍**　嗅觉除了能帮助个体识别气味外,有研究认为嗅觉在预警危险、记忆、调节情绪及免疫方面等还具有重要作用。临床上引起嗅觉障碍的最常见原因有上呼吸道感染、颅脑外伤、病毒感染等,其病理变化之一是嗅感觉神经元退化、变性、缺失,嗅球损伤也常导致嗅觉缺失。有研究发现通过干细胞移植修复损伤的嗅感觉神经元和嗅球细胞有望治愈嗅觉障碍。采用的干细胞来源包括嗅神经相关的前体细胞(嗅上皮、嗅鞘细胞)和成体干细胞。

2. **干细胞治疗视神经、听神经、面神经损伤**　视神经损伤后其轴突膜的完整性遭到破坏、轴浆运输阻滞导致营养因子缺乏,多方面因素使神经元生存的微环境发生改变,严重时造成患者视神经萎缩和视功能丧失。近期文献报道干细胞可以作用于视神经促进失明大鼠的视力恢复,也有文献报道将干细胞注射于内耳能促进听神经功能的恢复,但是利用干细胞技术治疗面神经损伤尚处于实验阶段。

3. **干细胞治疗慢性疼痛**　外周神经挤压或撕裂导致促炎和抗炎细胞因子之间失衡是引起神经病理性疼痛(neuropathic pain,NP)的重要原因。研究证实干细胞能分泌多种神经营养因子,促进神经再生,保持神经功能完整性和修复受损的神经。研究还发现多种干细胞通过自分泌或旁分泌机制,优化损伤神经微环境来缓解疼痛。实验发现在人类间充质干细胞及其条件培养基或基础培养基的细胞溶解物中发现了 84 种营养因子。因此,优化损伤神经的微环境和改善神经免疫失调可以作为治疗 NP 的新靶点。干细胞在治疗糖尿病周围神经痛、下肢动脉硬化闭塞症和血栓闭塞性脉管炎等疾病上已取得部分疗效。

4. **干细胞治疗对自主神经的影响**　心脏受交感神经和迷走神经的双重支配。临床发现超过 50% 以上心肌梗死患者早期死亡的主要原因是室性心律失常,心肌梗死后自主神经重构是室性心律失常发生的重要原因。研究发现,心肌急性梗死后梗死区及其周围处于失神经支配状态,随后新生神经便出现在梗死区域周围,同时观察到非梗死区同样也出现了较明显的神经纤维密度的增多。研究表明通过干细胞移植显示能改善心脏功能,机制还不是很清楚,但可能与干细胞的旁分泌效应有关,旁分泌生成的细胞因子能抑制细胞凋亡、减少胶原瘢痕形成、改善心脏重构、修复缺损。

肠神经系统(enteric nervous system,ENS)是存在于肠壁内由神经细胞和胶质细胞构成的相对自主的神经系统,可以调节胃肠道的分泌、吸收和运动等活动,肠神经系统异常会导致胃肠动力性疾病。对移植神经干细胞后的结肠功能进行检测,发现细胞移植后扩张刺激所引起的结肠反射和电场刺激所致的离体肌条的反应均被诱发,表明结肠的运动功能有明显改善。

5. 干细胞在其他神经损伤中的应用 有研究表明干细胞移植后产生的细胞因子对于骨骼肌的失神经萎缩有一定疗效,应用神经干细胞联合组织工程学(明胶海绵)成功修复了15mm 坐骨神经缺损。

(五)干细胞治疗的机制探讨

近半个世纪的发展,干细胞的特性及疗效在世界范围内获得一定程度的认可,但是干细胞移植疗效的具体机制仍不十分清楚。目前,干细胞的修复机制有两大主流"学说":①"细胞替换",即移植的干细胞进入受体后迁移、分化后替换受损细胞并与周围建立网络联系;②"旁观者效应",移植的外源性干细胞进入机体后启动内源性修复机制,通过分泌神经营养因子、抗炎物质、抗氧化应激分子等改善微环境拯救受损的细胞,使受损区形态结构得以恢复。但是如何确保植入的干细胞具有较高的存活率,并能向损伤区域迁移、定向分化还需要更多实验论证。对于干细胞治疗的适应证、使用路径、使用剂量和使用疗程的探索以及监控移植后是否产生免疫排斥反应、致瘤性等是研究干细胞移植治疗的关键问题。

(六)干细胞联合康复治疗方案在周围神经疾病康复中的应用

利用自身的干细胞治疗和修复机体损伤,是临床上被广泛认为有前景的治疗技术。成体干细胞是在临床医疗中应用最多的干细胞治疗手段。随着精准医疗理念的推广,干细胞联合康复治疗方法作为一种新的精准康复方案成为康复领域研究的热点。选择何种康复方法联合干细胞治疗正在探索阶段,有研究表明运动训练可以增强神经干细胞的迁移能力、促进神经干细胞的增殖和干细胞归巢效应。此外,科学家越来越关注物理因子如声、电、光、磁等刺激对干细胞的影响。细胞实验表明物理因子能成功将干细胞诱导成所需要的细胞类型、促进干细胞迁移和提供干细胞存活的微环境。随着技术的发展,具有连续可调的重复经颅磁刺激(repetitive transcranial magnetic stimulation,rTMS)出现,在临床精神病、神经疾病及康复领域获得越来越多的认可。大量研究表明重复经颅磁刺激作为临床康复治疗的常用物理因子,能促进多种干细胞增殖分化、减少细胞凋亡、减轻水肿、缓解疼痛,还可以通过改变离子流方向和血液流变学特性,扩张血管、加速血流,促进全身血液循环和改善局部微环境。此外,电磁场可以促进神经突触的发生、提高中枢神经损伤后运动功能的恢复。体外脉冲电磁场的实验证实可以促进背根神经节神经突的延长并影响其定向生长;低频电磁场可以促进骨髓间充质干细胞的增殖和分化。因此,干细胞结合物理因子或物理治疗是未来康复发展的重要方向。不同物理因子对干细胞治疗的效果评估及物理因子优化干细胞疗效的机制研究还需进一步深入研究。

(七) 干细胞疗法面临的巨大挑战

细胞生物学尤其是干细胞生物学的飞速发展,为人类对疾病的认识和治疗提供了新思路。部分基础研究成果已经开始在心血管系统疾病、神经系统疾病、肌肉骨骼相关疾病、肿瘤等多种疾病的临床试验中应用,并取得了一定的疗效。但作为目前最复杂的生物疗法,干细胞治疗依然有许多的技术难点尚未突破。特别是临床应用的有效性和安全性始终是目前关注和争论的焦点,"免疫排斥、致瘤风险、伦理审查"等是干细胞在临床广泛推广前必须解决的问题。事实上,除造血干细胞外,所有其他干细胞在投入临床应用前仍需等待临床试验的证实。擅自使用干细胞治疗各类疾病可能会面临未知风险。干细胞治疗的功效与副作用需要经历时间的考验,以确保其有效性与安全性。

(八) 展望

尽管干细胞的应用面临着巨大的挑战和困难,但干细胞的自我更新、多能性或全能性、低免疫原性的特点具有巨大的潜在临床价值。在不完全了解疾病发病确切机制的情况下,干细胞移植可达到较好的治疗效果。自体干细胞移植可避免产生免疫排斥反应,对传统治疗方法疗效较差的疾病多有确切的效果。随着诱导多能干细胞的研究,将有可能利用患者自身细胞获得全能干细胞,进而分化为所需细胞甚至器官。

干细胞的增殖和分化是治疗周围神经损伤成功的第一步,干细胞的增殖和分化不仅受细胞自身基因调控,还与细胞所处微环境密切相关。有研究表明即使同一来源的神经干细胞移植到不同部位,其分化结果也不同,但均与接受移植部位的细胞相似。

神经干细胞的发现和研究打破了神经系统损伤后不能再生的传统观点。近年来有关干细胞及神经干细胞在神经系统疾病研究中的成果较多,干细胞移植治疗周围神经损伤的研究也受到越来越多的关注。一般情况下,在周围神经损伤以后,神经修复过程需要很长的时间,并且往往得不到理想的修复结果。干细胞移植治疗周围神经疾病作为一种新的治疗方法已经取得了一定的疗效。其作用机制涉及细胞替代、营养作用、髓鞘化及改善微环境等。依据神经干细胞能够向病变部位趋行、聚集的生物学特性,目前动物实验及临床应用中所使用的干细胞移植主要包括局部注射移植、经脑脊液注射移植和经血液循环注射移植三种途径。周围神经损伤后干细胞移植方式的选择应根据损伤神经的部位、特点来综合考虑。相信随着干细胞移植理论的不断更新和发展,干细胞移植治疗周围神经疾病的临床研究一定会取得突破性进展。

为实现医疗模式从粗放型转为集约型,从低效能转为高效益,精准医疗作为一种崭新的医疗理念应运而生。在倡导精准康复的大背景下,干细胞治疗作为精准医学的一个重要部分与康复事业发展息息相关。康复与干细胞领域研究的重点是如何利用康复因素促进干细胞增殖、分化、迁移和重建神经网络来实现干细胞的功能最大化。

(白玉龙)

四、神经调控技术

世界神经调控学会(International Neuromodulation Society,INS)将神经调控定义为:在神经科学层面,利用植入和非植入性技术,依靠电或化学手段来改善生存质量的科学、医学以及生物工程技术。它重点强调的是调控,即过程是可逆的,调控参数是可被体外调整的。神经调控技术是集神经科学、生物工程及临床实践等多领域于一体的治疗方式,长期治疗能体现明显的成本效益优势,可被应用于许多疾病的治疗中。

(一)脊髓电刺激

1967 年,Shealy 首次将电极植入脊髓鞘内,开创了脊髓刺激术。近 20 年来,脊髓电刺激(spinal cord stimulation,SCS)被应用于慢性疼痛的治疗。SCS 是指将脊髓电极安放于椎管的硬膜外腔后部,通过电流刺激脊髓后柱的传导束和后角感觉神经元,从而治疗疼痛或其他疾病。目前全球每年有 5 万以上病例接受 SCS 治疗,有效率为 80%,但目前我国开展的还比较少。

1. 作用机制 关于 SCS 的作用机制有许多理论,包括门控机制的激活、脊髓丘脑通路的传导阻断、脊髓以上机制的激活、神经递质的激活或释放等。

(1)门控机制:该理论认为:在外周,伤害性刺激是通过有髓鞘的 A_δ 纤维和无髓鞘的 C 纤维传入脊髓的。其他的感觉信息,如触觉或振动觉是由较粗大的 A_β 纤维传导,这些纤维都会终止于脊髓这个"门",如传递触觉和振动觉的粗纤维传递信息,则传递痛觉的细纤的"门"则会关闭。尽管如此,仍然存在与闸门理论矛盾的情况,如 Campbell 报道周围神经挫伤后粗纤维的活动而导致痛觉过敏。

(2)脊髓丘脑通路的传导阻断:刺激阻断丘脑通路上的信号传导。可能是受刺激的神经元产生某些抑制性递质,导致痛觉神经传导功能受阻。

(3)脊髓以上机制的激活:刺激脊髓可使脊髓上位神经元发生变化,影响痛觉的传导或调制。

(4)交感传出神经的中枢抑制性机制:在实验中观察到 SCS 可引起类似血管收缩舒张的现象,推测这可能与 SCS 激活了影响交感传出神经的中枢抑制性机制有关。

(5)神经递质的激活或释放:应用 SCS 后疼痛缓解的时间往往较其实际脊髓刺激效应长,这与刺激导致中枢释放某些神经递质或调制有关。

2. 植入技术

(1)麻醉:一般采用局部麻醉。

(2)电极植入:患者侧卧于手术台上,选择一个椎间隙,用 Thouhy 型针从旁正中线刺入硬膜外腔,穿刺针进入硬膜外腔时有落空感,注入空气确认。沿穿刺针植入电极,通过 X 线确认电极送至安放的脊髓节段,给予电刺激,观察躯体麻木的范围并调整刺激电极的位置使疼痛区域被覆盖。然后连接体外刺激器,观察止痛效果 7 ~ 10 天,疼痛程度明显缓解(VAS 降低 50% 以上)、生存质量明显提高,可以考虑进行永久电极植入,过程如上。

3. 脊髓电刺激的适应证及禁忌证

(1)适应证:包括顽固性心绞痛、外周血管疾病、粘连性蛛网膜炎、复杂性区域性疼痛综合征(CRPS)、带状疱疹后神经痛(postherpetic neuralgia,PHN)、幻肢痛、残肢痛、神经或脊髓损伤后疼痛。

(2)禁忌证:①凝血障碍性血液病;②严重脓毒血症及电极穿刺部位有感染;③脊髓完全性横断伤;④癌痛;⑤脊神经根撕脱的去传入痛;⑥正在使用按需型心脏起搏器者;⑦有严重心理障碍者及精神异常;⑧有肿瘤压迫脊髓或侵袭椎体;⑨严重的椎体畸形;⑩无法控制的疾病,如严重的高血压等。

4. 脊髓电刺激的并发症及其对策

(1)手术相关并发症:①出血:手术过程中出血比较少见,主要由于胸腹壁及腰区血管并不丰富,一般用纱布填塞即可解决问题,硬膜外出血亦非常罕见。术前应排除患者凝血障碍;

②局部感染:据报道,感染发生率不到 4%,如感染发生在浅部,则足量抗生素则可以逆转,如出现肿胀并向深部蔓延,则需取出置入物;③硬膜外血肿和感染:发生率小于 0.3%,患者会出现感染区剧烈疼痛,严重者可出现全身感染症或脑膜刺激征,一旦出现,需拔出置入物并行外科手术治疗;④脑脊液漏:发生率约为 0.3%,一般呈自限性,主要出现低颅压综合征,去枕平卧可减轻症状,必要时给予补液及镇痛治疗,持续性脑脊液漏需外科手术治疗。

(2)植入装置相关的并发症:①导联移位:是 SCS 最常见的并发症,发生率高达 13.2%,常发生于手术后或创伤后,或不恰当的剧烈运动后,SCS 术后 3 个月内限制某些形式的活动对于稳定导联有一定作用。大多情况下需重新术后调整导联;②硬件故障:最常发生的是导联破裂和漏电,此外,为电池耗竭和连接松动。按常规操作可避免连接松动的发生。电池寿命视刺激强度和模式而定,高振幅持续刺激耗电量大,电池使用寿命短。电池耗竭则需重新植入新的脉冲发生器。

5. 效果评价　SCS 在治疗脊柱手术失败疼痛综合征(failed back surgery syndrome,FBSS)中,Barolat 等进行的研究表明,大部分患者的腰及下肢痛得到了相当程度的缓解。关于 SCS 治疗 CRPS 的报道研究是有限的,但现有资料表明,其可以减轻患者疼痛,提高患者生存质量,改善肢体功能。而早在 1976 年,Cook 就报道了 SCS 可有效缓解周围缺血引发的疼痛。对于顽固性心绞痛的治疗,SCS 也取得了满意的效果。当然,由于脊髓电刺激术医疗费用昂贵,许多患者因此望而却步,但有学者对 SCS 治疗 FBSS 进行成本 – 效益关系研究,表明行 SCS 治疗可通过降低 FBSS 患者的医疗需求而降低医疗费用,并在 5.5 年内收回成本,对于 SCS 治疗其他疾病的成本 – 效益关系还有待于进一步研究。

(二)外周神经刺激

外周神经电刺激(peripheral nerve stimulation,PNS)的方法与机制与脊髓电刺激基本相同。不同的是外周神经刺激将电极置入支配区域的皮下外周神经附近,而 SCS 是将电极植入椎管内。

1. 适用范围

(1)慢性疼痛性疾病:如带状疱疹后神经痛、外伤后或术后神经病理性疼痛、偏头痛、枕大神经痛、颈源性头痛、复杂性局部疼痛综合征等,其直接刺激皮下组织,通过皮肤和肌肉传导电脉冲来抑制疼痛。

(2)周围神经损伤:周围神经刺激对周围神经再生的影响经国内外学者研究,疗效得到了肯定,但机制尚未完全明确。Borgensf 和 Zanakis 等认为电场对神经可起到营养作用,血液循环在电场的作用下得到改善,电刺激能够使损伤的神经再生。Raji 和 Politis 等认为,电刺激能够使损伤的轴突再生速度加快、远端再生轴突的直径增宽,促进运动轴突与肌肉效应器重新连接,从而加快神经传导速度,促进神经细胞功能的恢复。

(3)难治性癫痫:20 世纪 80 年代中期迷走神经刺激术称为治疗难治性癫痫的新方法,其公认的机制为"直接联系理论"及"递质学说",前者认为迷走神经传入的电刺激信号通过蓝斑、孤束核及其他结构,使癫痫发作阈值升高,后者认为其是通过抑制性递质和减少兴奋性递质而发挥抗癫痫作用。Fanselow 发现三叉神经刺激术能减少癫痫大鼠的癫痫发作。DeGiorgio 对 2 例难治性癫痫患者进行 4 周三叉神经电刺激治疗,随访 6 个月期间两名患者癫痫次数发作明显减少,其机制与迷走神经刺激有许多相似之处。

2. 植入技术
植入 PNS 时,应将电极植入靶神经的近端。局麻下,分离显露靶神经近端,将神经丛周围组织中完全游离 4cm 长,在电极上覆盖一层结缔组织,然后将电极放置于游离的周围神经下方,电极的触点位于周围神经附近,最后将电极缝在肌肉筋膜上以固定。植入后经 1 ～ 3 周测试,如疼痛缓解一半以上,可植入刺激器,刺激器的部位常选择靶神经附近的皮下,如腋中线胸壁、髂后上棘下方等。

3. 效果评价 Mobbs 等回顾性分析结果显示 38 位行外周神经刺激术的患者,历时 31 个月,其中 23 例患者疼痛缓解 50% 以上。Paul Verrills 报道了接受外周神经电刺激术的 27 名慢性疼痛患者,结果显示绝大多数患者对止痛效果满意。

(三)鞘内药物泵输注系统植入术

随着世界卫生组织癌痛三阶梯治疗原则的普及,吗啡类药物已在癌痛治疗中得到广泛应用,在一些慢性顽固性非癌痛中也同样适用。近些年,鞘内药物输注系统在国内外得到应用,被作为治疗顽固性癌痛的终极办法。鞘内药物输注治疗是通过埋藏在患者体内的药物输液泵将泵内药物(或经输液港将药囊中药物)输注到患者的蛛网膜下腔,作用于脊髓、大脑相应的位点,从而达到控制疼痛的目的。鞘内药物输注系统主要由两部分组成:一为植入患者蛛网膜下腔的导管,另一为植入患者腹部皮下的药物输液泵(或输液港),另外,体外有简易电子控制系统用于调节鞘内药物输注系统的给药方式。

1. 作用机制 20 世纪 70 年代的动物实验表明,脑和脊髓的胶质内存在阿片受体,阿片类药物与阿片受体结合后,能够阻止受体接受"P"物质,从而阻碍伤害信号的传递。同期又有研究表明少量吗啡注入蛛网膜下腔,可产生强效镇痛。Wang 等研究表明,将吗啡注入蛛网膜下可产生镇痛效果并可以重复给药。这些研究为鞘内药物泵输注系统植入术的开展提供了理论依据。

2. 植入方法

(1)在 X 线定位下确定穿刺间隙;

(2)将穿刺针沿旁正中入路穿刺,确认脑脊液引流通畅;

(3)将蛛网膜下隙导管穿过穿刺针,并在 X 线引导下置入理想位置,并固定;

(4)于腹部作约 10cm 刀口,能容纳输液泵;

(5)将泵到脊柱方向由隧道器将导管穿过;

(6)将导管末端与输液泵连接,并牢固固定于筋膜上,确保导管无打折,输液泵无翻转,再次确认脑脊液引流通畅;

(7)将输液泵注入药物,关闭切口。

3. 适应证及禁忌证

(1)适应证:①长期保守治疗仍不能控制疼痛或不能耐受其不良反应;②自愿首选鞘内药物泵输注系统植入术的癌痛患者;③经蛛网膜下腔给药测试镇痛有效且无显著不良反应者。

(2)禁忌证:①存在穿刺部位局部或全身感染;②凝血功能障碍;③脑脊液循环不通畅;④未经治疗的药物成瘾等。

4. 并发症及对策

(1)感染:预防手术感染是非常重要的,手术需严格无菌操作,术后严密观察刀口症状,有一项回顾性研究见一患者出现神经痛症状,尤其是局部持续疼痛存在时,患者出现硬膜外腔感染的可能性大于全身感染。

(2)出血:术前的实验室检查和纠正凝血功能非常重要,并且需停用抗凝血药物。硬膜外和蛛网膜下腔出血出现的几率较低,严重的出血可能会导致硬膜外血肿、脊髓压迫及截瘫。

(3)神经损伤：神经损伤可能发生于导管植入的过程中，也可能由于导管尖端逐渐形成炎性包块压迫脊髓而发生于持续输注药物之后，术前应行磁共振等影像学检查，以预知椎管狭窄、蛛网膜炎、脊柱畸形等情况。

(4)脑脊液漏：其发生率约为20%，持续性脑脊液漏会导致低颅压综合征，患者出现头痛，甚至恶心呕吐、耳鸣等，严重的持续性脑脊液漏会导致植入泵皮下形成水囊瘤。轻度的脑脊液漏一般行补液治疗即可缓解，严重脑脊液漏需要放置引流管。

5. 效果评价　多项临床试验表明鞘内药物泵输注系统植入术是缓解癌痛等难治性疼痛的有效方法。从临床和患者有益角度考虑，鞘内药物泵输注系统植入术使用越早患者越受益。

(四)运动皮层电刺激术

运动皮层电刺激术(motor cortex stimulation，MCS)是20世纪90年代国际上用于治疗顽固性疼痛的一种新方法，为中枢性疼痛、幻肢痛等顽固性疼痛的治疗提供了新的手段。

1. 适应证　适用于各种中枢性疼痛、去传入性疼痛、幻肢痛等神经源性疼痛。

2. 植入方法

(1)术前为患者安装立体定位头架，经计算机测算出靶点坐标；

(2)全身麻醉，开颅，将电极埋于对应的运动皮层的硬膜外或硬膜下；

(3)连接刺激发生器，唤醒患者进行测试，如可诱发对侧肢体肌肉不自主收缩则测试成功；

(4)将电极导线通过耳后、颈部、锁骨下引至胸部皮下，连接脉冲发生器。

3. 疗效分析　Tsubokawa等报道MCS治疗12例中枢性疼痛效果显著。Meyerson等将MCS应用于治疗三叉神经痛，确定有效。张晓磊等报道MCS治疗卒中后中枢性疼痛的研究中，6个月时有效的患者达53.3%，1年后有效患者占40%。

(五)深部脑刺激

深部脑刺激(deep brain stimulation，DBS)是通过立体定向的方法，在脑的深部特定核团埋置微电极，脑外刺激器进行高频电刺激，直接作用于与疾病相关的脑区内，从而改变相应核团兴奋性以达到治疗的目的。

1. 适应范围　除适用于各种范围较大的顽固性伤害性疼痛和神经源性疼痛外，DBS还被应用于治疗癫痫、帕金森病、抑郁症以及运动障碍性等神经精神疾病中。

2. 植入方法

(1)术前为患者安装立体定位头架，经计算机测算出靶点坐标；

(2)局麻下额部头皮切口，颅骨钻孔，切开硬脑膜，将电极植入靶点位置；

(3)连接脑外刺激器测试1～2周；

(4)测试满意后将脉冲发生器埋于同侧锁骨下皮下组织内。

3. 疗效分析　Plotkin等报道的42例病例中，镇痛有效率为81%。Fraix及Capecci等报道DBS能明显改善帕金森患者运动障碍、强直、震颤及姿势、步态、平衡能力等。国外有报道显示DBS对于创伤和药物引起的肌张力障碍的改善非常显著。Cole等报道进行双侧高频DBS对一些难治性癫痫是安全有效的。

(六)经颅磁刺激

经颅磁刺激(transcranial magnetic stimulation，TMS)是利用时变磁场作用于大脑皮层产生感应电流改变皮层神经细胞的动作电位,从而影响脑内代谢和神经电活动的生物刺激技术。

1. **适应范围**

(1)运动障碍性疾病:①帕金森病;②肌张力障碍;

(2)癫痫;

(3)神经功能康复领域:脑卒中后遗症的治疗;失语症;

(4)抑郁症;

(5)大脑皮质功能研究;

(6)其他:其他中枢和外周神经系统的疾病:肌萎缩侧索硬化、多发性硬化、痉挛性截瘫、神经根病等。

2. **疗效分析** TMS 为人们更有效地施加作用于大脑,深入研究大脑的功能,检查和治疗脑疾病提供了一个极好的途径,从长远看,TMS 的发展最后还是依赖于磁刺激理论的完善和磁刺激仪性能的提高。

3. **存在的问题**

(1)对于参数设置、治疗时程和功效的评定存在争议;

(2)定位问题;

(3)作用机制仍不清楚;

(4)潜在的长期安全问题还需进一步深入的研究。

(七) 经颅直流电刺激

经颅直流电刺激(transcranial direct current stimulation,tDCS)是通过置于颅骨的电极产生微弱直流电的一种非侵入性脑刺激方法,因其一定程度上可改变皮质神经元的活动及兴奋性而诱发脑功能变化,因此作为一种无创而高效的脑功能调节技术。

1. **适应范围** tDCS 可应用于慢性疼痛、脑卒中、阿尔茨海默病、难治性癫痫、帕金森病、抑郁、成瘾、纤维肌痛等。

2. **疗效分析** tDCS 虽未被广泛应用于临床,但其以无创、高效、安全、易操作、低价、便携等特点,将会越来越多地应用在临床实践中。

3. **tDCS 安全性** 与其他调控技术相比,tDCS 安全性高,其最常见的不良反应为刺激过程中头皮会伴有轻微刺痛、刺痒及轻微的头晕,其无远期副作用,具有较高的安全性。

4. **存在问题** 从目前的研究结果来看,tDCS 对急性和慢性痛的作用尚存在争议,其潜在机制尚不清楚,刺激参数选择具有随意性。tDCS 与其他调控手段的结合以增强 tDCS 的效果,也是今后研究的一个方向。

(王德强 于 慧)

参 考 文 献

[1] Seddon HJ. Three types of nerve injury[J]. Brain,1943,66:237-288.

[2] Sunderland S. A classification of peripheral nerve injuries producing loss of function[J]. Brain,1951,74:491-516.

[3] Mackinnon SE, Dellon AL. Ischaemia of nerve: loss of vibration sensibility// Mackinnon SE, Dellon AL.

Surgery of the Peripheral Nerve[M]. New York: Thieme Medical,1988.

[4] Thomas PK, Berthold CH, Ochoa J. Microscopic anatomy of the peripheral nervous system. Peripheral Neuropathy[M]. 3rd ed. Philadelphia:WB Saunders,1993.

[5] Seddon HJ. Peripheral Nerve Injuries//Seddon HJ. Medical Research Council Special Report Series No. 282[M]. London: Her Majesty's Stationery Office, 1954.

[6] Omer GE. Injuries to nerves of the upper extremity[J]. J Bone Joint Surg(Am),1974,56:1615-1624.

[7] 顾玉东 . 臂丛神经损伤与疾病的诊治 [M].2 版 . 上海 : 复旦大学出版社 , 上海医科大学出版社 ,2001.

[8] 陈德松 . 周围神经卡压 [M]. 上海 : 上海科学技术出版社 ,2012.

[9] Chen XF, Wang R, Yin YM, et al. The effect of monosialotetrahexosylganglioside (GM1) in prevention of oxaliplatin induced neurotoxicity: a retrospective study[J/OL]. Biomed Pharmacother, 2012, 66(4): 279-284. http://www.thelancet.com/pdfs/journals/laneur/PIIS1474-4422(14)70251-0. DOI: 10.1016/S1474-4422(14)70251-0.

[10] Finnerup NB, Attal N, Haroutounian S, et al. Pharmacotherapy for neuropathic pain in adults: a systematic review and meta-analysis[J/OL]. The Lancet Neurology, 2015, 14(2): 162-173. http://dx.doi.org/10.1016/j.biopha.2012.01.002. DOI: 10.1016/j.biopha.2012.01.002.

[11] 黄宇光 , 徐建国 . 神经病理性疼痛临床治疗学 [M]. 北京 : 人民卫生出版社 ,2010.

[12] 王维治 . 神经系统脱髓鞘疾病 [M]. 北京 : 人民卫生出版社 ,2011.

[13] 乔志恒 , 华桂茹 . 理疗学 [M]. 北京 : 华夏出版社 ,2005 : 54-184.

[14] 陈景藻 . 现代物理治疗学 [M]. 北京 : 人民军医出版社 ,2001 :92-238.

[15] 乔志恒 , 范维铭 . 物理治疗学全书 [M]. 北京 : 科技文献出版社 ,2001 :402-508.

[16] 汤征宇 , 汪汇泉 , 夏晓磊 , 等 . 经皮神经电刺激的镇痛机制及其临床应用 [J]. 生理学报 ,2017, 69(3): 325-334.

[17] 华飞 , 陈冬萍 . 经皮电刺激在周围神经损伤中的临床应用 [J]. 现代实用医学 , 2014,26(2):169-170.

[18] 燕铁斌 . 物理治疗学 [M]. 北京 : 人民卫生出版社 ,2008 :344-425.

[19] 程安龙 , 俞红 , 江澜 , 等 . 经皮神经电刺激促进周围神经再生的肌电图变化 [J]. 中国临床康复 ,2004,8 (26):5598-5599.

[20] 白玉龙 , 胡永善 , 林伟平 , 等 . 经皮电刺激促进周围神经功能恢复的组织学研究 [J]. 中华手外科杂志 , 2006,22(5):311-313.

[21] 刘晓琳 , 王金武 , 戴尅戎 . 神经肌肉电刺激治疗周围神经损伤的研究进展 [J]. 中国修复重建外科杂志 ,2010,24(5):622-627.

[22] 赵少珩 , 赵睿 , 张航 , 等 . 神经肌肉电刺激在周围神经损伤修复中的研究进展 [J]. 医学综述 ,2014,20 (14):2586-2588.

[23] 孙利群 , 白玲 . 干扰电疗法机制探讨和临床疗效评估 [J]. 国外医学 : 物理医学与康复学分册 ,2005,25 (3):110-112.

[24] Sousa NTA, Guirro ECO, Calió JG, et al.Application of shortwave diathermy to lower limb increases arterial blood flow velocity and skin temperature in women: a randomized controlled trial[J]. Braz J Phys Ther, 2017, 21(2):127-137.

[25] 郑萍 , 闫汝蕴 . 毫米波缓解疼痛临床研究进展 [J]. 中国康复理论与实践 ,2010,16(7):637-639.

[26] 黄雅丽 , 刘献祥 . 毫米波生物学作用机制及治疗应用研究 [J]. 福建中医学院学报 ,2010,20(4):63-66.

[27] 李志勇 , 郑云 , 杨初燕 , 等 . 毫米波疗法的临床应用研究进展 [J]. 江西医药 , 2016,51(11):1294-1297.

[28] 郑莉琴 , 王瑜华 , 陈小钢 , 等 . 低强度激光疗法作用机制的新进展 [J]. 中国激光医学杂志 ,2014,23(5): 233-241.

[29] 赵娟 , 俞红 , 白跃宏 . 物理治疗促进坐骨神经损伤再生的实验研究 [J]. 中国修复重建外科杂志 ,2011, 25(1):107-112.

[30] 周伟, 陈文直. 超声促进周围神经再生的机制与影响 [J]. 中国临床康复, 2003, 7 (16): 2342-2343.

[31] 高飞, 冯艺, 不同靶点重复经颅磁刺激在治疗神经病理性疼痛中的应用 [J]. 中国疼痛医学杂志, 2015, 21 (12): 881-884.

[32] Sampson SM, Rome JD, Rummans TA. Slow-frequency rTMS reduces fibromyalgia pain[J]. Pain Med, 2006, 7(2):115 -118.

[33] 胡永善, 白玉龙, 林伟平, 等. 经颅磁刺激促进周围神经再生的实验研究 [J]. 中华物理医学与康复杂志, 2003, 25 (5): 267-269.

[34] 李雪怡. 经颅磁刺激治疗周围神经损伤的研究进展 [J]. 现代医药卫生. 2016, 32 (18): 2845-2847.

[35] 姚东东, 张洁元, 刘彬, 等. 周围神经损伤修复微环境的研究进展 [J]. 中国修复重建外科杂志, 2015, 29 (9): 1167-1172.

[36] Kisner C, Colby LA. Therapeutic exercise: foundations and techniques[M]. 6th ed. New York: F. A. Davis Company, 2012.

[37] Donatelli RA , Wooden MJ .Orthopaedic Physical Therapy[M]. Philadelphia : Churchill Livingstone, Elsevier Inc., 2009.

[38] Dutton M. Dutton's Orthopaedic Examination Evaluation and Intervention[J]. 3rd ed. Journal of Emergency Medicine, 2012, 29(1):119-119.

[39] Lohkamp M, Herrington L, Small K. Chapter 25-Neurodynamics//Porter SB. Tidy's Physiotherapy[M].15th ed. Philadelphia : Elsevier Saunders, 2013:561-577.

[40] Shacklock M, Sc MA, Physio D. Clinical Neurodynamics[M]. Philadelphia : Elsevier Saunders, 2005.

[41] Baechle TR, Earle RW, National Strength & Conditioning Association (U.S.). Essentials of strength training and conditioning[M].3rd ed. Champaign: Human Kinetics, 2008, 1: 381-412.

[42] White CM, Pritchard J, Turner-Stokes L. Exercise for people with peripheral neuropathy[J]. Cochrane Database Syst Rev, 2004,4: CD003904.

[43] Handsaker JC, Brown SJ, Bowling FL, et al. Resistance exercise training increases lower limb speed of strength generation during stair ascent and descent in people with diabetic peripheral neuropathy[J]. Diabet Med, 2016, 33(1): 97-104.

[44] Lee S, Wolfe SW. Peripheral nerve injury and repair[J]. Journal of The American Academy of Orthopaedic Surgeons, 2000, 8(4): 243-252.

[45] Paula MH, Barbosa RI, Marcolino AM, et al. Early sensory re-education of the hand after peripheral nerve repair based on mirror therapy: a randomized controlled trial[J]. Revista Brasileira De Fisioterapia, 2016, 20(1): 58-65.

[46] Paprottka FJ, Wolf P, Harder Y, et al. Sensory Recovery Outcome after Digital Nerve Repair in Relation to Different Reconstructive Techniques: Meta-Analysis and Systematic Review[J]. Plastic Surgery International, 2013: 704589-704589.

[47] 原和子, 田原美智子, 清水英树, 等. 実習 ADL/APDL: 学生のためのワークブック [M]. 東京: 協同医書出版社, 1999.

[48] 早川宏子. 日常生活活動 [M]. 改訂第二版. 東京: 協同医書出版社, 1999.

[49] 窦祖林. 作业治疗学 [M]. 2 版. 北京: 人民卫生出版社, 2013.

[50] 张长杰. 肌肉骨骼康复学 [M]. 2 版. 北京: 人民卫生出版社, 2014.

[51] 林居正. 肌肉骨骼系统肌动学复健医学基础 (中文版)[M]. 台北: 台湾爱思唯尔出版社, 2013.

[52] 潘丽华, 郭卫春, 余铃, 等. 神经康复支具对桡神经康复的疗效观察 [J]. 实用骨科杂志, 2013, 19(11): 976-977.

[53] 钱俊, 芮永军, 张全荣, 等. 桡神经损伤晚期手功能重建术的康复路径管理 [J]. 中华损伤与修复杂志, 2015, 10(1): 24-26.

[54] 黎景波,梁玲毓,李奎成.康复辅助器具在作业治疗中的应用 [J]. Chinese Journal of Rehabilitation, 2016,31(1):18-20.

[55] 姚申思,曹学军.上肢矫形器在四肢瘫康复中的应用 [J].中国康复理论与实践,2012,18(7):627-629.

[56] 刘璐璐,范佳进,陈晓帆.辅助器具在残疾人康复中的作用 [J].科技经济导刊,2016,5:108-109.

[57] 王雪涛,王超群,范博皓,等.下肢康复矫形器的研制与应用 [J].临床医药文献杂志,2017,4(15):2818.

[58] 单新颖,闫和平.我国康复辅具管理思路研究 [J]. Chinese Journal of Rehabilitation Medicine,2016,31 (5):552-553.

[59] 吕鹤,袁云.神经生长因子与周围神经疾病 [J].神经损伤与功能重建,2013,8(6):394-396.

[60] 史晓芳,董继宏,周宇红,等.化疗药物诱导性周围神经病 [J].国际神经病学神经外科学杂志,2009,36(3):252-256.

[61] 许珊丹,曾婧,陈冠民,等.神经生长因子在周围神经系统疾病中的临床应用 [J].中国新药杂志,2004,13(7):587-589.

[62] 林婧,胡晓晴,张旻,等.注射用鼠神经生长因子治疗慢性多发性周围神经病的初步临床评价 [J].卒中与神经疾病,2013,20(2):80-83.

[63] 王洁,闫丽丽,傅绪珍,等.神经生长因子治疗正己烷中毒性周围神经病效果观察 [J].中国职业医学,2012,39(5):391-395.

[64] 侯永洁,吴凡,王晓晓.神经生长因子的研究现状 [J].河南科技,2013,(20):198.

[65] 徐莉,饶春明.神经生长因子的研究进展 [J].中国生物制品学杂志,2014,27(1):131-134.

[66] 史福东,刘东,李长江.神经生长因子在周围神经损伤中的应用 [J].现代中西医结合杂志,2008,17(27):4281-4282.

[67] 刘洪波,张炳谦,贾延劼,等.神经生长因子对格林－巴利综合征周围神经电生理指标的影响 [J].山东医药,2007,47(19):123-124.

[68] 中国神经生长因子临床应用专家共识协作组.神经生长因子(恩经复)临床应用专家共识 [J].中华神经医学杂志,2012,11(4):416-420.

[69] 刘洪波,张炳谦,方树友,等.鼠神经生长因子在格林－巴利综合征治疗中促神经修复的作用 [J].中国新药与临床杂志,2007,26(5):343-346.

[70] 赵丽丽,丁显春,陈慧,等.鼠神经生长因子联合免疫球蛋白治疗儿童格林－巴利综合征的临床疗效及其机制研究 [J].中国生化药物杂志,2014,34(8):133-135,138.

[71] Ma K, Yan N, Huang Y, et al.Effects of nerve growth factor on nerve regeneration after corneal nerve damage. Int J Clin Exp Med, 2014. 7 (11): 4584-4589.

[72] Majuta LA, Guedon JMG, Mitchell SAT, et al. Anti-nerve growth factor therapy increases spontaneous day/night activity in mice with orthopedic surgery induced pain[J]. Pain, 2017,158(4):605-617.

[73] 熊姗,江红群.干细胞移植治疗嗅觉障碍研究进展 [J].中华耳鼻咽喉头颈外科杂志,2016,51(7):550-553.

[74] Altundag A, Cayonu M, Kayabasoglu G, et al. Modified olfactory training in patients with postinfectious olfactory loss[J]. Laryngoscope, 2015, 125(8):1763-1766.

[75] Nickerson PE, Emsley JG, Myers T, et al. Proliferation and expression of progenitor and mature retinal phenotypes in the adult mammalian ciliary body after retinal ganglion cell injury[J]. Investigative Ophthalmology & Visual Science, 2007, 48(11):5266-5275.

[76] Cova L, Armentero MT, Zennaro E, et al. Multiple neurogenic and neurorescue effects of human mesenchymal stem cell after transplantation in an experimental model of Parkinson's disease[J]. Brain Research, 2010, 1311(1):12-27.

[77] 赵丽霞,孟庆莲,李贺.心肌梗死及干细胞移植对自主神经的影响 [J].临床荟萃,2013,28(2):231-233.

[78] Kumar D, Kamp TJ, Lewinter MM. Embryonic stem cells: differentiation into cardiomyocytes and potential for heart repair and regeneration[J]. Coronary Artery Disease, 2005, 16(2):720-737.

[79] 刘伟, 吴荣德. 神经干细胞治疗肠神经系统疾病的研究进展 [J]. 中华小儿外科杂志, 2009, 30(6):401-404.

[80] Liu W, Wu RD, Dong YL, et al. Neuroepithelial stem cells differentiate into neuronal phenotypes and improve intestinal motility recovery after transplantation in the aganglionic colon of the rat[J]. Neurogastroenterology& Motility, 2007, 19(12):1001-1009.

[81] Ventadour S, Attaix D. Mechanisms of skeletal muscle atrophy[J]. Current Opinion in Rheumatology, 2006, 18(18):631-635.

[82] Murakami T, Fujimoto Y, Yasunaga Y, et al. Transplanted neuronal progenitor cells in a peripheral nerve gap promote nerve repair[J]. Brain Research, 2003, 974(1-2):17-24.

[83] Park JE, Seo YK, Yoon HH, et al. Electromagnetic fields induce neural differentiation of human bone marrow derived mesenchymal stem cells via ROS mediated EGFR activation[J]. Neurochemistry International, 2013, 62(4):418-424.

[84] 姚帅辉, 钟德君. 诱导多能干细胞移植在脊髓损伤修复中的应用及研究进展 [J]. 中国脊柱脊髓杂志, 2013, 23(11):1015-1018.

[85] Kostyushev DS, Simirskii VN, Song S, et al. Stem cells and microenvironment: Integration of biochemical and mechanical factors[J]. Biology Bulletin Reviews, 2014, 4(4):263-275.

[86] 夏锋, 韦邦福. 精准医疗的理念及其技术体系 [J]. 医学与哲学, 2010, 31(22):1-3.

[87] Tierney TS, Vasuderva VS, Weir S, et al. Neuromodulation for neurodegenerative conditions[J]. Front Biosci,2013,5:490-499.

[88] Shealy CN, Mortimer JT, Reswick JB. Electrical inhibition of pain by stimulation of the doral columns: Preliminary clinical report[J]. Anesth Analg, 1967,46:489-495.

[89] Nathan, PW. The gate-control theory of pain: A critical review[J].Brain,1976,99:123-127.

[90] De Vries J, De Jongste MJ, Spincemaille G, et al. Spinal cord stimulation for ischemic heart disease and peripheral vascular disease[J].Adv Tech Stand Neurosurg, 2007, 32: 63-89.

[91] Barolat G, Oakley J, Law J, et al. Epidural spinal cord stimulation with a multiple electrode paddle lead is effective in treating low back pain[J]. Neuromodulation,2001, 4(2):59-64.

[92] Kemler MA, Barendse GA, van Kleef M, et al. Spinal cord stimulation in patient with chronic reflex sympathetic dystrophy[J]. N Engl J Med,2000, 343(9):618-625.

[93] Cook AW, Oygar A, Baggenstos P, et al: Vascular disease of extremities: Electrical stimulation of spinal cord and posterior roots[J].NY State J Med,1976,76:366-372.

[94] Bell G, North R. Cost-effectiveness analysis of spinal cord stimulation in treatment of failed back surgery syndrome[J]. J Pain Symptom Manage, 1997,13(5):285-291.

[95] Houseton TX. Physician's Manual for the VNS Therapy Pulse Model 102 Generator [M]. New York: Cyberonics Inc., 2002.

[96] Fisch BJ, Carey M. The effect of vagus nerve stimulation on epilepsy activation study[J]. Nucl Med, 2000, 41(7):1145-1154.

[97] Fanselow EE, Reid AP, Nicolelis MA. Reduction of pentylenetetrazol-induced seizure activity in awake rats by seizure-triggered trigeminal nerve stimulation [J].J Neuroscience,2000,20:8160-8168.

[98] DeGiorgio CM, Shewmon DA, Whitehurst T. Trigeminal nerve stimulation for epilepsy [J]. Neurology,2003,(61):421-422.

[99] Borgens RB, Vanable JW, Jafe LF. Bioelectricity and regeneration. Initiation of frog limb regeneration by minute currents[J].J Expe Zool, 1997,200:403.

[100] Zanakis MF. Differential effects of various electrical parametres on peripheral and central nerve regeneration[J]. Acupunct Electrother Res,1990,15:185.

[101] Politis MJ, Zanakis MF, Albala BJ. Facilitated regeneration in the rat peripheral nerve system using applied electric field[J]. J Trauma, 1998,28:1375-1379.

[102] Ragi AR, Bowden RE. Effect of high-peak pulsed electronic netic field on the degeneration and regeneration of the common peroneal nerve in rate[J].L Bone joint Surg,1983,65:478.

[103] Knight KH, Brand FM, Mchaourab AS, et al. Implantable intrathecal pumps for chronic pain: highlights and updates[J]. Croat Med J, 2007,48(1):33-34.

[104] Ubogu EE, Lindenberg JR, Werz MA. Transverse myelitis associated with Acinetobacter baumanii intrathecal pump catheter-related injection[J]. Reg Anesth Pain Med, 2003, 28(5):470-474.

[105] Levin GZ, Taor DR. Paraplegia secondary to progressive necrotic myelopathy in a patient with an implanted morphine pump[J]. Am J Phys Med Rehabil, 2005, 84(3):193-196.

[106] Follett KA, Burchiel K, Deer T, et al. Prevention of intrathecal drug delivery cather-related complications[J]. Neuromodulation, 2003, 6(1): 32-41.

[107] Davis ME, Akera T, Brody TM, et al. Opiate receptor : cooperativity of binding observed in brain slices[J]. Proc Natl Acad Sci,1977,74(12):5764-5766.

[108] Wang JK, Nauss LA,Thoma JE, et al. Pain relief by intratherally applied morphine in man[J]. Anesthesiology,1979.50(2):149-151.

[109] Wang JK. Antinociceptive effect of intrathecally administered serotonin[J].Anesthesiology,1977,47(3): 269-271.

[110] Benabid AL, Pollak P, Louveau A, et al. Combined stereotactic surgery of the VIM thalamic nucleus for bilateral Parkinson's disease[J]. Appl Neurophysiol, 1987, 50(16):344-346.

[111] Plotkin R. Results in 60 cases of deep brain stimulation for chronic intractable pain[J].Appl Neurophysiol, 1982,45:173-178.

[112] Fraix V, Houeto JL, Lagrange C, et al. Clinical and economic results of bilateral subthalamic nucleus stimulation in Parkinson's disease[J]. J Neurol Neurosurg Psychiatry, 2006, 77(4):443-449.

[113] Capecci M, Ricciuti RA, Burini D, et al. Functional improvement after subthalamic stimulation in Parkinson's disease: a nonequivalent controlled study with 12-24 month follow up[J].J Neurol Neurosurg Psychiatry, 2005, 76(6):769-774.

[114] Vidaihet M, Vercueil L, Houeto JL, et al. Bilateral deep brain stimulation of the globus pallidus in primary generalized dystonia[J]. N Engl J Med, 2005, 352(5):459-467.

[115] Cole AG, Hanli L, Dwight C, et al. A stereotactic near infrared probe for location during functional neurosurgical procedures: further experience [J]. J Neurosurg, 2009,110:263-273.

[116] Nguyen JP, Lefaucheur JP, Decq P, et al. Chronic motor cortex stimulation in the treatment of central and neuropathic pain. Correlations between clinical electrophysiological and anatomical data[J]. Pain,1999,82: 245-251.

[117] Osenbach RK, Brewer R, Davis E. Mortor cortex stimulation for intractable pain[J]. Techniques in Neurosurgery, 2003, 8(3):144-156.

[118] 张晓磊, 胡永生,陶蔚, 等 . 运动皮层电刺激治疗卒中后中枢性疼痛的疗效分析 [J]. 中国疼痛医学杂志 ,2015,21（2）:111-115.

[119] Tsubokawa T, Katayama Y, Yamamoto T, et al. Chronic motor cortex stimulation for the treatment of central pain[J]. Acta Neurochir,1991,52:137-139.

[120] Meyerson BA, Lindblom U, Linderoth B, et al. Motor cortex stimulation as treatment of trigeminal neuropathic pain[J]. Acta Neurochir Supple,1993,58:150-153.

第四章

常见周围神经疾病的治疗

第一节 头面神经痛

一、概述

广义的头面部疼痛即为头痛,而狭义的头痛是指头颅上半部即眉弓以上至枕部以下的疼痛,面部疼痛多为 12 对脑神经支配区病变引起的疼痛。头痛是临床上常见的神经系统症状及最常见的疼痛综合征,其原因复杂多样,目前认为头痛是由于来自颅内外伤害感受的过度传入和 / 或中枢对伤害感受传入控制发生障碍引起的。

头面部疼痛所涉及的疾病繁多,发病机制复杂,头痛主要包括偏头痛、紧张性头痛、丛集性头痛、外伤性头痛、枕神经痛等,面部疼痛多为神经源性疼痛,包括三叉神经痛、舌咽神经痛、蝶腭神经痛、鼻睫神经痛、膝状节神经痛等。头痛既是临床上常见的一种症状,可能由某种疾病诱发,也可能是目前检查不出原因的顽固性疼痛。

二、偏头痛

(一)概述

偏头痛(migraine)是一种临床常见的慢性神经血管性疾患,多由于发作性血管舒缩功能不稳定以及某些体液物质暂时性改变所致的一种伴有或不伴有脑及自主神经系统功能暂时性障碍的头痛。据报道其年患病率,男性为 0.7% ~ 16.1%,女性为 3.3% ~ 32.6%。偏头痛可发生于各个年龄阶段,首次发病多发于青春期,青春期前的儿童患病率为 4%,男女患病率无明显的区别,青春期后,女性患病率高于男性,40 岁达到高峰。近年来,随着生活节奏的加快,工作压力的增加,其发病率呈上升趋势,严重影响患者的生存质量。世界卫生组织发布的 2001 年世界卫生报告将常见疾病按健康寿命损失进行排列,偏头痛位列前 20 名。

偏头痛的病因:①内分泌因素:大约 60% 的女性患者偏头痛发作与月经有关,本病青春期女性发病率较高,许多是月经初期时开始患病,而 60% ~ 80% 的患者在怀孕后偏头痛发作减少甚至停止,口服避孕药时则加重,但在分娩后又重新发作,而在绝经期后偏头痛减轻或停止。也有报道认为,偏头痛发作与雌激素、黄体酮及催乳素等水平过高有关。②神经生物学说:20 世纪 80 年代以前,Wolf 提出的血管源学说占主要地位,认为偏头痛的发生主要是血管舒缩功能障碍引起的,但随着脑功能影像学的发展,近年研究又提出皮层扩布性抑制学说,即多个神经元和胶质细胞的去极化,伴随神经电活动在一段时期内的抑制,导致多种神经功能障碍。Moskowitz 近年又提出了三叉神经血管反射学说,是目前研究偏头痛发作的主要学说,它将神经、血管、递质三者相结合,主要涉及三种机制:供应脑膜的颅内外血管扩张,血管周围神经释放血管活性肽引起神经源性炎症以及中枢痛觉传导的抑制降低。③血管活性物质:许多学者对血管活性物质与偏头痛的关系做过大量研究,认为偏头痛与

5- 羟色胺（5-HT）、去甲肾上腺素（NE）、缓激肽、内皮素（ET）、β- 内啡肽（β-EP）、前列腺素 E 及内源性阿片样物质（OLS）有关。④炎性细胞因子：三叉神经血管反射学说提出的神经源性炎症提示，许多炎症细胞因子的异常都与偏头痛有关，如白介素 -1、白介素 -2、白介素 -6、白介素 -8、白介素 -10 和肿瘤坏死因子等。⑤遗传因素：偏头痛与遗传因素有关已被公认，据调查，60% 的患者有家族遗传史，女性患者尤为显著。关于偏头痛的遗传方式，多数认为是常染色体显性遗传，少数认为是常染色体隐性遗传或基因遗传，也有研究发现其与细胞癌基因 *fos* 的高表达有关系。

偏头痛的诱发因素：①内分泌因素：月经来潮、排卵、口服避孕药、激素替代治疗；②饮食因素：酒精、富含亚硝酸盐的肉类、味精、巧克力、干酪、饮食不规律；③药物作用：硝酸甘油、西洛他唑、利血平、雷尼替丁、肼屈嗪等；④自然环境因素：强光、闪烁等视觉刺激，气味、天气变化，高海拔；⑤心理因素：紧张、应激释放，抑郁、焦虑；⑥睡眠相关因素：睡眠过多、睡眠不足；⑦其他因素：头部创伤、强体力活动、疲劳等。

（二）临床表现、分类及诊断

1. 临床表现　偏头痛发作可分为前驱期、先兆期、头痛期和恢复期，但并非所有患者发作时都有这四期。

（1）前驱期：头痛发作前，患者可有激惹、疲乏、活动少、食欲改变、反复哈欠及颈部僵硬等不适症状，应仔细询问患者。

（2）先兆期：头痛发作前患者可出现可逆的局灶性脑功能异常症状，可为视觉性、感觉性或语言性。视觉先兆最常见，发作时视野中心有发光亮点，其边缘为彩色或锯齿样闪光，有些患者可能无闪光，一般持续 15 ~ 30min，然后消退。其次为感觉先兆，表现为以面部和上肢为主的针刺感、麻木感或蚁行感，持续大约 15 ~ 30min，感觉异常发生稍迟于视觉异常，也可单独发生。先兆也可表现为言语障碍，但不常发生。

（3）头痛期：约 60% 的头痛发作以单侧为主，可左右交替发作，约 40% 为双侧发作。头痛多为钻刺样或波动性疼痛，头痛多位于颞部，也可位于前额、枕部。行走、登楼、咳嗽或打喷嚏等简单活动都可使疼痛加重，头痛发作时多有食欲下降，约 2/3 的患者有恶心、呕吐。并且患者对光线、声音、气味较敏感，喜欢黑暗、安静的环境。也可出现自主神经系统功能紊乱，如情绪高涨或低迷、眩晕、出汗、皮肤苍白，心血管系统可表现为心率快、血压高等。

（4）恢复期：头痛在持续 4 ~ 72h 的发作后可自行缓解，但患者还有疲乏、易怒、注意力不集中、头皮触痛、抑郁或其他不适。

2. 分类　2004 年 HIS"头痛疾病的国际分类"第 2 版（ICHD-2）将头痛分为原发性头痛、继发性头痛、脑神经痛、中枢和原发性颜面痛及其他头痛，偏头痛属于原发性头痛，包括 6 个亚型，最常见的为无先兆偏头痛和有先兆偏头痛。

3. 诊断　偏头痛类型众多，主要介绍无先兆偏头痛、有先兆偏头痛和有典型先兆的偏头痛的诊断标准。

（1）无先兆偏头痛：无先兆偏头痛又称普通型偏头痛或非典型偏头痛。其诊断依据如下。

1）至少 5 次发作符合以下 2）、3）、4）所列条件。

2）头痛持续 4 ~ 72h（指未经治疗或治疗无效者）。

3）至少具备以下 2 条：①单侧性；②搏动性；③中度或重度；④上下楼梯或类似活动使疼痛加重。

4）头痛期间至少有下列一项：①恶心和 / 或呕吐；②畏光和畏声。

5）病史和体格检查提示，无器质性和其他系统代谢性疼痛证据，或经相关检查已排除，或虽有某种器质性疾病，但偏头痛初次发作与该病无密切关系。

（2）有先兆偏头痛：有先兆偏头痛亦称典型偏头痛。其诊断依据如下。

1）符合 2）、3）、4）特征的至少 2 次发作。

2）先兆至少有下列的 1 种表现，没有运动无力症状：①完全可逆的视觉症状，包括阳性表现（如闪光、亮点、亮线）和 / 或阴性表现（如视野缺损）；②完全可逆的感觉异常，包括阳性表现（如针刺感）和 / 或阴性表现（如麻木）；③完全可逆的言语功能障碍。

3）至少满足下列的 2 项：①同向视觉症状和 / 或单侧感觉症状；②至少 1 个先兆症状逐渐发展的过程 ≥ 5min 和 / 或不同先兆症状接连发生，其过程 ≥ 5min；③每个症状持续 5 ~ 60min。

4）在先兆症状同时或在先兆发生后 60min 内出现头痛，头痛符合无先兆偏头痛诊断标准 2）、3）、4）所列条件。

5）不能归因于其他疾病。

（三）治疗

首先应加强宣教，使患者对头痛的发病机制、临床表现及治疗过程有所了解，解除不必要的忧虑，提高治疗的依从性。2012 年美国神经病学学会（American Academy of Neurology，AAN）和美国头痛协会（AHS）发布的《2012 年成人发作性偏头痛药物防治循证指南》指出，偏头痛药物治疗分为治疗急性偏头痛发作及预防偏头痛发作。

1. 一般治疗

（1）生活规律，尽量保持稳定的心理状态，充分卧床休息。

（2）避免声光的刺激。

（3）及时停止与偏头痛发作有关的食物，节制饮食。

2. 药物治疗

（1）急性发作期治疗：急性发作期治疗的目的是快速止痛，消除伴随症状并恢复日常功能，减少医疗资源的浪费。

1）非特异性药物：①非甾体抗炎药，如对乙酰氨基酚、阿司匹林、布洛芬、萘普生等及其复方制剂；②巴比妥类镇静药；③可待因、吗啡等阿片类镇痛药及曲马多。

2）特异性药物：①曲坦类药物：曲坦类药物为 5- 羟色胺受体激动剂，能特异性的控制偏头痛的发作。目前国内有舒马曲坦、佐米曲坦和利扎曲坦。药物选择应根据头痛的严重程度、伴随症状、既往用药情况及其他因素综合考虑。药物在疼痛的任何时期应用均有效，但越早应用效果越好，出于安全考虑不主张在先兆期使用。患者对一种曲坦类无效，可能对另一种有效。常用用法：舒马曲坦 25 ~ 50mg 口服或 6mg 皮下注射；佐米曲坦 2.5 ~ 5mg 口服；利扎曲坦 10mg 为持续剂量，若头痛持续，2h 后可重复一次。曲坦类不良反应有恶心、呕吐、心悸、烦躁和焦虑等。②麦角碱类药物：研究证实麦角碱类疗效不及曲坦类，但麦角碱具有半衰期长，头痛复发率低的优势，适用于发作持续时间长的患者。麦角胺咖啡因，头痛发作早期每次半片至 1 片口服，30min 不缓解可再服一次，每周最大剂量 10 片。酒石酸麦角胺，每次肌内或皮下注射 0.25mg，必要时 1h 后可重复 1 次，每日总量不超过 1.5mg，每周总量不超过 4mg。常见不良反应有恶心、呕吐、眩晕、嗜睡、胸痛、感觉异常、精神萎靡和麦角胺类中毒等。心脑血管病患者、肾功能不全、哺乳期、妊娠期禁用。③降钙素基因相关肽（CGRP）拮抗剂（gepant 药物）：它通过使扩张的脑膜动脉恢复正常而减轻头痛症状，且该过程不导致血管收缩。其推荐剂量为 300mg 口服。部分对曲坦类无效或不能耐受的患者可能对 gepant 药物有良好的反应。常见不良反应有恶心、呕吐、眼花、疲劳无力、感觉异常、胸闷不适等。

（2）预防性治疗：目的是降低发作频率，减轻发作程度，减少功能损害，增加急性发作期治疗的疗效。目前应用于偏头痛预防的药物主要有 β 受体阻滞剂、钙离子拮抗剂、抗癫痫药、抗抑郁药等。

1）β 受体阻滞剂：目前较多证据表明非选择性 β 受体阻滞剂普萘洛尔和选择性 β 受体阻滞剂美托洛尔对其预防性治疗有效。

2）钙离子拮抗剂：非特异性钙离子拮抗剂氟桂利嗪对偏头痛预防性治疗证据充足，剂量为每日 5 ~ 10mg，女性所需的有效剂量低于男性。

3）抗癫痫药：丙戊酸至少每日 600mg 证实其对偏头痛预防治疗有效，需定期监测血常规、肝功能和淀粉酶，对女性患者更需注意体重增加及卵巢功能异常（如多囊卵巢综合征）。托吡酯每日 25 ~ 100mg 亦对其预防有效。拉莫三嗪不能降低偏头痛发作的频率，但可降低先兆发生的频率。

4）抗抑郁药：阿米替林每日 10 ~ 15mg 被证实有效，特别适用于合并有紧张性头痛或抑郁状态的患者。

5）其他：大剂量维生素 B_2、镁剂、肉毒毒素 A 局部注射及中药。

3. 神经阻滞治疗

（1）星状神经节阻滞：星状神经节阻滞治疗偏头痛可能是阻滞所致的双相作用，即当血压升高时有降压作用，当血压低时有升压作用。当偏头痛发作时，可行患侧星状神经节阻滞，用 1% 利多卡因 8 ~ 10ml 行患侧星状神经节阻滞，如疼痛为双侧性，可左右两侧星状神经节交替阻滞，1 次 /d，5 次为 1 个疗程。

（2）眶上神经和枕大神经 / 枕小神经联合阻滞：对于前头痛和后头痛，可采用眶上神经阻滞和枕大神经 / 枕小神经阻滞，用药配方与星状神经节阻滞相同，每次眶上神经阻滞为 0.5ml，枕大神经 / 枕小神经阻滞为 2ml，也可行射频治疗。

（3）颞浅动脉旁痛点阻滞：对于颞侧的偏头痛，采用颞前动脉旁痛点阻滞，在耳前、颞前动脉搏动最明显处旁开 2 ~ 5mm，注入局麻药 2 ~ 3ml。

三、紧张性头痛

（一）概述

紧张性头痛（tension headache，TTH）是双侧枕部或全头部紧缩性或压迫性头痛，又称肌收缩性头痛、应激性头痛、特发性头痛及心癔性头痛。本病是最常见的头痛类型，一般认为其患病率高于偏头痛，约占门诊头痛患者的一半。TTH 是 1998 年国际头痛协会（International Headache Society，IHS）在"头痛疾病，脑神经痛和面部疼痛分类和诊断标准"中制定的诊断名称，现已在国际上广泛采用。TTH 包括了 1962 年由 Ad Hoc 委员会对头痛分类中的肌收缩性头痛和精神性头痛的内容。在新的分类中还根据头痛发作的时间和颅周肌肉疾患将 TTH 再分为 2 种亚型：①发作性紧张型头痛（episodic tension-type，ETTH）；②慢性紧张型头痛（chronic tension-type，CTTH）。

紧张性头痛的可能病因：①肌肉因素：长时间骨骼肌收缩，压迫肌肉内的小动脉，使之发生继发性缺血，致痛物质增多，从而引发头痛；②心理因素：研究表明，几乎所有的紧张性头痛患者都有明显焦虑,且紧张性头痛患者的紧张水平明显高于常人,即使在不头痛时也高,而在非头痛期,其紧张水平显著低于头痛期;③血管因素:紧张性头痛患者发作时给予血管扩张剂,能明显减轻头痛症状,说明紧张性头痛与肌肉内血管收缩有关。

(二)临床表现及诊断

1. 临床表现

(1)好发于青年人,一般20岁左右发病,女性多见,没有明显家族史。

(2)慢性起病,头痛发作在早晨开始,下午最重,无明显缓解期。

(3)头痛特征为持续性钝痛,非搏动性,常有紧箍感,位于顶、颞、额、枕部。

(4)不伴有恶心、呕吐、畏光和畏声、视力障碍等前驱症状。

(5)头痛期间日常活动不受影响。

2. 诊断

(1)发作性紧张型头痛

1)至少有10次头痛发作,每年头痛发作时间少于180天,每月发作时间少于15天。

2)头痛持续30min～7h。

3)至少具有下列2项头痛的特点:①压迫或束紧感(非搏动性);②疼痛程度为轻、中度(可能影响活动,但不限制活动);③双侧头痛;④上下楼梯或类似的日常活动不加剧头痛;⑤无恶心呕吐,可有畏光和畏声,但不并存。

4)通过病史、体检及神经系统检查排除其他疾病。

(2)慢性紧张型头痛

1)在6个月中,平均头痛频率每月15次,每年超过180天。

2)至少具有下列2项头痛的特点:①压迫和/或束紧感(非搏动性);②疼痛程度为轻、中度(可能影响活动,但不限制活动);③双侧头痛;④上下楼梯或类似的日常活动不加剧头痛;⑤无恶心呕吐,可有畏光和畏声,但不并存。

(三)治疗

1. 一般治疗
保持稳定心理状态,生活规律,禁烟酒,注意预防生活中的各种应激或诱因。

2. 药物治疗

(1)非甾体抗炎药:阿司匹林、布洛芬、双氯芬酸钾等,但应避免长期应用。

(2)三环类抗抑郁药:首选阿米替林,25mg睡前服用,每3～4晚可增加12.5～25mg,直至每日100～250mg,多虑平25～50mg/次,3次/d。

(3)抗焦虑药物:地西泮及巴比妥类药物。

3. 神经阻滞
对局部痛点可用局麻药和泼尼松龙混合液注射,也可行枕大神经、枕小神经及星状神经节阻滞。

四、丛集性头痛

(一)概述

丛集性头痛(cluster headache,CH)比较罕见,部分流行病学显示,丛集性头痛患病率为0.05%～0.1%,但发作起来头痛剧烈,属于血管性头痛。多见于青年人,20～40岁,男性发病率为女性的4～5倍,一般无家族史。

（二）临床表现及诊断

1. 临床表现

（1）任何年龄均可以发病，多见于青年人，20～40岁，头痛发作迅猛，20min 达到高峰。通常在一段时间（3～16周）内出现一次接一次成串地发作，常在春季和／或秋季发作1～2次。

（2）头痛发作常集中出现，从每周2次到一天几次。不伴恶心、呕吐，持续30～180min，多数发作持续6～8周，少数持续更长时间，后继以数月的缓解期，之后可再发。

（3）常先有发痒或一侧鼻腔分泌物增多，继之一侧头部剧痛，涉及同侧眶周。头痛固定于一侧眼眶部，为眼内、眼周深处和眼眶周围的剧烈钻痛，无搏动性，通常向前额、颞部和颊部放射，很少波及面下部、耳后或颈枕部，疼痛可迅速缓解或逐渐消退。

（4）有些患者眼眶疼痛侧伴有轻度的眼睑下垂。

（5）饮酒、冷风或热风拂面、服用血管扩张药和兴奋等为头痛诱因。

2. 诊断

（1）至少有5次（2）～（4）标准的头痛发作。

（2）剧烈的单侧眼眶、眶上和／或颞部疼痛，未经治疗持续15～180min。

（3）头痛伴有疼痛侧的至少下列一项体征

1）同侧结膜充血和／或流泪；

2）同侧鼻塞和／或流涕；

3）同侧眼睑水肿；

4）同侧前额和面部出汗；

5）同侧瞳孔缩小和／或眼睑下垂；

6）躁动或不安宁。

（4）发作频率：从隔日1次到每天8次。

（5）不能归于其他疾病。

（三）治疗

丛集性头痛发作时疼痛剧烈，难以迅速止痛，对丛集性头痛的治疗，主要以预防为主。

1. 预防性治疗

（1）一线用药：维拉帕米、锂盐。

（2）二线用药：如果一线药物对其预防疗效欠佳，可用二线预防药物二氢麦角新碱。

（3）三线用药：托吡酯。

2. 急性发作期治疗

（1）吸氧治疗：以面罩吸入100%的氧气，流量为7～10L/min，吸入10～15min 后，60%～70%的患者疼痛症状可明显好转和缓解。纯氧治疗其机制可能是吸氧能使脑血管收缩，影响了儿茶酚胺和 5-HT 的活性。而且吸氧治疗可以减少其他药物的用量，同时还可以减轻丛集性头痛发作的其他症状，如眼睛红肿流泪等。

（2）药物治疗

1）曲坦类药物：曲坦类是选择性 5-HT 受体激动剂，对颅内外血管有选择性作用，可抑制头痛发时作的血管扩张。目前常用的舒马曲坦 6mg，皮下注射。

2）麦角胺类药物：口服麦角胺治疗丛集性头痛已经有 5 年的历史。每日 3～4mg，连服5～6个月，间歇1个月。

3）类固醇激素：氢化可的松、泼尼松、地塞米松。

4）其他：有报道显示生长抑素奥曲肽可以有效缓解丛集性头痛的急性发作。还可以疼痛侧经鼻注射利多卡因 1ml。

（3）神经阻滞或毁损治疗：在丛集性头痛急性发作期，可采用倍他米松 3 ~ 7mg 或地塞米松 5 ~ 10mg，加局麻药，行枕大神经、枕小神经、眶上神经阻滞，颞前动脉旁阻滞，痛点阻滞和星状神经节阻滞，也可行半月神经节注射乙醇、酚或射频热凝或切除蝶腭神经节等。

五、三叉神经痛

（一）概述

三叉神经痛（trigeminal neuralgia）又称"痛性痉挛"，是临床医学中较为常见的疑难病。国际疼痛学会（International Association for the Study of Pain，IASP）将三叉神经痛定义为在三叉神经分布区突然发生的、阵发性、严重的、短暂的刺痛，历时数秒至数分钟，疼痛呈周期性，间歇期无症状，对口腔颌面的"扳机点"任何刺激可诱发疼痛，多发生于中老年人，女性多见，以上颌支和下颌支的发作为主，多发生于单侧，亦可双侧同时发病。

据统计，我国原发性三叉神经痛发病率约为 182/10 万人。美国流行病学调查显示，三叉神经痛发病率为（4 ~ 5）/10 万人，近年来英国和荷兰的研究显示，三叉神经痛的发病率高达（26.8 ~ 28.9）/10 万人。国内外有关三叉神经痛的流行病学资料差别较大，与接诊医师的专业局限性和诊断标准的不统一有关，近期文献报道的发病率比以前的研究要高，可能是以前有一些三叉神经痛患者常常被误诊为牙痛、鼻窦炎、颞下颌关节病等，原因是这些疾病与三叉神经痛有着相似的症状。Koopman 等于 2009 年发现三叉神经痛的误诊率高达 48%。

国际头痛协会将三叉神经痛分为原发性（经典性或特发性）和继发性（症状性）两种：①原发性三叉神经痛是指临床上未发现神经系统体征，检查并无明显和发病有关的器质性或功能性病变；②继发性三叉神经痛是指在临床上有神经系统体征，并且三叉神经本身或其周围存在器质性病变，临床上较常见的有小脑角肿瘤、颅底蛛网膜炎等；此外，某些颅中窝的肿瘤、颅底转移瘤、三叉神经根炎、延髓空洞症、血管病、颅骨病变及代谢中毒性疾病等也可引起疼痛的发作，但均少见或罕见。因其病因明确，治疗具有针对性，疗效较好。

（二）临床特点

1. 病因和发病机制 目前对原发性三叉神经痛病因和发病机制的认识尚不一致，主要有以下几种学说：①神经变性学说：该学说认为原发性三叉神经痛是由神经变性引起的，因为取病变的三叉神经活检发现有脱髓鞘及髓鞘增厚、轴索退行变等改变，且已有研究证实髓鞘脱失的神经纤维会自发性的激活并产生放电，使正常放电的神经元过度放电，不放电的神经元异常放电。②微血管压迫学说：研究表明，95% 的 CTN 患者可以发现三叉神经根处的血管压迫。Jennetta 于 1967 年提出在三叉神经感觉根的脑桥入口（trigeminal root entry zone，REZ）处 90% 以上均有扭曲的血管跨越压迫，并以显微血管减压术进行治疗取得较好疗效。第二、三支疼痛时，通常可发现小脑上动脉压迫三叉神经的头侧上部；第一支疼痛时，通常是小脑前的前下动脉压迫三叉神经尾侧下部；小脑的静脉、小脑脑桥的动静脉畸形等也可压迫三叉神经，引起疼痛。③癫痫学说：Trousseau 于 1853 年首次提出在中枢神经系统内的三叉神经通路有癫痫样放电活动的假说。三叉神经痛属于一种感觉性癫痫发作，其放电部位可能位于三叉神经脊束核内或脑干内，将致癫痫的药物如铝凝胶，注射到三叉神经核内,可导致异常的电活动和疼痛,但这一学说尚不能解释许多临床现象。④病灶感染和牙源性病灶感染学说:在临床上发现,额窦炎、筛窦炎、上颌窦炎、骨膜炎、中耳炎、牙齿脱落及慢性炎症等可以造成三叉神经痛,因而推测上述感染灶是引发三叉神经痛的原因之一。但是有上述感染灶的患者多数无任何面部疼痛,说明口腔内病变可以是触发点,但不一定是病因。

2. 临床表现　①疼痛部位:疼痛在三叉神经分布区,单侧性,以第二、三支最多,三叉神经痛的发病率依次为第二支 > 第三支 > 第一支,右侧多于左侧;②疼痛性质:疼痛为阵发性,骤起骤停,如刀割、针刺、撕裂、灼烧或电击样剧痛。剧痛持续数秒至 1 ~ 2min,但有时疼痛可持续数小时至数天;③发作时间:三叉神经痛一般呈间断性发作,间歇时间可以是数月或数年。复发多在面部的相同部位,而且疼痛的区域有扩散的趋势;④诱发因素:进食、说话、洗脸、剃须、刷牙、风吹等均可以诱发疼痛发作;⑤扳机点:扳机点受到非有害刺激可以诱发疼痛,扳机点位于疼痛的同侧,常位于上下唇、鼻翼旁、牙龈等处,轻轻触摸或牵拉扳机点可激发疼痛发作。

3. 伴随症状　患者常常表情痛苦,皱眉咬牙,用手掌按压颜面部,或突然停止说话、进食等活动。多次发作者可致皮肤增厚、粗糙、眉毛脱落并伴面肌和咀嚼肌阵发性痉挛、结膜充血、流泪及流涎。患者的情绪应激通常会增加发作频率和疼痛的程度。神经系统查体一般无阳性体征,少数有面部感觉减退。

4. 诊断标准　根据典型的临床表现,包括疼痛的部位、性质和特点,查体无阳性病理反射征,有触痛点,多见于 40 岁以上,无感觉异常等可以诊断。诊断标准见表 4-1。

表 4-1　三叉神经痛的临床诊断标准

特征	描述
疼痛性质	放射性、电击样的、锐利的、浅表的疼痛
程度	中重度
持续时间	每次疼痛发作持续数秒,疼痛间歇期可完全不痛
周期	可间隔数周或数月
部位	三叉神经分布区域,多为单侧
放射部位	三叉神经分布区
诱发因素	吃饭,说话,洗脸,剃须,刷牙,风吹
扳机点	位于上下唇、鼻翼旁、牙龈等处,轻轻触摸或牵拉扳机点可激发疼痛发作
缓解因素	睡眠、抗惊厥药物
其他	体重减轻、生存质量下降、抑郁等

国际头痛协会认为至少满足其中 4 条才能诊断

(三) 治疗

原发性三叉神经痛的治疗包括:①口服药物治疗;②神经阻滞治疗;③手术治疗。本病确诊后,应先给予口服药物治疗,并逐渐加量,如果仍无效或副作用不能耐受可行神经阻滞治疗,如神经阻滞作用消失疼痛再发或神经阻滞效果不充分,可加用口服药物,需要时可以再次行神经阻滞治疗。对多次神经阻滞效果欠佳者,可行手术治疗。三叉神经痛治疗开始越早,预后越好,在治疗三叉神经痛时要及早注重心理干预治疗。

1. **药物治疗** 对首发病例和病史短的、症状轻的病例应首先考虑药物治疗。药物主要分为抗癫痫类药物和非抗癫痫类药两种。口服药物多以缓解症状为目的,副作用较大,部分患者不能够耐受。

(1)抗癫痫类药物:抗癫痫类药物在治疗三叉神经痛方面的研究较少,其机制主要是抑制神经的兴奋性冲动从而缓解疼痛。目前常用抗癫痫类药物主要有卡马西平、奥卡西平、加巴喷丁、普瑞巴林等。首选药物是卡马西平,大约70%的患者初期能获得100%疼痛缓解。卡马西平属于钠离子通道阻滞剂,通过抑制异常高频放电的发生和扩散而起到止痛作用。但大多数患者服用药物之后会出现胃肠道刺激、眩晕、复视、恶心、共济失调、嗜睡、骨髓抑制和肝功能异常等副作用,部分患者会出现多形红斑。奥卡西平是卡马西平的酮衍生物,药物有效性与卡马西平基本一致,更容易耐受,且药物相互作用的风险降低,临床中大量应用时易发生低钠血症。患者对上述两种药物耐受性不好时可以选用拉莫三嗪。拉莫三嗪属于新型的抗癫痫类药物,曾有研究将拉莫三嗪与卡马西平或奥卡西平联合应用,证明该药可用于难治性三叉神经痛的治疗。需要注意的是应用此药时应当缓慢加量防止皮疹发生,因此不适用于急性疼痛,但该药可以长期控制中度疼痛。

(2)非抗癫痫类药物:非抗癫痫类药物包括γ-氨基丁酸(gamma-aminobutyric acid,GABA)受体激动剂、局麻药、激素等。巴氯芬属于GABA受体激动剂,通过刺激GABA-B受体,抑制兴奋性氨基酸谷氨酸和天门冬氨酸的释放,抑制单突触反射和多突触反射,起到解痉与止痛作用。

对于三叉神经第二支疼痛的患者,可以采用利多卡因鼻腔喷射缓解疼痛。其机制是阻滞蝶腭神经节。蝶腭神经节由上颌神经感觉纤维、副交感神经根和交感神经根组成。因此阻滞蝶腭神经节,不但能够缓解上颌神经的疼痛,还能够通过调节自主神经起到抑制血管舒张减轻三叉神经压迫的作用。Kanai等于2006年研究结果显示接受8%利多卡因鼻腔喷射治疗的患者较对照组疼痛缓解明显(缓解中位时间为4h)。此方法具有起效迅速、副作用少、雾化器携带方便的特点,特别适用于口服药物无效的第二支疼痛的患者。对于症状较轻,无糖皮质激素使用禁忌的患者,有研究应用三叉神经阻滞辅以糖皮质激素进行治疗,显示短期内疼痛程度及口服药量都有不同程度降低。

2. **神经阻滞治疗** 神经阻滞是治疗三叉神经痛常用和有效的方法。此外,还用于三叉神经痛患支和扳机点的诊断。根据三叉神经痛的发生部位及范围可选择不同的神经阻滞:①第一支:眶上神经阻滞、滑车上神经阻滞;②第二支:眶下神经阻滞、上颌神经阻滞;③第三支:颏神经阻滞、耳颞神经阻滞、下牙槽神经阻滞、下颌神经阻滞;④半月神经节阻滞:用于两支以上的三叉神经痛。除末梢支阻滞外,三叉神经节、神经干应在X线或CT引导下进行阻滞,最好使用神经刺激器定位。神经阻滞应先从末梢开始。

3. **手术治疗** 手术治疗是目前治愈三叉神经痛的主要方法,但也是最后手段,只有在药物治疗、神经阻滞等非手术治疗无效时才选用。手术治疗方法很多,目前最常用的是半月神经节射频损毁术和微血管减压术。

(1)半月神经节射频损毁术:射频治疗是用高频电流加热方法,将颅内半月神经节及感觉根热凝产生蛋白变性,从而能阻断神经传导起止痛作用。其优点是方法比开颅术简便、安全、高效,严重并发症少,复发后仍可再次或多次治疗。方法是在X线透视下或在CT导向下将射频电极经皮插入半月神经节,先以低压电流刺激使三叉神经相应分支的分布区麻胀,证实穿刺部位是否准确,然后开动射频电流使产生热度,温度渐增,直至65～80℃为止,维持 1min。不良反应包括可产生面部感觉异常、角膜炎、复视、带状疱疹等。

（2）微血管减压术（microvascular decompression，MVD）：微血管减压术是从病因角度治疗三叉神经痛，它通过使用隔离材料将责任血管推离三叉神经根部，解除对神经根的压迫，保持神经完整性，符合功能神经外科的要求。其长期治愈率最高，复发率低，但这是在所有治疗三叉神经痛的方案中损伤最大的手术。大多数的术后并发症通常出现在术后早期，这些并发症主要有：脑脊液漏、血肿、无菌性脑膜炎、复视、面部感觉丧失、感觉迟钝、麻木性疼痛、角膜麻痹，滑车、外展及面神经麻痹，共济失调，颅内感染或血肿，小脑损伤，异物性肉芽肿等。其中长期并发症主要是有约 10% 患者出现同侧听觉丧失。

（3）伽马刀治疗（gamma knife，GKS）：伽马刀治疗也是一种消融的治疗方式，是用 γ 射线聚焦于颅后窝三叉神经根进入脑干处，已有精确定位和照射剂量的标准。最初的报道认为这种治疗方法是最可取的，认为它是损伤最小的手术方案，且几乎没有副作用。但是随着时间推移，有证据证明患者通常在治疗后 6 个月同样会出现局部感觉丧失，与此对应的是疼痛缓解也常常出现在治疗后的几个月。其常见并发症有神经营养性角膜病及面部感觉异常。在一些应用独立结果测定的研究中得出，疼痛缓解时间和那些在三叉神经节水平上的其他治疗相差无几。

4. **心理治疗** 三叉神经痛作为一种慢性疼痛综合征，其发生发展常与心理因素如抑郁、焦虑等情绪障碍同时存在，故主张用心理治疗如放松、生物反馈、认知与行为治疗、催眠止痛、关怀模式等配合综合治疗，有利于改善患者的病情。

六、舌咽神经痛

（一）概述

舌咽神经病理性疼痛，称为舌咽神经痛（glossopharyngeal neuralgia）。1810 年 Weisenberg 首次报道了该病。由 Harris 于 1921 年首先提出并描述了舌咽神经痛。其特点为沿该神经分布区的短暂发作性剧痛，表现为口咽喉部或耳内发作性剧痛，疼痛性质与三叉神经痛相似，在耳后、咽后壁等处有"扳机点"，可因讲话、咳嗽、吞咽而触发，个别患者发生晕厥，可能由于颈动脉窦神经过敏引起心脏停搏所致。舌咽神经痛是一种罕见的疾病，发病率约为三叉神经痛的 0.2% ~ 1%，约为 0.8/10 万。舌咽神经痛多于中年起病，男女发病率无明显区别，左侧发病高于右侧，偶有双侧发病者。

（二）临床特点

1. **解剖及生理** 舌咽神经是混合神经，内含运动、感觉和副交感神经纤维。此神经起自延髓，由延髓橄榄体与小脑下脚之间的橄榄后沟出脑，位于面神经、位听神经根的下方和迷走神经根的上方。舌咽神经根丝向外侧走行并集合成干。最后通过颈静脉孔出颅。其中感觉根位于背侧，运动根位于腹侧，经第四脑室脉络丛的腹侧、绒球前面，最后通过颈静脉孔出颅。舌咽神经的颅内段长度为 15 ~ 21mm，平均 17.6mm，在颈静脉孔处其直径为 0.4 ~ 1.1mm。舌咽神经在颈静脉孔内形成两个神经节，上方的上神经节和下方的岩神经节，由岩神经节分出一鼓支（Jacobson 神经），穿鼓管入鼓室，与三叉神经、面神经支吻合构成鼓室丛。舌咽神经在分出鼓室神经以及迷走神经耳支相吻合的小分支后，其主干自颅底向下通过颈内动脉和静脉之间、茎突及其附着肌内侧，并绕茎突咽肌下缘向前行而达舌咽部。

舌咽神经大部分是感觉纤维，来自颈静脉孔处的上神经节和岩神经节细胞。这些细胞的中枢突进入延髓的孤束核。另一小部分传导外耳部的痛、温度觉纤维,终止于三叉神经脊髓束核。周围突一部分至舌咽部,传导咽壁、软腭、悬雍垂、舌后部、扁桃体的感觉以及舌后1/3味觉;一部分经鼓室神经至鼓室,传导鼓室、鼓膜内侧面、乳突气房及咽鼓管的感觉;另有少量纤维加入迷走神经耳支而达外耳道,传导外耳道和鼓膜后侧的痛、温觉。另有舌咽神经一小分支至颈动脉窦和颈动脉体,即窦神经,传导颈动脉窦的特殊感受器冲动,参与调节心跳、血压和呼吸的活动。

舌咽神经的运动纤维源于延髓的疑核上部,可能仅单独支配茎突咽肌。副交感纤维起自延髓的下涎核,经鼓室神经至鼓室,并与交感神经共同组成鼓室丛,经岩浅小神经达耳神经节,节后纤维耳颞神经至腮腺,司腮腺分泌。

2. 病因和发病机制 舌咽神经痛根据病因分可分为原发性及继发性。前者病因不明,可能为舌咽、迷走神经的脱髓鞘性改变,引起舌咽神经的传入冲动与迷走神经之间发生短路的结果,与牙齿、喉、鼻旁窦的感染无明显关系。后者可由小脑脑桥角及附近的肿瘤、炎症、异位动脉压迫、鼻咽部及附近的肿瘤、慢性扁桃体炎、茎突过长、舌咽神经纤维瘤等引起。其病因目前包括 3 种学说:神经受压学说、神经重叠终止学说、中枢神经递质兴奋学说。

3. 临床表现 ①发作特点:绝大多数患者突然起病,每次发作持续数秒至数十秒,轻者每年发作数次,重者一天内可发作数十次;②疼痛部位:主要位于一侧咽部、扁桃体区及舌根部,可放射到同侧舌面或外耳深部;③疼痛性质:为剧烈疼痛,电击样、针刺样、刀割样、烧灼样,为典型的神经痛;④诱因及触发点:说话、反复吞咽、舌部运动,触摸患侧咽壁、扁桃体、舌根及下颌角均可引起发作;⑤伴随症状:对心率及血压有一定影响,可出现晕厥、心律不齐、心动过缓、心搏骤停及癫痫发作。此外,还可能出现自主神经功能改变,如低血压、唾液及泪腺分泌增多、局部充血、出汗、咳嗽。个别患者可伴有耳鸣、耳聋。

4. 诊断标准 ①根据疼痛性质、疼痛部位、发作特点、诱因及触发点和伴随症状,典型病例易于诊断;②神经系统检查无阳性体征;③在扁桃体、舌根、外耳道常有疼痛的扳机点;④非典型病例可行可卡因试验,用 10% 可卡因溶液喷涂在扁桃体及咽部,疼痛停止并维持1 ~ 2h,正常饮食、吞咽不再触发疼痛发作,称为可卡因试验阳性。舌咽神经痛的患者试验阳性率高达 90%。

(三)治疗

1. 药物治疗 卡马西平为最常用的药物,可有效缓解疼痛,不良反应有头晕、嗜睡、恶心、白细胞减少、肝损害、共济失调及皮疹等。三环类抗抑郁药(阿米替林)及 5- 羟色胺、去甲肾上腺素重摄取抑制剂(SSIRs)以及抗惊厥药物(加巴喷丁和普瑞巴林)为治疗神经病理性疼痛的一线药物,同样是舌咽神经痛的首选药物。苯妥英钠作为一种抗癫痫药,也对治疗舌咽神经痛有效。有研究发现 N- 甲基 -D- 天冬氨酸(NMDA)受体在舌咽神经痛的发病机制中起一定作用,所以 NMDA 受体拮抗剂可有效地减轻疼痛,如氯胺酮。其他的镇静止痛药物(地西泮、曲马多)及传统中草药对该病也有一定的疗效。

2. 神经阻滞治疗 解剖学的发展为人们认识舌咽神经痛打下了基础,为神经阻滞的应用提供了可靠的指导。神经刺激仪和超声定位仪的应用提高了神经阻滞的准确度,减少了并发症的发生。药物治疗效果欠佳或症状严重者,可考虑神经阻滞或毁损治疗。常用的药物有局麻药如利多卡因、布比卡因,营养神经药物如维生素 B_1、B_{12},甾体类激素及神经毁损药物如无水乙醇、酚甘油、阿霉素。舌咽神经阻滞有口外入路法和口腔内阻滞法两种入路。

(1)口外入路法:是以下颌骨后缘和乳突尖连线的中点处为穿刺点,以茎突作为定位标志来阻滞舌咽神经。方法如下：去枕仰卧位，头部转向阻滞侧的对侧。在下颌骨后缘和乳突尖连线的中点处做局部麻醉药皮丘，将 22 号穿刺针经皮丘刺入皮肤和皮下组织，推进穿刺针直至触及茎突的骨质，然后后退穿刺针，并从茎突前继续推进穿刺针，穿刺针越过茎突后继续前进 0.5 ～ 1.0cm，然后注入 1% ～ 2% 的利多卡因 1 ～ 1.5ml。此方法用于治疗舌咽神经干引起的疼痛。阻滞并发症：①出血和血肿：舌咽神经出颅后行于颈动脉表面，并包埋于颈动脉鞘的深面，与颈静脉伴行，若穿刺过深会损伤颈内动、静脉，因此定位要准确，把握好穿刺深度，回抽无血方可给药；②迷走神经阻滞：不仅引起心动过速和高血压，而且可使机体的缺氧性通气驱动功能降低；③咽肌麻痹；④迷走神经、副神经、舌下神经及颈交感神经链一并阻滞，出现霍纳综合征、声嘶、声门关闭而窒息和耸肩无力等。因此神经阻滞时不仅要定位准确，而且局麻药不能过量，浓度要适当。

(2) 口腔内阻滞法：包括舌腭襞入路法和咽腭襞入路法：①舌腭襞入路法以舌腭弓为定位标志，嘱患者张大口，采用非优势手持压舌板，将舌体向后和向中线方向移动，以显露软腭、腭垂、舌腭弓、扁桃体床、咽腭弓并使舌腭弓和咽腭弓拉紧。优势手持 23 号扁桃体麻醉专用穿刺针，将针从咽腭弓的中点后方刺入口咽部侧壁，深度为 1cm，进行回抽试验以防止误入血管。在证实穿刺针处于正确位置后，将一定量局麻药注入，拔除穿刺针采用同样的方法阻滞另一侧的舌咽神经。②咽腭襞入路以咽腭弓为定位标志，坐位，实施口咽部表面麻醉后要求尽可能张大口并向前伸舌。使用压舌板将患者的舌体推向口腔的对侧，在阻滞侧舌体与牙齿之间的口底部形成一凹槽，其末端即是由舌腭弓基底部形成的盲端，将 25 号扁桃体专用穿刺针刺入到盲端的基底部（凹槽与腭舌弓基底连接处）0.25 ～ 0.5cm，并进行回抽试验。如果可抽出空气，说明进针太深，此时应后退穿刺针，直至无空气被抽出。如果抽出血液，应将穿刺针的前端稍向内侧调整，注射局麻药。此入路可阻滞舌咽神经周围支，减轻其引起的疼痛。由于咽腭襞入路比舌腭襞入路更接近舌咽神经的发出部位，能够阻滞舌咽神经的感觉纤维（咽、舌、扁桃体支），因此临床上咽腭襞入路应用更广泛。阻滞并发症：①血肿、头痛，据文献报道，在通过咽腭襞入路实施舌咽神经阻滞的患者中，自限性血肿发生率为 0.24%，头痛的发生率为 0.8%，一般认为头痛的发生与局部麻醉药误注入血管有关。②癫痫发作和心律失常，心律失常分为室上性心动过速和二联律，心动过速的发生可能是阻滞了舌咽神经来自颈动脉窦的传入纤维；③目前文献中尚未见有关舌腭襞入路神经并发症的报道。因此在进行舌咽神经阻滞时，准备好急救药物和抢救设备是非常必要的。

3. 手术治疗　经过以上治疗后疼痛不能改善，仍剧烈者可考虑手术治疗。常用的手术方式有以下几种：①微血管减压术（MVD）：解剖学的研究认识到舌咽神经痛可能由于在脑神经根进入区血管压迫舌咽神经和迷走神经，国内外学者行血管减压治疗收到了良好的效果。因此有人认为采用神经血管减压术治疗本病是最佳方案，可保留神经功能，避免了神经切断术所致的患者遗留病侧咽部干燥，感觉消失和复发之弊端。②经颅外入路舌咽神经切断术：术后复发率较高，建议对开颅不能耐受的患者可试用这种方法。③经颅舌咽神经切断术：对术中探查没有明显的血管压迫神经，则可选用舌咽神经切断术。若误切迷走神经根丝太多可引起一系列并发症，如吞咽困难、声嘶等。④经皮穿刺射频热凝术：穿刺至颈静脉孔区，注意穿刺时对邻近组织的损伤，术后并发症多，在 CT 引导下可大大减少其并发症的发生。⑤CT 介导下行三叉神经脊束核损毁术也可用来治疗舌咽神经痛，因为舌咽神经传入纤维在脑桥处加入了三叉神经的下降支，在此毁损可阻止舌咽神经痛的传导通路。

七、颈源性头痛

(一) 概述

源于颈椎的头痛可追溯至 1860 年,关于颈椎与头痛的研究已有百年历史,而颈源性头痛(cervicogenic headache,CEH)的概念是于 1983 年由 Sjaastad 首次提出的,是指由颈椎或颈部软组织的器质性或功能性病损所引起的,以慢性、单侧头痛为主要表现的综合征。由于颈源性头痛的临床表现繁杂,缺乏特异性表现,导致其诊断及治疗较为困难,国际各学术机构对颈源性头痛的定义尚未达成共识。随着现代医学技术的发展,CEH 越来越被临床所接受,1990 年,国际头痛研究会承认 CEH 的术语。

近年来,由于人们长时间伏案工作以及电脑的使用,颈源性头痛的发病率逐年增加,低龄化趋势明显,针对普通人群的一项调查研究表明,CEH 的发生率为 4.1%,为第 3 大头痛的原因,患病年龄为 30 ~ 50 岁,平均年龄为 42.9 岁,男女比例为 1 : 4,这可能与女性月经期激素的变化有关。

CEH 的病因及病理机制尚不完全清楚,目前主要有三种理论,即会聚理论、炎症刺激理论及机械刺激理论。①会聚理论:颈部的 C_1、C_2、C_3 神经与某些支配头面部的神经节或神经核发生联系或会聚,使伤害性感受发生紊乱从而形成神经支配区域的疼痛;②炎症刺激理论:从颈枕部发出 C_1、C_2、C_3 神经后支分布于相应的同侧头部,由于颈椎小关节紊乱、颈椎间盘突出、颈部肌肉痉挛等引起的炎症性病变会导致 CEH;③机械刺激理论:Silverman 在临床实践中发现部分 CEH 继发于枕大神经在行程中受到腱性组织损伤或神经旁的淋巴结、枕动脉的直接压迫。

(二) 临床表现及诊断

1. 临床表现

(1)症状:患者早期可表现为头晕、耳鸣、视觉障碍及枕部疼痛等,疼痛多为一侧,也可双侧交替,并放射至顶部、颞部及额部。患者可有颈部僵硬感,颈椎活动时可加重症状,常伴有眩晕、恶心等。严重的 CEH 患者会出现注意力分散、情绪低落、认知能力下降等。

(2)体格检查:颈椎活动受限,压头试验阳性,单侧或双侧的 C_2 横突压痛,可放射至头部,头面部无压痛,单侧或双侧枕大神经出口处压痛。神经组织(痛觉)激发试验和颈部屈曲-旋转试验等是具有诊断意义的。Ogince 等报道颈部旋转俯曲试验小于 32° 就有阳性意义。

2. 诊断

Sjaastad 等依据国际颈源性头痛研究小组修订了 CEH 的诊断标准。①头部症状来源于颈部:a 颈部的活动,颈部后倾或按压枕部、高位颈部可诱发疼痛;b 颈部活动受限;c 患侧的颈部、肩部或上肢呈非根性疼痛;②局部阻滞有效;③单侧头痛。患者满足① a 及②即可诊断为 CEH,如无① a,① b、① c 及②,③联合也可诊断为 CEH。此诊断标准主要依据主观评价为主,CEH 患者颈椎的影像学发现颈椎异常,或超声血流图提示有脑血管舒缩功能障碍的表现。Hong JP 等发现功能性平片有助于临床 CEH 的诊断。Wanzhen Chen 等研究发现 CEH 患者的祖克曼感觉寻求量表(sensation-seeking scale,SSS)分数偏低。贾绍芳等通过观察患者瞬间反射并与健康人进行比较得出 CEH 患者瞬目反射各成分潜伏期均延迟,对于 CEH 的诊断及病情评估有一定价值。

(三) 预防及治疗

1. CEH 的预防

①注意正确坐姿,定时改变头颈部体位,劳逸结合;②减少寒冷潮湿等

刺激,注意保暖;③注意自我保护,预防头颈部外伤;④减轻背部压力;⑤保持心理健康。

2. CEH 的治疗　目前有多种治疗方法,需根据患者的病情不同进行选择。综合康复疗法能显著提高颈源性头痛患者的疼痛阈值和临床疗效。

(1)药物治疗:非甾体抗炎药是 CEH 患者首选药物,其在减轻疼痛的同时可以减轻炎症反应。对于症状较重的患者可短期应用糖皮质激素。另外,肌松药、抗惊厥药、抗抑郁药应用于 CEH 也有较长时间历史。但目前并无针对 CEH 有效的药物。

(2)神经阻滞:神经阻滞适用于保守治疗效果欠佳的患者,其具有高度选择性,可以精确地阻断与疼痛相关的神经,用少量的药物达到最佳的治疗效果,与全身用药相比,增加了安全性,减少了不良反应,目前应用于 CEH 的神经阻滞主要包括:枕大神经/枕小神经阻滞、颈神经后支阻滞、颈椎旁阻滞、硬膜外腔注射、星状神经节阻滞等。

(3)射频治疗:韩国 Lee 等报道了一项长期随访观察性研究表明标准射频治疗 CEH,患者近期及远期疼痛缓解率均在 50% 以上。张光翠等报道了标准射频治疗 CEH 的有效性,但其观察时间较短。而 Stovner 等报道的一项研究显示标准射频治疗 CEH 可能效果不佳。Van Zundert 等研究报道了一项颈神经后支脉冲射频治疗 CEH 的研究,72% 患者短期疼痛缓解至少 50%。Halim 等对 86 例 CEH 患者进行了 C_1、C_2 关节脉冲射频治疗,患者疼痛缓解超过 50%。脉冲模式对神经无破坏影响,较标准模式安全,常为临床治疗所推荐。

(4)中医治疗:有人认为颈源性头痛的症状越重,其颈椎曲度越小,曲度异常可能是头痛严重程度的一个重要因素,另外,颈椎关节突关节错位紊乱刺激神经亦可诱发疼痛。而中医手法治疗可通过矫正关节紊乱、缓解肌肉痉挛等达到治疗的目的。吕颖霞选用"苍龟探穴针法"针刺患者的天柱穴治疗 CEH,比一般针刺见效更快。针刀疗法根据软组织致病理论和解剖学理论,作用于患者肌肉韧带,减轻局部张力,改善局部血管神经受压,缓解疼痛症状。

(5)外科手术:颈椎开放性手术治疗可作为微创神经介入手术治疗无效或效果不佳的下一步治疗方案。

(6)其他方法:张宗峰等应用肉毒毒素 A 进行颈部肌肉扳机点注射,有效地控制了颈部骨骼肌肉紊乱引起的 CEH。

八、枕神经痛

(一) 概述

枕神经痛(occipital neuralgia)是指位于头部后侧枕大神经或(和)枕小神经分布区的阵发性疼痛,其中枕大神经痛多见。枕大神经分布范围是后枕部,相当于两侧外耳道经头顶连线以后的部分,枕小神经分布于耳后,枕大神经分布区的外侧部分。枕神经痛绝大多数是因继发性神经损害所导致,如椎管内病变、中毒性神经炎、寰枕部骨骼发育异常等。枕神经痛在临床上较为常见,其诊断并不明确,以往将此病纳入紧张性头痛分类之中,最近有一种观点认为枕神经痛是第 2 颈神经根分布区深部的疼痛。

枕神经痛在头面部疼痛中的发病率较高,其原因与它的解剖结构有关。枕神经在骨结构穿行后还要在肌肉、肌腱及血管间穿行相当长的路程,最终达到所支配的区域。在这个过程中任何一邻近结构发生病变均可能导致枕神经痛。

(二) 临床表现及诊断

1. 临床表现　枕神经痛常起始于枕骨下区,疼痛位于枕大神经或枕小神经分布的皮肤表面,向上可放射至同侧额部,甚至眼眶及耳前,向下可放射至颌部,疼痛性质为刺痛。皮肤常有痛觉过敏及痛觉超敏。每次发作时间可持续数分钟至数小时不等,无扳机点。疼痛严重患者可伴有枕部皮肤感觉异常。

2. **诊断** 一般为一侧枕神经分布区的疼痛;有发作性的针刺样疼痛;存在与枕神经走行相一致的疼痛;行枕神经阻滞疼痛可缓解;麦角制剂无效。

(三)治疗

1. **药物治疗** 临床常应用非甾体抗炎药、抗癫痫药如卡马西平、苯妥英钠等及镇静安定类药物。刘信东等报道了应用普瑞巴林治疗枕神经痛的临床观察,证实普瑞巴林治疗枕神经痛效果佳,副作用少,临床值得推广。

2. **神经阻滞疗法** ①枕神经阻滞术:将消炎镇痛液注射于枕大神经或枕小神经体表投影处,反复注射无效时可考虑应用神经破坏药物进行神经毁损;② $C_2 \sim C_4$ 椎间孔阻滞术:每个注射点注入消炎镇痛液,不超过 4ml,避免双侧阻滞。

3. **射频治疗** 对应用神经阻滞治疗有效,但维持时间较短的患者可采用射频热凝术治疗枕神经痛。

4. **其他治疗** 张德仁等报道一例应用植入式周围神经电刺激治疗顽固性枕神经痛的病例,患者疼痛得到很好的控制,生存质量得到很大改善。Martin Taylor 认为 A 型肉毒毒素(BTX-A)局部注射治疗枕神经痛,对发作性针刺样锐痛疗效显著,对钝性疼痛疗效欠佳。康吉龙等报道了注射医用三氧治疗枕神经痛,其结论是医用三氧治疗枕神经痛安全有效。

九、蝶腭神经痛

(一)概述

蝶腭神经痛(Sluder neuralgia)是由 Sluder 于 1908 年在《纽约医学杂志》中提出并命名的,又称为翼腭神经痛。其发病机制尚不明确,临床表现复杂且不典型,易与三叉神经痛混淆。

本病的好发人群有研究认为是 20 ~ 50 岁成年人,男性多于女性。也有报道称本病好发于 30 ~ 40 岁女性。目前尚缺乏流行病学统计学资料。本病多有定时发作的特点。

目前认为蝶腭神经节受激惹是形成蝶腭神经痛的病因。鼻腔内解剖结构的变形,如鼻黏膜肥厚、鼻中隔偏曲等,可刺激蝶腭神经节引起疼痛。蝶窦炎、筛窦炎、扁桃体炎等蝶腭神经节附近器官感染可导致本病。另外,颅底损伤累及翼腭窝时亦可引起蝶腭神经痛。

(二)临床表现及诊断

1. **临床表现** ①好发于成年人;②表现为一侧下面部的剧烈性疼痛,疼痛性质为电击样、烧灼样,无明显诱因,突然发作;③疼痛一般由一侧鼻根后方、眼及上颌开始,可波及下颌及牙床,向额、颞、枕及耳部放射;④情绪激动、强烈光线可加重疼痛;⑤持续时间数分钟至数小时不等,间歇期长短不一,发作后可遗留轻度钝痛;⑥有报道部分患者发作前有"金属味"的味觉先兆。

2. **诊断** ①单侧下面部疼痛,主要位于鼻部、眼及上颌部,可扩散至同侧眼眶、耳及乳突,超出三叉神经痛的范围;②发作突然,无诱因,持续时间长;③常伴有流泪、流涕、鼻塞等副交感症状;④将丁卡因涂于患侧中鼻甲后部黏膜处疼痛减轻,或行诊断性阻滞有效。

(三)治疗

1. **药物治疗** 目前临床上尚无治疗蝶腭神经痛的一线药物,药物治疗方案一般参照三叉神经痛。

2. 蝶腭神经节阻滞治疗 蝶腭神经节阻滞可作为诊断本病的重要手段。一般由侧方入路法、经鼻腔入路法、经腭大孔入路法三种方法。蝶腭神经节阻滞定位准确,连续进行2～3次阻滞可有明显效果。

3. 射频治疗 如蝶腭神经节阻滞有效,可在 CT 三维成像等影像学引导下行蝶腭神经节射频热凝术,部分患者可在术后疼痛立即消失,部分患者经 2～3 天后疼痛完全消失。对于疼痛复发的患者可再次行射频治疗。

4. 手术治疗 在其他方法疗效欠佳时可考虑行蝶腭神经节切断术。Sewall 报道 1 例切除双侧蝶腭神经节患者 6 年内疼痛未再发作。

5. 其他治疗 有学者用氦氖激光通过鼻腔外侧壁照射蝶腭神经节,10 例患者中有 6 例疼痛减轻。Pollock 等应用 45Gy 照射治疗 1 例蝶腭神经痛患者,8 个月后疼痛完全消失。

（王德强）

第二节 面 神 经 炎

一、概述

（一）定义

面神经炎是面神经管中的面神经非特异性炎症引起的周围性面肌瘫痪。主要为 Bell 麻痹和 Ramsay Hunt 综合征两种,与嗜神经病毒感染有关,见于单纯性疱疹病毒、带状疱疹病毒等,于面部、耳后受凉、疲劳后易发病。导致早期面神经水肿、缺血、髓鞘脱失,中、后期 Wallerian 变性、轴突变性,神经变细、萎缩,周围结缔组织增生。

（二）临床表现

任何年龄均可发病,多见于 20～40 岁。通常急性发病,与季节无关,绝大多数为一侧,双侧者极少,不足 1%,复发率约 10%。患者主要临床表现是受累侧面神经的运动神经、副交感神经、感觉神经障碍,导致同侧面部额纹消失、抬眉皱眉不能、闭眼困难、鼻唇沟变浅、示齿不能、鼓腮漏气、伸舌居中,流泪或眼干、唾液分泌障碍,可伴同侧舌前 2/3 味觉消失、听觉过敏等症状。有的患者发病时可有同侧耳后、耳内、乳突区或面部疼痛。当有耳部疼痛、耳部疱疹、面神经炎三联症时是 Ramsay Hunt 综合征的典型表现,由带状疱疹病毒感染引起。一周内为急性进展期,随后症状逐渐恢复。

（三）诊断标准

1. 常有疲劳及面部、耳后受凉病史,大多数前期有病毒感染史,呈急性起病,进行性加重,多在 3～7 天内达高峰。

2. 患者主要表现为受累同侧面部表情肌瘫痪,面部麻木、疼痛,味觉障碍,听觉过敏,泪溢和流泪减少。

3. 少数患者有反复发作史,部分 Bell 麻痹患者有家族史。

4. 感染引起者可进行相应实验室检查。

5. 面肌完全瘫痪者,在发病后 1～2 周进行神经电生理测定。

6. 病程有一定自限性,少数患者留有轻度后遗症,极少数患者病情顽固。

7. 排除继发原因引起的面神经炎。

(四) 临床治疗

1. 急性期治疗 治疗原则是减轻面神经水肿、改善局部血液循环与防治并发症。

(1) 对症支持治疗:有明确病因引起者,积极治疗原发病。适当休息,合理营养以提高机体抵抗力,防止乳突部受凉,避免病情进一步加重。当患者存在眼睑闭合不全、瞬目无力、泪液分泌减少等症状,合理使用眼罩保护,必要时请眼科协助处理。

(2) 药物治疗

1) 糖皮质激素治疗:尽早口服糖皮质激素治疗,适用于 16 岁以上无禁忌证的患者,常用泼尼松或泼尼松龙口服,30 ~ 60mg/d,晨一次顿服,连用 5 天,第 6 ~ 10 天减量至停用。儿童面神经炎通常恢复较好,不建议使用糖皮质激素。

2) 抗病毒治疗:根据病情尽早使用抗病毒药物和糖皮质激素联合应用,尤其是 Hunt 综合征患者或面肌瘫痪严重者,不建议单独使用抗病毒药物治疗。抗病毒药物可选用阿昔洛韦或伐昔洛韦,如阿昔洛韦口服每次 0.2 ~ 0.4g,每日 3 ~ 5 次,或伐昔洛韦口服每次 0.5 ~ 1.0 g,每日 2 ~ 3 次,疗程 7 ~ 10 天。

3) 维生素类:常用维生素 B_1、维生素 B_{12} 等,如维生素 B_1 注射液 0.1g 与维生素 B_{12} 注射液 500μg,肌内注射,每日 1 次或甲钴胺片 0.5mg,口服,每日 3 次。

4) 其他:根据病情酌情使用脱水药物、神经生长因子,如 20% 甘露醇注射液、鼠神经生长因子,但尚缺乏大样本循证医学证据。

2. 恢复期治疗 病后第 3 周至 6 个月,恢复原则是促进神经功能尽快恢复,继续给予 B 族维生素、物理因子治疗、针灸按摩等。

3. 后遗症期 对顽固性面神经炎患者可考虑外科手术减压,目前研究尚无充分证据支持有效,手术减压有引起严重并发症的风险,手术减压的时机、适应证、风险和获益仍不明确。

(五) 流行病学及预后

目前,国外 2013 年报道 Bell 麻痹年发病率(11.5 ~ 53.3)/10 万。1982 年我国六城市调查本病患病率为 425.7 万 /10 万,发病率按 1982 年全国人口标准率为 26/10 万。

男女发病率总体无明显差异,但是在 10 ~ 19 岁年龄段中,女性较男性常见,约为男性的 2 倍。40 岁后,男性更常见,约为女性的 1.5 倍,提示可能与女性月经初期和绝经期有关。在妊娠期,Bell 麻痹发病率在分娩时最高,约为 45/10 万。

在面神经炎患者中,左、右侧面部患病率无明显差异。40 岁以上患者中,Bell 麻痹伴有糖尿病发病率为 11.2%,伴有高血压发病率为 23%。而 Ramsay Hunt 综合征中伴有糖尿病发病率为 1.3%,伴有高血压的发病率为 10.4%。糖尿病及高血压患者患 Bell 麻痹明显高于健康人。有 Bell 麻痹家族史,占所有患者中约 10%。Bell 麻痹的年发病率随年龄增长而增加,60 岁后可达到(30 ~ 35)/10 万。

大多数患者预后较好。一般在发病后 10 ~ 15 天开始进行恢复,1 ~ 3 个月后完全恢复。在面神经炎患者中,即使未接受过治疗,70% 患者在发病 6 个月后可以达到完全恢复。少数重症患者可遗留面肌痉挛、面肌联带运动、上睑下垂、面肌抽搐或鳄鱼泪现象。

二、主要功能障碍及评估方法

（一）面部运动功能障碍

1. 静止自然状态检查

（1）额部：额部皮纹长度、数量减少，额纹变浅或消失。

（2）眼部：眼裂较健侧变大或变小，上睑正常或下垂，下睑正常或外翻。

（3）面颊：鼻唇沟正常、变浅或消失，鼻孔正常或变形，鼻翼塌陷。面颊部肌肉较健侧松弛。

（4）口部：口角对称或下垂，人中居中或健侧偏斜。

2. 动态功能状态检查

（1）额眉部：抬眉功能减弱或消失，额肌仅见轻微运动或无运动。

（2）皱眉：皱眉功能减弱或消失。

（3）闭眼：闭眼功能减弱或不能。

（4）耸鼻：鼻翼有耸鼻运动或减弱甚至消失。

（5）示齿：示齿功能减弱或消失，上下齿外露减少或无外露，口角偏向健侧。

（6）噘嘴：噘嘴时口角到人中的距离两侧不对称，上下唇噘起幅度减弱或不能。

（7）鼓腮：患侧鼓腮力度及幅度较健侧减弱或不能，并伴有漏气。

（8）伸舌：伸舌居中。

（二）副交感功能障碍

1. 眼部 当支配泪腺的上部神经如岩大神经、膝神经节或中间神经病变时，则会出现眼睛干涩；相反岩大神经及以上部位正常，但有眼轮匝肌无力，泪点外翻，鼻泪管或泪囊堵塞等情况时，则出现流泪或泪溢。

2. 鼻部 当支配鼻腔腺体的上部神经如岩大神经、膝神经节和/或中间神经病变时，则会出现鼻黏膜干燥。

3. 口唇 当支配舌下腺、下颌下腺鼓索中的副交感分泌纤维或鼓索分支以上部位病变时，则出现口腔唾液减少、干燥。

（三）其他功能障碍

1. 疼痛 当面神经水肿或乳突部炎症时，可出现受累侧乳突疼痛或同侧颞部、面部疼痛。

2. 听力病变 累及镫骨肌支或蜗神经时，可出现耳鸣、耳闷、听力过敏等症状。

3. 味觉 当鼓索及鼓索分支以上部位病变，可出现同侧舌前2/3味觉减退。

4. 其他 当病变累及内耳时，可有恶心、呕吐、眩晕等症状。

（四）评估方法

1. 临床症状与体征检查，详见临床表现。

2. **实验室检查** 面神经炎患者实验室检查无特异性，相关实验室检查可用于鉴别诊断。

（1）血液常规检查：血白细胞计数及分类大多数正常，部分病毒感染者血细胞分析可出现淋巴细胞升高，中性粒细胞减低。

（2）生化检查：反复发作的患者需要进行血糖及葡萄糖耐量检测，糖耐量异常患者使用糖皮质激素时需注意血糖监测及控制。

（3）免疫学检查：对于有疱疹出现或患侧颈枕部疼痛明显而无疱疹出现者，行细胞免疫和体液免疫检查。发作 2 次或以上面神经炎的患者,常规做免疫球蛋白、补体、T 细胞亚群检测。

(4)其他特殊检查:对于怀疑莱姆病、麻风病等感染时,可结合临床其他表现如皮肤红斑、器官侵犯变形和流行病学特点检测血中螺旋体特异抗体和麻风杆菌等,以排除其他病因引起的继发性面神经炎。

(5)脑脊液检查:对于双侧面神经同时周围性瘫痪,疑似脑神经型吉兰 - 巴雷综合征患者,应做腰穿脑脊液检查,出现蛋白、细胞分离可用于鉴别诊断。

3. 神经电生理检查　一般不作为常规检查,常用于重度面神经炎患者,以确定病变的严重程度。在发病后 1 ~ 2 周测定,对预后的判断有一定的指导意义。瞬目反射(Blink reflex,BR)、双侧面神经传导速度(nerve conduction velocity,NCV)、额肌和口轮匝肌肌电图(electromyogram,EMG)检查是面神经炎常用的评价方法。

(1)瞬目反射(BR):是众多脑干反射中的一种,是由于面部叩打、光、音、角膜触觉等刺激而诱发引起的防御反射,起着保护眼球的重要作用。瞬目反射是一种先天性的反射,能确切诊断颞骨内段轻度面神经麻痹,BR 对面神经麻痹的诊断,具有其他检查方法所不具备的特征。BR 也能检查出三叉神经、脑干功能性障碍的病变。

目前临床上常用的 BR 检测方法是用经皮电刺激在眶上孔刺激眶上神经。该方法通过刺激眶上神经诱发双侧眼轮匝肌产生瞬目动作,用 EMG 记录两侧眼轮匝肌的反应,观察同侧的 R1 波及双侧的 R2(同侧)和 R2'(对侧)波,是否出现潜伏期和波幅的变化。R1 波是潜伏期短、波形简单的波形,R2 和 R2' 波是潜伏期长、波形复杂的波形。当刺激患侧时出现 R1、R2 潜伏期延长或消失,而对侧刺激时各潜伏期正常,表示传入三叉神经障碍;当刺激患侧时出现 R1、R2 潜伏期延长或消失,R2' 正常,而刺激健侧 R1、R2 潜伏期正常,R2' 潜伏期延长或消失,表示传出面神经病变。

通过瞬目反射观察患侧及对侧的 R1、R2 及 R2' 是否出现,R1、R2 及 R2' 的潜伏期和波幅的变化,判断病变的部位、损害的程度。

参照党静霞介绍的《瞬目反射正常值标准》(2005),确定的瞬目反射异常标准:

1)患侧 R1、R2 及对侧 R2' 波幅下降或未出现;

2)R1 潜伏期 ≥ 12ms;

3)双侧 R1 潜伏期之差 ≥ 2ms;

4)双侧 R2 及对侧 R2' 潜伏期 ≥ 37ms;

5)双侧 R2 潜伏期之差 ≥ 4ms。

(2)神经传导速度测定(NCV):包括运动神经传导速度(motor nerve conduction velocity,MCV)和感觉神经传导速度(sensory nerve conduction velocity,SCV)两部分。神经传导速度异常表现为传导速度减慢和波幅降低,MCV 反映髓鞘的损害,SCV 反映轴索的损害。临床上主要用于各种原因周围神经疾病的诊断和鉴别诊断。面神经炎患者一般在鼻旁肌、眼轮匝肌或口轮匝肌记录,主要是观察对比两侧的肌肉动作电位的波幅及潜伏期。

面神经传导速度测定的异常标准:

1)患侧未引出明确波形;

2)双侧潜伏期之差 ≥ 0.5ms;

3)患侧波幅较健侧波幅下降。

(3)肌电图检查:是用于研究肌肉安静和不同程度随意收缩及周围神经受刺激等各种电生理活动的一种技术。主要应用于脊髓前角细胞及其前角细胞以下的下运动神经元病变。主要是用同芯针电极在额肌、眼轮匝肌、口轮匝肌记录其静息和随意收缩及周围神经受刺激时的各种电特性,观察是否出现自发电位以及运动单位电位的情况,从而判断病情的严重程度。

EMG 检测的异常标准:静息时出现纤颤电位、正锐波等;轻收缩时出现长时限、高波幅的运动单位电位;最大力量收缩时呈单纯相或混合相。

当面神经传导测定复合肌肉动作电位波幅不足对侧 10%,针极肌电图检测不到自主收缩的电信号时,近半数患者恢复不佳。

4. 其他检查

(1)磁共振检查:目前采 CT 和 MRI 检查的主要目的是确定病变的部位,排除颞骨或颅内肿瘤引起的面神经炎。

(2)泪液分泌试验:取试纸测 5min 泪液浸湿的长度,两侧差异超过 30% 时有意义。

(3)听力和镫骨肌反射试验:通过测定患者的纯音听力图和受检测鼓膜是否正常,结合临床表现判断面神经受损的范围、程度。

(4)味觉检查:将舌伸出,用分别沾有甜、咸、酸、苦的四种棉签分别接触舌左右侧前 2/3 味觉的敏感性,检查味觉受损的范围、程度。

(5)唾液流量监测:唾液分泌量患侧少于健侧 1/4 以上有诊断价值,判断病变受损范围及程度。

5. 评估量表

面神经炎是一种常见的周围神经疾病,国内、外对于面神经炎的治疗方法的研究很多,但治疗效果的评定标准不一,因此,很难进行疗效对比。House-Brackmann 标准是总结前人的基础上,于 1983 年提出了面神经 6 级分级标准,经修订后于 1985 年正式提出,已被美国头颈外科耳鼻咽喉科普遍接受(表 4-2)。面神经疾病委员会推荐所有的面神经恢复的结果,均应采用 House-Brackmann 面神经分级标准评定。

表 4-2　House-Brackmann 面神经分级标准

Ⅰ级	正常　面部各部位运动功能均正常
Ⅱ级	轻度功能障碍 肉眼观:仔细检查可见轻度无力;可能有轻微的联带运动 静止:面部对称,肌张力正常 运动:额:中度至较好运动;眼:用最小力量完全闭眼;口:轻度不对称
Ⅲ级	中度功能障碍 肉眼观:两侧明显不同,但不是毁容性不同;联带运动、挛缩和 / 或一侧面肌抽搐明显,但不严重 静止:面部对称,肌张力正常 运动:额:轻度至中度运动;眼:用力能闭眼;口:用最大力量轻度无力
Ⅳ级	中度严重功能障碍 肉眼观:明显无力和 / 或毁容性不对称 静止:面部对称,肌张力正常 运动:额:无运动;眼:不能完全闭眼;口:用最大力量,口角不对称
Ⅴ级	严重功能障碍 肉眼观:仔细检查可见微弱运动 静止:不对称 运动:额:无运动;眼:不能完全闭眼;口:轻微运动
Ⅵ级	完全麻痹　无运动

三、康复治疗

在我国治疗面神经炎一般采用药物、超短波疗法、神经肌肉电刺激疗法、肌电生物反馈疗法、直流电及感应电疗法等物理因子结合针灸、推拿等方法治疗。临床应用表明,物理因子治疗对于面神经炎是有效的,尤其是超短波疗法在早期消除面神经的水肿、炎症、止疼等方面效果明显。在面神经炎的恢复期采用神经肌肉电刺激结合针灸治疗,可以促进面部肌肉运动功能的早期恢复。到目前为止,国内尚缺乏大样本的临床循证医学研究,为面神经炎的科学、规范、系统治疗提供可靠的循证依据。

(一) 超短波疗法(ultrashortwave electrotherapy)

1. 定义 将波长为 1 ~ 10m,频率为 30 ~ 300MHz 的电流称为超短波电流。应用超短波电流治疗疾病的方法称为超短波疗法。

2. 对神经系统的生物效应及炎症的治疗作用 超短波可抑制感觉神经的传导,因而达到镇痛目的。无热量的超短波(小剂量)可加速受损伤的周围神经再生,提高神经传导速度;热量的超短波(大剂量)则抑制神经再生。超短波可使血管壁通透性增强改善局部血液循环,利于水肿消散,代谢产物、炎症物质与致痛物质排泄和消除。超短波作用于自主神经节或神经丛,可调节相应内脏节段和血管的功能。

3. 仪器设备 国内外的超短波治疗机通常采用大、小两种功率的超短波,大功率超短波功率为 250 ~ 300W、波长 7.37m、频率 40.68MHz,小功率超短波(国内也称五官超短波治疗机)功率为 50 ~ 80W、波长 6m、频率 50MHz,分为台式与落地式两种。

4. 操作方法 常选用小功率的超短波,采用斜对置方法(图 4-1)。

5. 治疗剂量 无热量。

6. 注意事项与禁忌证

(1)头部、眼部不宜进行大功率超短波治疗。

(2)出血倾向、活动性结核、局部金属异物、植入心脏起搏器者、妊娠、严重心肺功能不全、恶性肿瘤(一般剂量)者禁用。

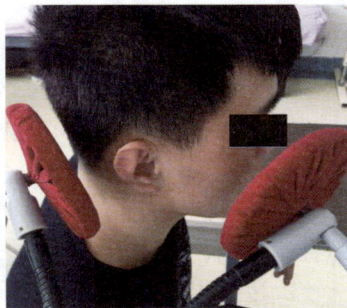

图 4-1 斜对置法

(二) 神经肌肉电刺激疗法

1. 定义 应用低频脉冲电流(调制或非调制)刺激运动神经或肌肉引起肌肉收缩,用以治疗疾病的方法称为神经肌肉电刺激疗法。

NMES 分为正常肌肉电刺激疗法和失神经肌肉电刺激疗法两种方法:

(1)正常神经肌肉电刺激疗法:应用 NMES 刺激锻炼正常神经支配的肌肉、神经失用的肌肉及失用性萎缩的肌肉,加强肌肉力量,训练肌肉做功能性动作的方法称为正常神经肌肉电刺激疗法。

(2)失神经支配肌肉电刺激疗法:应用 NMES 作用于下运动神经元损伤的肌肉或肌群,使之发生被动的节律性收缩,通过锻炼,延迟肌肉萎缩和变性的发展,此方法称为失神经支配肌肉电刺激疗法。

2. 生物效应 面神经炎患者主要应用失神经支配肌肉电刺激疗法。

(1)肌肉被动的节律性收缩和舒张所产生的"泵"作用,可以改善肌肉的血液循环,促进静脉和淋巴回流,改善代谢和营养,延迟萎缩。

(2)肌肉被动收缩可以防止肌肉失水,防止电解质及酶系统的破坏。

(3)可以维持肌肉中结缔组织的正常功能,防止其挛缩和束间凝集。

(4)肌肉被动收缩可以延缓肌肉的纤维化,从而延迟肌肉变性的进程。

3. 治疗参数　电刺激的种类可以选择低频调制的中频电或低频电刺激治疗。选用方波、三角波或正弦波。低频电刺激治疗选用脉宽 20 ~ 100ms,间歇 1 ~ 3s 治疗。低频调制的中频电的调制度100%,通断比为 1 : 2、2 : 2 或 2 : 3,调制频率 5 ~ 20Hz。三角形波形具有选择性刺激病肌的作用,所以波形常选择三角波形。面神经炎病变程度不同电刺激的强度也有所不同,轻度及中度病变型采用较强的电刺激较好,而重度病变型采用弱电流刺激。

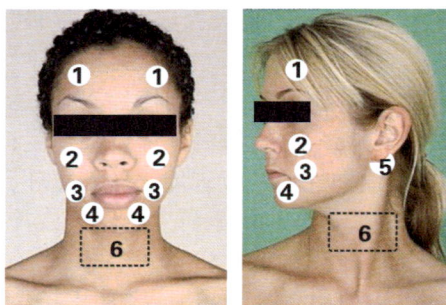

图 4-2　治疗部位选择,枕额肌额腹、颧部、口角旁、下颌

4. 操作方法、治疗剂量　一般在病后的 1 ~ 2 周根据病变的程度选用神经肌肉电刺激疗法,刺激面部肌肉,促进面部运动功能恢复。治疗部位选择枕额肌额腹、颧部、口角旁、下颌等部位(图 4-2),轻度病变治疗 10 ~ 20 次,基本恢复正常治疗停止;中度病变需要治疗 30 ~ 60 次,每 20 次间歇一周;重度病变治疗时电流强度不宜过强,重度面神经炎出现提口角运动的潜伏时间在发病后 2 ~ 4 个月。

5. 注意事项与禁忌证

(1)治疗前检查治疗部位皮肤感觉是否正常,感觉异常者严格控制电流强度,避免电烧伤。

(2)电极放置时应避免伤口及瘢痕,以防止电流集中导致烧伤。

(3)心脏安放起搏器者禁忌。

(4)严重心律失常或心功能衰竭者禁忌。

(三)直流电药物离子导入疗法

1. 定义　借助直流电将药物离子经皮肤、黏膜或伤口导入组织内以治疗疾病的方法,称直流电药物离子导入疗法。

2. 治疗原理、生物效应

(1)治疗原理:根据电流同性相斥,异性相吸的原理将药物离子通过人体的皮肤表面的毛孔和汗腺管孔将药物导入体内,形成离子堆,缓慢地进入局部的浅表组织,特别适合浅表病灶的治疗,该疗法具有直流电和药物的综合作用。

(2)生物效应

1)组织的镇静和兴奋作用,阳极兴奋,阴极抑制。

2)消炎和促进肉芽组织生长,阳极有脱水作用,阴极治疗慢性炎症。

3. 仪器设备　采用可调控单向直流治疗仪,它是利用电子管或晶体管将交流电进行全波整流,经滤波电路输出平稳直流电。电压在 100 伏特以下,电流输出 0 ~ 50mA,连续可调。

4. 操作方法　选用铅板电极,主电极为半面具电极,沿面部面神经走行区放置,辅电极为 $(10 \times 10)\,cm^2$,置于枕部发际下。常用维生素 B_1 注射液 100mg 均匀撒在阳极衬垫上。

5. 治疗剂量　以电流强度和通电时间为剂量指标,电流强度 = 电流密度 × 电极衬垫面积 (mA/cm^2),成年人为 0.05 ~ 0.1mA/cm^2,常用电流强度 5 ~ 10mA/cm^2,每次治疗时间

10 ～ 20min,10 ～ 20 次为 1 个疗程。

6. 注意事项与禁忌证　铅板电极擦拭干净和压平坦,衬垫不要拧至过干或过湿,以免引起烫伤或影响导电。可将衬垫缝制成 3 层口袋形将铅板插入,以防止治疗时铅板滑脱直接引起皮肤烧伤。治疗时有轻度的针刺感和蚁走感为正常现象,如出现烧灼感或疼痛,患者应立即告知理疗师,查明原因,调整治疗。治疗后如出现皮肤瘙痒、过敏等不适,停止治疗。对于急性湿疹、出血倾向性疾病、恶病质、心力衰竭、对直流电和药物过敏患者禁用。

（四）生物反馈疗法

生物反馈疗法(biofeedback therapy,BFT)是将人们正常意识不到的肌电、皮温、心率、血压等体内功能变化,借助电子仪器,把它转变为可以意识到生物视听信号,并通过指导和自我训练让患者根据这些信号,学会控制自身不随意的功能,用于防病治病或康复训练的方法。

生物反馈有多种类型,在该病治疗中主要应用的是肌电生物反馈。肌电生物反馈用的反馈信息是肌电信号。肌电生物反馈根据治疗目的可分为肌肉松弛性反馈训练和肌肉兴奋性反馈训练两种方法。面神经炎患者主要应用的是肌肉兴奋性反馈训练,提高患侧肌肉的肌电水平,达到增强肌力,恢复运动功能的目的。

（五）面部表情肌的运动功能训练

面部表情肌出现运动后,进行有效的肌力训练可明显地提高疗效。

患者坐位,面前摆放镜子,根据患者面部表情肌瘫痪的范围,可选择抬眉、闭眼、耸鼻、示齿、噘嘴、鼓腮等动作进行相应肌群训练。具体如下:

1. 抬眉训练　嘱患者同时抬双侧眉,坚持 5 ～ 10s,放松 5 ～ 10s,每组 10 次,每日 3 组。

2. 闭眼训练　嘱患者双侧同时做闭眼动作,由轻度闭眼逐步到用力闭眼,坚持 5 ～ 10s,放松 5 ～ 10s,每组 10 次,每日 3 组。

3. 耸鼻训练　嘱患者双侧同时做耸鼻动作,有些患者不会做耸鼻动作,在训练时应用手指轻压鼻翼,以助完成动作。坚持 5 ～ 10s,放松 5 ～ 10s,每组 10 次,每日 3 组。

4. 示齿训练　嘱患者双侧同时做示齿动作,患侧可给予帮助,以防健侧过度用力形成习惯性口角歪斜。坚持 5 ～ 10s,放松 5 ～ 10s,每组 10 次,每日 3 组。

5. 噘嘴训练　嘱患者双侧同时用力收缩口唇并向前噘嘴,坚持 5 ～ 10s,放松 5 ～ 10s,每组 10 个,每日 3 组。

6. 鼓腮训练　嘱患者双侧同时做鼓腮动作,患侧可辅助下完成,以防漏气。坚持 5 ～ 10s,放松 5 ～ 10s,每组 10 次,每日 3 组。

（六）针灸治疗

针灸治疗面神经炎在我国有悠久的历史,目前仍深受广大患者的认可,有确切的疗效,但目前为止国内尚缺乏大样本循证医学研究。

（梁 英　刘晓娜）

第三节 急性炎症性脱髓鞘性多发性神经病

一、概述

(一) 定义

急性炎症性脱髓鞘性多发性神经病,又称吉兰 - 巴雷综合征(Guillain-Barré syndrome, GBS),是可能与感染有关和免疫机制参与的急性(亚急性)特发性神经病,表现为神经根、神经节及周围神经节段性脱髓鞘和炎症反应。

在发达国家,GBS 是神经肌肉瘫痪常见的原因,年发病率为(0.6 ~ 4)/100 000 人。随着医学技术的进步,GBS 的死亡率和致残率逐年下降,但仍有 7% ~ 15% 的患者遗留永久性后遗症,据估计,40% 的患者需要接受住院康复治疗。

(二) 临床表现

患者多起病急,约半数以上患者在发病前数日到数周内常有感染史,如喉痛、鼻塞、发热等上呼吸道感染以及腹泻、呕吐等消化道症状,另外,还可有带状疱疹、流感、水痘、腮腺炎和病毒性肝炎等病史。

临床体征表现为肢体对称性弛缓性瘫痪、对称性肢体感觉异常、呼吸肌和吞咽肌麻痹及自主神经功能障碍。症状逐渐加重,在 1 ~ 2 周内达到高峰。

(三) 诊断标准

1. 常有前驱感染史,呈急性起病,进行性加重,多在 2 周左右达高峰。

2. 对称性肢体和延髓支配肌肉、面部肌肉无力,重症者可有呼吸肌无力,四肢腱反射减低或消失。

3. 可伴轻度感觉异常和自主神经功能障碍。

4. 脑脊液出现蛋白 - 细胞分离现象。

5. 电生理检查提示远端运动神经传导潜伏期延长、传导速度减慢、F 波异常、传导阻滞、异常波形离散等。

6. 病程有自限性。

(四) 临床治疗

1. **综合治疗与护理** 保持呼吸道通畅、防止继发感染是治疗的关键。呼吸肌受累时咳嗽无力,排痰不畅,必要时气管切开,呼吸机辅助呼吸。要加强护理,多翻身,以防压疮。面瘫者需保护角膜,防止溃疡。因本病可合并心肌炎,应密切观察心脏情况,补液量不宜过大。

2. **激素** 国外的多项临床试验结果均显示单独应用糖皮质激素治疗 GBS 无明确疗效,糖皮质激素和 IVIG 联合治疗与单独应用 IVIg 治疗的效果也无显著差异。因此,国外的 GBS 指南均不推荐应用糖皮质激素治疗 GBS。

3. **大剂量丙种球蛋白静脉应用** 剂量为 400mg/(kg.d),共 5 天。应尽早用,但价格较昂贵。

4. **血浆交换治疗** 初步认为有效,但需专用设备,且价格昂贵。

5. **适当应用神经营养药物** 如辅酶 A、ATP、细胞色素 C 等代谢性药物及 B 族维生素。

（五）预后

高龄、需要辅助通气的、病程持续进展的、入院时严重肌无力、肌电图显示复合肌肉动作电位消失或波幅下降以及未接受血浆交换或免疫球蛋白治疗的患者预后较差,而性别、职业、伴发糖尿病性周围神经疾病、曾接受激素治疗、既往免疫史等则与预后无关。

二、主要功能障碍及评估方法

（一）肢体运动功能障碍

肢体运动功能障碍是吉兰－巴雷综合征患者的主要功能障碍,其特点是:

1. **肢体无力** 从下至上发展(少数呈下行性),从肢体远端到近端。
2. **进行性** 从不完全麻痹到完全麻痹(肌力检查分级)。
3. **对称性** 两侧基本对称。
4. **弛缓性** 肌张力降低、腱反射降低或消失。
5. 绝大多数进展不超过 4 周。

（二）脑神经瘫痪

吉兰－巴雷综合征的患者可出现对称或不对称的脑神经麻痹,以后组脑神经(IX、X、XII)麻痹多见(约 50%),表现为语音低、进食呛咳、吞咽困难,构音障碍和吞咽困难的评估见相关书籍。面神经也常受累(20%),出现双侧周围性面瘫。

（三）呼吸肌麻痹

吉兰－巴雷综合征的患者呼吸肌麻痹的发生率约 20%,患者出现周围性呼吸困难,表现为呼吸浅表、咳嗽无力、声音微弱。肋间肌麻痹时胸式呼吸消失,膈肌麻痹时腹式呼吸消失。

（四）感觉障碍

吉兰－巴雷综合征的患者的感觉障碍常常在早期出现,呈一过性,程度较轻。主要表现为神经根痛、皮肤感觉过敏、肢体远端出现手套袜套样感觉障碍,可出现颈强直、Kerning 征阳性(牵拉神经根加重根痛)。

（五）自主神经功能障碍

吉兰－巴雷综合征患者的感觉障碍常常在早期出现,呈一过性,大多症状轻微。主要表现为多汗、面潮红、心律失常(心动过速、过缓、心律不齐)、血压轻度增高、括约肌功能障碍(发生率 20%,不超过 12～24h 的尿潴留)

（六）吉兰－巴雷综合征的评估方法

1. **Hughes 残疾量表**(Hughes disability scale,HDS) Hughes 残疾量表广泛用于 GBS 的功能/残疾评估,分为 7 级,分数越高,功能越差(表 4-3)。

表 4-3 Hughes 残疾量表

0 级:正常
1 级:轻度神经病变的症状和体征,能够从事体力工作
2 级:能够在不拄拐的情况下步行,但不能从事体力工作
3 级:能够在拄拐、辅助器或扶持下步行
4 级:只能在床上或轮椅上
5 级:需要辅助呼吸
6 级:死亡

2. ADL 能力评定方法

(1) Barthel 指数(Barthel index)有 10 个评定项目,是临床上常用的 ADL 能力评定方法。满分为 100 分,60 分以上为良,生活基本自理;40 ~ 60 分者为中度残疾;20 ~ 40 分者为中度残疾;20 分以下者为完全残疾。

(2) 功能独立性评定(functional independence measure,FIM):FIM 能够全面、客观地反映患者 ADL 能力,共包括 18 项,每一项的最高分为 7 分,最低分为 1 分,最高分为 126 分,最低分为 18 分。分数越高,功能越好。

3. 生存质量(quality of life,QOL)的评定

健康调查简表(the MOS item short from health survey,SF-36),是在 1988 年 Stewartse 研制的医疗结局研究量表(medical outcomes study-short from,MOS SF)的基础上,由美国波士顿健康研究发展而来。1991 年浙江大学医学院社会医学教研室翻译了中文版的 SF-36。SF-36 与其他生存质量测评量表相比,短小、灵活、易管理、信度与效度令人满意、敏感性较高。SF-36 评价健康相关生存质量(HRQoL)的 8 个方面,分属于生理健康和心理健康两个大类中,即生理功能(PF)、生理职能(RP)、躯体疼痛(BP)、总体健康(CH)、活力(VT)、社会功能(SF)、情感职能(RE)、精神健康(MH)。评分从 0 分到 100 分,得分越高,生存质量越好。

三、康复治疗

(一) 综合康复的疗效

大约超过 1/3 的 GBS 患者需要康复治疗,特别是对于需要呼吸支持的重症患者。

GBS 的康复治疗应多学科、多专业团队协作进行,由神经科、康复科医师领导,物理治疗师、作业治疗师、心理医师、社会工作者、护士等参与。综合康复方案的制定应以患者为中心,以时间为依据,以功能为导向,旨在最大限度地改善患者的活动能力和社会参与能力。现行的 GBS 康复指南均推荐综合的、灵活的、可调的康复治疗方案,并为患者提供合适的随访、教育和支持。

综合康复治疗的疗效已得到循证医学的证实。2010 年 Khan F 等对三个国家三项研究中的共 128 名 GBS 患者进行了综合康复治疗的疗效进行了综述,发现综合康复能够有效地提高住院 GBS 患者的活动能力,减少残疾率,并且疗效维持到发病后 6 个月,对生存质量的分析未得出结论,且作者认为入选的研究实验设计循证医学证据等级均较低,入选患者均有较重的后遗症,故统计结论对轻症患者不具有普遍代表性。

2011 年 Khan F 等进行了一项高质量的随机对照研究,该研究比较了 GBS 恢复期(发病超过 6.5 年)79 例患者接受 12 个月以上高强度与低强度的综合康复治疗的疗效比较。综合康复治疗均是个体化的、以功能性任务为导向的、患者主动参与的项目,包括物理治疗:肌力、耐力训练、步行训练等;作业治疗:提高家庭或社区生活能力的训练,驾驶和重返工作岗位的训练等;心理咨询或帮助等。高强度治疗组治疗时间及疗程为:1h / 次,2 ~ 3 次 / 周。对照组接受低强度的家庭训练,30min/ 次,2 次 / 周。两组患者治疗均持续 12 个月。研究结果证实高强度的综合康复治疗疗效明显优于低强度的综合康复治疗。

Gupta A 等进行了一项前瞻性队列研究观察综合康复治疗的疗效,结论是接受过住院综合康复治疗的 GBS 患者其功能恢复及日常生活活动能力在出院时及出院 1 年后均好于入院时,证实综合康复治疗可显著改善 GBS 患者的功能。

（二）康复治疗措施

GBS 的康复治疗还包括一些特异性的康复措施，但这些康复措施很少被循证医学所证实，尚有一部分未被归入综合康复治疗方案中。

1. **运动疗法** 运动功能恢复是 GBS 患者康复过程中一个关键问题。运动疗法主要包括关节活动度的维持、肌肉萎缩的预防、肌力及耐力训练、借助助行器进行渐进性步行训练。

El Mhandi 等进行前瞻性队列研究来验证运动疗法的疗效，入选患者接受个体化的、2～3 次/周的运动治疗，6 个月时徒手肌力测试和功能独立性运动总分接近正常人，作者建议为了改善 GBS 患者的功能，应进行至少 24 个月的强化运动治疗。

Bussmann 等研究了运动疗法对 GBS 和慢性炎症性脱髓鞘性多发性神经病（CIDP）后疲劳的患者的疗效，阐明体力、疲劳、客观评估的实际运动能力、感觉到的躯体功能及心理功能之间的关系。作者发现运动训练可以改善体力，但不能影响疲劳、实际运动能力及感知到的功能状态。感觉到的心理功能与实际运动能力之间、感觉到的心理功能与感觉到的躯体功能之间、疲劳与感觉到的躯体能力之间是明显相关的。

Karavatas SG 报道了应用神经发育疗法结合关节活动训练和肌力训练对 GBS 患者（尤其是老年患者）是有效的。另外一项个例研究显示监督下的耐力训练可改善患者的心肺功能、工作能力和下肢的等速肌力。

此外，数字化步态分析、减重训练系统等也有有限的疗效。还有研究者指出肌力训练应注意强度，不能使被训练肌肉出现疲劳，因为过度活动造成的疲劳会使失神经支配肌肉肌力减弱。

2. **经皮神经电刺激** 经皮神经电刺激（transcutaneous electrical nerve stimulation，TENS）是治疗缓解神经系统疾病（脑卒中、多发性硬化等）导致疼痛的有效手段。然而 TENS 治疗 GBS 后疼痛的有效性存在争议。1978 年 McCarthy JA 和 1980 年 Gersh MR 分别报道了 TENS 可能是治疗 GBS 的有效方法，但作者也认为其肯定疗效仍需进一步研究。

3. **支具及助行器应用** 相当一部分 GBS 患者因为肌无力、瘫痪、平衡障碍、疲劳造成移动障碍，需要使用辅助设备。这些辅助设备包括踝足矫形器、手杖、拐杖、助行器及电动轮椅等。辅助设备的选择是由患者的力量、稳定性、协调性、心血管状态及认知状况来决定的。

4. **作业治疗** 尽管 GBS 预后不错，但许多患者恢复较慢，会有一个长期的功能缺损的过程，其家庭生活、工作及休闲娱乐受限。作业治疗着眼于恢复和维持患者日常生活活动能力的功能独立性训练，其内容包括：重新获得完成任务的能力，使用适应装置，调整环境来完成个人的、家庭的和社区的作业任务，提高功能性的自我护理能力。

5. **言语治疗** 严重 GBS 患者会出现脑神经病变，导致构音障碍和吞咽困难，需要进行言语治疗来改善言语功能，需要训练安全吞咽技能（包括预防误吸及窒息）。言语及吞咽治疗的重点在于合适的体位、头部控制、口腔运动协调和有意识的吞咽技巧。依赖于呼吸机的患者需要有替代交流手段，有气切口的患者应进行发音训练。

6. **营养支持** 制动、胃肠动力差、吞咽困难、抑郁等异常精神状态可造成营养不良，治疗团队及营养师的评估对患者营养状态的保持非常重要。GBS 急性期，患者常出现体重下降，更易营养不良，需要肠内或肠外营养，长期的高蛋白、高热量的饮食。

7. **认知及心理治疗** 急性期及在 ICU 住院经历的患者经常出现认知问题，尤其是那些原来身体状况很好，但突然患上 GBS 的患者经常出现焦虑、抑郁状态。严重患者还会出现幻觉、错觉、思维中断等精神障碍。这些均需要早期的认知功能评定，适当的康复介入包括

与患者本人和 / 或其家属就疾病预后及治疗方案的制定有一个良好的沟通,早期咨询专家等。

8. 呼吸功能康复 约 1/3 的患者会出现呼吸功能障碍,康复期呼吸系统可出现多种并发症,如慢性阻塞性肺病、限制性肺病、持续插管状态造成的气管炎以及呼吸肌无力等。呼吸功能受限会出现睡眠性高碳酸血症和低氧血症,这些患者夜间需要监测氧饱和度,使用双水平气道正压通气(bilevel positive airway pressure,BiPAP)。物理治疗如胸壁叩击、呼吸训练及抗阻吸气训练等可以清除呼吸道分泌物,减少呼吸耗能。

9. 大小便功能障碍康复 GBS 患者会出现下运动神经元性膀胱和肠道功能障碍。膀胱反射消失、膀胱感觉障碍、膀胱括约肌不能放松是这些患者常见的临床表现,引起排尿困难、尿潴留、尿频及急迫性尿失禁。这些症状需要一个个体化的治疗方案来管理,包括定时排尿、间歇导尿、抗胆碱能药物的应用等。有压力性遗尿或混合性尿失禁的女性患者应进行盆底肌肌力训练,生物反馈及电刺激也常作为盆底肌的辅助治疗。

因为制动或药物的影响,GBS 的早期常会出现便秘。有效的肠道管理方案包括合理的饮食、充足的水分、规律的排便及应用通便药物等。

(王 强 孟萍萍)

第四节 运动神经元病

一、概述

运动神经元病(motor neuron disease,MND)是一系列以上、下运动神经元受损为突出表现的慢性进行性神经系统变性疾病。临床表现为上、下运动神经元损害的不同组合,特征表现为肌无力和萎缩、延髓麻痹及锥体束征。通常感觉系统和括约肌功能不受累。多中年发病,病程为 2 ~ 6 年,亦有少数病程较长者。男性多于女性,患病比例为 1.2 : 1 ~ 2.5 : 1。年发病率为 1.5/10 万~ 2.7/10 万,患病率约为 2.7/10 万~ 7.4/10 万。

(一)病因与发病机制

关于 MND 的病因和发病机制,目前有多种假说:遗传机制、氧化应激、兴奋性毒性、神经营养因子障碍、自身免疫机制、病毒感染及环境因素等。虽然确切致病机制迄今未明,但目前较为集中的认识是,在遗传背景基础上的氧化损害和兴奋性毒性作用共同损害了运动神经元,主要影响了线粒体和细胞骨架的结构和功能。有资料显示,老年男性、外伤史、过度体力劳动(如矿工、重体力劳动者等)都可能是发病的危险因素。此外,可能有关联的因素还有:

1. 感染和免疫 有学者认为肌萎缩侧索硬化(amyotrophic lateral sclerosis,ALS)发病与朊病毒、人类免疫缺陷病毒(human immunodeficiency virus,HIV)有关。免疫功能测定发现 ALS 患者脑脊液(cerebrospinal fluid,CSF)免疫球蛋白升高,血中 T 细胞数目和功能异常,免疫复合物形成,抗神经节苷脂抗体阳性。甚至测到乙酰胆碱受体的抗体,推测 ALS 的血清可能对前角细胞等神经组织存在毒性作用。

2. 金属元素 有学者认为 ALS 发病与某些金属中毒或某些元素缺乏有关。有不少人注意到 MND 的患者有铝接触史,并发现患者血浆和 CSF 中铝含量增高。Canaradi 认为铝的逆行性轴索流动可引起前角细胞中毒,导致 ALS。环境中金属元素含量的差异可能是某些地区 ALS 地理性高发病率的原因。

3. 遗传因素 本病大多为散发,5%~10% 的患者有家族史,遗传方式主要为常染色体显性遗传。最常见的致病基因是铜(锌)超氧化物歧化酶(superoxide dismutase 1,SOD-1)基因,约 20% 的家族性 ALS 和 2% 的散发性 ALS 与此基因突变有关。近年来,研究者又发现 1 号染色体上 TAR DNA 结合蛋白(TAR DNA binding protein,TDP-43)基因突变与家族性和散发性 ALS 均相关;9 号染色体上的 C90RF72 基因非编码区 GGGGCC 六核苷酸重复序列与 25% 左右的家族性 ALS 有关。这些研究为揭示 ALS 的发病机制带来了新的希望。

4. 营养障碍 Poloni 等发现 ALS 患者血浆中维生素 B_1 及单磷酸维生素 B_1 均减少,Ask-Upmak 报道 5 例患者胃切除后发生 ALS,提示营养障碍可能与 ALS 发病有关。

5. 神经递质 ALS 患者 CSF 中抑制性神经递质 GABA 水平较对照组明显降低,而去甲肾上腺素较对照组为高,病情越严重,这种变化越明显。近年来的研究认为兴奋性氨基酸(主要是谷氨酸和天门冬氨酸)的神经细胞毒性作用在 ALS 发病中起着重要作用。

总之,目前对本病的病因及发病机制仍不明确,可能为各种原因引起神经系统有毒物质堆积,特别是自由基和兴奋性氨基酸的增加,损伤神经细胞而致病。

(二)病理

肉眼可见脊髓萎缩变细。光镜下脊髓前角细胞变性脱失,以颈髓明显,胸腰髓次之;大脑皮质运动区的锥体细胞也发生变性、脱失。ALS 患者的神经元细胞胞质内有一种泛素化包涵体。研究发现其主要成分为 TDP-43,是 ALS 的特征性病理改变。脑干运动神经核中以舌下神经核变性最为突出,疑核、三叉神经运动核、迷走神经背核和面神经核也有变性改变,动眼神经核则很少被累及。病变部位可见不同程度的胶质增生,吞噬活动不明显。脊神经前根变细,轴索断裂,髓鞘脱失,纤维减少。锥体束的变性自远端向近端发展,出现脱髓鞘和轴突变性。有时还可见到其他传导束的变化,如皮质的联系纤维、后纵束、红核脊髓束以及脑干和脊髓内多种其他传导束。肌肉呈现失神经支配性萎缩。在亚急性与慢性病例中可见肌肉内有神经纤维的萌芽,可能为神经再生的证据。晚期,体内其他组织如心肌、胃肠道平滑肌亦可出现变性改变。

(三)临床表现

通常起病隐匿,缓慢进展,偶见亚急性进展者。由于损害部位的不同,临床表现为肌无力、肌萎缩和锥体束征的不同组合。损害仅限于脊髓前角细胞,表现为无力和肌萎缩而无锥体束征者,为进行性肌萎缩(progressive muscular atrophy,PMA)。单独损害延髓运动神经核而表现为咽喉肌和舌肌无力、萎缩者,为进行性延髓麻痹(progressive bulbar palsy,PBP)。仅累及锥体束而表现为无力和锥体束征者为原发性侧索硬化(primary lateral sclerosis,PLS)。如上、下运动神经元均有损害,表现为肌无力、肌萎缩和锥体束征者,则为 ALS。但不少病例先出现一种类型的表现,随后又出现另一类型的表现,最后演变成 ALS。因此,在疾病早期有时较难确定属哪一类型。

1. 肌萎缩侧索硬化 为最多见的类型,也称为经典型,其他类型称为变异型。大多数为获得性,少数为家族性。发病年龄多在 30~60 岁,多数 45 岁以上发病。男性多于女性。呈典型的上、下运动神经元同时损害的临床特征。常见首发症状为一侧或双侧手指活动笨拙、无力,随后出现手部小肌肉萎缩,以鱼际肌、小鱼际肌、骨间肌、蚓状肌为明显,双手可呈鹰爪形,逐渐延及前臂、上臂和肩胛带肌群。随着病程的延长,肌无力和萎缩扩展至躯干和颈部,最后累及面肌和咽喉肌。少数病例肌萎缩和无力从下肢或躯干肌开始。受累部位常有明显肌束颤动。如双上肢肌萎缩,肌张力不高,但腱反射亢进,霍夫曼(Hoffmann)征阳性(如果病变位于颈膨大,则腱反射减弱或消失,霍夫曼征阴性);双下肢痉挛性瘫痪,肌萎缩和肌束颤动较轻,肌张力高,腱反射亢进,巴宾斯基(Babinski)征阳性。患者一般无客观的感觉障碍,但常有主观的感觉症状,如麻木等。括约肌功能常保持良好。患者意识始终保持清醒。延髓麻痹一般发生在本病的晚期,在少数病例可为首发症状。舌肌常先受累,表现为舌肌萎缩、束颤和伸舌无力。随后出现腭、咽、喉、咀嚼肌萎缩无力,以致患者构音不清、吞咽困难、咀嚼无力。由于同时有双侧皮质延髓束受损,故可有假性延髓麻痹。面肌中口轮匝肌受累最明显。眼外肌一般不受影响。预后不良,多在 3～5 年内死于呼吸肌麻痹或肺部感染。

2. 进行性脊肌萎缩　发病年龄在 20～50 岁,多在 30 岁左右,略早于 ALS,男性较多。运动神经元变性仅限于脊髓前角细胞和脑干运动神经核,表现为下运动神经元损害的症状和体征。首发症状常为单手或双手小肌肉萎缩、无力,逐渐累及前臂、上臂及肩胛带肌群。少数病例肌萎缩可从下肢开始。受累肌肉萎缩明显,肌张力降低,可见肌束颤动,腱反射减弱,病理反射阴性。一般无感觉和括约肌功能障碍。本型进展较慢,病程可达 10 年以上或更长。晚期发展至全身肌肉萎缩、无力、生活不能自理,最后常因肺部感染而死亡。

3. 进行性延髓麻痹　少见。发病年龄较晚,多在 40～50 岁以后起病。主要表现为进行性发音不清、声音嘶哑、吞咽困难、饮水呛咳、咀嚼无力。舌肌明显萎缩,并有肌束颤动,唇肌、咽喉肌萎缩,咽反射消失。有时同时损害双侧皮质脑干束,出现强哭强笑、下颌反射亢进,从而真性和假性延髓麻痹共存。病情进展较快,多在 1～2 年内因呼吸肌麻痹或肺部感染而死亡。

4. 原发性侧索硬化　临床上罕见。多在中年以后发病,起病隐袭。常见首发症状为双下肢对称性僵硬、乏力,行走呈剪刀步态。缓慢进展,逐渐累及双上肢。四肢肌张力呈痉挛性增高,腱反射亢进,病理反射阳性,一般无肌萎缩和肌束颤动,感觉无障碍、括约肌功能不受累。如双侧皮质脑干束受损,可出现假性延髓麻痹表现。本病进展慢,可存活较长时间。

既往认为 MND 是一种纯运动系统的疾病,没有认知、感觉系统、锥体外系及自主神经系统损害的临床表现。但是,临床观察确实发现了一小部分 MND 患者出现了运动系统以外的表现,如痴呆、锥体外系症状、感觉异常和膀胱直肠功能障碍等,少部分患者中还可出现眼外肌运动障碍。习惯上,将伴有这些少见表现的 MND 称为不典型 MND。其确切发病机制仍不清楚,可能 MND 患者伴有其他疾病,或者 MND 疾病累及其他系统。

(四) 辅助检查

1. 肌电图　有很高的诊断价值,呈典型的神经源性损害。ALS 患者往往在延髓、颈、胸与腰骶不同神经节段所支配的肌肉出现进行性失神经支配和慢性神经再生支配现象。主要表现为静息状态下可见纤颤电位、正锐波,小力收缩时运动单位时限增宽、波幅增大、多相波增加,大力收缩时募集相减少,呈单纯相;运动神经传导检查可能出现复合肌肉动作电位(compound muscle action potential,CMAP)波幅减低,较少出现运动神经传导速度异常,感觉神经传导检查多无异常。

2. 脑脊液检查　腰穿压力正常或偏低,脑脊液检查正常或蛋白有轻度增高,免疫球蛋白可能增高。

3. 血液检查　血常规检查正常。血清肌酸磷酸激酶活性正常或者轻度增高而其同工酶不高。免疫功能检查,包括细胞免疫和体液免疫均可能出现异常。

4. CT 和 MRI 检查　脊髓变细(腰膨大和颈膨大处较明显),余无特殊发现。

5. 肌肉活检　可见神经源性肌萎缩的病理改变。

(五)诊断

根据中年以后隐袭起病,慢性进行性加重的病程,临床主要表现为上、下运动神经元损害所致肌无力、肌萎缩、延髓麻痹及锥体束征的不同组合,无感觉障碍,肌电图呈神经源性损害,脑脊液正常,影像学无异常,一般不难作出临床诊断。

世界神经病学联盟于 1994 年在西班牙首次提出该病的 El Escorial 诊断标准,2000 年又发表此标准的修订版,具体如下:

1. 诊断 ALS 必须符合以下 3 点

(1)临床、电生理或病理检查显示下运动神经元病变的证据。

(2)临床检查显示上运动神经元病变的证据。

(3)病史或检查显示上述症状或体征在一个部位内扩展或者从一个部位扩展到其他部位。

2. 同时必须排除以下 2 点

(1)电生理或病理检查提示患者有可能存在导致上、下神经元病变的其他疾病。

(2)神经影像学提示患者有可能存在导致上述临床或电生理变化的其他疾病。

3. 进一步根据临床证据的充足程度,可以对 ALS 进行分级诊断(表 4-4)。

表 4-4　修订的 EI Escorial 肌萎缩侧索硬化临床诊断标准

临床诊断确定性	临床特点
确诊 ALS	至少有 3 个部位的上、下运动神经元病变的体征
很可能 ALS	至少有 2 个部位的上、下运动神经元病变的体征,而且某些上运动神经元体征必须位于下运动神经元体征近端(之上)
实验室支持很可能 AIS	只有 1 个部位的上、下运动神经元病变的体征,或一个部位的上运动神经元体征,加肌电图显示的至少两个肢体的下运动神经元损害证据
可能 ALS	只有 1 个部位的上、下运动神经元病变的体征,或有 2 处或以上的上运动神经元体征,或者下运动神经元体征位于上运动神经元体征近端(之上)

注:将 ALS 神经元变性的部位分为 4 个:延髓、颈髓、胸髓、腰骶髓

(六)临床治疗

MND 的治疗包括病因治疗、对症治疗和各种非药物治疗。必须指出的是,MND 是一组异质性疾病,致病因素多样且相互影响,故其治疗必须是多种方法的联合应用。期望用单个药物或单种治疗完全阻断疾病的进展是不现实的。

当前病因治疗的发展方向包括抗兴奋性氨基酸毒性、神经营养因子、抗氧化和自由基清除、新型钙通道阻滞剂、抗细胞凋亡、基因治疗及神经干细胞移植。利鲁唑(riluzole)具有抑制谷氨酸释放的作用,每次 50mg,每天 2 次,服用 18 个月,能延缓病程、延长延髓麻痹患者的生存期。也有试用泼尼松、环磷酰胺等治疗本病,但必须定期复查血象和肝功能,用药后延髓麻痹症状在部分病例中可改善,但对四肢无力、肌萎缩的患者帮助不大。

对症治疗包括针对吞咽、呼吸、构音、痉挛、疼痛、营养障碍等并发症和伴随症状的治疗。吞咽困难者应鼻饲饮食或胃造瘘。有呼吸衰竭者可行气管切开并机械通气。在对症治疗的同时,要充分注意药物可能发生的不良反应。临床应用时需仔细权衡利弊、针对患者的情况

个体化用药。

（七）预后

运动神经元病的预后因不同的疾病类型和发病年龄而不同,原发性侧索硬化进展缓慢、预后良好;部分进行性肌萎缩患者的病情可以维持较长时间稳定,但不会改善;肌萎缩侧索硬化、进行性延髓麻痹以及部分进行性肌萎缩患者的预后差,病情持续性进展,多于 5 年内死于呼吸肌麻痹或肺部感染。

二、主要功能障碍

运动神经元病临床表现多样,其中 ALS 为最多见的类型,也称经典型。所以本节重点介绍 ALS 的功能障碍及康复方法。ALS 是一种进行性疾病。从四肢肌肉到呼吸肌萎缩、无力,不可逆的进展。最后出现延髓麻痹症状。经过 3 ~ 5 年,最后因完全延髓麻痹而死。

（一）主要功能障碍

1. **肌力下降**　ALS 特征性障碍之一是肌力下降、易疲劳、耐久性差,也是影响起居动作、步行、ADL 能力的主要因素。

2. **呼吸障碍**　ALS 患者很少以呼吸功能不全为主诉而就诊。25% 的患者在对进行针对性问诊时会发现他们存在呼吸功能不全症状。其他大多数患者在明确诊断后的一段时间内并不存在呼吸系统症状。呼吸系统的主要症状包括疲劳、呼吸困难、端坐呼吸及晨起头痛。由于辅助呼吸的肌肉力量下降,ALS 患者必然会出现呼吸能力障碍。且随病情进展而加重,肺呼吸量显著下降,PaO_2 下降,$PaCO_2$ 上升,血气异常,呼吸困难,合并肺部感染或咳痰困难窒息等而死亡。

3. **吞咽困难**　正常吞咽过程分为口腔期、咽喉期和食管期,分别为随意运动、反射运动和蠕动运动。运动神经元病致吞咽困难主要是由于主要由延髓麻痹引起,球部Ⅸ、Ⅹ、Ⅻ脑神经下运动神经元受累,表现构音障碍和吞咽困难等,吸入性肺炎是常见的致死原因,生存期大多为 2 ~ 3 年。ALS 患者很少会注意到自己存在吞咽困难,但是随着疾病的进展,吞咽困难会成为主要的困扰症状。而且会导致营养不良,误吸风险并能引起患者产生焦虑情绪。

4. **交流障碍**　ALS 患者通常会出现缓慢进展的交流困难,最终会导致无法独立交流。最先出现的通常是构音障碍,最初是出现在一天结束时,之后逐渐加重,随着疾病进展更常出现。构音障碍是上运动神经元（UMN）和下运动神经元（LMN）失能的结果。其他的交流障碍还有因鼻腔漏气所致的鼻音过多,还有音量低。

5. **流涎**　ALS 的患者出现的流涎是由于唾液处理障碍所致,而非唾液产生过剩,实际情况是患者的唾液产生量少于正常人。流涎会导致患者的社会参与受限以及诱发口腔感染。

6. **情绪和认知障碍**　ALS 患者常常存在情绪障碍。如患者出现呼吸功能不全时,焦虑会随之出现,还常出现失眠。接近 50% 的 ALS 患者存在轻到中度的认知功能障碍,15% 的患者会发展为额颞叶痴呆。额颞叶痴呆症状包括:冷漠、情感反应性的变化、睡眠障碍、刻板或重复性行为、洞察力或判断力低下、语言表达力丧失及相对保留的语言理解能力。医务人员应该及时与 ALS 的患者(及患者家属)沟通情绪障碍症状,因为这会影响患者的生存质量。

7. **假性延髓麻痹情感反应**　假性延髓麻痹情感反应主要表现为病理性的哭、笑、打哈欠,是患者的一种不合适的或过度的情绪状态。它包括患者在没有任何理由的情况下自发性地哭或笑,患者出现惊慌及沮丧。发病机制尚不明确,但可能是因为额叶受损导致其对脑干情绪反应的抑制作用消失所致。50%以上的ALS患者会出现假性延髓麻痹症状,他们可能伴随也可能不伴随延髓的运动功能障碍体征。这不属于情绪障碍并且不能反映出患者自身的情绪状态。

8. 痉挛和疼痛 痉挛是ALS患者常见的不适症状之一,并且在疾病初期痉挛相当常见,痉挛会严重影响UMN受累患者的功能状态。ALS患者疾病后期常常因为挛缩和长期制动出现疼痛。

9. 营养不良 营养不良主要是由以下几个方面共同导致的:咀嚼肌无力、吞咽困难、疲劳及进食缓慢。因此ALS患者常常出现体重减轻。接近3/4的步行患者每天进食的卡路里少于推荐进食量,1/4的患者体重减轻数超过他们体重的10%。患者营养不良的程度与吞咽困难程度成正比,并且这是ALS患者死亡的主要预测因素之一。

(二) 功能障碍程度的评分

包括下肢、上肢、言语、吞咽评分。

1. 下肢功能 行走。

10分:正常步行。患者否认无力或疲劳,检查无异常。

9分:感觉疲劳,早期行走困难。患者有无力或疲劳感,特别是在下肢运动后。

8分:在高低不平的地上行走困难。当患者长距离行走、爬楼以及在高低不平的地上走时感到困难和疲劳。

7分:可看到步态变化。患者步态明显改变。当上楼时要用扶手或支柱。

10～7分属正常行走功能阶段。

6分:在机械装置协助下行走。患者需要使用拐杖协助行走或在别人协助下行走;用轮椅代步。

5分:在拐杖和他人帮助下行走。没有他人帮助就不能行走,距离仅仅在50m以内,不能上楼。

6～5分属协助下行走。

4分:能支持站立。在他人帮助下拖着移动几步。

3分:可随意移动下肢,患者不能迈步,但是在他人的帮助下可移动下肢的位置,在床上可随意移动下肢的位置。

4～3分属有限功能运动。

2分:微小运动。患者仅自我感觉有下肢运动。不能独立安置腿的位置。

1分:截瘫,弛缓性瘫痪患者不能运动下肢。

2～1分属没有下肢运动。

2. 上肢功能 穿脱衣服及洗涮。

10分:正常功能。患者否认上肢无力及疲劳感,检查无异常所见。

9分:感觉疲劳,患者在做体操时有疲劳感,不能像正常人一样维持很长时间,但在检查时没有发现上肢萎缩。

10～9分属正常功能阶段。

8分:缓慢的自身照料。患者能穿脱衣服及洗涮,但动作比正常缓慢。

7分:要用很大努力才能进行自身照料,患者需要比正常双倍或更多时间和努力完成自身照料,检查中有无力的发现。

8～7分属独立和自身完全照料阶段。

6分:多半独立:患者穿脱或洗涮动作笨拙,中间需要休息一下。不能做复杂的洗涮及穿脱动作;需在别人帮助下完成。

5分:部分独立,患者穿脱和洗涮动作更笨拙。完成复杂动作都需在他人帮助下完成。

6～5分属间断的协助阶段。

4分:部分他人照料下进行。必须在他人照料下进行穿脱及洗涮的每一动作。

3分:全部在他人照料下进行。差不多患者的每一动作都要在他人照料下进行,包括进食。

4～3分属他人照料下自己完成阶段。

2分:仅能做微弱运动,患者仅自我感觉有微弱运动,不能移动上肢。

1分:全瘫。呈弛缓性瘫痪,不能运动上肢。

2～1分属全部依赖阶段。

3. 言语

10分:言语正常。患者否认有说话困难,检查也无异常发现。

9分:轻微言语异常,仅仅患者或亲人注意到有言语变化,但仍保持正常的速率及音量。

10～9分属正常语言阶段。

8分:中度言语异常,他人也发现患者有言语变化,特别是在疲劳及紧张时,但说话的速率仍保持正常。

7分:明显言语异常。患者说话的速率、语声、音节都有变化,但言语仍属清楚。

8～7分属障碍阶段。

6分:要反复说才能表达清楚。患者说话慢,重复一些特殊的词后,才能说清。信息表达部分受限制或延长。

5分:需要反复说。患者说话缓慢和含糊常常要费力反复表达意思。信息表达不能完全,时间延长。

6～5分属反复表达阶段。

4分:言语不能表达、交流。简单的,患者能表达、交流。

6～5分属间断的协助阶段。常常要用书写来交流。

3分:言语单词受限。患者仅能说"是""否",其他都用书写来交流,呈无声表达、交流。

4～3分属言语与无声表达阶段。

2分:用表格或语句表达,但可有声音。

1分:完全无语音。

2～1分属完全语言障碍阶段。

4. 吞咽功能

10分:吞咽功能正常。患者否认咀嚼或吞咽困难。检查无异常发现。

9分:轻微异常:患者在进食时,食物在口腔有停留或在咽喉部有不适感。

10～9分属正常吞咽阶段。

8分:极轻微吞咽困难,患者有些吞咽困难的主诉,但能维持正常进食。

7分:进食时间延长,进小块食品。进食时间明显延长,仅能进小块食品,不能吞咽浓液。

8～7分属早期吞咽障碍阶段。

6分:可以进食。患者仅能限制在软食,需要一些特殊配制的食物。

5分:糊状食物,患者尚可张口进食,但仅限少量糊状食物,营养受限制。

6 ~ 5 分属进食食物成分改变阶段。

4 分：附加管饲进食。患者不能长时间张口进食，需要附加食管进食，50% 以上是从口摄取营养。

3 分：管饲进食，偶然口腔摄取营养。基本营养和水混合进食管摄取，进口营养摄入仅 50% 以下。

4 ~ 3 分属靠管饲进食阶段。

2 分：用吸出或药物处理分泌物。患者已不能安全地、任意地进口摄取，要用吸引器或药物不断处理口腔分泌物。吞咽仅仅是反射性的。

1 分：不断吸出分泌物。患者必须用吸引器不断处理分泌物。

2 ~ 1 分属不能经口进食阶段。

三、康复治疗

（一）一般治疗

一旦患者被诊断为 ALS，必须马上进行治疗。尽管当前无法治愈 ALS，但是早期的治疗介入是有好处的。错误地认为医疗界对此什么都做不了，会影响通过适当的营养治疗、无创通气（noninvasive ventilation，NIV）、利鲁唑治疗和协调性治疗来增加生存率及提高生存质量。多学科临床协作治疗已被证实能延长患者生存时间，且多学科能从合理的角度干预将有助于简化并改善治疗方案。治疗组成员应包括神经肌肉病学专家（康复医师或神经内科医师）、胃肠病医师、呼吸科医师、物理治疗师、作业治疗师、语言治疗师、营养师、咨询师和精通舒缓治疗方法的医师。康复医师是多学科协作组的主要成员，有些患者无法接受多学科协作治疗时，就需要康复医师来个体化地帮助受多方面影响的 ALS 患者。主要治疗措施见表 4-5。

表 4-5 ALS 治疗措施

训练
- 训练引起的疲劳
- 训练引起的呼吸困难
- 离心收缩训练
- 肌肉痉挛
- 过度训练后出现肌无力

营养
- 每 3 个月监测一次体重
- 经皮内镜下胃造瘘（PEG）或影像下插入胃造瘘术（RIG）插管
- 以下指征需与患者进行讨论：
  - 卡路里摄入量降低（特异性）
  - 脱水
  - 因吞咽障碍和窒息风险限制进食
  - 体重降低超过 10%
  - 非吸入性肺炎

替代药物
- 患者应充分了解没有其他的药物、营养补充或替代药物对 ALS 有帮助

多学科协作临床治疗
- 可延长生存时间，有可能的话进行多学科协作治疗

情感障碍
- 情感障碍很常见，需要进行相关治疗来提高患者的生存质量

痉挛
- 鞘内注射巴氯芬已被证实有疗效，但口服巴氯芬无效
- 肉毒毒素治疗能缓解痉挛但会引起肌无力

呼吸
- 不管患者症状如何都应该评估呼吸功能评估指标（FVC）和最大吸气压（MIP））

- 确定所有的患者都已熟知 PEG 或 RIG 的风险和生存优势
- 在患者最大肺活量（FVC）低于 50% 预测值之前，我们均需要考虑患者对 PEG 或 RIG 的个人意愿
- FV 在 50% 到 30% 之间时，进行 RIG 需要尊重患者的意愿
- ALS 患者充分知晓自己维生素、矿物质、营养补充无助于其病情恢复

药物治疗

利鲁唑

- 非侵入性机械通气（NIV）
  - ➤ 延长寿命，减缓通气功能下降速度以及改善生存质量
  - ➤ 尽管早期进行 NIV 治疗有助于延长寿命，但通常当患者 FVC < 50% 预测值并 MIP ≤ 60cm H_2O 或 $PaCO_2$ ≥ 45mmHg 时会考虑介入 NIV 治疗。
- 吸氧可以抑制呼吸驱动，使症状加重，导致呼吸骤停，因此它仅仅被用来缓解症状性缺氧
- 机械吸气呼气装置（MI-E）能有助于分泌物的清理，并用于咳嗽峰流速 < 300L/min 到 350L/min 的患者

交流

姑息性护理

（二）康复治疗措施

康复治疗的目的在于尽可能维持患者的日常生活活动能力的时间，延长生存的时间。康复治疗的处方必须根据患者的障碍程度及病情进展的不同阶段来决定。

1. 肌萎缩侧索硬化病情不同阶段的康复治疗措施　肌萎缩侧索硬化的病情发展根据日常生活活动（ADL）能力水平分为 ADL 独立、ADL 部分独立，ADL 完全依赖 3 个期。

第 1 期：ADL 独立

第一阶段：患者的特征是轻度无力，行走笨拙。ADL 是独立的。康复治疗的目的是保持其主动活动范围，进行正常的日常生活活动，对未受影响的肌肉进行肌力训练也是有益的。为防止静止不动发生失用性萎缩，应适当增加活动。开始做关节活动范围保持的体操运动，如太极拳／瑜伽（yoga）等。对全部肌肉作轻柔的抗阻训练。但要避免过度训练而产生损伤或疲劳。还要提供相应的心理支持。

第二阶段：患者的特征是中度的／选择性肌肉无力；ADL 独立水平（具备转移能力且能独立生活）轻度降低，如爬楼困难、上肢抬高上举困难，扣衣服纽扣困难等。尽管患者保持着整体的功能，但其某些区域的功能受损十分严重（图 4-3）。其运动处方与第一阶段相似。康复治疗内容包括持续活动关节，避免挛缩发生；应用支具如分指板、下肢短支具等；选择合适的装置提高 ADL 能力的水平。如通过穿戴踝足矫形器来代偿足下垂，腕 - 手矫形器能纠正腕下垂，对指夹板能用来协助鱼际肌无力的患者拇指完成对指动作（图 4-4）。ALS 患者由于颈部伸肌无力导致患者低头、下颌位于胸前的异常姿势。颈托能够稳定颈椎，并有助于缓解症状，但有时患者对颈托的耐受度较差。总之，在这个阶段我们应尽量让作业活动简单化，且作业治疗师的介入十分重要。

第三阶段：患者的特征是仍保留移乘能力，但某些肌肉（选择性）存在严重无力，特别是在踝关节、腕关节及手。ADL 的独立水平中度降低；长距离行走下肢易疲劳；呼吸费力次数轻度增加。康复治疗内容包括如上述第二阶段肌肉、关节牵张运动，但要避免因过度疲劳降低 ADL 的独立水平；尽可能通过心情愉快的活动、行走，维持患者的心理状态稳定及独立；鼓励深呼吸、扩胸；如有必要做位置引流，应用轮椅纠正头部静止性下垂、背前弯、提高下肢。

患者在这个阶段出现的常见问题是无法从椅子上站起。辅助站立椅子和可升高马桶能

解决这个问题。移动辅助器具（例如助行器）很有帮助,手动轮椅可用于长距离移乘,有助于患者的社会参与度。这些器具最好能与患者的需求相匹配,便于减压及对脊柱的支撑,但是我们在为患者选择最合适且耐用的辅助器具时,也应充分考虑其经济和保险的限制。

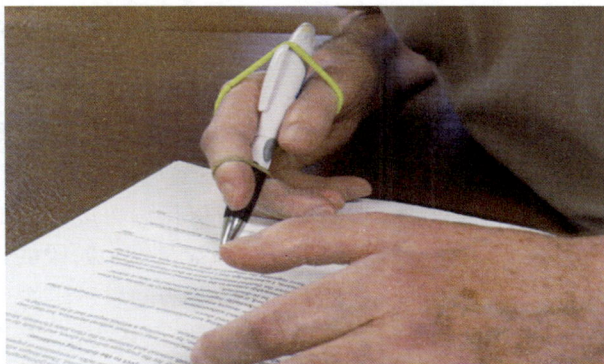

图 4-3 诊断为肌萎缩侧索硬化的患者会出现明显的手内肌肌无力,而其延髓功能和移乘能力会相对保留。患者无法主动握笔签署知情同意书

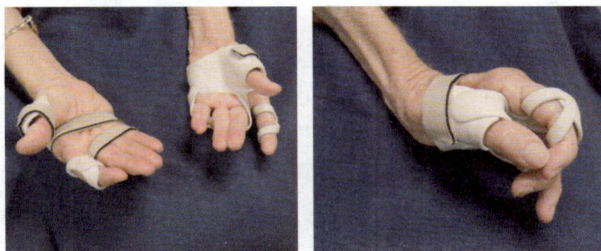

图 4-4 一位肌萎缩侧索硬化的患者使用矫形器治疗其严重的手内肌肌无力和拇指对指障碍

第 2 期:部分独立期

第四阶段:患者无移乘能力,但仍保留独立生活的能力。主要特征是上肢下垂引起的一系列问题,如肩痛和手水肿等;依赖轮椅移动,严重的下肢无力,可有或无痉挛,一般日常生活尚可执行,但易疲劳。康复治疗内容包括用热疗按摩,抗痉挛药物控制、减轻痉挛,防止水肿,对无力支持的、自身活动关节,进行扩大关节范围的被动活动训练。在进行肩关节运动时要提前做好肩胛骨的各方位活动(如上提、下降、前伸、后缩、旋转活动等)。要鼓励患者进行全部肌肉做等长收缩。用上肢悬吊带或上肢放置在轮椅的扶手上。如果患者需要独立移动,电动轮椅会更适合这个阶段的患者。运动训练仅限于未受累肌肉,但是关节活动度训练仍十分有必要。患者应利用医用床来促进床上的活动能力。

第五阶段:已经进入患者不再能够独立生活的时期。患者的特征是双下肢严重无力,双上肢中度至重度无力,患者通常需要转移辅助器具,ADL 的依赖性日益增加。由于静坐或卧位,有可能发生肢体或臀部压疮。

康复治疗内容包括鼓励家庭成员协助患者移动、翻身及良好的肢体位置摆放技术,并告知其原理;为达到患者移动和独立生活目的,应适当改造房屋,提供无障碍设置;应用电动床协助翻身、升起及抗压迫;如有必要可用电动呼吸机维持呼吸功能。家庭宣教是患者治疗过程中的主要部分。由于患者缺乏活动能力,因此在床上和轮椅上的减压措施尤其重要。轮椅、淋浴椅也有助于这类患者清洁。

第 3 期:依赖期

第六阶段:患者的特征是卧床不起及日常生活完全依赖他人并需要最大的帮助。

康复治疗内容包括:如有吞咽障碍,长期的软食、鼻饲以及经皮胃造瘘管进食。减少唾液分泌,可用药物、吸引、手术等;如有构音不清,可用电刺激器刺激软腭抬高,或用电语音放大器刺激;如有呼吸困难,需要清洁气道或气管切开、安置呼吸机进行人工呼吸等;应用呼吸兴奋剂等。正确的体位摆放非常重要,它可以让患者保持尽可能舒适的感觉。减压措施和技术娴熟的护理人员对于患者来说至关重要。舒缓治疗是这个阶段的重点。

2. 关于运动训练　ALS 和其他进展性神经肌肉疾病的患者是否应该进行运动训练存在争议。目前该领域仍然缺少高质量的研究。尽管理论上认为,已经很疲劳的运动单位过度使用可以使肌无力加重,但当前还没有对照研究的结局能证实 ALS 患者训练后会导致其病情恶化。因为 ALS 患者的自然病情会随着时间的推移而加重,而非对照性研究无法证实运动训练可以导致患者力量和功能恶化的程度相比于自然病程更加严重。相反,少量非随机对照性研究证实了运动训练的有效性。因此当患者无运动训练禁忌证时,医生应该寻找能让患者从训练中获益的机会。

关节活动度训练和牵伸训练被认为具有较高的安全性,并且可以用于所有的 ALS 患者。这些训练有助于预防关节挛缩,避免疾病后期由于挛缩而产生疼痛不适。当前没有评估有氧训练的优势与风险的随机实验,但是 ALS 患者有氧情况下的心血管反应与健康人相似。一项规模较小的非随机实验显示呼吸机依赖的患者在平板训练前后应用双水平气道正压通气(BiPAP)治疗有一些益处。抗阻训练能改善功能并缓解痉挛。这个结论已经被一项试验证实,试验中患者采用"中度"阻力的家庭训练项目,每次训练 15min,每天 2 次。总的来说,目前还没有充足的数据能十分明确地证实运动训练对 ALS 患者有益或产生伤害。

当前可用的数据显示,关节活动度训练和牵伸训练对于所有的 ALS 患者和护理人员来说都是合理可行的,也可鼓励功能较好的患者进行有氧训练和轻度抗阻训练。后者每天可以进行 2 次持续 15min 的轻度到中度的抗阻训练。合理的预防措施能有效避免患者出现过度训练,例如避免抗阻训练导致疲劳或痉挛,有氧训练时应避免出现呼吸困难,避免进行离心收缩训练,避免对明显肌无力的肌肉进行训练。当异常训练量后患者出现延迟性肌肉酸痛,提示我们需要减小患者的训练强度。训练过程中,应避免患者摔倒或受伤。固定式自行车训练或水疗能避免这种风险。总的来说,尽管当前缺少明确的证据基础,运动训练仍然是为数不多的能改善 ALS 患者功能的治疗方法。针对每例 ALS 患者选择合适的训练项目。合理的训练项目除了能改善功能外,还可以帮助患者以积极的方式控制自己的疾病。

3. 康复护理及其他康复治疗措施　运动神经元病主要表现为受累部位肌肉萎缩、无力,丧失劳动力及生活自理能力。对于运动神经元病变疾病患者来说,要想早日摆脱疾病的困扰,需要依靠科学的康复护理方法。

(1)水疗法:水温 36 ～ 37℃,15 ～ 20min,每日 1 次,11 ～ 15 次为 1 个疗程,此疗法对于降低肌张力、改善肢体血液循环有一定帮助。

(2)按摩:按摩对于改善局部肌肉功能、防止关节挛缩有很大作用,应每日坚持进行。由于本病早期易侵犯手肌,因此应进行主动或被动的手肌运动,如分指、并指、对掌、握持、屈腕、伸腕、伸指运动。

(3)气压治疗:治疗仪的机器配置 1 个上肢、1 个下肢,将压力套筒套在一侧上肢和下肢上,检查各接口的密闭性,防正常道扭曲,使腿护套平整束缚在双下肢。为避免交叉感染,每次治疗前应检查设备是否完好,患者有无出血情况。检查患肢若有尚未结痂的溃疡或者压疮,应加以隔离保护后再进行治疗,若伤口有出血情况则应暂缓治疗。每次使用后用含氯消毒液 500mg/L 进行擦拭。治疗过程中严密观察生命体征及患者肢皮温、颜色、动脉搏动情况,询问患者肢体有无疼痛,麻木感,防止压力过大,影响血液循环。

(4)中医针灸:取穴腹针包括(中极、关元、气海、双侧天区、左归束、左永道、曲泉)。注意事项:针刺前 30min 膀胱排空,针刺深度为 0.8 ~ 1.0 寸,10 天为 1 个疗程,治疗后停 3 ~ 5 天,然后取骶尾部、八髎穴,10 次为 1 个疗程,腹针和八髎穴两侧穴位交替针刺。

(5)低频电刺激治疗:每天治疗一次双侧上下肢,上肢电极片贴于肱三头肌、前臂旋前肌的肌腹上,下肢电极片贴于胫前肌,腘绳肌的肌腹上。调整频率,电量以出现肌肉有微动,患者耐受为宜,每次治疗时间不超过 20min。

(6)生命体征的监测:给予持续心电监护,监测血氧饱和度、心律、呼吸、血压的变化。因患者病情累及呼吸肌,都有不同程度的呼吸困难,对呼吸的监测非常重要,发现异常及时对症处理,给予气管插管或使用面罩无创呼吸机辅助呼吸,对长时间脱机困难者可以行气管切开术,保证有效通气。

(7)呼吸道的管理:上运动神经元病患者用机械通气不能很好地清理呼吸道,要定时翻身拍背,吸出呼吸道的分泌物,湿化气道,无菌操作气管切开,安全使用氧气。

(8)气管切开护理:气管切开处敷料每日更换 2 次,严格无菌操作,气道内温化液为生理盐水 20ml+ 盐酸氨溴索 10mg,每 1h 滴入 1 次,每次 4 ~ 6 滴,向气管插管轻轻注入,严密观察避免患者呛咳,吸痰时严格执行无菌操作,先吸气道内后吸口腔鼻腔。每次吸痰不超过 15s。

(9)皮肤护理:由于患者长期卧床且消瘦易造成压疮,故应用气垫床,保持床单整洁,及时清理床上的皮屑。每 2h 翻身 1 次,按摩受压部位皮肤,骶尾部及骨突处用棉垫保护,同时加强营养,避免压疮出现。

(10)心理护理:因本病康复周期长,预后差,故心理护理比较重要,由于患者出现焦虑、抑郁的表现,因此护理人员主动多与患者沟通,了解心理活动。尽量满足其心理需求,鼓励患者保持乐观积极的生活态度,更好地配合治疗和护理并及时告知病情进展情况取得患者的信任。此病患者多行动不便,心情低落,在护理工作中要尽量减轻患者的"不便感",积极做好心理护理,细心观察患者的每一点进步并给予肯定,为患者的康复治疗树立信心。

(三)特殊功能障碍的康复措施

1. **痉挛** 痉挛会严重影响 UMN 受累患者的功能状态。缓解 ALS 痉挛状态的措施类似于其他疾病,但又存在明显差异。物理治疗已被证实能减轻 ALS 的痉挛程度,患者常常口服巴氯芬来降低肌张力,但这种方式还没有被证实存在确切的疗效。已成功为 ALS 患者进行过鞘内注射巴氯芬治疗,但并不是所有的 ALS 患者都适合这种治疗,特别是那些病情快速进展的患者和处在疾病晚期的患者。肉毒毒素注射治疗对于特定肌群痉挛的患者有效,但是它会导致全身乏力,并且相对于脑外伤和脑卒中的患者来说,ALS 患者进行肉毒毒素注射治疗可能还存在更多的问题。替扎尼定、丹曲林、加巴喷丁和苯二氮䓬类也常被用来降低患者的肌张力,但是当前还没有相关针对 ALS 的研究。苯二氮䓬类能治疗焦虑,同时也增加了呼吸抑制的风险。丹曲林不存在这种风险,但是有些医师不建议 ALS 患者服用丹曲林治疗。

2. 交流　有效的交流是 ALS 患者生存质量的重要因素,因此应积极地对其进行干预。很多患者当他们"闭锁"并无法交流时,他们会放弃希望,而躯体功能丧失不会导致这种情况的出现。因此交流对于患者来说是非常重要的,交流障碍不仅使患者无法表达自己的需求,还会影响患者与伴侣和家人的社会亲密度。在这种情况下,言语治疗师应该常规监测患者的情况,并保证其交流能力最佳化,随着疾病进展来跟进其相应变化的需求。

治疗方案包括上抬腭或腭增大假体,这能减轻患者过度的鼻音。随着口头交流能力日益受限,患者越来越适合增强和替代通讯系统(augmentative and alternative communications systems,AACs)。这些替代方案能显著地提高患者的生存质量。AAC 设备的范围十分广泛,从简单的指向板到更复杂的眼睛注视装置或脑 – 机接口技术。

3. 吞咽困难　早期患者吞咽稀薄液体时会出现吞咽困难,应用增稠剂是简单的解决方法。当患者出现固体食物吞咽困难时,我们应鼓励患者量小、多次进食,食用湿润和柔软的食物利于吞咽。言语治疗师可教会并强化对患者有帮助的吞咽策略,例如声门上吞咽、改变姿势和下颌卷曲。最终,随着病情进展患者会丧失吞咽功能,为了保证进食的安全及获得充足的营养则需要进行管饲。研究表明,对运动神经元病致吞咽困难的患者,通过早期介入康复训练及护理干预,能明显改善和促进吞咽功能的恢复,增加患者的营养、减少误吸等并发症的发生,提高患者的生活能力。具体训练方法如下:

(1)吞咽功能训练:①喉部、颜面部、下颌部功能训练:冷冻棉棒蘸少许水,刺激软腭及舌部;让患者微笑或皱眉,张口后闭上,然后鼓腮,使双颊部充满气体后轻轻吐气;做吮手指动作以锻炼颊部、口轮匝肌肉功能;做咀嚼动作,锻炼下颌运动功能;护士或家人可将拇指和示指轻置于患者喉部,做吞咽动作,锻炼喉部吞咽功能;②舌部运动:当患者舌肌萎缩较重时,护士可用匙或者压舌板在舌部按摩;或者用拉舌器对舌体上下左右运动拉动;当患者能自行开口时,让患者舌头自由向前及左右伸出,再用舌尖舔下唇后转舔上唇,以上治疗每天 2 次,每次 5min 左右。

(2)摄食训练:①患者取仰卧位,躯干屈曲 30°,头稍前屈;②食物选择:食物的颜色、味道及温度等,先易后难,选择藕粉、蛋羹等容易吞咽的食物,密度均匀、不易松散、适当的黏度、不易在黏膜上残留;③选择合适摄食量,一次 20ml 左右,循序渐进,后酌情增加;④选择合适进食速度,速度均匀;⑤选择合适餐具,勺子长短要合适,面应小,不易黏上食物;⑥综合训练:包括食物的调配、肌力训练、日常生活活动能力训练等。

(3)针刺疗法:选取穴位为心穴、脾穴、肾穴、金津、玉液、廉泉、完骨、风池等不同穴位,快速进针,直到出现舌体运动,每天 1 次,1 周为 1 个疗程,依情进行不同疗程治疗。

4. 营养改善　营养状态对于所有的 MND 患者来说都能产生较大的影响。实际上,营养管理是医生治疗 ALS 患者过程中最重要的组成部分。如果不给予合理的干预,最终患者将不能得到充足的卡路里,并且随着疾病的进展这个问题还会日益加重。患者营养不良的程度与吞咽困难程度成正比,并且这是 ALS 患者死亡的主要预测因素之一。营养师能帮助临床医师保持 ALS 患者保持足够的热量摄入。患者的卡路里摄入量和体重减轻程度应该是每次随访的一个重要部分。前面提到的进食策略能缓解 ALS 早期患者的这些症状,但是最终我们需要采取有助于患者获得适当营养并延长其生存时间的措施。

鼻胃管有助于为吞咽困难的患者提供较多的营养,但会引起患者不适,不适当的放置鼻胃管可导致误吸。

经皮内镜胃造口术(percutaneous endoscopic gastrostomy,PEG)导管是一个永久性的解决方案。PEG 导管有助于稳定患者体重并延长其生存时间,尽管还不能确定 PEG 能否提高生存质量。ALS 患者置 PEG 导管的适应证有:患者卡路里摄入量减少导致体重低于基础体重的 10%;脱水;吞咽困难限制进食或进食时间长于 30min。研究证实在患者 FVC 降低至 50% 的预测值前应用 PEG 能降低放置风险。PEG 不能减少吸入性肺炎的发生率,因此这不是放置 PEG 的适应证。放置 PEG 导管的风险包括:导管移位、良性气腹、腹壁血肿、腹膜炎、消化道出血、胃结肠瘘和死亡。ALS 患者放置 PEG 导管总的死亡率约为 6% 到 10%。

其他方法还有影像下插入胃造瘘(radiologically inserted gastrostomy,RIG)导管。它的风险和生存获益与 PEG 相似,但因为它需要患者在局麻或浅镇静的状态下(相对于全麻或深镇静)完成置管,因此对 FVC 降低的患者来说这种方法具有安全性。

ALS 患者常常寻求对症治疗所不能够提供的其他医疗方案来解决问题。尤其是营养治疗方面。接近 80% 的患者应用营养品或大剂量维生素,但不幸的是,这些方式毫无好处。广泛的研究证实 ALS 患者不推荐服用维生素 E 和肌酸。

5. 流涎 流涎会导致 ALS 患者的社会参与受限以及诱发口腔感染。许多患者发现家用抽吸器对他们有帮助。另外,多种药物也用于治疗 ALS 患者流涎症状,如阿米替林价格低廉而且有效,并且它适用于伴随情绪障碍或假性延髓麻痹的患者。阿米替林常规剂量是每天 2 ~ 3 次,每次 25 ~ 50mg。还可以口服阿托品 0.25 ~ 0.75mg,每天 3 次。其他治疗还包括雾化吸入或静脉滴注格隆溴铵、东莨菪碱口服或经皮给药以及苯扎托品。这些药物的副作用包括:便秘、尿潴留、思维混乱和镇静。还可能出现鼻咽干燥,喉深处黏液增厚。A 型肉毒毒素治疗十分有效,每 3 个月进行一次,每次向每侧腮腺注入 7.5 ~ 20 个单位。现已被报道的肉毒毒素注射治疗的严重副作用是下颌脱位。由于微创治疗(局部肉毒毒素注射)流涎效果短暂,所以有人采用手术治疗以延长控制流涎的时间。目前手术大多从减少唾液分泌和促进唾液吞咽两方面解决流涎问题,但因其创伤性大,并发症较多,不易被患者接受。放射治疗是在 CT 引导下照射下颌下腺和大部分腮腺。有报道显示,如应用小剂量(每次 4 ~ 6 MV 光子 7.5 Gy),有效率达 70%,且无明显严重副作用。如果把局部照射量提高到 9 ~ 18 MeV 中子 20Gy,分 5 次照射同侧腮腺和下颌下腺,同样可使患者得到满意效果,且无明显副作用。尽管放射治疗是一种快速、安全、便宜并有效的选择,副作用轻微且持续时间短,但临床不太常用。

6. 呼吸功能不全 多达 85% 的 ALS 患者就诊时存在用力肺活量(forced vital capacity,FVC)异常。多数患者的 FVC 低于 50% 的预测值,他们存在轻微或不存在呼吸系统症状,对他们来说非侵入式通气(non invasive ventilation,NIV)有一定的优势并且被医保(medicare)覆盖。正是因为这个原因,专家建议 ALS 患者无论是否存在呼吸系统症状,都应该每 2 ~ 4 个月进行一次常规的呼吸生理指标检测。

选择呼吸支持治疗的患者往往先从 NIV 开始。NIV 通过一个面罩和一个口含器,它不需要气管切开。这可以由 BiPAP 机器或便携式呼吸机与一个面罩相连来提供。这些都便于携带并能产生相同作用效果。便携式呼吸机有较多的装置可供使用,可用于当患者决定接受气管切开及进行有创通气时。

NIV 能提供很多有益功能。已有试验证明,它能改善生存质量测量指标,包括能量、活力、呼吸困难、嗜睡、抑郁、睡眠质量、身体疲劳、精力不集中等问题以及认知功能。它也能减慢患者通气率下降的速度,治疗前患者通气下降速度为每月 −2.2%,治疗后变成每月 −1.1%。NIV 能延迟患者进行气管切开术和机械通气的时间,并且不会给护理者增加额外的负担。

气管切开术和 IV 能显著延长寿命,系列研究证实 47% 的患者将会幸存 5 年以上,但患者大部分时间处于"闭锁"状态,丧失了交流能力。然而有报道证实 80% 的患者持有积极的观念,愿意再次接受治疗并向其他 ALS 患者推荐这种治疗。

当前已有试验对膈肌起搏器治疗 ALS 患者进行研究,并且还有些对照研究也正在进行。在一项研究中,患者同时采用 PEG 和膈肌起搏器治疗。手术后患者的 FVC 下降速度从 −2.4%(每月)减缓至 −0.9%。ALS 患者中几乎从不进行吸氧治疗。吸氧治疗能加重患者的呼吸道症状以及呼吸过度,并且能导致高碳酸昏迷或呼吸停止。当吸氧治疗的流速低于 0.5 ∼ 2L/min 时,会加重神经肌肉疾病患者的二氧化碳潴留。当患者处于疾病晚期需要吸氧来缓解缺氧症状时是个例外。

7. 情绪和认知障碍　ALS 患者常常存在情绪障碍。三环类抗抑郁药和选择性 5- 羟色胺再摄取抑制剂常被用来治疗 ALS 患者的情绪异常。三环类抗抑郁药还能改善流涎与失眠,但是由于存在很多的副作用使其应用变得复杂。ALS 患者常出现失眠,唑吡坦药物治疗和非药物性的睡眠卫生对失眠有所帮助。当患者出现呼吸功能不全时,焦虑会随之出现,苯二氮䓬类药物常用于缓解焦虑症状。这类药物治疗较为有效但有可能引起呼吸抑制。心理咨询有助于改善情绪障碍,并且这也是多学科治疗组的组成部分之一。接近 50% 的 ALS 患者将会存在轻到中度的认知功能障碍,15% 的患者会发展为额颞叶痴呆。额颞叶痴呆症状包括:冷漠、情感反应性的变化、睡眠障碍、刻板或重复性行为、洞察力或判断力低下、语言表达力丧失及相对保留的语言理解能力。认知障碍的主要治疗方式就是支持治疗,并且当前没有能改善认知能力的药物治疗,但选择性 5- 羟色胺再摄取抑制剂可以对行为改变有帮助。

8. 假性延髓麻痹　情感反应 50% 以上的 ALS 患者会出现假性延髓麻痹症状,他们可能伴随也可能不伴随延髓的运动功能障碍体征。这不属于情绪障碍并且不能反映出患者自身的情绪状态。护理者往往比患者自己更关注患者的情绪状态,所以教育护理者认识患者这些情绪表达的真实意图,否则往往被忽略。当前使用多种抗抑郁剂以及左旋多巴和锂剂来治疗这种情绪反应。右美沙芬和奎尼丁的复合制剂已经通过了美国食品药品管理局的审核,成为改善患者假性延髓麻痹情感反应并提高患者生存质量的药物。这种复合制剂治疗假性延髓麻痹情感反应的药理机制尚不清楚,但是右美沙芬是一种 N- 甲基 -D- 拮抗剂,接近 25% 的患者常常因为轻微的药物副作用(恶心、头晕和嗜睡)而不会选择继续服用。也有研究发现患者服用这种复合制剂可能会出现 QT 间期延长,但是多数学者认为这一现象并不存在临床意义。

9. 疼痛　ALS 患者疾病后期常常因为挛缩和长期制动出现疼痛。而制动是引起 ALS 患者疼痛最常见的原因。因此早期的治疗应该从关节活动度训练开始。某些物理治疗可以使用,比如冷疗和热疗。如果以上方法无效,则患者可以口服对乙酰氨基酚或非甾体抗炎药。一段时间后需要应用阿片类药物。这些药物在 75% 的时间内有效,并且具有缓解呼吸窘迫及焦虑的优势。当患者存在呼吸抑制、无气道保护及咳嗽反射以及便秘时,应用以上药物要注意监测并及时调整药物剂量。

四、预后与临终关怀

我们在管理 ALS 和其他严重的 MND 患者时,需要早期解决临终问题。医务人员与患者可能都希望临终对话不要出现令人不舒服的情况。因此,委托健康代理、生前遗嘱和拒绝抢救协议有助于避免这种情况发生。即使以上所有问题均已提前安排好,患者与护理者及家属进行清晰且重复性的沟通仍然十分重要。舒缓治疗专家应尽早介入。患者的遗嘱需要每隔 6 个月进行一次回顾,以确保各种文件的及时更新并且能兼顾患者近期的精神状态。

医务人员往往通过做出承诺来减轻初步诊断为患者带来的冲击,承诺患者采用一切办法使其保持舒适。然而在疾病末期,对于那些导致患者十分痛苦的症状,实际治疗的效果是很有限的。调查发现,在患者生命的最后 1 个月里,护理者应用 1 分到 6 分对患者遭受的痛苦进行分级(6 代表持续的痛苦,1 代表没有痛苦),结果显示护理者平均评分为 4 分,并且接近一半的护理者评分高达 5 分或 6 分。很明显,为了实现对患者的承诺,我们还需要做很多努力。这也许是临床医生需要执行的最重要的任务。

在病程的最后 1 个月里,患者往往表述自己常会出现呼吸困难、入睡困难、窒息发作、严重疼痛、焦虑、精神混乱和抑郁。以前就有研究者讨论过这些临床问题的初始管理方案。间歇性呼吸困难的治疗可以采用劳拉西泮 0.5 ~ 2.5mg 舌下含服,2.5mg 吗啡口服或皮下注射。中度慢性呼吸困难也可以采用同样的吗啡治疗方案,每天治疗 4 ~ 6 次。严重的呼吸困难可采用吗啡以 0.5mg/h 的速度静滴或皮下注射。咪达唑仑或地西泮可用于缓解夜间症状。非麻醉性药物也可以缓解疼痛,但阿片类更为常用,它对呼吸困难和焦虑有也有疗效。苯二氮䓬类药物通常用于焦虑并伴随呼吸困难的患者。

医务人员往往担心过度医疗这个问题,但是舒缓治疗专家认为用于缓解症状的滴定剂量的苯二氮䓬类及阿片类药物几乎不会引起致命性呼吸抑制。然而,吸氧治疗会抑制呼吸驱动并有可能引起高碳酸性呼吸衰竭。因此吸氧只能被用于出现症状性缺氧的患者。高碳酸血症可能导致患者出现不安及精神混乱,遇到这种情况时可应用氯丙嗪这类精神安定药物进行治疗,具体用法是每 4 ~ 12h 12.5mg 氯丙嗪口服、静脉滴注或经直肠给药。要让患者及护理者确信死亡过程是平和的。调查发现,在美国和加拿大因 ALS 死亡的患者中,约91% 的患者其死亡过程被护理者认为是平和的。

MND 的预后由于病理生理机制不同而变化很大,ALS 的预后较差(表 4-6)。小部分(10%)的患者寿命相对较长,具体原因尚不明确。幸运的是,这些患者中 50% 呈现更为良性的病程;其余 50% 的患者病程长、病情严重。患者出现症状后的总体存活时间平均为 2 ~ 3 年,明确诊断后约能存活 15 个月,在这一方面患者之间的个体差异较大。年龄较大或延髓受累的患者,其预后更差。男性患者比女性患者存活时间长,原因可能为男性患者延髓受累的发病率较低。营养不良会导致患者的死亡风险增高接近 8 倍。受累区域越广泛且病变速度越快的患者生存时间越短。PEG、NIV、利鲁唑治疗及多学科参与治疗能延长患者的生存时间。

表 4-6　预后影响因素

关于 ALS 预后的重要统计学数据

出现症状后的平均生存时间:2 ~ 3 年

明确诊断后的平均生存时间:15 个月

3 年生存率(诊断后):41%

5 年生存率(诊断后):20%

在诊断时影响预后的负面因素:

女性

年龄的增长

延髓受累

　早期病情进展迅速

　更明确的诊断分类

影响预后的治疗性因素:

经皮内镜胃造瘘术

非侵入性机械通气

利鲁唑

　多学科临床治疗介入

（李红玲）

第五节　末梢神经炎

一、概述

多发性末梢神经炎是由中毒、营养代谢障碍、感染、过敏、变态反应等多种原因导致的多发性末梢神经损害的总称。临床主要表现为肢体远端对称性感觉、运动和自主神经功能障碍。

（一）病因

1. **中毒**　包括铅、砷、汞、磷等重金属,呋喃西林类、异烟肼、链霉素、苯妥英钠、卡马西平、长春新碱等药物以及有机磷农药等有机化合物。

2. **营养代谢障碍**　B 族维生素缺乏、糖尿病、尿毒症、慢性消化道疾病、妊娠等。

3. **感染**　常伴发或继发于各种急性和慢性感染,如痢疾、结核、传染性肝炎、伤寒、腮腺炎等,少数可因病原体直接侵犯周围神经所致,如麻风神经炎等。

4. **过敏、变态反应**　血清治疗或疫苗接种后神经炎等。

5. **肿瘤**　如躯体各种恶性肿瘤以及多发性骨髓瘤、白血病等可引起多发性神经炎,可在原发病灶出现临床症状之前数月发生。

6. **遗传性疾病**　如腓骨肌萎缩症、遗传性共济失调、遗传性感觉性神经病等。

7. **其他疾病**　如结缔组织疾病。

（二）病理改变

根据病因不同和病程长短不同,神经纤维病理变化可表现为多发神经纤维的轴索变性伴脱髓鞘改变,以细小神经纤维受累较重,病程较久的慢性患者,有髓纤维明显减少,间质细胞增生以及神经鞘膜囊增厚。少数病因(如麻风)所致周围神经损害可有炎性改变。此外,还会引起血管的结构变化。如小动脉和毛细血管基底膜增厚,内皮细胞增生,血管壁内脂肪和多糖类沉积,致使管腔狭窄。

(三)临床表现

主要表现为肢体远端对称性感觉、运动和自主神经功能障碍。

1. 感觉障碍 表现为肢体末端感觉异常,如疼痛、麻木、过敏、减退,常呈手套、袜套样分布。肢体麻木和疼痛,多为隐痛、刺痛、烧灼痛。小纤维受累为主者,常有痛温觉和自主神经功能减弱。如糖尿病性周围神经疾病,可在感觉障碍较严重的部位,即趾骨、足跟、踝关节等处发生溃疡,形成经久难愈的糖尿病足,给患者造成极大痛苦。有的患者趾关节、跖趾关节发生退行性病变,形成 Charcot 关节。大纤维受累为主者,可表现为行走不稳、容易跌倒等感觉性共济失调。

2. 运动障碍 运动障碍多为亚急性或慢性起病,可对称,也可单发,可表现为远端肌肉力弱和萎缩,肌张力低下,腱反射减弱或消失。

3. 自主神经功能障碍 分布到四肢的交感神经受累,可表现为肢端皮肤发凉、苍白、发绀或出汗障碍,皮肤可粗糙变薄等。如果内脏的交感和副交感神经纤维受累,可出现心脏调节反应减弱、体位性低血压、消化道调节功能减弱以及泌尿生殖系统的异常。心脏功能异常可表现为心率调节反应减弱,甚至心脏完全性失神经,心率固定。交感缩血管神经变性,站立时窦弓反射减弱,心率增加不明显,不能调节动脉压的明显降低,发生体位性低血压,严重者产生头晕、黑矇、晕厥等症状。迷走神经对消化道的调节功能减弱,可引起食管蠕动和胃排空能力减弱,表现为上腹不适、饱胀、恶心、呕吐、腹泻、便秘等。由于胆囊收缩功能减弱,易发生胆石症、胆囊炎。泌尿生殖系统的异常包括尿意减弱、排尿次数减少、膀胱容量增大,形成低张力性膀胱,排尿困难,易发生尿路感染和肾功能障碍;男性患者常见阳痿、逆行射精等性功能障碍。

(四)辅助检查

1. 实验室检查 血、尿、粪常规检查,肝功能、肾功能生化检查,免疫学检查可以有助于诊断原发疾病。

2. 影像学检查 影像学检查本身虽不能作为末梢神经炎的诊断依据,但可以有助于原发病的诊断或排除其他症状类似末梢神经炎的疾病,如脊柱、脑磁共振检查有助于排除颈腰椎、脊髓和脑的病变。

3. 电生理检查 神经传导速度检测包括运动神经传导和感觉神经传导,可对周围神经损害程度、范围、病理变化、预后进行判断,并可发现亚临床病变,对早期诊治提供依据。轴索性损害表现为波幅降低,脱髓鞘则为潜伏期延长和传导速度减慢;通过四肢周围神经进行传导检测,可明确受累范围。同心圆针肌电图可发现肌肉失神经支配表现,如异常自发电位(正锐波、纤颤电位)、运动单位电位时限增宽及波幅增高、募集电位减少等。体感诱发电位是对感觉神经传导检测的一种补充。此外,皮肤交感反应可评价交感神经纤维功能,是自主神经功能检查的一个重要方法。

4. 其他检查 考虑消化系统疾病,可行胃镜、肠镜检查,血液系统疾病可行骨髓穿刺检查。考虑免疫性炎症性神经病,可行脑脊液检查等,遗传性疾病可行基因遗传学检查。此外,对于小纤维神经病(small fiber neuropathy,SFN),皮肤活检是重要的诊断依据。

（五）诊断及鉴别诊断

末梢神经炎往往是其他疾病的合并症，其诊断需要排除有类似症状的其他疾病，才能考虑末梢神经炎的诊断。结合病史、症状、体格检查以及实验室、影像学检查和电生理检查结果，能够排除其他神经系统性疾病，明确诊断末梢神经炎，并诊断原发性疾病。

1. 病史及症状　多有重金属接触史或呋喃西林、异烟肼等药物服用史，或维生素缺乏、糖尿病、尿毒症等病史。表现为肢体远端的麻木、疼痛、感觉减退或无力症状。

2. 体格检查　可有肢体远端为著的对称性感觉异常（疼痛、麻木、过敏、减退），常呈手套、袜套样分布。如果运动神经受累，可有肌力减退、肌张力低下、腱反射减弱或消失，晚期有以肢体远端为主的肌肉萎缩。若自主神经功能障碍，可见肢端皮肤发凉、苍白、发绀或出汗障碍，皮肤粗糙变薄等。

3. 辅助检查　根据病史和症状，实验室检查可见特定指标的异常改变，如若为重金属中毒则血、尿中重金属含量增加；若为糖尿病性周围神经疾病则血糖升高、糖化血红蛋白增加；若为免疫、炎症或血液、消化系统疾病所致，则有相应的免疫、炎症性指标异常改变予以支持。神经电生理检查可见运动或感觉神经电位波幅降低、末端潜伏期延长或传导速度减慢。

4. 鉴别诊断

（1）糖尿病性周围神经疾病：糖尿病性周围神经疾病（DN）是糖尿病最常见的并发症之一，临床颇常见。其发生率可高达 60% ~ 90%。可分为远端对称性多发性神经病（包括感觉为主的多发性神经病和感觉、运动、自主神经混合性多发性神经）、不对称性近端神经根神经病、单发脑神经病、嵌压性神经病等。可累及感觉、运动和自主神经，多以感觉性症状为主。早期感觉症状主要包括从脚开始出现的疼痛和感觉异常，疼痛多为隐痛、刺痛、烧灼痛，夜间尤甚，提示其神经损害主要是以小纤维为主，而运动症状无或不明显。随着病情进展，当大纤维受累时，可出现四肢深感觉缺失，表现为行走不稳、容易跌倒等感觉性共济失调，四肢远端肌肉无力、萎缩。查体可发现手套、袜套样感觉减退或缺失，跟、膝腱反射减弱或消失。神经传导可见感觉神经电位波幅降低或消失，随病情加重，可出现运动神经传导动作电位波幅降低，传导速度减慢。

（2）酒精中毒性周围神经疾病：西方国家，有 10% 的酗酒者发生周围神经疾病。目前认为，可能主要是由于长期大量酗酒，导致营养缺乏，包括 B 族维生素以及消化吸收障碍所造成，也可能是由于酒精本身对神经系统的直接毒性作用。病理改变主要为大、小有髓鞘纤维的髓鞘脱失以及轴索的变性和再生。临床表现主要为隐匿起病，缓慢进展，多有长期大量饮酒史。感觉症状比运动症状出现的早且重。开始多表现为对称性的肢体末端如脚趾的感觉异常，如疼痛、麻木、烧灼样感等，先下肢后上肢，痛觉失去后而多次受伤出现足部溃疡。神经系统检查具有长度依赖性损害的特点，即远端重，近端轻，表现为远端肢体痛温觉障碍，即脚和小腿比较重，然后影响手，早期出现踝反射消失，到晚期四肢腱反射均消失。神经电生理改变和其他轴索变性性周围神经疾病类似，运动传导表现为动作电位波幅降低，感觉神经电位波幅也降低。

（3）尿毒症性多发性周围神经疾病：肾功能衰竭可引起各种不同的神经系统损害，但以多发性周围神经疾病最常见。病理改变主要为轴索变性和继发髓鞘脱失，主要影响感觉神经，晚期也可影响运动神经。临床上多为慢性起病，早期主要表现为远端对称性感觉神经病，下肢深感觉障碍比较明显，患者通常感觉到腿脚麻木、疼痛及不适，晚上为重，有的患者甚至表现为很像不宁腿综合征,活动后好转,到晚期可出现四肢远端无力,肌肉萎缩。查体主要以感觉性共济失调为主,腱反射减弱或消失。神经电生理改变早期主要为感觉神经电位波幅降低,晚期可出现四肢感觉运动神经传导速度均减慢。

(4) 人类免疫缺陷病毒感染后周围神经疾病:人类免疫缺陷病毒(human immunodeficiency virus,HIV)感染后其神经系统损害最常见的为远端对称性多发性周围神经疾病。病理改变为轴索损害,感觉和运动神经均受累。临床表现为肢体远端麻木、疼痛,以下肢为重,无力较轻,可出现踝反射减弱或消失。

(5) 药物中毒性周围神经疾病:维生素 B_6 过量会选择性地侵犯后根神经节内感觉神经元,导致以感觉性共济失调为主的纯感觉性周围神经疾病。抗肿瘤药物引起的周围神经损害,损害部位可以在后根神经节内的感觉神经元,也可以损害远端的神经轴索,表现为肢体远端的疼痛、麻木。而重金属主要侵犯周围神经的轴索,以远端为主。如铅中毒,其毒素主要影响周围运动神经轴索,临床表现为纯运动性周围神经疾病,其症状主要在上肢。

(6) 癌性周围神经疾病:癌症可从多方面影响周围神经系统,癌性周围神经疾病是指癌症对周围神经系统的远隔损害而引起,不是因其继发因素如感觉、营养代谢障碍、化疗副作用所引起的周围神经损害。癌性周围神经疾病在恶性肿瘤的发病率为 1% ~ 5%,其中肺癌、淋巴瘤和胃癌的发病率分别为 5.3%、3.9% 和 2.8%。临床表现缺乏特异性,并且可于癌症前数月或数年发病,诊断困难。其损害主要累及脊髓后根神经节,也可累及周围神经。病理特点是神经轴索的退行性变及继发髓鞘脱失。癌性运动神经病以运动神经元损害为主,表现为肢体远端肌肉无力和肌肉萎缩,可有血沉增快,脑脊液蛋白 >0.75g/L,常见于肺癌、肾癌和淋巴瘤;亚急性感觉神经元病 80% 以上为小细胞肺癌所致,亚急性起病,早期症状多为局灶性或不对称性,上肢多首先受累,然后扩展到四肢、躯干和面部,症状主要包括肢体疼痛、感觉异常和麻木、深感觉缺失,神经传导异常主要为感觉神经电位明显降低,但不具有长度依赖性,即上、下肢均明显受损,有时上肢可能会更严重;自主神经病 28% 的患者有各种自主神经症状;感觉运动神经病约占癌性神经病的 1/5。慢性或复发性者见于肺癌所致轴索神经病变,淋巴瘤所致脱髓鞘神经病变,前列腺癌和胃癌所致的伴有血管炎的多发性神经病。

(7) 结节病:曾称为良性淋巴肉芽肿病或 Boeck 病,为多系统病变。83% 的病灶发生于肺部和纵隔淋巴结。尸检证实,累及周围神经者 5% ~ 15%。20% ~ 40% 的患者起病隐匿,神经系统受累的患者中 50% 出现单侧或双侧面瘫,60% 的患者有颅底脑膜受累所致的脑积水和多脑神经损害的体征。CSF 压力增高,细胞数和蛋白定量均有增高。头颅 CT、MRI 检查、结节病抗原试验(Kveim 试验)阳性、血管紧张素转化酶(ACE)增高,有助于确诊。

(8) 系统性红斑狼疮:系统性红斑狼疮(systemic lupus erythematosus,SLE)是由于自身抗体和免疫复合物导致的多系统病变,90% 为女性,多累及肾脏、皮肤、关节、心脏和肝脏,其中约 50% 累及中枢神经系统,也可出现脑神经麻痹和多发性周围神经疾病等。CSF 为淋巴细胞轻度增高,蛋白可轻度增高,50% 的有寡克隆区带阳性。SLE 患者脑内多有血管病变和周围神经损害。主要为小动脉和微动脉受累,光镜下可见玻璃样变性、血管周围炎性浸润以及内膜增厚,血管壁坏死和纤维素沉积,血管腔内有血小板和纤维蛋白血栓。一些患者神经系统症状和体征有自发性缓解,提示血管病变所致的缺血是可逆性的,并非永久性的损害。免疫异常在发病机制中起着重要作用。

(9) 干燥综合征:又名干燥性角膜结膜炎。约有 10% ~ 20% 的患者出现全身性多发性周围神经疾病,表现为中等程度受累的对称性感觉或感觉运动神经病,少数患者可出现自主神经受累,可伴有腕管综合征和三叉神经感觉性神经病。

(10)血管源性神经病:是指一类由于供给周围神经的血管病变而导致的缺血性神经病。通常供给周围神经的血管呈网状分布,血液供应丰富,较中枢神经具有更高的抗缺血能力。血管源性神经病常见于结节性多动脉炎、血栓性血小板减少性紫癜(thrombotic thrombocytopenic purpura,TTP)、SLE、伯格病(Buerger 病或闭塞性血栓性脉管炎)、淀粉样变性、动脉粥样硬化、糖尿病、机械性压迫等。50% ~ 88% 有感觉性周围神经疾病。由于病因、病程、病情严重程度、累及范围不同,故临床表现也有较大的差别。神经活检可见神经纤维的丢失与血管灌流区有关。在慢性闭塞性血管病患者中,可累及单神经、多发单神经或多发性神经病,可只累及脊神经或(和)脑神经;以远端或近端为主,可对称或不对称或某些肌群为主;多发性神经病常伴自主神经受累。其共同特点是临床病情与神经缺血严重程度、累及范围具有平行关系。

(11)POEMS 综合征(Crow-Fukase 综合征):主要特征为多发性神经病(polyneuropathy,P),脏器肿大(organomegaly,O),内分泌病(endocrinopathy,E)、蛋白(M-protein,M)和皮肤改变(skin changes,S),故称为 POEMS 综合征。病因尚未完全明了。可能是由浆细胞产生异常免疫球蛋白血症导致多系统损害。主要与首先以多发性周围神经疾病(polyneuropathy,PNP)发病者相鉴别。PNP 以感觉 – 运动型神经病突出,下肢受累较上肢早且重,左右可不对称。常有 CFS 压力升高,视乳头水肿,大部分有自主神经功能受损。肌电图呈神经性损害,运动、感觉传导速度早期可以减慢。腓肠神经活检,早期可见脱髓鞘,晚期轴索变性。若出现脏器肿大、内分泌异常(高血糖也常见)、M 蛋白和骨髓浆细胞增生、低热、血沉快、体重下降、下肢水肿、杵状指及白甲,以及渗出性胸腹水、心包积液(三腔积液),则诊断不难。

(六)临床治疗

1. 原发病治疗　积极治疗原发疾病,如糖尿病、尿毒症,血液病等,改善营养,纠正维生素缺乏,戒酒,避免有害金属及药物接触。

2. 药物治疗　神经营养因子、维生素 B_{12}、B_1、B_6、辅酶 Q10、抗自由基制剂、改善微循环药物(地巴唑、活血化瘀药物、低分子右旋糖酐)、前列腺素 E 脂微球载体制剂、钙拮抗剂等。普瑞巴林、加巴喷丁等可作为神经病理性疼痛的首选药物。

3. 对症治疗　对疼痛、消化道症状、神经源性膀胱、体位性低血压等采取对症治疗措施。

(七)预后

末梢神经炎的预后取决于原发疾病,若原发疾病具有可逆性或可控性,则末梢神经损害程度随原发疾病的好转而逐渐恢复。如中毒性疾病或维生素缺乏,在杜绝接触毒物或补充缺乏的维生素后,其神经功能将会逐步恢复。末梢神经功能的恢复还与神经损害程度密切相关。若轴索部分变性或轻度髓鞘脱失,经合理治疗后,随神经功能改善而症状渐消失;而严重的神经损害,导致感觉缺失或皮肤营养性溃疡、肌肉萎缩,则预后较差。

二、主要功能障碍及评估方法

(一)功能障碍

1. 浅感觉障碍　主要为肢体远端的痛觉、温度觉减退或消失以及感觉异常,如疼痛、麻木、烧灼样感等。

2. 深感觉障碍 如果累及粗大纤维,会导致深感觉障碍,而出现感觉性共济失调,步行不稳。

3. 运动障碍 肢体远端肌肉萎缩、无力,导致步行不稳,手的精细活动受限。

4. 皮肤破损 因神经受损导致皮肤营养障碍,且皮肤易受伤造成皮肤破损,甚至发生营养性溃疡,难以愈合。

5. 日常生活活动能力降低 因感觉障碍、疼痛、无力、皮肤损害等原因限制了日常生活活动、精细活动能力。

6. 心理障碍 因原发病及周围神经损害导致的感觉异常、无力等易造成患者心理压力增加,甚至发生焦虑和抑郁。

(二)评估方法

全面的康复评定可以准确判断末梢神经损伤的性质、部位、程度、治疗效果以及预后情况,为周围神经的损伤提供合理的治疗方案。

对周围神经损伤的评定应从解剖定位、感觉功能、运动功能、自主神经功能、神经电生理、肢体功能、个人整体能力等全面评定。

评定内容包括肢体基本功能的评定、实用功能的评定以及并发症的评定。肢体基本功能的评定包括:皮肤完整性及营养状况、肌力评定、感觉功能检查、自主神经检查、肌腱反射检查、肢体周径、关节活动度测定,以及神经电生理检查等。实用功能评定包括:日常生活活动能力评定,个别作业能力的评定,职业能力的评定。此外,还应进行心理测试。在末梢神经损伤的感觉功能评定中,一般需要测定肢体末端皮肤的痛觉、触觉、两点辨别觉、实体觉等。

三、康复治疗

末梢神经炎的康复治疗目的是减轻神经损伤程度、预防并发症、促进神经修复和促进功能恢复。

(一)避免或者改变加重因素

阻止或逆转原发疾病的进展,避免毒性物质的接触,补充缺乏的维生素,以减轻或延缓周围神经损害的进程。加强对肢体和皮肤的保护,防止硬物碰撞造成皮肤破损,同时要预防烫伤、冻伤和感染。避免穿太紧的衣裤和鞋子,防止血液与淋巴回流受阻,减轻肿胀和改善血液循环。指甲不宜过长,修剪时防止伤及甲床。

(二)消除肿胀和水肿

由于自主神经功能受损及肌肉主动收缩功能减弱,导致静脉回流障碍,引起肢体肿胀。可通过穿戴压力手套/袜增加肢体末端的压力促进组织液和淋巴回流。自远端向近端的压力治疗、按摩也有利于组织液回流。

(三)感觉功能重建

周围神经损伤后,很难完全恢复原来的感觉。它不仅是由于轴索生长不完全或错误连接,也可能是由于大脑皮层未能正确识别已改变的输入信息。需要大脑的重新认识,对新的刺激模式做出相应反应。早期可采用包括触觉、复合感觉的训练。有学者主张用不同物体放在患者手中而不靠视力帮助,进行感觉训练。开始让患者识别不同形状、大小的木块,然后用不同织物来识别和练习,最后用一些常用的家庭器皿,如肥皂、钥匙、别针、汤匙、铅笔等来练习。一般来说,周围神经感觉恢复的顺序依次为痛觉、温度觉、触觉、振动觉。

感觉过敏是神经损伤后神经再生的常见现象。可能是由于不成熟的神经末梢的敏感度增加以及感觉器官容易受刺激。患者常为皮肤敏感而困扰,不愿活动,很难接受脱敏治疗。若皮肤过敏不克服,就很难进一步作其他康复治疗,如夹板固定、肌力训练、作业治疗等。可通过反复刺激敏感区以克服敏感现象。教育患者使用敏感区,告诉患者如果不使用敏感区,其他功能训练就无法进行。在敏感区逐渐增加刺激。旋涡浴,开始用慢速,再逐渐加快,15 ~ 30min;按摩,先在皮肤上涂按摩油,作环形按摩。若有肿胀,可由远端向近端按摩。用各种不同质地不同材料的物品刺激,如毛巾、毛毯、毛刷、沙子、米粒、小玻璃珠等。还可采用振动、叩击法,用叩诊锤、铅笔橡皮头叩击敏感区。

(四)运动治疗

肢体活动以及正常使用肢体非常重要,尤其当周围神经疾病可能并发慢性局部疼痛综合征时。通过主动和被动活动,保持或恢复关节正常活动范围。进行肌力和肌耐力的训练,防止肌肉萎缩或促进肌肉力量恢复。

(五)物理因子治疗

可采用温热疗法、激光、神经肌肉电刺激、经皮神经电刺激等。水疗、红外线、干热等温热疗法可改善血液循环,促进神经生长。应用小功率的 He-Ne 激光、CO_2 激光、半导体激光均具有促进神经修复的作用。神经肌肉电刺激有助于防止肌肉萎缩和促进肌肉力量恢复。对于疼痛者可采用经皮神经电刺激治疗。

(六)疼痛治疗

药物、局麻药或者激素注射以及经皮神经电刺激都是外周神经痛的最常用治疗方法。用于控制疼痛的药物包括三环类抗抑郁药物,选择性 5- 羟色胺 /5- 羟色胺去甲肾上腺素再吸收抑制剂,非甾体抗炎药(包括经皮用药)、阿片类药物,局部辣椒素。在糖尿病性周围神经疾病患者中,加巴喷丁和普瑞巴林对于减轻疼痛,促进睡眠和提高情绪及生存质量具有一定效果。

(王红星　付娟娟　王　培)

第六节　坐骨神经痛

一、概述

坐骨神经是由 L_4、L_5 和 $S_1 ~ S_3$ 脊神经根组成,为全身最粗大的神经。它是由胫神经和腓总神经组成,其中胫神经起自 L_4、L_5 和 S_1 脊神经的前股,腓总神经起自 L_4、L_5 和 $S_1 ~ S_3$ 脊神经的后股,两神经被结缔组织鞘包围而成坐骨神经。其起始处直径为 15mm 左右,经坐骨大孔穿出骨盆,坐骨神经一般自梨状肌下缘穿至臀部。

坐骨神经痛(sciatic nerve pain,SNP)是多种原因引起坐骨神经原发或继发性损害,所产生的沿坐骨神经通路及其分布区的疼痛综合征。造成坐骨神经痛的病因常见的有:

(一)狭窄压迫

1. 侧隐窝狭窄　骨质退变增生后,小关节突增生并向内侧突起倾斜,侧隐窝容积变小,造成神经根的压迫征;侧隐窝后方顶部黄韧带肥厚或弹性减弱;椎间隙狭窄黄韧带松弛形成皱襞陷入椎管而加重侧隐窝狭窄。

2. 椎间盘退变椎间隙狭窄 小关节囊松弛甚至半脱位,腰椎负荷分布改变,椎体和椎板移位,上关节突上移致神经根管和椎间孔变窄。椎体退变滑脱前后移位,椎管容积变小,导致神经根压迫。

3. 椎弓根变形和椎弓崩裂 损伤引起造成椎管和侧隐窝狭窄。

4. 神经根炎症、创伤、先天变异、肿瘤等均可造成椎管狭窄和相对狭窄。

(二)神经根、节受压

按 Sicard、Romond 分类前 3 段受压原因如下:

1. 脊膜神经根 在硬膜囊内增生小关节突内聚并突向椎管,是退变性椎管狭窄合并一侧或双侧神经根管狭窄,造成压迫。

2. 背根神经节 从硬膜发出的神经根可受到增生的椎体后缘、上关节突及突出的椎间盘压迫,背根神经节因间盘膨出而受压迫。背根神经节变异、增粗、内移,易在侧隐窝受压。

3. 神经根 在侧隐窝(神经根管)可被关节突、黄韧带压迫。

椎窦神经(脊膜支或返神经)组成前、后脊膜丛并分布于脊膜、骨膜、后纵韧带、后纤维环和关节囊,神经可被椎间盘、椎体后缘骨赘、粘连牵拉引起压迫并出现腰痛。

(三)疾病

腰骶神经根或根性坐骨神经痛病因有以下几种:

1. 先天性腰椎、韧带、硬膜囊畸形。

2. 腰椎伤、退变、肿瘤。

3. 炎症、带状疱疹、中毒、变态反应、结核、寄生虫感染及类风湿关节炎。

4. 血管源性:静脉曲张及血管瘤。

干性坐骨神经痛较少见,多为继发于周围组织损伤或炎症,发生充血、水肿以致逐渐增粗。梨状肌损伤是挤压坐骨神经的主要因素,坐骨神经本身长时间受压、创伤,神经纤维瘤、下肢血管病、臀肌注射刺激等。

二、坐骨神经痛的临床

(一)腰骶神经根压迫征

腰椎椎间盘突出物从前方挤压神经根最多见。神经根受压部位多为 L_5、S_1 神经。

1. 病程 间歇性发作并逐渐加重,常因外伤、紧张体力劳动或受凉后引起或复发。

2. 疼痛 先有腰痛,后有腰腿痛,少数腰腿痛同时出现,个别先有腿痛。

开始为一侧腰部钝痛或刺痛,伴酸困、发凉,痛区弥散而深在。其疼痛在活动时加重,休息后消失,逐渐加重呈持续性或反复发作。

腰痛逐渐或突然向患侧臀部、大腿后侧、小腿后外侧、足背外侧放射。在体位改变、活动、闭气、喷嚏等使疼痛加剧并沿坐骨神经走行区向远端电击样放射。而侧卧患肢屈髋屈膝位,疼痛可减轻。

3. 反射性肌紧张 腰肌紧张、腰生理前凸消失、脊柱侧凸、腰部活动受限。

4. 压痛 下腰椎患侧棘突旁有明显压痛点,并沿坐骨神经放射,患侧臀部坐骨大孔区也可有压痛及放射痛。

5. 神经牵拉征 直腿抬高试验及加强试验阳性,尤其此征的第 2 步更为典型,即稍加屈膝可使疼痛减轻或消失。交叉直腿抬高征、屈颈征、弓弦征等,通常亦为阳性。

6. **感觉障碍**　急性期常有痛区感觉异常、过敏,个别重病例或病程较长者,可有感觉减退乃至消失,多在 L_5、S_1 即小腿和足的外侧。

7. **运动障碍**　轻症多无运动障碍,严重或病程较长者,可有部分肌肉如伸蹬长肌无力,臀部、小腿肌肉松弛和萎缩。

8. **反射改变**　急性期跟腱反射正常,而长期反复发作者,跟腱反射减弱或消失。

9. **自主神经障碍**　部分病例可有患肢皮肤冰冷、苍白、发绀、干燥、足背动脉搏动减弱。

10. **脑脊液**　部分病例蛋白轻度增高。

(二) 骶神经丛性坐骨神经痛

1. **疼痛**　骶部痛,沿坐骨神经放射,骶神经丛和腰神经丛极为接近,其周围病变常同时累及,故也向腹股沟、会阴部放射。患侧腰肌紧张脊柱向健侧凸。

2. **压痛**　坐骨大孔区及坐骨神经干压痛明显,有时股神经亦有压痛。肛诊于患侧骶骨前常有明显压痛并向下肢放射,棘突或腰椎棘突旁一般无压痛点。

3. **神经牵拉征**　直腿抬高试验一般轻阳性,交叉直腿抬高征及屈颈征阴性。

4. **神经功能障碍**　病情较重或病程较长者,可有较广泛的下肢感觉障碍,跟、膝腱反射改变、臀部及下肢肌群松弛、萎缩等。偶见患肢轻瘫,以致走路时跛行。脑脊液检查正常。

(三) 干性坐骨神经痛

臀部、大腿后侧、小腿后外侧及足外侧自发性剧痛,活动时加重,但咳嗽、喷嚏等动作对疼痛并无明显影响。

1. **反射性紧张征**　脊柱向健侧凸、患膝微屈,以减轻坐骨神经的张力。

2. **压痛**　坐骨大孔区及坐骨神经干走行区有明显压痛并向远端放射,腰骶部多无压痛点。

3. **神经牵拉征**　直腿抬高征明显阳性,交叉直腿抬高及屈颈征阴性。

4. **感觉运动障碍**　患侧臀肌松弛、臀皱襞下垂、腓肠肌萎缩、跟腱反射减弱或消失,以及坐骨神经分布区感觉障碍。

5. **自主神经功能障碍**　比神经根痛明显,常见患肢的足部苍白或轻度发绀,触之较凉,偶尔发热,皮肤干燥或多汗、萎缩、粗糙,趾甲不平易裂等。脑脊液检查无改变。

6. **坐骨神经分支损害**　可有相应的神经分布区疼痛、压痛、感觉障碍及其所支配的肌肉肌力减退,而直腿抬高征常不明显。

(四) 坐骨神经痛的鉴别诊断

1. **解剖类型鉴别**　因丛性坐骨神经痛较少,主要鉴别为根性还是干性。如影像诊断为轻度或中度椎间盘突出,或伴腰椎管狭窄者,其坐骨神经痛不一定为根性,特别属膨出者。这时应查坐骨大孔内上角、臀中肌、髂胫束、阔筋膜张肌、髂后上棘有无明显压痛点、痛性结节、纤维束,腰部向后外侧屈曲如痛不加重,腰部活动正常者,应首先考虑是否为臀部软组织的慢性炎性劳损,刺激或压迫坐骨神经干、臀上神经、臀下神经引起的干性坐骨神经痛或臀性牵扯痛。椎管内外混合性病变引起腰腿痛者是存在的,但就引起坐骨神经痛而言,通常分为主要因素和次要因素(表4-7)。

表 4-7 坐骨神经痛解剖类型的鉴别

项目	根性	丛性	干性
病变部位	椎管内	盆腔骶丛	盆腔出口
疼痛部位	下腰,骶部	骶部	臀部以下
压痛	棘突旁	坐骨神经干	坐骨神经干
		脐旁、股神经	盆腔出口有痛性结节
腰椎叩击	痛加剧	舒适	–
腰部活动	受限,后外侧	–	–
沿坐骨神经放射	+	+ 可至股前、会阴	+
直腿抬高试验	+	±	+
交叉直腿抬高	+	–	–
屈颈、增加腹压			
感觉障碍	根型	多支干型	干型
反射改变	与受累脊节一致	膝腱、跟腱	跟腱
CT、MRI 检查	多见异常	–	–

2. 病因鉴别

(1)骶髂关节炎:髂后上棘、髂后下棘之间疼痛及压痛,各种骶髂关节试验阳性,X 线片可见骶髂关节病变,往往伴有股神经和闭孔神经受累。

(2)盆腔炎:个别严重盆腔粘连的慢性炎症,可累及腰骶神经丛,表现骶部痛,向下肢放射,腰部活动一般不受限,但常伴发下腹坠胀感和压痛。

(3)盆腔静脉淤血:前列腺炎、肿瘤等可致。

(4)臀肌筋膜综合征:疼痛主要在臀部、压痛、结节,下肢活动尤其旋转时加剧,梨状肌紧张试验阳性,可压迫坐骨神经及放射痛。

(5)下肢静脉曲张:坐骨神经本身或其周围静脉曲张可引起坐骨神经痛,久站后加重,走路或患肢抬高时减轻。可见下肢静脉曲张,或伴痔疮。

(6)血栓闭塞性脉管炎:坐骨神经本身供血不足,可有短暂发作性坐骨神经痛,有时易被误诊。当缺血严重出现间歇性跛行时,可引起较典型的坐骨神经痛。脉管炎患者行走一定距离后疼痛,休息可减轻或消失,坐骨神经压痛不明显,痛区在小腿腓肠肌,跟腱反射无异常,在小腿、足呈袜套样感觉障碍,足背动脉搏动减弱或消失,足趾苍白冰冷,踇趾痛突出。

三、康复评定

通过详细的病史采集和体格检查,可初步判断坐骨神经痛的部位和程度。为了进一步确定神经受损的性质、做出预后判断、确定康复目标、制订康复计划、评价康复疗效,还必须进行一系列的康复评定。

(一)坐骨神经牵拉试验

1. **髋内收内旋试验** 患者仰卧,下肢伸直,患侧下肢稍抬高,再用力将患腿内收内旋,或先屈膝、屈髋,再内收内旋,使腰骶神经根受到牵拉,产生腰腿放射痛者为坐骨神经痛。

2. 髋内旋试验 即梨状肌紧张试验。患者俯卧,检查者一手握患侧踝部,将膝关节屈曲90°,另手按住对侧骶髂部以固定骨盆,将患侧小腿用力向外侧推压,髋关节内旋使梨状肌紧张,若出现臀部痛并向下肢放射时为阳性,多因梨状肌损伤、痉挛压迫致坐骨神经痛。

3. 踝跖屈试验 将患侧踝关节突然跖屈,若出现腘窝及小腿前外侧痛,示腓神经损害。

4. 踝背屈试验 若出现腘窝及小腿后侧痛,示胫神经损害。

5. 蹬背屈试验 蹬趾突然背屈若腓肠肌内痛,示胫神经损害。

(二)运动功能评定

1. 肌力评定 参见相关章节。

2. 关节活动范围测定 参见相关章节。

3. 患肢周径的测量 用尺测量或容积仪测量受累肢体周径并与相对应健侧肢体比较。

4. 运动功能恢复等级评定 由英国医学研究会(BMRC)提出,将神经损伤后的运动功能恢复情况分为六级,简单易行,是评定运动功能恢复最常用的方法(表4-8)。

表4-8 周围神经疾病后运动功能恢复评定表

恢复等级	评定标准
0级(M0)	肌肉无收缩
1级(M1)	近端肌肉可见收缩
2级(M2)	近、远端肌肉均可见收缩
3级(M3)	所有重要肌肉能抗阻力收缩
4级(M4)	能进行所有运动,包括独立的或协同的运动
5级(M5)	完全正常

(三)感觉功能评定

坐骨神经痛时可有感觉障碍,需做感觉检查。

1. 浅感觉检查包括痛觉、触觉、温度觉。

2. 深感觉检查包括运动觉、位置觉、振动觉。

此外还可以做 Von Frey 单丝压觉试验。周围神经疾病后感觉功能恢复的评定可参考英国医学研究会的分级评定表(表4-9)。

表4-9 周围神经疾病后感觉功能恢复评定表

恢复等级	评定标准
0级(S0)	感觉无恢复
1级(S1)	支配区皮肤深感觉恢复
2级(S2)	支配区浅感觉和触觉部分恢复
3级(S3)	皮肤痛觉和触觉恢复、且感觉过敏消失
4级(S3+)	感觉达到 S3 水平外,两点辨别觉部分恢复
5级(S4)	完全恢复

(四)反射检查

反射检查时需患者充分合作,并进行双侧对比检查。常用反射有跟腱反射、跖反射等。

（五）自主神经检查

常用特殊检查方法有出汗试验、寒冷反射试验等。出汗试验包括碘－淀粉试验、茚三酮试验等。

（六）日常生活活动能力的评定

参见相关章节。

（七）电诊断检查

对坐骨神经痛，电诊断检查具有重要意义，具有诊断和功能评定的价值，常用方法有：

1. 直流感应电测定 应用间断直流电和感应电刺激神经、肌肉，根据阈值的变化和肌肉收缩状况来判断神经肌肉的功能状态。

2. 强度－时间曲线 是一种神经肌肉兴奋性的电诊断方法。通过时值测定和曲线描记判断肌肉为完全失神经支配、部分失神经支配及正常神经支配，并可反映神经有否再生。

3. 肌电图检查 对坐骨神经痛也有重要的评定价值，可判断失神经的范围与程度以及神经再生的情况。由于神经损伤后的变性、坏死需经过一定时间，失神经表现伤后 3 周左右才出现，故最好在伤后 3 周进行肌电图检查。

4. 神经传导速度的测定 对周围神经疾病是最为有用的。可以确定传导速度、动作电位幅度和末梢潜伏期。既可用于感觉神经也可用于运动神经的功能评定，以及确定受损部位。正常情况下，四肢周围神经的传导速度一般为 40 ~ 70m/s。神经损伤时，传导速度减慢。

（八）Millesi 坐骨神经评价标准

专门针对坐骨神经痛进行评定，见表 4-10。

表 4-10 Millesi 坐骨神经评价标准

分级	结果	内容
3	良好	血管舒缩功能良好 有保护性感觉 能自主跖屈 能自主背伸
2	满意	血管舒缩功能良好 有保护性感觉 腓肠肌恢复神经支配，自主跖屈 需行矫形术
1	差	血管舒张功能良好 有保护性感觉 无用的运动恢复 需行矫形术
0	零	无神经再生

四、康复治疗

康复治疗的目的早期是减轻疼痛、防治各种并发症（炎症、水肿等）；晚期促进运动功能和感觉功能的恢复，防止肢体发生畸形，最终改善患者的日常生活和工作能力，提高生存质量。康复治疗应早期介入，介入越早，效果越好。治疗时根据病情的不同时期进行有针对性的处理。

(一) 卧床休息

在严重疼痛的急性期,应卧硬板床,以减轻神经张力及反应性水肿。

(二) 药物使用

1. **镇痛与镇静药**　塞来昔布、双氯芬酸钠、地西泮等。
2. **维生素**　修复神经损伤用维生素 B_1、维生素 B_2、维生素 B_6、维生素 B_{12}。
3. **血管扩张剂**　地巴唑、烟酸、山莨菪碱等,以改善血液循环,促进神经的新陈代谢。
4. **激素**　急性炎性改变,粘连广泛者,可以短时间口服激素,以消炎、消肿、脱敏。
5. **脱水剂**　急性神经根水肿而出现严重根性痛时,可给呋塞米 20mg,每 8h 服 1 次,同时加氯化钾,用 3 ~ 5 天。

(三) 受累肢体各关节功能位的保持

应用矫形器、石膏托,甚至毛巾将受累肢体各关节保持在功能位。如垂足时将踝关节固定于 90° 功能位等。

(四) 受累肢体各关节的主被动运动

由于肿胀、疼痛、不良肢位、肌力不平衡等因素,常易出现关节挛缩和畸形,故受累肢体各关节早期应做全范围各轴向的被动运动,每天至少 1 ~ 2 次,以保持受累关节正常活动范围。若受损程度较轻,则进行主动运动。

(五) 受累肢体出现肿胀的处理

可采用抬高患肢、弹力绷带包扎、作轻柔的向心性按摩与受累肢体的被动活动、冰敷等措施。水肿与病损后血液循环障碍、组织液渗出增多有关。

(六) 物理因子的应用

早期应用超短波、微波、红外线等温热疗法,既有利于改善局部血液循环,促进水肿、炎症吸收,又有利于促进神经再生。有条件时可做水疗。

(七) 受累部位的保护

由于受累肢体的感觉减弱,易继发外伤,应注意对受累部位的保护,如穿袜等。若出现外伤,选择适当的物理因子进行治疗,如紫外线,促进伤口早期愈合。

(八) 神经肌肉电刺激疗法

坐骨神经痛时若出现肌肉瘫痪,可采用神经肌肉电刺激疗法以保持肌肉质量,迎接神经再支配。失神经支配后头 1 个月,肌萎缩最快,宜及早进行神经肌肉电刺激,失神经后数月仍有必要施用神经肌肉电刺激治疗。通常选用三角形电流进行电刺激。此外还可选用直流电、调制中频、温热等进行治疗。

(九) 肌力训练

受累神经支配肌肉肌力为 0 ~ 1 级时,进行被动运动、肌电生物反馈等治疗;受累神经支配肌肉肌力为 2 ~ 3 级时,进行助力运动、主动运动及器械性运动,但应注意运动量不宜过大,以免肌肉疲劳。随着肌力的增强,逐渐减少助力;受累神经支配肌肉肌力为 3^+ ~ 4 级时,可进行抗阻练习,以争取肌力的最大恢复。同时进行速度、耐力、灵敏度、协调性与平衡性的专门训练。具体方法有:①俯卧位腰背肌训练:患者俯卧位,两上肢置躯干两侧,开始时两上肢后伸 – 头颈后仰 – 胸部离开床面。学会上述动作后,嘱患者双腿伸直、并拢 – 向后方抬起。最后将上肢、头颈和下肢动作协调起来,仅腹部着地。每次保持 5 ~ 10s,然后放下休息 5 ~ 10s。再重复上述动作。开始时,每日训练 10 ~ 15 次,渐增至 30 ~ 50 次。②仰卧位腰背肌康复训练:五点支撑法,三点支撑法,拱桥式。③腹肌康复训练:仰卧起坐法,患者平卧,将下肢垫高 30°,收缩腹肌,一面抬起头肩部,一面屈髋关节,使膝部与鼻子接近。以此反复训练。④患侧直腿抬高训练:患者仰卧,被动或主动地作直腿抬高训练,每日 2 ~ 4 次,每次 5 ~ 10min。⑤下肢肌肉的康复训练:包括股四头肌、腘绳肌康复训练、胫前肌、伸踇长肌康复训练、小腿三头肌康复训练。患者仰卧位或站立位,作伸、屈髋关节、膝关节、足背伸、足跖屈的训练。简易实用的方法包括下蹲、跳跃、踢球、跑步等。

(十) ADL 训练

在进行肌力训练时应注意结合功能性活动和日常生活活动性训练。如下肢练习踏自行车、踢球动作等。治疗中不断增加训练的难度和时间,以增强身体的灵活性和耐力。

(十一) 作业治疗

根据功能障碍的部位及程度、肌力及耐力的检测结果,进行有关的作业治疗。下肢周围神经损伤患者可踏自行车、缝纫机等练习。

(十二) 手术治疗

对保守治疗无效而又有手术指征的坐骨神经痛患者应及时进行手术治疗。如腰骶神经根减压术、臀性坐骨神经松解术、神经缝合术等。

(十三) 坐骨神经痛的神经阻滞疗法

根据病情需要,可选择进行腰椎硬膜外、骶管、腰大肌肌沟、腰椎棘旁、坐骨神经干、椎间孔阻滞及坐骨神经分支阻滞等。

(张长杰)

第七节　臂丛神经损伤

一、概述

臂丛神经损伤是上肢最严重的伤残,多见于摔倒、车祸、运动时牵拉伤,其次为压砸伤、切割伤、枪弹伤、产伤,也见于药物、手术、放射线损伤。臂丛神经损伤的病理像其他周围神经损伤一样,由损伤的程度和部位决定。

(一) 臂丛神经解剖

臂丛由 C_5 ~ T_1 神经根前支组成:在斜角肌外侧缘,C_5 和 C_6 神经根组成上干;C_7 单独形成中干;C_8 和 T_1 组成下干。上、中、下干在相当于锁骨中 1 / 3 处又分别分出前后两股。由上干与中干的前股组成外侧束,下干前股成内侧束,三干的后股组成后束,有腋神经、肌皮神经、桡神经、正中神经、尺神经 5 大分支,分别支配上肢和胸壁肌肉的运动和感觉(图 4-5)。臂丛神经损伤可导致上肢肌肉感觉障碍、运动障碍、肌肉萎缩、关节活动度受限、骨关节继发畸形、日常生活活动能力受限等慢性功能障碍。

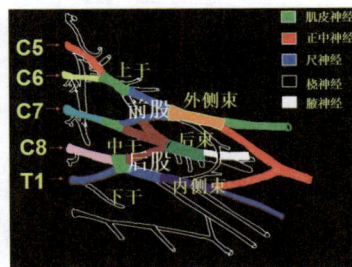

图 4-5　臂丛神经解剖

(二) 臂丛神经损伤认识历史

对臂丛神经损伤(brachial plexus injury,BPI)的认识,最早是从对分娩型臂丛神经麻痹的描述开始的。几个世纪以来,分娩型臂丛神经麻痹被认为是上肢的一种先天性畸形。Smellie 于 1768 年首先报道了 1 例分娩引起的双侧臂丛麻痹,Duchenne(1861)证实了分娩型臂丛神经麻痹的分娩性起源,Erb(1875)描述了产瘫所致最常见的臂丛上干损伤的典型表现,Seeligmueller(1877) 和 Klumpke(1885)则分别描述了全臂丛型及下干型产瘫。

1874 年 Erb 首次报道了一例成人外伤性上肢麻痹,他分析 C_5、C_6 神经根的压迫或牵拉可能是造成瘫痪的原因。1886 年 Thorburn 首次进行了臂丛损伤手术修复。但直至 1966 年国际矫形与创伤外科学会(SICOT)巴黎会议,臂丛损伤修复的疗效一直令人失望。从 20 世纪 80 年代开始,Narakas(1981)、Gilbert(1984)等相继采用显微外科手术治疗产瘫,取得了令人满意的结果。目前手术已成为治疗产瘫的主要方法之一。我国顾玉东、瑞士 Narakas 等开展神经移位术治疗臂丛神经损伤,疗效显著,在这一领域做出了重大贡献。近 10 多年来,显微外科与功能解剖学研究、神经再生生物学研究以及电生理、影像学诊断技术等的应用,多组神经移位术、选择性神经束支移位术、游离肌肉移植功能重建术、产瘫早期显微修复等的开展,均对臂丛损伤的治疗产生了积极影响。

(三)臂丛神经损伤的流行病学

成人和儿童臂丛神经损伤的流行病学具有明显的不同。成人臂丛神经损伤统计数据较少,较陈旧。20 世纪 90 年代末,Midha 报道北美成人多发损伤中臂丛神经损伤发生率接近 1.2%,且多见于年轻男性,占患者总人数的 89%。患者平均发病年龄为 29 岁,50% 的患者为 19 ～ 34 岁。国内缺乏成人臂丛神经损伤的流行病学调查。产伤是造成儿童臂丛神经损伤的最常见原因,现有资料显示分娩型臂丛神经麻痹在存活患儿中的发生率是 0.38‰ ～ 1.56‰。

(四)臂丛神经损伤的病因及分型

1. 臂丛神经损伤的病因 臂丛神经损伤的病因有:①外伤,如:牵拉伤、运动伤、枪弹伤、刺伤、臂丛压迫等;②肿瘤压迫;③感染性疾病;④医源性损伤,如:放射性损伤,手术时上肢不正确的牵拉或麻醉时上肢不正确的摆放固定造成的臂丛压迫,肩关节、腋窝或颈后三角的侵入性治疗等;⑤产伤:分娩时牵拉造成的新生儿臂丛损伤,即"分娩型臂丛神经麻痹(obstetric brachia plexus palsy,OBPP)"。成人和儿童臂丛神经损伤的病因有明确的差异。

成人臂丛神经损伤常见于外伤及医源性损伤,而儿童臂丛神经损伤多见于产伤。根据复旦大学附属华山医院的流行病学调查资料(2003 年),上海市的产瘫发生有三个主要的危险因素,按其危害程度的大小排列依次为:产钳助产(OR 值 40.22)、出生体重 >4000g(OR 值 31.25)及孕前体重指数 ≥ 21(OR 值 24.81)。

2. 临床分型 臂丛神经损伤临床最常用分类是:

(1)上臂丛损伤(Erb 损伤、C_5 ～ C_6 损伤、上干损伤):临床表现为肩关节不能外展与上举,肘关节不能屈曲而能伸,腕关节虽能屈伸但肌力减弱。上肢外侧感觉大部缺失,拇指感觉有减退,第 2 ～ 5 手指,手部及前臂内侧感觉完全正常,检查时可发现肩部肌肉萎缩以三角肌为著,上臂肌肉萎缩以肱二头肌为著。另外,前臂旋转亦有障碍,手指活动尚属正常。

(2)下臂丛损伤(Klumpke 损伤、C_8 ～ T_1 损伤、下干损伤,有时包括 C_7):临床表现为手的功能丧失或发生严重障碍,肩、肘、腕关节活动尚好,患侧常出现霍纳(Horner)征。检查时可发现手内部肌全部萎缩,其中以骨间肌为著,有爪型手及扁平手畸形,手指不能屈或有严重障碍,但掌指关节存在伸直动作(指总伸肌的功能),拇指不能掌侧外展。前臂及手部尺侧皮肤感觉缺失,臂内侧皮肤感觉亦可能缺失。

（3）全臂丛损伤（C₅ ~ T₁、上中下干损伤）：早期时，整个上肢呈缓慢性麻痹，各关节不能主动运动，但被动运动正常。由于斜方肌功能存在，耸肩运动依然存在。上肢感觉除臂内侧尚有部分区域存在外，其余全部丧失。上臂内侧皮肤感觉由臂内侧皮神经与肋间臂神经共同分布，后者来自第 2 肋间神经，故在全臂丛神经损伤时臂内侧皮肤感觉依然存在。上肢腱反射全部消失，温度略低，肢体远端肿胀，并出现 Horner 征。在晚期，上肢肌肉显著萎缩，各关节常因关节囊挛缩而致被动运动受限，尤以肩关节与指关节严重。

（五）臂丛神经损伤导致各种不同临床表现

1. **腋神经损伤** 三角肌萎缩，肩关节外展受限。
2. **肌皮神经损伤** 肱二头肌萎缩，肘关节屈曲受限。
3. **桡神经损伤** 肱三头肌、肱桡肌及腕伸肌、拇伸肌、指伸肌萎缩及功能受限。
4. **正中神经损伤** 屈腕及屈指肌、鱼际肌萎缩，拇指及手指屈曲及拇指对掌功能受限，第 1 ~ 3 指感觉障碍。
5. **尺神经损伤** 尺侧腕屈肌萎缩，小鱼际肌、骨间肌、蚓状肌、拇内收肌萎缩，手指内收、外展受限，指间关节伸直受限，手精细功能受限，第 4 ~ 5 指感觉障碍。

（六）臂丛神经损伤的临床诊断

有下列情况之一，应该考虑臂丛神经损伤的存在：

1. 上肢五大神经（腋神经、肌皮神经、正中神经、桡神经、尺神经）中任何两组的联合损伤（非同一平面的切割伤）。
2. 手部三大神经（正中神经、桡神经、尺神经）中任何一根合并肩关节或肘关节功能障碍（被动活动正常）。
3. 手部三大神经（正中神经、桡神经、尺神经）中任何一根合并前臂内侧皮神经损伤（非切割伤）。

（七）臂丛神经损伤后临床治疗方法选择

臂丛神经损伤的治疗包括手术治疗与保守治疗，其核心问题是手术适应证是什么？怎样确定手术时机？目前公认的观点是：治疗方案的选择应根据臂丛神经损伤的程度及受损神经部位的组织情况来决定。国内专家一般建议：臂丛神经节后损伤应采取保守治疗，观察3 个月，若症状、体征持续好转，肌电图检查出现运动神经传导速度加快或感觉神经动作电位增加，则可继续保守治疗；若症状、体征无恢复，应进行手术探查。手术治疗适应证包括：开放性损伤、节前损伤、臂丛合并腋动脉损伤及保守治疗无效者。开放性损伤应进行手术探查，争取早期神经缝合或移植术；节前损伤一旦确诊，应尽早实施神经移位术；全臂丛根性撕脱伤者应尽早行臂丛探查术，根据损伤程度及范围选择神经或肌肉、肌腱移位术。国外专家多从臂丛神经部分或完全损伤来确定治疗方案。对部分损伤患者，他们建议保守治疗8 ~ 12周左右，若效果不佳，再行二期手术。对完全性损伤患者，他们建议尽早行手术探查，若发现断面整洁，挫伤轻，则建议行一期无张力性缝合，后期配合药物及康复治疗；若断面污染重，神经挫伤或撕裂明显，则建议行神经或肌肉、肌腱移位术。臂丛神经损伤手术治疗主要存在术式选择的争议，但不管选择何种术式，临床医师应确立一点：手术治疗前后，患者均应进行适当的康复治疗，康复治疗的主要目标是预防肌肉萎缩，术后护理预防和减少继发性畸形，控制疼痛，恢复躯体感觉运动功能，恢复发育性忽略。

（八）影响臂丛神经损伤恢复的因素

臂丛神经损伤的康复是一个缓慢、长期的过程，取决于多重因素，如损伤神经的复杂性，诊断和治疗介入的时间,经济和时间的投入,多学科团队的合作以及患者自身的精神状态、对治疗的配合程度等均可影响臂丛神经的恢复效果。

二、臂丛神经损伤后的功能障碍

　　臂丛神经损伤造成肢体瘫痪,肌肉血液供应减少,出现肌肉萎缩、结缔组织增生,进一步导致支配肌肉的神经血液供应减少,神经损伤加重,出现萎缩、纤维化及瘢痕形成,导致疼痛、感觉障碍及继发畸形等后遗症。

（一）肌肉萎缩

　　臂丛神经损伤可导致其支配肌肉出现失神经支配。失神经支配肌肉的组织结构和神经生理发生了变化,导致了其收缩性及兴奋性的改变,从而出现了肌肉萎缩。

　　1. 失神经支配　　肌肉的组织结构变化包括肌纤维组织学改变和肌肉的微循环变化两个方面。

　　（1）肌纤维组织学改变:包括运动终板丧失、肌细胞直径和截面积缩小、细胞质丢失、肌纤维排列紊乱、细胞核相互靠近、肌丝疏散、肌浆蛋白和肌原纤维蛋白含量下降。超微结构改变包括肌纤维膜系统肿胀、排列紊乱、核固缩、线粒体肿胀变性、溶酶体增生等。失神经肌肉中快肌纤维较慢肌纤维更易退变,快肌的肌球纤维较肌动纤维先消失,肌球蛋白的比例明显下降。肌纤维组成由于快肌纤维的退变而发生改变。

　　（2）肌肉微循环的改变:表现为失神经肌肉毛细血管退化速度大于纤维丧失速度,导致失神经肌肉毛细血管数与肌纤维数的比例下降,同时胶原纤维随失神经时间延长而明显增多。正常肌肉的每根纤维直接接受 3 ~ 5 条毛细血管的供应。长期失神经肌肉的肌纤维仅有 1 条毛细血管供血,而这些肌纤维被密集的胶原阻隔,甚至形成骨骼肌内血管完全缺失区。血液供应不足可能是造成失神经肌肉萎缩的一个重要原因,大量胶原聚集也可以阻止失神经肌肉神经再支配。

　　2. 肌卫星细胞的激活　　损伤发生后 2 ~ 4 个月可见肌卫星细胞的激活。骨骼肌卫星细胞为单核梭形细胞,起源于中胚层干细胞,具有增殖和分化能力,被认为是储备的成肌细胞,是肌肉组织的干细胞。近年来,肌卫星细胞在失神经骨骼肌中的变化受到重视。Rodrigues 等研究表明,失神经后肌卫星细胞数量随失神经时间的延长而迅速下降,但在神经损伤早期(<2 个月),肌卫星细胞数量会增加,但增加机制尚不明确,可能与失神经后的代偿有关。而肌卫星细胞增生的维持依赖于神经再支配或再支配下的肌肉活动。失神经支配下,肌卫星细胞再生形成类似肌管的结构属于非神经性,增殖的肌细胞可能在肌膜内融合成为不成熟的肌细胞,不会发育成为成熟骨骼肌。当失神经时间延长时,肌膜崩解,新形成的不成熟肌细胞亦发生退变,即没有神经支配下,新形成的肌细胞反复退变与再生,肌卫星细胞的数量迅速下降,最终导致其全部丧失。Viguie 等认为,长期失神经肌肉中肌卫星细胞死亡后无再生替代。根据这一变化,许多学者认为肌卫星细胞数量减少甚至完全耗竭是造成失神经肌肉不断萎缩的重要原因。

（二）疼痛

　　疼痛是成人臂丛神经损伤常见主诉之一。疼痛原因包括创伤急性期关节和韧带损伤的疼痛反应及神经损伤后出现的神经病理性疼痛,常出现于臂丛完全麻痹和神经节前损伤的患者中。神经病理性疼痛的特点是创伤后即刻或头几天出现,持续数月或数年,表现形式有两种：一种是感觉减退或丧失的上肢所存在的持续性的烧灼感或紧束感；另一种是损伤神经支配区的发作性剧烈疼痛，疼痛持续数秒，但一天可发作数次。天气变冷、着凉、情绪的波动或抑郁可加重疼痛，而适当的放松和娱乐可减缓疼痛。臂丛神经损伤后出现的疼痛程度取决于损伤神经根的数目及程度。

经典的神经病理性疼痛的机制是神经根撕脱和脊髓去传入引起的中枢性疼痛。突然神经根撕脱伤导致传入通路中断，后根神经节向中枢的投射纤维变性，使感觉向脊髓传入中断。细胞及神经化学改变引起脊髓胶状质神经元去抑制，脊髓后角 I、II、V 神经元产生异常活动，产生疼痛。受损脊髓后角神经元突然异常放电可以导致发作性疼痛。这种神经元的过度兴奋可以向上传导，到达丘脑腹后外侧核及丘脑内侧，出现了病理性的中枢敏化。

神经病理性疼痛的发生机制还有其他学说，如炎性机制参与了神经病理性疼痛的发生。

最近 Bertell 等提出了一种新的假说，认为神经病理性疼痛来源于未受撕脱伤的神经根，而不是来源于撕脱伤的神经根，因为对未损伤神经根的注射麻醉可以短暂缓解疼痛。

（三）感觉障碍

臂丛神经损伤后躯体感觉的传入障碍在上肢的功能恢复中具有重要的地位。有躯体感觉障碍的 OBPP 患儿在运动功能保留的情况下也常出现自我切割伤、手指刺伤或手的使用不当等。有感觉障碍的成人患者常出现手的尺侧及小指顶端皮肤（$C_7 \sim T_1$ 神经根支配）的破损和感染，在手的操作动作中，这些皮肤区域对损伤更为敏感。

临床证据已经证实臂丛神经损伤后受损伤上肢存在感觉障碍及异常的触觉感知，这被认为与感觉传入中断后 - 躯体感觉系统的调整有关。至今还没有关于臂丛神经损伤后神经可塑性或皮层重组的证据，但在一些远端神经（腕关节处正中神经或尺神经）损伤的病例中观察到了手部感觉皮层代表区的重组。Lundborg 描述了一个正中神经损伤后躯体感觉皮层图谱快速重组的病例。作者观察到正中神经损伤后，它的皮层投射区出现了一个"黑洞"，邻近的皮层可以在几分钟内覆盖这个"黑洞"。作者认为这种现象可能是由于正常情况下邻近皮层的突触联系是被抑制的，当皮层投射区被损伤时，这种抑制被解除，从而出现皮层重组。

周围神经损伤的程度及形式不同，其功能重组的形式也有不同。如果损伤神经的施万细胞管是保留的，那再生的轴突会沿着原来周围神经的方向生长，其皮层代表区也是保留的。如果神经完全离断，手术修复后会发现皮层代表区重组。即使显微外科技术已经发展得相当好，传入神经修复后仍可观察到轴突的生长方向错误，这种错误的生长可导致手和上肢感觉皮层代表区的突触重组。突触重组的现象也可出现在皮层下结构，如脊髓后角、脑干楔形核、丘脑的腹后外侧核和腹后中央核等。

（四）习得性弃用（成人）及发育性忽略（儿童）

臂丛神经损伤后感觉恢复之前成人可出现习得性弃用，儿童出现发育性忽略的现象。

"习得性弃用"是 Taub 等在 1976 年提出的概念。他们用猴子做研究，切断了它们的感觉传入，造成感觉缺失模型。他们发现猴子的感觉传入被剥夺后，即使患侧肢体仍然保持肌力和视觉相关的运动控制，它们的运动控制依然出现了问题，它们不会在自发运动中使用受累的、无感觉的肢体。在限制健侧肢体的活动并对患侧肢体进行训练后猴子重新获得了使用受累侧肢体的能力。因此，"习得性弃用"理论在中枢神经损伤，尤其是在脑卒中患者中得到了广泛推广。

"习得性弃用"是建立在中枢神经系统损伤后运动障碍的基础上的，它不是由损伤本身引起的,而是损伤后的一种习得性的现象。它的核心是"习得性的运动功能的抑制"。在中枢神经系统损伤的早期,运动神经元反应变慢,导致患侧执行功能活动的能力下降。患侧肢体应用的反复失败的体验导致患者使用不同的运动策略,喜欢应用健侧肢体来完成日常生活活动能力,成功的体验又会使患者更多地应用健侧肢体,从而放弃了患侧肢体的使用。

2004 年 Taub 等在中枢神经系统损伤(产前、围生期或产后)的儿童中发现了"习得性弃用"的特殊类型,命名为"发育性忽略"。它的特殊性在于成人中枢神经系统损伤后会出现运动功能障碍,而新生儿从未体验过运动功能的发育,所以他们的中枢神经系统损伤后不会出现运动功能的丧失,但他们在成长的过程中运动功能提高了,却仍然忽视患侧肢体的使用。

有时臂丛神经损伤的儿童在进行神经移植术后仍不能移动患侧肢体,一种可能的解释是臂丛神经麻痹的早期,周围神经出现暂时的中断状态,这损害了正常的运动模式和躯体构象(body schema)的组建。因此,损伤发生后有一个关键的时机,抓住这个时机进行治疗就不会出现长久的损害,可以达到完全的恢复。Brown 等观察了 16 个 OBPP 患儿,这些患儿有持久的功能障碍,尽管进行过肌肉神经移植术,他们的患侧肢体仍然是无力和笨拙的。研究者认为这种现象不是由于神经再生不良,而是不能有效地募集运动单位,他们认为这种现象类似于发育性失用症。健康儿童在出生的头几个月及物动作的能力发生改变,从不准确、无目标性到更加精确和视觉引导性。在这个关键的阶段上肢瘫痪伴随上肢肌肉、关节和皮肤感觉传入的缺失会导致运动皮层代表区不能有效构建运动程序。

(五) 继发畸形

OBPP 儿童在成长过程中会出现肌肉挛缩及主动肌与拮抗肌失衡的问题,导致肢体功能障碍和骨关节的畸形。肌肉失衡和挛缩可能是肢体的快速生长及神经损伤程度的不对称性引起的。正常的肌群不能抵消这种肌肉失衡,从而导致了关节活动度的进一步受限以及上肢异常的运动模式,表现为肩外展、肘屈曲、前臂旋前。若肩胛上神经受损可出现肩关节内外旋肌群的失衡,表现为外旋肌麻痹,内旋肌相对有力,肩关节活动度受限。

三、臂丛神经损伤患者的功能评估

臂丛神经损伤非常复杂,没有任何两个患者的功能障碍水平是完全一样的。臂丛神经损伤的患者常常发生在年轻人,中位数年龄在 25 岁左右,其造成的损伤恢复较慢,给社会和家庭带来了长期的负担。因此经济有效的治疗方法并观察其疗效对臂丛神经患者显得非常重要。

对于损伤的影响可以参考"国际功能、残疾和健康分类"(International Classification of Functioning, Disability and Health, ICF)。臂丛神经损伤造成的身体损害包括上肢的运动及感觉功能异常。通过肌力及关节活动度来评估治疗的有效性是基于损伤层面。

然而患者常常根据损伤对其生活的影响来判断治疗的疗效,关节活动度和肌力并不能够预测患者在日常生活中使用患侧上肢和手的程度。臂丛神经损伤康复的主要目标是提高上肢的功能,这就需要从患者的角度来判断上肢在日常生活中的功能状况。通过调查问卷来评估患者在日常生活中的活动是最有效的方法。由于臂丛神经损伤可以影响上肢的任何部位,所以调查问卷应该包括上肢和手的各种功能,从稳定、及物、抓握、操作物体到基本日常生活活动如进食、穿衣、修饰、家务活和交流等。

Hudak 等从 150 项日常生活活动中,经过反复多次筛选,选取 30 项最能反映患者活动功能的指标,形成上肢、肩、手的残疾问卷(disability of the arm,shoulder and hand,DASH),DASH 调查表广泛用于上肢功能的评估,评估患者的症状和功能状态,反映各种骨骼肌肉疾病及损伤对上肢功能的影响,具体内容如下。

DASH 调查表旨在了解您的上肢的症状及从事日常活动的能力。

请您根据上 1 周内您的活动情况,在以下项目相应等级(1 ~ 5)的数字上画圈,并请您务必回答以下每个问题。如果在上周您没有机会从事某项活动,请您设想一下,哪个项目与您的上肢功能状况最相符合,并在相应等级的数字上画圈。

请您注意:不管您是用哪只手完成的下列活动,也不管您是如何完成的,只要求您根据相应的能力回答问题。

A 部分:请您评估在上 1 周内,进行下列活动的能力,并请在相应等级的数字上画圈,见表 4-11。

表 4-11　DASH 调查表 A 部分内容

活动能力					
项目	无困难	有点困难但能做到	明显困难	很困难	不能
1 拧开已拧紧的或新的玻璃瓶	1	2	3	4	5
2 写字	1	2	3	4	5
3 用钥匙开门	1	2	3	4	5
4 准备饭菜	1	2	3	4	5
5 推开一扇大门	1	2	3	4	5
6 将物品放在头部上方的小柜里	1	2	3	4	5
7 繁重的家务劳动(擦地板、洗刷墙壁)	1	2	3	4	5
8 花园及院子的劳动(打扫卫生、松土、割草、修剪花草树木)	1	2	3	4	5
9 铺床	1	2	3	4	5
10 拎购物袋或文件箱	1	2	3	4	5
11 搬运重物(超过 5kg)	1	2	3	4	5
12 更换头部上方的灯泡	1	2	3	4	5
13 洗发或吹干头发	1	2	3	4	5
14 擦洗背部	1	2	3	4	5
15 穿毛衣	1	2	3	4	5
16 用刀切食品	1	2	3	4	5
17 轻微体力的业余活动(打牌、织毛衣等)	1	2	3	4	5
18 使用臂部力量或冲击力的业余活动(使用锤子、打高尔夫球、网球等)	1	2	3	4	5
19 灵活使用臂部的业余活动(如羽毛球、壁球、飞盘)	1	2	3	4	5

续表

活动能力					
项目	无困难	有点困难但能做到	明显困难	很困难	不能
20　驾驶、乘坐交通工具	1	2	3	4	5
21　性功能	1	2	3	4	5
22　影响您同家人、朋友、邻居以及其他人群社会交往的程度	1	2	3	4	5
23　影响您的工作或其他日常生活活动的程度	1	2	3	4	5

B 部分：请您评估在上一周下列症状的严重程度，并在相应等级的数字上画圈，见表 4-12。

表 4-12　DASH 调查表 B 部分内容

症状严重程度					
项目	无	轻微	中度	重度	极度
24　休息时肩、臂或手部疼痛	1	2	3	4	5
25　活动时肩、臂或手部疼痛	1	2	3	4	5
26　肩、臂或手部麻木、针刺样痛	1	2	3	4	5
27　肩、臂或手部无力	1	2	3	4	5
28　肩、臂或手部僵硬	1	2	3	4	5
29　肩、臂或手部疼痛对睡眠的影响	1	2	3	4	5
30　肩、臂或手部使您感到能力下降、缺乏自信	1	2	3	4	5

C 部分：调查您的肩、臂或手功能障碍对您从事音乐或体育活动的影响。如果您使用多种乐器或者从事多项体育活动，请您写出您认为最重要的乐器以及体育活动项目。请根据上一周的活动能力，在相应等级的数字上画圈（表 4-13）。

表 4-13　DASH 调查表 C 部分内容

活动能力					
项目	无困难	有点困难但能做到	明显困难	很困难	不能
31　用以往惯用的方式演奏乐器或进行体育活动	1	2	3	4	5
32　肩、臂或手部疼痛影响演奏乐器或进行体育活动	1	2	3	4	5
33　可以达到您要求的那样演奏乐器或进行体育活动	1	2	3	4	5
34　能像以往一样长时间演奏乐器或进行体育活动	1	2	3	4	5

DASH 调查表 A 部分用于了解患者上肢功能活动情况，B 部分调查上肢不适症状，C 部分用于调查运动员和音乐家上肢功能，对大部分患者仅用 DASH 调查表的 A、B 两部分即可。

DASH 值计算方法是将 A、B 两部分所有的数字相加,然后按以下公式计算:

$$DASH\ 值 = \frac{A、B\ 两部分总和 -30(最低值)}{1.20}$$

DASH 值为 0 时,表示上肢功能完全正常,DASH 值为 100 表明上肢功能极度受限。

四、臂丛神经损伤康复

(一)臂丛神经损伤康复分期

臂丛神经损伤康复可分为四期:

1. **第一期** ①获得完整的病史,评估患者的能力和功能障碍,确认这些功能障碍是否影响患者的日常生活活动能力;②应用夹板或吊带来保护上肢,预防二次损伤,减轻疼痛。

2. **第二期** ①口服非甾体类解热镇痛药减轻疼痛及神经系统症状;②运动疗法前的物理因子治疗:颈肩部热疗可以降低肌肉痉挛,为关节活动度训练做准备;③每天 2 次的关节活动度训练;④教育患者正确的肢体放置及健身操训练,包括避免过头的动作及患肢的牵拉;保持直立位的技巧。

3. **第三期** ①纠正肌肉骨骼失衡;②继续物理因子治疗为运动疗法做准备并控制疼痛;③患者在指导下使用夹板;④开始进行肌力训练,从减重状态下肌力训练开始,逐步过渡到抗重力、抗阻力的肌力训练。如果临床症状加重,则停止肌力训练,退回关节活动度训练。

4. **第四期** ①转移到家庭康复治疗方案;②为了重新制定目标而进行随访;③患者教育。

(二)肌肉萎缩康复

臂丛神经损伤后肌肉萎缩的康复主要包括两个方面。

1. **被动肌肉牵拉** 小鼠肌肉的组化分析显示重复牵拉失神经支配的比目鱼肌,其肌纤维的横截面积明显大于对照组。牵拉是一个重要的力学信号,可增加肌动蛋白和肌球蛋白丝的产生,促进新肌节的生成。

2. **电刺激** 电刺激包括神经肌肉电刺激、功能性电刺激及经皮神经电刺激,既可应用于受损神经,也可应用于失神经支配肌肉,两者对肌肉可塑性及神经再生均有效。临床研究及肌电图研究均证实持续强化的电刺激可以促进周围神经的再生,然而超早期电刺激对损伤神经的再生的疗效还存在争议。目前电刺激应用的循证医学证据大多是小样本研究,应用参数及治疗方案多样,最有效的电刺激方法及刺激时机仍无定论,也不存在电刺激的标准方案,但大多数研究得出的结论是臂丛神经损伤后电刺激应尽早进行,而且每天做多次。

(三)疼痛处理

成人臂丛神经损伤后的神经病理性疼痛对患者的影响很大,是康复的主要障碍,严重影响患者的预后及生存质量。疼痛的康复需要一个多学科团队的综合治疗。

1. **成功的外科神经修复术** 早期的臂丛探查和重建在臂丛神经损伤康复中占据决定性的位置,因为它不仅可以改善上肢的功能,还能减轻神经病理性疼痛。成功的外科神经修复术可以缓解疼痛已经被广泛报道,其机制不是很明确,可能与肌肉内神经纤维再生以及外周传入、传出神经的神经移植有关。

2. **药物治疗** 药物治疗是许多病理状态下出现的神经病理性疼痛治疗的基石。然而,目前药物对臂丛神经损伤导致的神经病理性疼痛有效性的研究资料很少。最近,更多的国际指南推荐三环类抗抑郁剂、加巴喷丁或普瑞巴林作为治疗慢性神经病理性疼痛的一线用药,阿片类药物和曲马多作为二线或三线药物。还可进行两种或以上药物的合用以减少副作用,或获得额外收益。然而在临床中也观察到:与周围性病因引起的神经病理性疼痛相比,中枢性疼痛极易产生耐药性。抗癫痫药物加巴喷丁对臂丛神经撕裂后出现的疼痛无效,且大剂量、长期的加巴喷丁治疗能够抑制神经再生,导致预后不良。从大麻中提取的药物能够明显改善臂丛根性撕裂造成的慢性疼痛患者的生存质量和睡眠。当出现"放射痛"时,可给予抗癫痫药物卡马西平、苯妥英钠、丙戊酸钠缓解症状。

3. 经皮神经电刺激治疗　经皮神经电刺激(transcutaneous electrical nerve stimulation,TENS)是一种简单、价低、无创的止痛治疗,虽然关于它的作用机制和有效性仍然存在争议,但已逐渐应用在神经病理性疼痛的治疗中。很少的对照研究证实它对周围神经损伤的有效性,在一些非对照研究中有50%~80%的患者疼痛得到了缓解。临床应用时有两种形式:一种是低强度的高频率(60~200Hz)脉冲,脉宽2~50μs;另一种是类似针刺的经皮神经电刺激,刺激频率为0.5~10Hz,刺激强度可引起肌肉收缩,脉宽在数百至1000μs之间。

4. 神经刺激　对于顽固型保守治疗无效的疼痛患者可以尝试进行介入治疗,一些神经刺激介入治疗疼痛已经显示了不同水平的临床证据。①脊髓电刺激:通过放置硬膜外腔电极,提供电刺激作用于脊髓背根称为脊髓电刺激(SCS)。虽然脊髓电刺激解除疼痛的机制尚不十分清楚,但据临床研究显示它可解除一些神经病理性疼痛患者的重度疼痛;②其他刺激治疗:目前,临床上还可根据不同病情酌情选择经颅直流电刺激、脑深部电刺激(DBS)、硬膜外运动皮质刺激(MCS)、经颅磁刺激(TMS)等治疗方法。

5. 心理社会介入　研究发现臂丛神经损伤的患者重返工作岗位后疼痛均有明显缓解,因此心理介入对疼痛的缓解很有必要。

(四)感觉再教育

在正常的个体中,感觉传入从手到达大脑皮层,与既往的记忆和体验相关联,转化为有意识的感知。神经损伤或修复后,神经冲动发生改变,不能与大脑中既往的体验相匹配,所以不能被识别,可能成为新的感觉体验或被忽略掉。

2011年Jerosch-Herold等提出"感觉再教育"的定义:感觉再教育是一种逐渐的、进展的大脑重组的过程,这个过程通过应用认知学习技术如形象化或言语化技术、通过应用替代的感觉刺激如视觉、听觉、通过应用分级的触觉刺激来维持和/或恢复神经损伤或压迫造成神经损伤区域的精细触觉来实现。

Lundborg等将感觉再教育分为两个阶段:早期着重通过视觉–触觉(如镜像治疗)和听觉–触觉作用来维持手的大脑皮层代表区。后期致力于提高感觉再教育的效果。

Jerosch-Herold综述的结果显示,在过去10年里传统的感觉康复技术(如不同形状、不同质地的触觉刺激)较新的方法(如镜像治疗和感觉替代)使用更多。

(五)强制诱导运动疗法的应用

强制诱导运动疗法(constraint-induced movement tlherapy,CIMT)是为治疗习得性弃用和发育性忽略而发展起来的。它的目的是通过行为方式的改变来减少对受累肢体运动能力的抑制。具体做法是:在成年患者清醒的90%的时间里用手套、吊带来限制健手的活动,同时对患手进行6h/d,持续2~3周的重复训练。后来出现了许多改良的强制诱导运动疗法,主要是通过改变限制的形式、介入的频率和强度来提高训练的可行性和耐受性,尤其对于儿童患者。CIMT用于OBPP患儿已经取得了较好的疗效。

（六）A 型肉毒毒素注射治疗

臂丛神经损伤后主动肌和拮抗肌共同收缩能够导致异常的、固定的关节位置，妨碍功能恢复。A 型肉毒毒素能够抑制肌肉共同收缩，从而改善运动控制，激活神经可塑性。已经有证据显示 A 型肉毒毒素注射治疗 OBPP 患儿肌肉失衡非常有效。

五、臂丛神经损伤康复展望

（一）通过影像学证实电刺激的疗效

动物实验和人体研究已经支持电刺激是预防肌肉萎缩的有效、简单、价低的治疗手段。未来需要更多的大样本随机双盲试验来验证这个结论。同时，我们应该采取更多的影像学手段，如磁共振、超声等来研究电刺激怎样维持肌肉的黏弹性。

（二）非药物治疗疼痛方法的研究

在上述疼痛的治疗中，推荐外科神经修复和药物作为疼痛的一线治疗，导致疼痛的病因是多因素的，既有客观因素（组织损伤），也有主观因素（感知、认知、行为成分），所以治疗手段也应该是多样的，包括物理治疗和药物治疗。未来我们应该进一步评估非药物治疗（如经皮神经电刺激、超声、激光治疗、针灸等）联合外科手术及药物治疗的有效性。

（三）臂丛神经损伤后出现习得性弃用（成人）及发育性忽略（儿童）治疗

中枢神经损伤后应用 CIMT 以及 CIMT 对 OBPP 的初步研究证实了该方法的疗效。需要进一步研究儿童臂丛神经损伤的特定康复措施的疗效，这些特定的康复治疗应该着眼于既促进功能恢复，又能增加患手的使用。

（王　强）

第八节　腰骶丛神经损伤

一、概述

腰骶丛神经损伤在临床较为少见，主要因其位于骨盆内，与臂丛易受到牵拉移位、撕裂撕脱损伤不同，其受到稳定的骨盆骨性结构保护，对一般外伤作用力的抵抗力较强。只有发生了威胁生命的高能量损伤（严重的骨盆骨折、后环断裂移位）时才出现腰骶丛损伤。

腰骶丛由腰丛和骶丛组成。腰丛来自 $L_1 \sim L_3$ 神经根前支、一部分 T_{12} 前支和一部分 L_4 前支。其位于腰大肌深面、脊椎横突前方。L_1 神经根前支向外延伸，主要构成髂腹下神经和髂腹股沟神经，尚有一分支与 L_2 神经根的一分支形成生殖股神经。$L_2 \sim L_4$ 神经根分成前、后股，所有前股汇合形成闭孔神经，所有后股汇合形成股神经，感觉皮支包括股内侧皮神经、股前内侧皮神经、隐神经。$L_2 \sim L_3$ 后股的一小部分汇合构成股前外侧皮神经。腰丛除发出肌支支配腰大肌、髂肌和腰方肌外，还发出分支分布于腹股沟区及股部的前侧和内侧。腰丛主要分支：①股神经（$L_2 \sim L_4$）：肌支支配股四头肌，感觉皮支有股内侧皮神经、股前内侧皮神经、隐神经；②闭孔神经（$L_2 \sim L_4$）：支配股内收肌群和大腿内侧皮肤；③腰大肌肌支（$L_2 \sim L_3$）与髂肌肌支（$L_2 \sim L_3$）；④感觉性神经：髂腹下神经（L_1，支配下腹壁前、外侧）、髂腹股沟神经（L_1，支配大腿上内侧与阴茎根部或大阴唇根部）、生殖股神经（$L_1 \sim L_2$，支配大腿前上侧和阴囊或大阴唇的皮肤与提睾肌)、股前外侧皮神经($L_2 \sim L_3$,支配大腿前外侧)。

骶丛来自 $L_4 \sim L_5$、$S_1 \sim S_3$ 神经根前支和一部分 S_4 前支,位于骶骨外侧和骨盆后外侧壁、梨状肌前面,髂内动脉的后方。骶丛除直接发出许多短小的肌支支配梨状肌、闭孔内肌、股方肌等外,还发出以下分支分布于盆壁、臀部、会阴、股后部、小腿以及足的肌肉和皮肤。骶丛的主要分支有:①坐骨神经($L_4 \sim L_5$、$S_1 \sim S_3$):腰骶丛发出后很快形成坐骨神经干,其中胫神经及腘绳肌支主要来源于 $L_4 \sim L_5$、$S_1 \sim S_3$ 的前股,腓总神经主要来源于 $L_4 \sim L_5$、$S_1 \sim S_2$ 的后股。起始部横径约 2cm,包于一个总结缔组织纤维鞘内,一般经梨状肌下孔出坐骨大孔离开骨盆,进入臀部;有时也穿越梨状肌肌性结构支配大腿后侧肌群、所有膝平面以下肌肉,支配除隐神经支配的小腿内侧半区以外膝平面以下的皮肤感觉;②臀上神经($L_4 \sim S_1$):伴臀上动、静脉经梨状肌上孔出骨盆,支配臀中肌、臀小肌和阔筋膜张肌;③臀下神经(L_5、$S_1 \sim S_2$):伴臀下动、静脉经梨状肌下孔出骨盆,支配臀大肌;④阴部神经($S_2 \sim S_4$):伴阴部内动、静脉出梨状肌下孔,绕坐骨棘经坐骨小孔入坐骨直肠窝,向前分支分布于会阴部和外生殖器的肌和皮肤。

腰骶丛损伤的病因多为交通事故、高处坠落、塌方等致骨盆骨折、骨盆环破裂,尤其后环断裂移位,如骶骨骨折、骶髂关节骨折脱位时。正常时腰骶丛在骨盆内的移动度极小,而腰骶丛损伤的机制常为骨盆后环骨折移位或合并关节脱位所造成的牵拉性损伤;火器伤、刺伤也可致腰骶丛直接损伤;少数为医源性、压迫性或侵蚀性损伤,如原发性或转移性肿瘤等。病理性改变可以是神经失用、轴突断裂,严重者神经断裂,个别神经根撕脱。

大宗骨盆骨折并发腰骶丛及主要分支损伤的发病率为 0.7% ~ 15%,双侧骨盆骨折为23%,儿童骨盆骨折约为 1.6%。不稳定性垂直移位的骨盆骨折并发神经损伤的发病率明显增高,达 40% ~ 50%。其中近 80% 的神经损伤引起直肠、膀胱和/或性功能障碍。损伤程度与部位、稳定性密切相关,不稳定性骨盆骨折并发的神经损伤,临床多数为 L_5 或 S_1 根损伤。垂直不稳定性后环断裂很可能导致腹侧根的牵拉与撕脱;涉及中央管的骶骨骨折出现括约肌控制障碍最多见。典型的腰骶丛根性撕脱发生在更远端,位于脊髓和脊神经节之间的硬膜内。

二、腰骶丛神经损伤的临床

不稳定性骨盆骨折时,腰骶丛损伤的早期临床诊断较为困难,原因在于患者多合并头、胸、腹及下肢损伤,神经损伤的临床表现常被其他伤情所掩盖,且多数患者不能配合医生作全身检查,到病情稳定后方才受到注意。

(一) 病史

有明确的外伤史,尤其存在不稳定性骨盆骨折、后环断裂时有并发腰骶丛损伤的可能。

(二) 临床检查

临床神经检查注意 L_4 神经根以下(会阴、臀部和下肢)运动、感觉的检查,注意直肠、膀胱、括约肌功能及肛周感觉检查。由于骨盆骨折时合并的神经损伤常因患者伴发头部损伤、插管和使用镇静或麻醉药物的影响难于评价,仔细检测评价直肠和膀胱功能可以排除骶丛损伤。

神经损伤的重要表现是受损神经分布区的感觉和运动障碍。神经受损程度不一,从暂时性的麻痹到运动和感觉完全丧失,这常和骨折脱位的严重程度有关。对腘绳肌、踝背屈肌无收缩和大腿后、小腿外后及足部痛觉迟钝者则应考虑坐骨神经损伤；对股内收肌麻痹及大腿内侧痛觉减退者即为闭孔神经损伤；对伤后膀胱功能障碍，远期遗有勃起功能障碍者，则要考虑为骶神经支或马尾损伤。

由于受损神经可以是盆内各神经（为闭孔、阴部内），也可发生在组成各神经的腰骶干或 L_1 ~ L_5 及骶神经前支，此外，神经损伤又多为挤压或牵拉所造成的不全损伤，因此，仅根据临床检查多难于确定神经定位和定性诊断。

（三）电生理学检查

肌电图检查既可确定神经损伤的有无，又可为神经损伤的定位和定性诊断提供依据。可采用肌电图、躯体感觉诱发电位（SEP）、运动诱发电位（MEP）检查，及早发现和确诊存在的神经损伤。

（四）影像学检查

X 线平片、CT、CT 脊髓造影（CTM）、MRI 有助于了解骨盆骨折平面、骶骨垂直骨折、骶髂关节脱位、腰骶管断裂、椎间盘病变及节前根性撕脱等。脊髓造影不作为常规检查。

（五）腰骶丛神经损伤的诊断

腰骶丛神经损伤的诊断要点是：暴力损伤后，有下肢肌力减退、反射减退或消失、感觉障碍，但不能用单一神经根或周围神经损伤解释，损伤平面位于骨盆内。所有涉及骶髂关节的骨盆骨折患者只要病情允许，均应进行全面的神经检查。电生理学、诊断性影像学检查在评价、确诊患者伤情中起着重要作用。MRI 是一种首选的无创技术，脊髓造影仅用于 MRI 阴性时。

（六）腰骶丛损伤的治疗

要针对致伤病因和神经损伤后的病理过程（传导阻滞、变性与再生），创造一个适合神经再生的最佳条件，最大限度地恢复损伤神经的功能。

1. 不稳定骨盆骨折的治疗　早期外科手术，恢复骨盆后环的解剖学结构，并牢固固定特别重要；防止继续持续牵拉已受牵拉损伤，并有张力的腰骶丛神经根，使受骨折处卡压的神经减压；减少因骨痂或纤维化所致的晚期神经损伤。骨盆后环、骶骨骨折或髂骶关节脱位的复位固定，可在 X 线透视下闭合复位、经皮中空螺丝钉固定，或切开复位重建钢板、螺钉内固定，或骶骨棒固定。

2. 腰骶丛损伤的治疗　①康复治疗为主，大多数神经损伤因牵拉所致，可以先行保守治疗，同时应用适宜的夹板或支具，防止畸形发生；②手术探查、减压、神经修复慎用：骨盆骨折切开复位、内固定的同时是否要对损伤的腰骶丛进行手术探查、修复尚未定论。对于神经根撕脱目前尚无有效的治疗方法。对于探查明确的神经根断裂可行神经缝合或移植术，但手术效果较差。

三、康复评定

通过详细的病史采集和体格检查，可初步判断腰骶丛损伤的部位和程度。为了进一步确定受损的性质、做出预后判断、确定康复目标、制订康复计划、评价康复疗效，还必须进行一系列的康复评定。

（一）运动功能评定

1. 肌力评定　参见相关章节。

2. **关节活动范围测定** 参见相关章节。

3. **患肢周径的测量** 用尺测量或容积仪测量受累肢体周径并与相对应健侧肢体比较。

4. **运动功能恢复等级评定** 由英国医学研究会（BMRC）提出，将神经损伤后的运动功能恢复情况分为六级，简单易行，是评定运动功能恢复最常用的方法（见表 4-8）。

（二）感觉功能评定

腰骶丛损伤后感觉消失区往往较实际损伤小，且感觉消失区边缘存在感觉减退区。

1. 浅感觉检查

（1）痛觉：用大头针的针尖轻刺被检者皮肤，询问被检者有无疼痛感觉，两侧对比、近端和远端对比并记录感觉障碍类型（过敏、减退或消失）与范围。对痛觉减退的患者要从有障碍的部位向正常的部位检查，而对痛觉过敏的患者要从正常的部位向有障碍的部位检查，这样容易确定异常感觉范围的大小。

（2）触觉：用棉签或软纸片轻触被检者的皮肤或黏膜，询问有无感觉。

（3）温度觉：用 2 支玻璃试管或金属管分别装有冷水（5 ~ 10℃）和热水（40 ~ 50℃），交替接触患者皮肤，让其辨出冷、热。

2. 深感觉检查

（1）运动觉：被检者闭目，检查者轻轻夹住被检者的足趾两侧，上下移动 5° 左右，令被检者说出"向上"或"向下"。

（2）位置觉：被检者闭目，检查者将其技体摆成某一姿势，请患者描述该姿势或用对侧肢体模仿。

（3）振动觉：用振动着的音叉柄置于骨突起处（如内、外踝，胫骨等），询问有无震动和持续时间，判断两侧有无差别。检查时常选择的骨突部位：髂前上棘、股骨粗隆、腓骨小头、内外踝等。

3. 复合感觉检查 包括皮肤定位觉、两点辨别觉、实体觉和体表图形觉等。这些感觉是大脑综合分析的结果，也称皮质感觉。

（1）皮肤定位觉：被检者闭目，检查者以手指或棉签轻触被检者皮肤某处，让被检者用手指指出被触部位。

（2）体表图形觉：被检者闭目，用笔或竹签在其皮肤上画图形（方、圆、三角形等）或写简单的数字（1、2、3 等），让患者分辨，也应双侧对照。

此外，还可以做 Von Frey 单丝压觉试验。周围神经疾病后感觉功能恢复的评定可参考英国医学研究会的分级评定表（见表 4-9）。

（三）反射检查

反射检查时需患者充分合作，并进行双侧对比检查。常用反射有膝反射、跟腱反射、肛门反射、跖反射等。

（四）自主神经检查

常用特殊检查方法有出汗试验、寒冷反射试验等。出汗试验包括碘 - 淀粉试验、茚三酮试验等。

1. 碘 - 淀粉试验 在检查部位涂 1.5% 碘酊，干燥后撒上一层淀粉，没有出汗时，碘遇淀粉不会变色，用灯烘烤，如出现蓝色表示有发汗功能。此法简便，但较粗糙，有时颜色变化不显著。

2. 茚三酮试验 将患指在干净未触摸过的纸上按一指印，用铅笔划出手指范围。在丙酮内加入茚三酮成 1% 的茚三酮溶液。将按过指印的纸条投入茚三酮溶液中浸湿,然后在 100 ~ 120℃空气中加热 5 ~ 10min,使纸条烘干。因汗液中含有微量氨基酸,可使茚三酮逐渐变色,若出现紫色指纹形态,表示有发汗功能,需与健侧对比。还可用固定液将指纹形态固定,保存下来,以供日后复查时作对比(固定液制作:在 95% 的甲醇溶液中加入硝酸铜成 1% 的硝酸铜溶液,或在 100ml 丙酮液内加几滴浓硝酸,使丙酮酸化后再加入硝酸铜成 1% 的硝酸铜溶液)。

(五)日常生活活动能力的评定

参见相关章节。

(六)膀胱功能评定

参见相关章节。

(七)直肠功能评定

参见相关章节。

(八)性功能评定

参见相关章节。

(九)电诊断检查

对腰骶丛损伤,电诊断检查具有重要意义,具有诊断和功能评定的价值,常用方法有:

1. 直流感应电测定 应用间断直流电和感应电刺激神经、肌肉,根据阈值的变化和肌肉收缩状况来判断神经肌肉的功能状态。

2. 强度-时间曲线 是一种神经肌肉兴奋性的电诊断方法。通过时值测定和曲线描记判断肌肉为完全失神经支配、部分失神经支配及正常神经支配,并可反映神经有否再生。

3. 肌电图检查 对周围神经疾病有重要的评定价值,可判断失神经的范围与程度以及神经再生的情况。由于神经损伤后的变性、坏死需经过一定时间,失神经表现伤后 3 周左右才出现,故最好在伤后 3 周进行肌电图检查。

4. 神经传导速度的测定 对周围神经疾病是最为有用的。可以确定传导速度、动作电位幅度和末梢潜伏期。既可用于感觉神经也可用于运动神经的功能评定,以及确定受损部位。正常情况下,四肢周围神经的传导速度一般为 40 ~ 70m/s。神经损伤时,传导速度减慢。

四、康复治疗

康复治疗的目的早期是防治各种并发症(炎症、水肿等);晚期促进受损神经再生,以促进运动功能和感觉功能的恢复,防止肢体发生挛缩畸形,最终改善患者的日常生活和工作能力,提高生存质量。康复治疗应早期介入,介入越早,效果越好。治疗时根据病情的不同时期进行有针对性的处理。

(一)早期

早期一般为发病后 5 ~ 10 天。首先要针对致病因素去除病因,减少对神经的损害,预防关节挛缩的发生,为神经再生做好准备。具体措施有:

1. 受累肢体各关节功能位的保持 应用矫形器、石膏托,甚至毛巾将受累肢体各关节保持在功能位。如垂足时将踝关节固定于 90° 功能位等。

2. 受累肢体各关节的主被动运动 由于肿胀、疼痛、不良肢位、肌力不平衡等因素,周围神经损伤后常易出现关节挛缩和畸形,故受累肢体各关节早期应做全范围各轴向的被动运动,每天至少1～2次,以保持受累关节正常活动范围。若受损程度较轻,则进行主动运动。

3. 受累肢体出现肿胀的处理 可采用抬高患肢、弹力绷带包扎、作轻柔的向心性按摩与受累肢体的被动活动、冰敷等措施。水肿与病损后血液循环障碍、组织液渗出增多有关。

4. 物理因子的应用 早期应用超短波、微波、红外线等温热疗法,既有利于改善局部血液循环,促进水肿、炎症吸收,又有利于促进神经再生。有条件时可用水疗。

5. 受累部位的保护 由于受累肢体的感觉缺失,易继发外伤,应注意对受累部位的保护,如穿袜等。若出现外伤,选择适当的物理因子进行物理因子治疗,如紫外线,促进伤口早期愈合。

(二)恢复期

早期炎症水肿消退后,即进入恢复期,早期的治疗措施仍可有选择地继续使用。此期的重点是促进神经再生、保持肌肉质量、增强肌力和促进感觉功能恢复。

1. 神经肌肉电刺激疗法 腰骶丛神经损伤后,肌肉瘫痪,可采用神经肌肉电刺激疗法以保持肌肉质量,迎接神经再支配。失神经支配后头1个月,肌萎缩最快,宜及早进行神经肌肉电刺激,失神经后数月仍有必要施用神经肌肉电刺激治疗。通常选用三角形电流进行电刺激。此外,还可选用直流电、调制中频、温热等进行治疗。

2. 肌力训练 受累神经支配肌肉肌力为0～1级时,进行被动运动、肌电生物反馈等治疗;受累神经支配肌肉肌力为2～3级时,进行助力运动、主动运动及器械性运动,但应注意运动量不宜过大,以免肌肉疲劳。随着肌力的增强,逐渐减少助力;受累神经支配肌肉肌力为3+～4级时,可进行抗阻练习,以争取肌力的最大恢复。同时进行速度、耐力、灵敏度、协调性与平衡性的专门训练。

3. ADL 训练 在进行肌力训练时应注意结合功能性活动和日常生活活动性训练。如下肢练习踏自行车、踢球动作等。治疗中不断增加训练的难度和时间,以增强身体的灵活性和耐力。

4. 作业治疗 根据功能障碍的部位及程度、肌力及耐力的检测结果,进行有关的作业治疗。下肢周围神经损伤患者可踏自行车、缝纫机等练习。

5. 促进神经再生 可选用神经生长因子、维生素 B_1、维生素 B_{12} 等药物,以及超短波、微波、红外线等物理因子,有利于损伤神经的再生。

6. 手术治疗 对保守治疗无效而又有手术指征的周围神经损伤患者应及时进行手术治疗。如神经探查术、神经松解术、神经移植术、神经缝合术等。

7. 灼性神经痛的处理 灼性神经痛仍然是一个棘手的问题。L_5、S_1 神经根或坐骨神经损伤所致灼性神经痛,无论早期和晚期药物难于控制疼痛。腰段交感神经阻滞有一定价值,可行交感神经丛切断。

(张长杰)

第九节 马尾神经损伤

一、概述

马尾神经损伤(cauda equine injury)临床较为常见,大多是由于先天或后天的各种原因致腰椎管绝对或相对狭窄,压迫损伤马尾神经而产生一系列神经功能障碍。特别是中老年的腰椎管狭窄发病率高,腰椎椎管狭窄以压迫马尾神经间歇性跛行为特征,可达 50% ~ 75%。

马尾神经损伤属于周围神经损伤,表现为肌肉呈进行性萎缩,肌张力降低,腱反射减退甚至引不出来,病理征阴性,并且双下肢呈不对称性的瘫痪。大小便功能障碍,膀胱逼尿肌的张力降低,导致膀胱容量扩大,俗称大膀胱。在脊髓圆锥(L_1 水平)以下的腰骶神经根称为马尾神经,由 L_2 ~ L_5、S_1 ~ S_5 及尾节发出的共 10 对神经根组成。马尾神经损伤属于髓外硬膜内病变,因此无论哪种原因引起的马尾神经病变,引起的症状和体征常不对称,神经根痛较多见且严重,其疼痛部位常在腰骶部、会阴部或坐骨神经分布区,不伴有第 2 腰神经根以上的症状。当发生感觉障碍时,各种感觉常同时减退或消失,无分离性障碍,可有胫或足部肌肉的无力及萎缩。当发生运动障碍表现为足下垂,小腿及臀部肌萎缩,初期多不明显。

中央管狭窄导致马尾神经受压,主要原因有:①骨性结构变异压迫:如发育性腰椎管狭窄,现已明确腰椎管发育性狭窄是马尾神经损伤的首要病理学基础;强直性脊柱炎是一种常见疾病,本病晚期可合并马尾神经损伤;腰椎退变滑脱常引起椎管狭窄,此时椎板下缘及附着在松弛椎板上的黄韧带增厚,骨质增生,围绕硬脊膜及侧隐窝内的纤维组织可压迫马尾神经及神经根。腰椎骨折块或破碎的椎间盘等可占据椎管内空间直接压迫马尾神经。骨折块也可穿入硬膜内造成马尾神经直接损伤,出血、瘢痕化,椎体压缩性骨折致构成椎管的软组织向椎管内皱褶,椎管极度狭窄,可产生严重的或不可逆转的马尾神经损伤症状。②软组织压迫:腰椎间盘突出症致马尾神经损伤占 5.4% ~ 10.6%。因腰椎间盘突出症和腰椎管狭窄症为常见病,故马尾神经损伤较为常见。③火器性损伤:火器伤属于直接或间接暴力作用造成马尾神经损伤,在战争时期多见。骨和软组织的损伤导致神经组织的损害,当骨与软组织重新修复后瘢痕组织包绕于马尾神经周围产生压迫及刺激导致其损伤。④出血:腰骶部、骶管动脉瘤破裂出血,血肿压迫马尾神经致其损伤。⑤椎管麻醉:椎管内麻醉引起马尾神经损伤有 3 种情况,硬膜外穿刺针误入蛛网膜下腔直接损伤马尾神经;穿刺针误伤硬膜外脉络丛形成硬膜外血肿,压迫马尾神经;麻醉药物的毒性作用。⑥化学性物质:采用椎间盘内或外注射胶原酶治疗椎间盘突出症可致马尾神经损伤。⑦手术:多见于腰椎间盘切除术及椎管扩大术等。

二、马尾神经损伤的临床

(一)临床表现和体征

导致马尾神经损伤的原因有很多因素,因此马尾神经损伤的临床表现较复杂,不同患者的马尾神经损伤中其感觉、运动、自主神经等各方面的症状所出现的先后顺序及严重程度也不尽相同。马尾神经通常是指 L_1 以下神经根,即支配盆腔、会阴部的传出或传入的神经纤维。根据其损害程度分为完全性和不完全性马尾神经损伤。完全性损伤中运动功能受损表现为膝关节及其以下诸肌受累,膝、踝关节及足部功能障碍,步态明显不稳,由于足伸、屈功能丧失,跨步时需抬髋关节呈"跨阈步态";大、小便失禁。感觉功能受损为损伤平面以下深浅感觉丧失,表现为股部后侧、小腿后侧、足部及马鞍区感觉减退或消失。反射:肛门反射和跟腱反射消失,病理反射不能引出,阴茎勃起也有障碍。不完全性马尾损害则仅表现为损伤的神经根支配区的肌肉运动和感觉区功能障碍,其余未受损伤的马尾神经仍能正常发挥感觉和运动功能。

间歇性跛行是指在步行负重时出现麻木、无力、疼痛，致使继续步行困难，经短时间蹲或坐下后可再次步行，上述症状重复出现。马尾性间歇性跛行、血管性间歇性跛行、脊髓性间歇性跛行三者的表现有所不同。马尾性间歇性跛行分马尾型与神经根型及两者混合型。马尾型为多神经根障碍所引起，两下肢麻木感及异常感觉，下肢无力，有时出现间歇性阴茎勃起。而神经根型为单神经根性损害，出现与神经根支配区域一致的疼痛，神经根型间歇性跛行可自然减轻，而马尾型则缺乏减轻的倾向。

排尿障碍在腰部椎管狭窄为 11% ~ 36%，而马尾肿瘤为 50%，但马尾部障碍不同于圆锥部障碍。

(二) 影像学表现

腰椎 X 线平片检查可宏观地观察腰椎退变或外力损伤情况，是腰椎疾患诊断的基础，不可忽略。腰椎退变性滑脱、腰椎间盘退变性椎间隙变窄、移行椎、骨折、骨肿瘤等疾病的 X 线片均有重要的诊断意义，结合临床可直接诊断马尾神经损伤。脊髓造影术使神经根、硬膜囊显影，通过其充盈程度从另一角度反映病变本身或损伤情况。但造影本身是一种创伤，且各种造影剂无论是水溶性或非水溶性作为化学因素，或多或少损伤蛛网膜或马尾神经，有时还可出现头痛、头晕、发热、碘过敏、原发症状加剧及抽搐等不良反应，严重的发生难治性粘连性蛛网膜炎，需慎重选择造影剂，现已较少做。CT 及 MRI 两者对不同组织结构有极高的分辨能力，可清楚显示腰椎管的情况、椎间盘突出的方向和程度、硬膜囊或神经根受压的状态，是诊断引起马尾神经损伤的腰椎管疾患和观察马尾变化的最佳检查手段。

(三) 诊断和鉴别诊断

马尾神经损伤在腰椎疾患中较为常见，由于病因较多、临床表现复杂，患者可分布于康复医学科、神经科、骨科、泌尿科。诊断应根据病史、临床表现和辅助检查的特点。主要依据以下几点：

1. **大部分患者有明显原因**；
2. **疼痛**　多表现为交替出现的坐骨神经痛；
3. **神经损害**　呈进行性，感觉障碍表现为双下肢及会阴部麻木、感觉减弱或消失；括约肌功能障碍表现为排尿排便乏力、尿潴留、大小便失禁，男性还可出现阳痿；
4. **辅助检查**　可清楚直观地反映椎管和椎管内硬膜囊及马尾情况。

脊髓圆锥和马尾完全性损伤应加以鉴别，有利于治疗和预后情况的判断。正常人脊髓终止于第 1 腰椎体的下缘，因此第 1 腰椎骨折可发生脊髓圆锥损伤，表现为会阴部皮肤鞍状感觉缺失，括约肌功能丧失致大小便不能控制和性功能障碍，两下肢的感觉和运动仍保留正常。马尾神经起自第 2 腰椎的骶脊髓，一般终止于第 1 骶椎下缘，马尾神经损伤很少为完全性的。表现为损伤平面以下弛缓性瘫痪，有感觉及运动功能障碍及括约肌功能丧失，肌张力降低，腱反射消失，没有病理性锥体束征。

三、康复评定

通过详细的病史采集和体格检查，可初步判断马尾神经损伤的部位和程度。为了进一步确定神经受损的性质、做出预后判断、确定康复目标、制订康复计划、评价康复疗效，还必须进行一系列的康复评定。

（一）运动功能评定

1. 肌力评定 参见相关章节。

2. 关节活动范围测定 参见相关章节。

3. 患肢周径的测量 用尺测量或容积仪测量受累肢体周径并与相对应健侧肢体比较。

4. 运动功能恢复等级评定 由英国医学研究会（BMRC）提出，将神经损伤后的运动功能恢复情况分为六级，简单易行，是评定运动功能恢复最常用的方法（见表 4-8）。

（二）感觉功能评定

马尾神经损伤后感觉消失区往往较实际损伤小，且感觉消失区边缘存在感觉减退区。

1. 浅感觉检查 包括痛觉、触觉、温度觉。

2. 深感觉检查 包括运动觉、位置觉、振动觉。

3. 复合感觉检查 包括皮肤定位觉、两点辨别觉、体表图形觉等。

此外还可以做 Von Frey 单丝压觉试验。周围神经疾病后感觉功能恢复的评定可参考英国医学研究会的分级评定表（见表 4-9）。

（三）反射检查

反射检查时需患者充分合作，并进行双侧对比检查。常用反射有膝反射、跟腱反射、肛门反射，跖反射等。

（四）自主神经检查

常用特殊检查方法有出汗试验、寒冷反射试验等。出汗试验包括碘 – 淀粉试验、茚三酮试验等。

1. 碘 – 淀粉试验 在检查部位涂 1.5% 碘酊，干燥后撒上一层淀粉，没有出汗时，碘遇淀粉不会变色，用灯烘烤，如出现蓝色表示有发汗功能。此法简便，但较粗糙，有时颜色变化不显著。

2. 茚三酮试验 将患指在干净未触摸过的纸上按一指印，用铅笔划出手指范围。在丙酮内加入茚三酮成 1% 的茚三酮溶液。将按过指印的纸条投入茚三酮溶液中浸湿，然后在 100 ～ 120℃空气中加热 5 ～ 10min，使纸条烘干。因汗液中含有微量氨基酸，可使茚三酮逐渐变色，若出现紫色指纹形态，表示有发汗功能，需与健侧对比。还可用固定液将指纹形态固定，保存下来，以供日后复查时作对比（固定液制作：在 95% 的甲醇溶液中加入硝酸铜成 1% 的硝酸铜溶液，或在 100ml 丙酮液内加几滴浓硝酸，使丙酮酸化后再加入硝酸铜成 1% 的硝酸铜溶液）。

（五）日常生活活动能力的评定

参见相关章节。

（六）膀胱功能评定

参见相关章节。

（七）直肠功能评定

参见相关章节。

（八）性功能评定

参见相关章节。

（九）电诊断检查

对周围神经疾病，电诊断检查具有重要意义，具有诊断和功能评定的价值，常用方法有：

1. 直流感应电测定 应用间断直流电和感应电刺激神经、肌肉，根据阈值的变化和肌肉收缩状况来判断神经肌肉的功能状态。

2. 强度－时间曲线 是一种神经肌肉兴奋性的电诊断方法。通过时值测定和曲线描记判断肌肉为完全失神经支配、部分失神经支配及正常神经支配,并可反映神经有否再生。

3. 肌电图检查 对周围神经疾病有重要的评定价值,可判断失神经的范围与程度以及神经再生的情况。由于神经损伤后的变性、坏死需经过一定时间,失神经表现伤后 3 周左右才出现,故最好在伤后 3 周进行肌电图检查。

4. 神经传导速度的测定 对周围神经疾病是最为有用的。可以确定传导速度、动作电位幅度和末梢潜伏期。既可用于感觉神经也可用于运动神经的功能评定,以及确定受损部位。正常情况下,四肢周围神经的传导速度一般为 40 ~ 70m/s。神经损伤时,传导速度减慢。

四、康复治疗

康复治疗的目的早期是防治各种并发症(炎症、水肿等);晚期促进受损神经再生,以促进运动功能和感觉功能的恢复,防止肢体发生挛缩畸形,最终改善患者的日常生活和工作能力,提高生存质量。康复治疗应早期介入,介入越早,效果越好。治疗时根据病情的不同时期进行有针对性的处理。

(一) 早期

早期一般为发病后 5 ~ 10 天。首先要针对致病因素去除病因,减少对神经的损害,预防关节挛缩的发生,为神经再生做好准备。具体措施有:

1. 受累肢体各关节功能位的保持 应用矫形器、石膏托,甚至毛巾将受累肢体各关节保持在功能位,如垂足时将踝关节固定于 90° 功能位等。

2. 受累肢体各关节的主被动运动 由于肿胀、疼痛、不良肢位、肌力不平衡等因素,马尾神经损伤后常易出现关节挛缩和畸形,故受累肢体各关节早期应做全范围各轴向的被动运动,每天至少 1 ~ 2 次,以保持受累关节正常活动范围。若受损程度较轻,则进行主动运动。

3. 受累肢体出现肿胀的处理 可采用抬高患肢、弹力绷带包扎、作轻柔的向心性按摩与受累肢体的被动活动、冰敷等措施。水肿与病损后血液循环障碍、组织液渗出增多有关。

4. 物理因子的应用 早期应用超短波、微波、红外线等温热疗法,既有利于改善局部血液循环,促进水肿、炎症吸收,又有利于促进神经再生。有条件时可用水疗。

5. 受累部位的保护 由于受累肢体的感觉缺失,易继发外伤,应注意对受累部位的保护,如穿袜等。若出现外伤,选择适当的物理因子进行物理因子治疗,如紫外线,促进伤口早期愈合。

(二) 恢复期

早期炎症水肿消退后,即进入恢复期,早期的治疗措施仍可有选择地继续使用。此期的重点是促进神经再生、保持肌肉质量、增强肌力和促进感觉功能恢复。

1. 神经肌肉电刺激疗法 马尾神经损伤后,肌肉瘫痪,可采用神经肌肉电刺激疗法以保持肌肉质量,迎接神经再支配。失神经支配后头 1 个月,肌萎缩最快,宜及早进行神经肌肉电刺激,失神经后数月仍有必要施用神经肌肉电刺激治疗。通常选用三角形电流进行电刺激。此外,还可选用直流电、调制中频、温热等进行治疗。

2. 肌力训练 受累神经支配肌肉肌力为 0 ~ 1 级时,进行被动运动、肌电生物反馈等治疗;受累神经支配肌肉肌力为 2 ~ 3 级时,进行助力运动、主动运动及器械性运动,但应注意运动量不宜过大,以免肌肉疲劳。随着肌力的增强,逐渐减少助力;受累神经支配肌肉肌力为 3+ ~ 4 级时,可进行抗阻练习,以争取肌力的最大恢复。同时进行速度、耐力、灵敏度、协调性与平衡性的专门训练。

3. ADL 训练 在进行肌力训练时应注意结合功能性活动和日常生活活动性训练。如下肢练习踏自行车、踢球动作等。治疗中不断增加训练的难度和时间,以增强身体的灵活性和耐力。

4. 作业治疗 根据功能障碍的部位及程度、肌力及耐力的检测结果,进行有关的作业治疗。下肢周围神经损伤患者可踏自行车、缝纫机等练习。

5. 促进神经再生 可选用神经生长因子、维生素 B_1、维生素 B_{12} 等药物,以及超短波、微波、红外线等物理因子,有利于损伤神经的再生。

6. 手术治疗 马尾神经损伤病因明确时应考虑手术。原则是尽早诊断,早期手术,必要时急诊手术。手术的目的是解除压迫,松解粘连。手术方式:①椎板切除减压术,其目的是扩大椎管达到减压效果。适用于骨折或骨折脱位;②前方减压或内固定术,主要用于来自脊髓前部致压物的清除,具有直接减压作用,并且可给予不同方法内固定术增强稳定性,还可以应用人工椎体,替代骨折或病损的椎体恢复原高度;③马尾神经吻合术,包括近端马尾神经吻合术,远端马尾神经吻合术;④马尾神经松解术,适用于慢性损伤造成马尾神经粘连致马尾神经损伤的患者。

(张长杰)

第十节　常见单神经疾病

一、腕管综合征

(一)概述

1. 定义和解剖 腕管综合征是正中神经在腕管内被急性或慢性卡压引起的一组症状与体征。腕管是由骨和韧带形成的隧道,尺侧附于豌豆骨和钩骨钩,桡侧为舟骨结节和大多角骨,背侧面为月骨、三角骨、小多角骨和头骨,掌侧面为腕横韧带。腕横韧带致密坚固缺乏弹性,正常情况下,腕横韧带宽约 1.5 ~ 2.0cm,长约 2.5 ~ 3.0cm,最厚处厚约 2mm,腕管内为来自前臂的紧密排列的 9 条屈指肌腱和正中神经,在腕管范围内正中神经位置最表浅,紧贴于腕横韧带下方,腕横韧带的任何改变均直接影响正中神经的功能。

2. 病因 腕管综合征产生的原因包括各种导致腕管内正中神经受压的因素。

(1)腕管内容物增多:腕管内占位性病变,如脂肪瘤、血管瘤、神经瘤、腱鞘囊肿、血肿、痛风、淀粉样变性及正中动脉和延伸到腕管内的蚓状肌或屈指浅肌肌腹。

(2)腕管内容物体积增大:主要为滑膜水肿和增生纤维化,常见于肌腱炎、滑膜炎、类风湿病及内分泌和代谢紊乱,如闭经期、怀孕和产后以及严重手外伤、灼伤所致的水肿。

(3)腕管体积减小:腕骨或掌骨骨折、脱位、骨赘及 Colles 骨折掌屈尺偏位固定后。

(4)腕横韧带增厚:见于黏液水肿及肢端肥大症。

3. 病理 正中神经约有 18 288 根有髓纤维,含丰富的交感神经纤维,正中神经内感觉神经纤维面积占总神经纤维面积的 67%,而运动仅占 33%。因而受卡压即可产生灼性疼痛和营养性变。正中神经位置最浅,在肌腱和腕横韧带之间。正中神经受压后,会发生脱髓鞘改变,长期脱髓鞘轴索也会变性、坏死。

4. 临床表现

(1)症状:①手麻或麻刺感。主要累及示、中指,其次为拇指。开始为间歇性,有时小指麻木也不能除外此病。②疼痛:难以形容的烧灼痛,并有肿胀与紧张感。不仅累及患手,且常伴前臂掌侧、尺侧、肘部甚至肩外侧的疼痛。麻木、疼痛以夜间为重,常常麻醒,经甩手、摩擦或上肢悬垂床边而缓解,并可反复发生到晨起活动为止,白天则缓解。过度用手则加剧症状。夜间发病是由于睡觉姿势致腕管体积变小,由于睡眠位置改变了体液分布以及为体温调节使肢体血流增加所致。③感觉丧失:严重者桡侧三指感觉丧失,有时指尖出现营养性溃疡。④手指活动不灵:往往因感觉丧失及鱼际肌肌力减弱,拇指外展及对掌无力所致。

(2)体征:①感觉障碍:以痛觉最为明显,轻者痛觉减退、重者消失,但并不一定累及整个正中神经支配区。②肌萎缩:单纯鱼际肌肌萎缩是最重要的体征,而拇短屈肌或拇短展肌单一受累较少见。③ Tinel 征:叩击腕部正中神经走行可引起一个或几个正中神经分布区手指麻刺感或感觉异常(蚁走感)。④ Phalen 试验(屈腕试验):急剧被动屈腕至 90°,1min 内出现麻木或麻刺感为阳性。⑤腕背屈试验:两手相合,腕背屈,尽量抬高肘部,有时腕掌屈试验阴性,而背屈试验阳性。背屈时腕管内压力可为掌屈的 3 倍。⑥拇短展肌试验:手掌向上平放,令患者拇指接触位于上方的检查者手指,抗阻力时检查肌力。⑦止血带试验:在腕近端阻断循环会造成典型的手疼或烧灼感,有时放射到腕部,在放松止血带后仍可持续7 ～ 8min。

5. 辅助检查

(1)X 线检查:对于外伤或骨折后出现手部正中神经分布区感觉或运动功能障碍患者,X线检查可以发现有无骨折导致腕管内容积减少。

(2)电生理检查:肌电图可以对神经的功能进一步进行评估,不仅可以明确诊断,而且可以判断神经受损伤的程度,对可疑的患者,肌电检查有重要价值。环指正中神经、尺神经潜伏期差值 ≥ 0.4ms 可作为诊断早期腕管综合征的定量指标。中期腕管综合征的正中神经远端运动潜伏期(DML)异常(≥ 4.5ms)的阳性率为 100%,而早期腕管综合征均 <4.4ms,正中神经 DML 的 4.5ms 是腕管综合征早、中期的分期指标。

(3)MRI 检查:也被认为是诊断腕管综合征最有价值的影像学方法,可以识别腕管内容物的形态及有无异常组织结构。

(4)超声检查:可以评估正中神经形态的改变,还可以检查腕管内有无结构异常。腕管综合征正中神经的横截面积一般会增大,特别是在豌豆骨平面正中神经截面积的增大是腕管综合征最具特征的形态学改变。

6. 腕管综合征的诊断及鉴别诊断

(1)诊断:腕管综合征的诊断主要依靠临床诊断即桡侧 3 个半手指麻木,有典型的夜间麻醒史,腕部正中神经处有 Tinel 征,根据这三条诊断基本成立,配以肌电图检查,不仅可以明确诊断,而且可以对该病的病情轻重进行量化分类,提供治疗方案。

分期:

早期:① EMG(－);② DML<4.5ms;③感觉电位:仅正中神经、尺神经环指感觉电位潜伏期(LAT)差值异常或 1 ～ 3 指中至少 1 指以上感觉神经动作电位(SNAP)异常。

中期:① EMG(±);② DML ≥ 4.5ms;③感觉电位:1 ～ 4 指感觉电位尚存,但感觉神经传导速度（SNCV）<40.0m/s，SNAP 较健侧下降 >50%。

晚期：① EMG（+）；② DML：明显延长甚至消失；③感觉电位：1 ~ 4 指中至少 1 指感觉电位消失。

（2）鉴别诊断

1）骨间掌侧神经卡压综合征：主要表现为拇长屈肌、示中指指深屈肌、旋前方肌的功能受限。但旋前方肌的功能可由旋前圆肌代偿，中指指深屈肌可受尺神经、正中神经双重支配。故其主要体征为拇长屈肌、示指指深屈肌功能障碍，出现拇、示指屈曲无力。

2）旋前圆肌综合征：其症状主要为拇指对掌功能受限，Pinch-Griptgh 征阳性，并伴桡侧 3 个半手指的感觉障碍，以及肘前和旋前圆肌近端部压痛。Pinch-Griptgh 征阳性，即当拇示指对掌时，拇指指间关节、示指末节指间关节过伸。

3）颈椎病：主要为神经根型受压，可出现上肢疼痛、酸胀不适、肌肉萎缩，手指活动欠灵活，精细动作困难。颈椎病依神经根受累部分可出现按皮肤节和肌节分布区的感觉障碍、肌力减弱及肌肉萎缩，而且腱反射亦有改变。对怀疑为颈椎病者，X 线平片及肌电图检查均有阳性发现，可以和正中神经返支卡压相鉴别。

7. 治疗

（1）对仅有轻度症状而无神经功能障碍的 CTS 患者，通常不推荐手术治疗，早期保守治疗适用于症状持续时间短或诊断不明确的患者。目前最常用的保守疗法是腕部支具固定和局部注射皮质类固醇激素。其他方法有，口服类固醇类药物，非类固醇类抗炎药和维生素 B_6。

腕部支具固定：将腕部固定于中度背伸位，而此时腕管内压力最低，固定疗法可全天进行，也可仅在夜间进行。

局部皮质类固醇激素注射：应注意将药物注射于正中神经周围，而避免注射至神经内产生神经注射性损伤，常用药物为甲泼尼龙或氢化可的松。

（2）手术治疗：包括传统的开放手术治疗，小切口手术治疗，内镜下松解手术治疗。各有其优缺点。

8. 预后 腕管综合征预后一般较好，但对于病程较长、鱼际肌明显萎缩、合并糖尿病的患者预后较差。

（二）主要功能障碍及评估方法

1. 感觉功能障碍 主要是正中神经分布的拇指、示指、中指、环指桡侧的感觉减退或消失。感觉功能评定应用英国医学研究会（BMRC）提出的评定标准，详见本章第九节。

2. 运动功能障碍 主要是鱼际肌萎缩、无力，拇指外展对掌功能障碍。肌力评定用 Lorett6 级评定标准。0 级：肌肉无任何收缩；Ⅰ级：有肌纤维收缩，但不能产生关节运动；Ⅱ级：肌肉收缩可产生关节运动，但不能抵抗重力；Ⅲ级：肌肉收缩可抵抗重力，但不能抵抗阻力；Ⅳ级：肌肉能对抗部分阻力并带动关节运动，但肌力较正常差；Ⅴ级，正常肌力。

3. 中华医学会手外科学会上肢周围神经功能评定试用标准 见表 4-14。

表 4-14 正中神经功能评定试用标准

分数	屈腕	肌力	屈指	拇对掌	感觉
4	>M4	TAM	优	正常	S4
3	M3	TAM	良	能对环指	S3

续表

分数	屈腕	肌力	屈指	拇对掌	感觉
2	M2	TAM	可	能对示、中指	S2
1	M0 ~ 1	TAM	差	不能	S0 ~ 1

注:屈指功能取示、中指总主动活动度(total active motion,TAM)的平均值

综合评价分级:优 13 ~ 16 分;良 9 ~ 12 分;可 5 ~ 8 分;差 4 分以下

(三)康复治疗

1. **支具治疗**　维持腕关节保持轻度背屈位,以减轻腕管内压力。

2. **温热疗法**　改善局部血液循环,促进新陈代谢,降低肌张力,镇痛;消炎及减轻粘连。可选择超短波透热,20min / 次,1 次 /d,10 次 / 疗程。

3. **中频电治疗**　中频电具有镇痛作用,促进局部血液循环作用,消炎作用,软化瘢痕、松解粘连作用。电极患腕对置,选择相应的处方,电流强度耐受量,20min / 次,1 次 /d,10 次 / 疗程。

4. **超声治疗**　超声可以促进感觉功能的恢复,但有研究显示超声疗法对运动神经传导可能产生不良的影响。

5. **感觉功能训练**

(1)冷热觉训练:操作者用针刺、冷热等刺激患者手部皮肤,通过患者反复睁、闭眼训练,使其重建感觉信息处理系统。

(2 触觉训练:训练者用一根带橡皮的铅笔,先用带橡皮的一端沿患者的手掌由近向远叩击,让患者先睁眼观察该过程,然后嘱其闭上眼睛,仔细体会其感觉,如此反复进行,3 次 /d,每次 15min。当患者有了一定的恢复后,就开始进行辨别觉的训练,开始让患者辨别粗细差别较大的物体表面,而后逐渐发展到粗细差别较小的物体表面,训练时同样采用睁眼闭眼的方法,反复进行。

6. **ADL 指导及运动训练**　避免腕关节过度劳损和风寒侵袭,注意保暖,抬高手及腕部,适当休息,可防止加重局部炎症病变及炎症渗出;由于屈腕屈指时正中神经被压在肌腱和腕横韧带之间,屈度越大、压迫越重,伸腕伸指时正中神经为松弛状态,故关节固定于轻度背伸位可减轻神经受压,保护腕关节于轻度背伸位一两周;症状减轻时练习各指伸屈、腕伸展及前臂旋转活动;进行手精细功能训练,如对指、侧捏、柱形持握、写字、握球以及捡乒乓球、玻璃球、豆子等;ADL 训练:如洗漱、进餐、更衣等。每日 2 ~ 3 次,20 ~ 30min/ 次,主动运动宜缓慢,被动运动不宜过猛,由轻到重,逐渐增加次数。

二、肘管综合征

(一)概述

1. **定义和解剖**　肘管综合征(cubital tunnel syndrome)是各种原因造成肘管部尺神经受卡压所引起的,以进行性手内在肌萎缩无力和手尺侧麻木为主要表现的临床症候群。1957年,Osborne 首先报道了此病并称之为迟发性尺神经炎。1958 年,Feindel 和 Stratford 称此病为肘管综合征。在临床上较常见,其发病率高居周围神经卡压综合征(entrapment syndrome)的第 2 位。

尺神经起自臂丛内侧束,含有 C_8、T_1 神经根的纤维,在腋窝和上臂上段走行于肱动脉内

侧、肱静脉下方,于上臂中段离开神经血管束,向后走行于内侧肌间隔浅面,在肘部经肘管下行到达前臂。尺神经在尺神经沟发出 1 个肘关节支及 1 ~ 2 个尺侧腕屈肌肌支,末端支配除 1 ~ 2 蚓状肌之外的手内在肌、小鱼际肌、拇收肌和拇短屈肌的深头。

2. 病因

(1)尺侧腕屈肌两头之间形成腱膜,可以压迫尺神经。

(2)肘后肌压迫,其起于鹰嘴内侧缘和肱三头肌肌腱,止于肱骨内上髁,于肘后越过尺神经,加强了尺侧腕屈肌两个头之间的腱膜,屈肘时压迫尺神经。

(3)Struthers 弓形组织压迫:Struthers 弓形组织是上臂远端深部筋膜增厚形成。此弓起自肱三头肌内侧头,止于内侧肌间隔。肱内韧带从肱肌腱的部位至 Struthers 弓形组织,前缘是内侧肌间隔,外侧是肱三头肌内侧头的深部肌肉纤维组织。尺神经从 Struthers 弓形组织和肱内侧韧带间隙通过。因此 Struthers 弓形组织可直接压迫尺神经或使尺神经受到牵拉伸展而摩擦。

(4)伸屈肘时,尺神经反复滑脱、脱位对尺神经的损伤。

(5)肘部畸形引起的尺神经受牵拉,如肘外翻、肘内翻、畸形骨愈合、异位骨化、增生性关节炎以及创伤导致的肘部软组织瘢痕等。

(6)肘管内占位性病变,如脂肪瘤、血管瘤等。

3. 病理 尺神经在肘管中被卡压后,早期因神经局部缺血,可导致血 – 神经屏障破坏,微循环障碍而发生神经内水肿。中期神经结缔组织发生变化,外膜增厚。晚期则神经束间结缔组织增生,神经干变硬、棱形膨大直至产生瘤样变。

4. 临床表现

(1)症状

1)肘部内侧区域疼痛,向近远端放射。

2)尺神经支配区感觉障碍,手尺侧及尺侧一个半手指麻木,环、小指麻木不适,麻刺感或蚁走感。

3)手指精细动作不灵活,肌萎缩、无力。

(2)体征

1)手尺侧及尺侧一个半手指的掌、背侧感觉障碍。

2)小鱼际肌无力、萎缩。

3)手指内收、外展功能减退或丧失;检查骨间肌、小指展肌及拇收肌的肌力及手指夹纸试验并作双侧对比,晚期可出现爪形手畸形。

4)尺侧腕屈肌及环小指指深屈肌肌力减退。

5)肘部尺神经部位增粗。尺神经随着肘关节屈伸,在肱骨内上髁后上方出现异常活动,尺神经粗大,压痛。

6)屈肘试验阳性:屈肘可加剧尺侧一个半手指的麻木。

7)肘管处 Tinel 征阳性。

参照 Dellon 和 Mackinnon 分期标准和张高孟等分级标准,将肘管综合征分为三度:

轻度:手无力,有感觉障碍、手内肌无肌萎缩或肌萎缩(+),无爪形手,手指内收外展正常。

中度:有感觉障碍、手内肌肌萎缩(++)。出现爪形手畸形,Wartenberg 征(+)。

重度:有感觉障碍、手内肌肌萎缩(+++)或(++++)。严重爪形手畸形,手指不能并拢。

5. 肘管综合征的检查

(1)肌电图检查:对尺神经卡压的具体部位或神经病变程度是有帮助的,可表现为尺神经传导速度减慢、潜伏期延长,尺神经支配的肌肉有失神经的自发电位出现。

(2)X线片:可发现肘关节周围的骨性改变,肘关节内翻或外翻畸形。尺神经沟轴位X线片对于迟发性尺神经炎的病因诊断,明显优于肘关节正侧位X线片。

6. 诊断及鉴别诊断

(1)诊断

1)根据临床症状和体征,不难做出诊断。屈肘试验:患者上肢自然下垂,患侧前臂屈肘120°,持续约3min,出现手部尺侧感觉异常者为阳性。肘部Tinel征阳性。

2)X线检查:部分患者可发现骨性结构异常。

3)肌电图检查:尺神经有受损征象(尺神经支配的诸肌出现失神经支配的自发电位),经过肘部的神经传导速度减慢是最有意义的诊断依据,诱发感觉电位丧失是较敏感的指标。

(2)鉴别诊断

1)胸廓出口综合征:胸廓出口综合征尤其是下干的卡压,不仅有尺侧一个半手指的感觉障碍和肌力减退,前臂内侧感觉异常是鉴别胸廓出口综合征的典型体征。

2)颈椎间盘突出(神经根型):低位神经根受压,患肢可出现肘管综合征的部分症状和体征,但颈椎间盘突出有颈部疼痛或不适,X线、CT有助于鉴别。

3)腕尺管综合征:腕尺管综合征表现手内肌功能障碍及尺侧一个半手指的感觉障碍,但环、小指背侧的感觉和尺神经所支配的手外在肌功能是正常的。

7. 临床治疗

(1)保守治疗:适用于患病的早期、症状较轻者。可调整臂部的姿势、防止肘关节长时间过度屈曲,避免枕肘睡眠,戴护肘。非类固醇抗炎镇痛药物偶尔可缓解疼痛与麻木,但不提倡肘管内类固醇激素封闭。

(2)手术治疗:适用于手内在肌萎缩、保守治疗效果不好者。手术方式包括原位解压、肱骨内上髁截骨、尺神经移位,也可以是这些措施的综合运用。

8. 预后 对于轻度迟发性尺神经炎患者,各种治疗方法的疗效基本没有差别,而保守治疗最有可能复发;对于中度患者,肌下神经移位的疗效最为肯定;对于重度患者,目前的各种治疗方法中没有哪一种可以取得令人满意的疗效。对于病程较长、手内在肌萎缩患者,预后较差。

(二) 主要功能障碍及评估方法

1. 感觉功能障碍 主要是尺神经分布区,手背侧、环指尺侧和小指的感觉减退或消失。感觉功能评定应用英国医学研究会(BMRC)提出的评定标准,详见本章第九节。

2. 运动功能障碍 主要是手内在肌、环小指的屈指伸肌无力,病程长者,手内在肌可有萎缩。肌力评定用Lorett6级评定标准。0级:肌肉无任何收缩;Ⅰ级:有肌纤维收缩,但不能产生关节运动;Ⅱ级:肌肉收缩可产生关节运动,但不能抵抗重力;Ⅲ级:肌肉收缩可抵抗重力,但不能抵抗阻力;Ⅳ级:肌肉能对抗部分阻力并带动关节运动,但肌力较正常差;Ⅴ级:正常肌力。

3. **中华医学会手外科学会上肢周围神经功能评定试用标准** 见表 4-15。

表 4-15 尺神经功能评定试用标准

分数	外形	屈指	感觉
4	无爪形畸形	TAM 优	S4
3	轻度爪形畸形(不伴肌萎缩)	TAM 良	S3
2	中度爪形畸形(伴肌萎缩)	TAM 可	S2
1	重度爪形畸形(肌萎缩明显)	TAM 差	S0 ~ 1

注:屈指功能取环、小指总主动活动度(total active motion,TAM)的平均值

分级:优 10 ~ 12 分;良 7 ~ 9 分;可 4 ~ 6 分;差 3 分以下

(三)康复治疗

1. 避免肘管部反复屈伸动作,长期伏案工作会导致肘部受压,应避免。

2. **超声波治疗** 频率 1MHz,强度 $1W/cm^2$,脉冲超声移动式,15min/ 次,1 次 /d。超声促进神经再生的机制主要为机械效应,而温热效应也起一定的作用。目前认为超声的机械振动可引起组织细胞内物质运动,从而显示出一种微细的按摩作用;可刺激细胞半透膜的弥散过程,引起扩散速度和膜渗透性改变;还可促进新陈代谢,加强血液和淋巴循环,改善组织营养,提高再生功能等。超声疗法具有安全、方便、时间短等优点,是一种新的促进神经再生的方法。

3. **神经肌肉刺激** 应用低频脉冲电刺激疗法,20min/ 次,1 次 /d,电极置于尺神经支配主要肌肉的起始点上,通电后产生肌肉节律性收缩。

4. **蜡疗** 主要通过温热作用,促进局部炎症消退,改善血液循环,盘蜡,20 ~ 30min/ 次,1 次 /d。

5. **运动疗法** 根据肌力不同,分阶段进行手功能训练,当瘫痪肌肉尚不能主动运动时即肌力 0 级时,做被动运动或将肢体置于功能位。当肌肉出现主动收缩时即肌力 1 ~ 2 级时,开始进行生物反馈肌力训练,当肌力达到 2 ~ 3 级时,除继续进行生物反馈肌力训练外,再给予以主动运动为主,并在医务人员或健肢帮助下进行肌力训练,在这一过程中要求主动运动成分逐渐增加,过渡到完全的主动运动。当肌力达到 4 级以上时给予抗阻练习,即在主动运动的肢体上增加一定负荷,活动时迫使患肢用更大的主动力量才能克服阻力完成运动,每次训练均使受训肌群持续收缩 5 ~ 10s,重复 10 ~ 20 次。

6. **作业疗法** 根据损伤神经功能的不同而选择不同的训练方法。可选用分指板夹纸、撕纸等方法训练尺神经所支配的肌肉。尺神经损伤手术修复后,早期均有水肿、无菌性炎症,均影响神经的恢复和再生。抬高患肢超过心脏水平位有减轻和消退水肿的作用。

三、桡神经疾病

(一)概述

1. **解剖** 桡神经起于臂丛的后束,位于腋动脉的后方,伴肱深动脉由内上向外下走在桡神经沟内,在大圆肌平面分出肌支支配肱三头肌和肘肌,在进入桡神经沟上部外侧是胸大肌止点,两者间距为(2.23 ± 0.24)cm,桡神经进入桡神经沟后紧贴肱骨骨面自内上斜向外下走行,其外上方为肱三头肌外侧头,内下方为肱三头肌长头。桡神经出桡神经沟后在肱骨外

上髁平面上方(8.43±0.84)cm处穿外侧肌间隔与桡侧副动脉伴行到肱二头肌外侧,行于肱肌与肱二头肌之间,平肱骨外上髁处分为浅、深两支进入前臂。桡神经浅支主要为感觉支,有时也发出分支支配桡侧腕短伸肌。桡神经深支为运动分支,支配前臂所有伸肌。

2. 病因

(1)外伤:桡神经在肱骨桡神经沟处紧贴肱骨,此处骨折可以直接损伤桡神经。

(2)压迫性损伤:最常见于在桡管处桡神经受压。桡管位于肱骨外上髁处,其内侧壁为肱二头肌和肱肌,后壁为肱骨小头、桡骨小头、桡骨颈、桡骨环状韧带及关节囊,肱桡肌、桡侧腕长、短伸肌构成桡管上中部的外侧壁,并从外侧呈螺旋状绕至前方,构成桡管的前壁。桡管上口位于肱桡关节平面近端,下口与旋后肌管相续。桡神经卡压的部位肱三头肌纤维弓、外侧肌间隔、肱桡肌纤维弓,伴行血管肱深动脉。

(3)医源性损伤:肱骨中、下1/3交界处紧贴肱骨,肱骨骨折行手术治疗时容易造成医源性损伤。腋杖压迫、上肢置于外展位的手术、桡骨颈骨折及大量骨痂生成等都可损伤桡神经。

3. 病理　直接损伤可以导致桡神经断裂或部分断裂,导致神经功能完全或部分丧失。压迫性神经病可以导致神经纤维脱髓鞘,轴突变性、坏死。神经伴行血管或神经外膜营养血管受压可以导致神经营养学障碍。

4. 临床表现　桡神经损伤后引起其支配区域的运动、感觉功能部分或完全丧失,主要表现为三垂畸形,即垂腕、垂指、垂拇畸形。根据损伤部位不同临床表现各异:①高位损伤(腋部):在腋下桡神经发出肱三头肌分支以上损伤,产生完全性桡神经麻痹,上肢各伸肌完全瘫痪,肘、腕、掌指关节均不能伸直,前臂伸直位旋后不能,手通常处于旋前位;②肱骨中1/3损伤:发出肱三头肌分支以下部位损伤,肱三头肌功能正常,其他体征同前;③前臂中1/3以下损伤:仅有伸指功能丧失而无腕下垂。

桡神经感觉支分布于桡神经感觉支分布于上臂、前臂、手及手指背面,因邻近神经感觉分支重叠,感觉障碍仅限于手背拇指和第1、第2掌骨间隙的“虎口区”。

5. 辅助检查

(1)X线检查:肱骨骨折时,可以根据骨折部位是否临近桡神经沟及骨折端的移位方向,来判定是否有合并桡神经损伤的可能。

(2)超声检查:超声检查可以显示神经的连续性,并且可以显示受压近端神经周径增粗,神经受压部位周径变细。

(3)电生理检查:可以发现桡神经传导速度减慢,潜伏期延长,波幅明显降低,桡神经支配肌肉自发电位,用力收缩无募集电位。

6. 诊断　主要根据病史,临床表现和神经电生理检查。依据受累及肌肉的不同,来判定桡神经损伤平面,如患者伸腕关节无力,提示损伤平面在肘关节以上,肘关节以下桡神经损伤只有伸指无力,而伸腕关节功能不受影响。

7. 治疗

(1)药物治疗:维生素B_1,10mg,3次/d,口服;甲钴胺,500μg,3次/d,口服。神经生长营养因子是一种含生物活性多肽的神经营养药物,能促进神经元分化,防止失神经支配的肌肉萎缩,18μg,肌内注射,1次/d。

(2)手术治疗:对于外伤所桡神经断裂,应早期行神经吻合。对于保守治疗无效的桡神经损伤,根据损伤情况,行神经松解,神经吻合,肌腱移位功能重建伸腕伸指功能。

8. 预后　主要取决于桡神经损伤程度。如完全性损伤,预后较差,可能需要后期功能重建。

（二）主要功能障碍及评估方法

1. 感觉功能障碍　主要是桡神经分布区,上臂、前臂外侧、手背虎口区感觉减退或消失。感觉功能评定应用英国医学研究会(BMRC)提出的评定标准,详见本章第九节。

2. 运动功能障碍　桡神经支配的肱三头肌、肱桡肌、桡侧腕长伸肌、桡侧腕短伸肌、旋后肌、尺侧伸腕肌、桡侧伸腕肌、伸指肌的无力或瘫痪。肌力评定用Lorett 6级评定标准。0级:肌肉无任何收缩;Ⅰ级:有肌纤维收缩,但不能产生关节运动;Ⅱ级:肌肉收缩可产生关节运动,但不能抵抗重力;Ⅲ级:肌肉收缩可抵抗重力,但不能抵抗阻力;Ⅳ级:肌肉能对抗部分阻力并带动关节运动,但肌力较正常差;Ⅴ级,正常肌力。

3. 中华医学会手外科学会上肢周围神经功能评定试用标准　见表4-16。

表4-16　桡神经功能评定试用标准

评分	伸腕	肌力	伸拇	伸指
4	>45°	>M3	TAM 优	TAM 优
3	≥30°	M3	TAM 良	TAM 良
2	<30°	M2	TAM 可	TAM 可
1	不能	M0~1	TAM 差	TAM 差

注:伸指功能取4指总主动活动度(total active motion,TAM)的平均值

综合评价分级:优13~16分;良9~12分;可5~8分;差4分以下

（三）康复治疗

1. 支具治疗　静态腕托可保持患侧指、腕及前臂伸肌群始终处于最佳放松状态,并可保障在日常生活和工作中不发生持续(垂腕)或突发的(坠落或扭动)被动牵拉,维持肘关节伸直、腕关节背伸30°位置,减轻对桡神经牵拉,加速水肿消退,促进桡神经的恢复。国外有动力腕手支具治疗桡神经损伤的报道,目的是辅助桡神经吻合术后腕关节的固定和后期的运动训练。

2. 低频脉冲电治疗　电刺激可以增加刺激强度通过改变肌质网内Ca^{2+}的释放和重吸收调整肌肉收缩强度。低频脉冲治疗仪对周围神经损伤患者进行经皮神经肌肉电刺激治疗,可使患者受损神经功能明显恢复。

3. 直流脉冲电治疗　直流脉冲电刺激能够提高神经肌肉的兴奋性,促进周围神经的再生。在闭合性神经损伤的观察阶段,应用电刺激治疗,可观察神经的传导功能,为手术适应证的选择和预后判断提供了依据。电刺激可改善神经血供,促进轴突再生,使神经轴突平均密度、新生血管数量增多。电刺激促进施万细胞增殖,为轴突再生提供良好的支架;神经损伤后神经对肌肉的营养中断,这些营养因子对维持肌肉的存活,减轻肌肉细胞萎缩及纤维化具有重要的作用。电刺激受累肌肉产生肌肉节律性收缩,促进了静脉及淋巴回流,延缓肌肉失用性萎缩,抑制了肌肉纤维化,电刺激使新生神经纤维较快长入,促进再生神经与靶器官的连接。

4. 分米波治疗　分米波可增加局部血液循环,抑制炎性反应,减轻神经周围粘连、卡压,改善神经缺血、缺氧,为神经再生提供良好的微环境,利于神经的修复与再生。分米波可促进神经膜细胞增殖,加速神经轴突再生及再髓鞘化、再生神经结构成熟,从而促进神经再

生和功能恢复。

5. **功能性电刺激治疗**　目前有关功能性电刺激促进神经再生的假说有：①增加血液再灌注学说，认为受损周围神经再生能力的增强与电场带来的血流量增加有关；②细胞内分子电泳假说，认为电场能改变受损神经膜分子的潜在不平衡状态；③电刺激影响钙离子变化，钙在神经向电性中有一定作用，电场通过改变钙在生长锥的电流平衡来影响神经生长锥的方向；④电刺激促进神经膜细胞增殖及髓鞘再生，为轴突生长提供机械性管道，同时促进神经轴突穿过类神经瘤样组织生长；⑤促进神经轴突穿过类神经瘤样损伤生长；⑥增强神经纤维穿越瘢痕与间隙的能力；⑦增加基底膜的黏附性。

6. **磁疗**　磁场有消炎、消肿、软化瘢痕和促进神经再生的作用。周围神经损伤早期超短波治疗能促进血液循环，消除水肿、炎症，减轻神经损伤，有利于神经再生。

7. **肌电生物反馈治疗**　肌电生物反馈收集患者主动有意识的肌肉收缩产生的微弱肌电信号，放大后再输出，刺激相应肌肉引起明显肌肉收缩运动，从而完成闭环式的刺激模式和反复的主动运动训练。在练习中，生物反馈治疗使受抑制的神经通路开通，最大限度地动员仍然残留的那部分神经肌肉组织的潜力，使其重新发挥正常生理功能。

8. **运动疗法**　腕关节背伸的主动肌为尺侧伸腕肌、桡侧伸腕长短肌、指总伸肌，故腕背伸、掌指关节背伸训练时针对上述肌肉进行练习。这种有意识的主动训练可以促进患者神经功能的重新组织，激活残存神经通路，逐步替代已受损的神经功能，从而使肢体功能得以恢复。另外，在有意识的训练同时给予电刺激可以帮助患者完成动作，防止肌肉的失用性萎缩。

四、腓总神经损伤的康复治疗

（一）概述

1. **解剖**　腓总神经（common peroneal nerve）来源于 $L_4 \sim L_5$、$S_1 \sim S_2$ 神经根，沿股二头肌内侧缘行向外下，至腓骨头后面，经腓骨长肌深面绕腓骨颈外侧，分成腓浅和腓深神经。腓深神经（deep peroneal nerve）发出后穿腓骨长肌起端进入小腿前群肌，沿胫前动脉外侧向下至足背，继而伴足背动脉前行，其肌支支配小腿前群肌与足背肌，皮支在第 1 跖骨间隙浅出，分成两支趾背神经，分布于第 1、第 2 足趾背侧相对缘。腓浅神经（superficial peroneal nerve）在腓骨长、短肌之间下行，继而穿过前肌间隔，行于趾长伸肌的外侧，行程中分出肌支至腓骨长、短肌。在小腿中、下 1/3 交界处穿深筋膜浅出，分成足背中间皮神经和足背内侧皮神经，分布于小腿前外侧下部、足背和趾背皮肤（第 1、2 趾相对除外）。

2. **病因**

（1）外伤：可分为直接外力损伤和间接外力损伤。直接外力损伤可以导致神经的挫伤或断裂，可以伴有皮肤软组织损伤。间接外力为牵拉损伤。急剧有力的踝关节内翻位扭伤，腓骨长肌及其下的腓总神经都将受到突然的牵张而受损，腓骨长肌也对腓总神经产生突然的压迫，受损腓骨长肌纤维弓的充血、水肿、局部结缔组织增生致腓总神经嵌压。

（2）压迫：分为医源性和非医源性。医源性多为石膏或支具固定时，在腓骨颈处对腓总神经的压迫。非医源性为不良姿势，如跷二郎腿时，对腓总神经的压迫。膝关节长时间反复屈曲下蹲位劳动时，腓骨长肌紧张，腓总神经被挤压、摩擦，发生水肿而受压，慢性期局部结缔组织水肿增生也会引起神经受压。

（3）占位性病变：腓肠肌外侧头籽骨的存在、股二头肌腱鞘囊肿、外侧半月板囊肿等占位性因素均有可能压迫腓总神经而致病。

（4）其他：糖尿病，动脉炎等。

3. **病理** 腓总神经由于走行行径较长，神经内结缔组织较多，对牵拉及压迫损伤的耐受力较差。神经受到极度牵拉后，会引起神经营养血管痉挛、狭窄乃至栓塞，神经血液供应减少或中断，造成神经广泛缺血与坏死变性。神经受 30mmHg 压力时，功能即发生变化，导致远侧轴突运送蛋白功能丧失，长时间压力达 30 ～ 80mmHg 时，则能引起神经内水肿，纤维瘢痕形成，神经功能严重障碍或消失。

4. **临床表现** 腓总神经损伤多在腓骨颈处，表现为小腿前间室肌肉，胫骨前肌、𧿹长伸肌、趾长伸肌、第 3 腓骨肌的无力或瘫痪；小腿外侧间室的腓骨长肌、腓骨短肌的无力或瘫痪。感觉障碍为小腿外侧、足背的感觉减退或消失。查体可发现：①足下垂，走路呈跨阈步态；②踝关节不能背伸及外翻，足趾不能背伸；③小腿外侧及足背皮肤感觉减退或缺失；④胫前及小腿外侧肌肉萎缩；⑤病变处 Tinel 征阳性。

5. **辅助检查**

（1）电生理检查：可发现腓总神经传导速度减慢，潜伏期延长，波幅明显降低。

（2）X 线检查：可以发现腓骨颈骨折，腓肠肌外侧头内籽骨的增生或肥大。

（3）MRI 检查：可以发现腓总神经周围有无软组织病变，如囊肿、脂肪瘤的存在，同时失神经支配的肌肉急性期会水肿，表现为 T_2 像信号增高。

（4）超声检查：可以对腓总神经周径进行测量，并且可以发现神经内部回声的改变，判断神经的连续性，同时可以对神经周围组织结构异常进行检查。

6. **诊断** 根据病史，临床检查，肌电图检查及超声或 MRI 影像学检查，诊断并不困难。

7. **治疗**

（1）药物治疗：维生素 B_1，10mg，3 次 /d，口服；甲钴胺，500μg，3 次 /d，口服。神经生长营养因子是一种含生物活性多肽的神经营养药物，能促进神经元分化，防止失神经支配的肌肉萎缩，18μg，肌内注射，1 次 /d。

（2）手术治疗：对于外伤所致腓总神经断裂，应早期行神经吻合。对于保守治疗无效的腓总神经压迫性损伤，如行保守治疗无效，患者足下垂影响患者步行，根据损伤情况，行神经松解，神经吻合，肌腱移位功能重建。

8. **预后** 主要取决于腓总神经损伤程度，如完全性损伤，预后较差，往往需要后期功能重建。

（二）主要功能障碍及评估方法

1. **感觉功能障碍评定** 感觉障碍分布于腓总神经支配的小腿外侧、足背。感觉功能评定应用英国医学研究会（BMRC）提出的评定标准，详见本章第九节。

2. **运动功能障碍评定** 主要是评定足背伸和外翻肌肉力量。肌力评定用 Lorett6 级评定标准。0 级：肌肉无任何收缩；Ⅰ级：有肌纤维收缩，但不能产生关节运动；Ⅱ级：肌肉收缩可产生关节运动，但不能抵抗重力；Ⅲ级：肌肉收缩可抵抗重力，但不能抵抗阻力；Ⅳ级：肌肉能对抗部分阻力并带动关节运动，但肌力较正常差；Ⅴ级，正常肌力。

（三）康复治疗

康复目标是防治并发症，促进神经再生，保持肌肉质量，加速神经再支配，促进运动功能与感觉功能的恢复，最终提高患者生存质量。

1. 支具治疗　用踝足矫形器(ankle foot orthosis,AFO)维持患者踝关节中立位,减少对腓总神经的牵拉,同时可以避免失神经支配的小腿前侧肌群和外侧肌群牵拉导致的肌肉运动单位的过度拉长,避免小腿三头肌短缩导致的马蹄足。

2. 电针治疗　电针治疗可引起失神经支配的肌肉节律性收缩,产生生物电作用,改善肌肉血液循环及营养,保持正常代谢功能,促进静脉和淋巴回流,从而延缓肌肉萎缩,防止挛缩和纤维化。同时可以提高神经兴奋和恢复传导功能,抑制神经变性的发展,从而促进神经的再生。

3. 超短波治疗　超短波透入深部组织的作用明显比其他理疗方法强,具有热效应和非热效应,能扩张血管、改善神经和周围组织的血液循环及组织营养,加强局部组织代谢过程,达到消炎、消肿目的。小剂量超短波作用于受损后的周围神经,可加速神经再生,提高神经传导速度。超短波电疗法电极 2 个,对置于患侧腓神经分布区,间隔 1 ~ 3cm,微热量,每次10 ~ 15min,每天 1 次,15 次为 1 个疗程。

4. 中频电刺激　能改善局部血液循环、促进淋巴回流,还可使失神经支配的瘫痪肌得到训练,并向中枢神经系统传递冲动,从而改善神经系统功能,提高神经及肌肉兴奋性等。2个电极片分置于腓骨小头及胫前肌运动点,刺激强度以患者能耐受为准,每次 10 ~ 15min,每天 1 次,15 次为 1 个疗程。

5. 肌电生物反馈　具有增加运动轴突与肌肉重建联系的数量及加速神经功能恢复的作用,使患肢肌张力提高,肌力增强,反复肌电刺激促进神经肌肉功能恢复的作用。患者仰卧或坐位,腓总神经损伤以踝关节背伸治疗为主,将电极正极置于外踝上前方约 10cm 处,负极置于腓骨小头下 3 ~ 5cm 处,接地电极置于两者之间,选择双通道反馈治疗方式,频率50Hz,每次训练 5min,休息 5min,反复训练 4 次,每天 1 ~ 3 次。

6. 红外线治疗　红外线照射能提高神经的敏感性,缓解局部组织缺血状态,从而促进神经修复。波长 760 ~ 1500nm,将灯头对准暴露的损伤部位,距离约 20cm,每次治疗20min。

7. 功能性电刺激　电刺激疗法能促进施万细胞和巨噬细胞的吞噬功能,加速远侧神经段的 Wallerian 变性,引起肌肉被动的节律性收缩与舒张,促进神经兴奋与传导功能的恢复及再生。双向指数波、方波,波宽 0.3 ~ 0.6,频率 20 ~ 100Hz 调幅梯形波,根据神经损伤的部位和程度,调节所需要的波形、刺激的脉宽、间隙时间及刺激强度。

8. 运动疗法　可增强肌力,维持关节活动度,促进神经功能得以重塑。损伤早期多采用被动关节活动,并嘱患者进行主动的意念配合,对神经支配区肌肉做轻柔、深透的按摩。肌力 3 级以下时采用辅助主动运动。肌力 3 级或以上时,进行抗阻练习,不断强化肌力,争取最大限度的恢复。每次训练 40min,1 次/d,15 天为 1 个疗程。

五、踝管综合征

(一) 概述

1. 定义　踝管综合征(tarsal tunnel syndrome)由 Kock 首先报道,又称跗管或跗管综合征,系指踝管发生狭窄致使管内的胫神经和胫后血管受压所引起的一种以足底阵发性麻木和疼痛为主要特点的临床症候群。

踝管系由屈肌支持带、内踝、距骨、跟骨、三角韧带和跟腱围成,此管前上界为内踝,外侧为踝关节囊、距骨、距下关节内侧面及三角韧带,其后下界为跟腱及跟骨,内界为屈肌支持带。踝管长约为25.42mm,管后口宽,前口窄,通过管内的结构自前向后依次有胫骨后肌腱及纤维鞘,趾长屈肌腱及纤维鞘,胫后动静脉和胫神经,跗长屈肌腱。屈肌支持带是足部深筋膜在内踝后下方的增厚部。近侧缘常见一清楚的边缘,远侧缘移行于足内侧面的深筋膜。从内踝向后附着于跟骨结节内侧突到跟骨后面上缘之间的跟骨内面。踝管的上口在内踝至跟骨后面上缘的平面内,踝管下口在内踝至跟结节内侧突尖的平面内。

踝管内受压的结构可能为胫神经、足底内侧神经、足底外侧神经、跟内侧神经,各个神经单独受压或几条神经分支的组合。

2. 病因

(1)足部外伤:踝关节反复扭伤,踝管内肌腱摩擦,引起肌腱炎,肌腱水肿增粗;屈肌支持韧带断裂、肿胀、出血可能会导致周围组织粘连纤维化;跟骨及内踝骨折移位;距骨无菌性坏死等均可使踝管管腔变小、胫神经受压产生症状。

(2)踝管内容物增多:神经鞘瘤、腱鞘囊肿、脂肪瘤、骨赘增生等使踝管管腔变小,压迫胫神经。

(3)先天性发育异常:出现副跗展肌、副趾长屈肌或者跗展肌肥厚压迫了胫神经或其足底分支;距骨与跟骨之间异常的纤维;扁平足由于足弓塌陷,足前部外展、外翻,身体重力线移向足内侧,使距骨外旋及跟骨外翻;屈肌支持带增厚,副舟骨、距跟融合等;这些因素都会导致踝管变形、容积减小,使胫神经受压。

(4)医源性:踝管或小腿部注射药物;踝部骨折内固定物,踝部手术中对胫神经的牵拉损伤,术后踝部不适当的固定位。

(5)其他疾病合并踝管综合征:糖尿病、骨质疏松、高脂血症、强直性脊柱炎、甲状腺功能减退、骨关节炎、类风湿关节炎。

3. 病理　各种原因导致踝管发生狭窄,踝管内的胫神经和胫后血管受压,胫后神经受各种因素压迫发生脱髓鞘与沃勒变性。胫后血管受压可以导致神经缺血,神经营养学障碍。胫神经长期的压迫与周围组织的粘连,使神经干随关节活动的滑动度减少或消失,从而导致神经的牵拉伤及局部血液供应障碍。研究当神经干拉长到原长度的6%～8%时,将影响神经的血液供应及其功能。

4. 辅助检查

(1)X线检查:足踝部的骨性结构有无异常、骨折后复位情况,发现因畸形愈合或跟骨骨刺,扁平足或副舟骨存在,足内翻、足外翻,骨赘等踝管结构异常导致的踝管综合征。此检查比较简便、快捷、经济。但不能确诊,仍需进一步诊断。

(2)MRI检查:可发现踝管内占位性病变,特别是对软组织结构异常,如腱鞘囊肿、神经纤维瘤等有较好的识别能力,85%的肌电图检查不正常的踝管综合征患者,MRI可明确发现踝管内有病理性改变。踝管综合征有症状者,其中88%MRI有异常表现,而在无症状的足中只有25%有类似的改变。但是,MRI价格较为昂贵、耗时比较长。

(3)超声检查:可显示出距跟联合骨性隆起,踝管内软组织占位性病变,胫神经粗细,胫后静脉有无曲张或迂曲。超声检查具有无辐射、价廉、快速等优点,但对操作者技术要求较高。

(4)肌电图检查:内踝至跗趾感觉诱发电位潜伏期延长或消失,跗展肌或小趾展肌运动末端动作电位波幅降低,跗展肌或小趾展肌出现纤颤电位和正相波,跗展肌至踝管近端的传导速度下降。即使所有体征均为阴性,如果肌电图支持结合临床表现便诊断为踝管综合征。

肌电图检查容易受操作者技术水平的影响。

5. 临床表现 该病起病较缓慢,早期仅表现为足踝活动后足底不适感,足底出现边界不清的针刺感、烧灼感及麻木,行走、长久站立或劳累后加重。夜间疼痛严重、麻木可影响睡眠。足背屈外翻试验可诱发足底疼痛、麻木或原有症状加重。也有患者出现疼痛不适感放射至小腿部腓肠肌区,或者出现整个足底感觉障碍,两点分辨觉降低,温觉及触觉减退。亦有发生足跟痛,同时伴有足趾活动受限、屈曲无力。在屈肌支持带下方可出现 Tinel 征(+),可放射至足趾。晚期部分患者足内肌有可能出现萎缩。

6. 诊断及鉴别诊断

(1)诊断:踝管综合征根据病史、查体、普通 X 线、磁共振(MRI)和超声以及肌电图检查可明确诊断,其中,MRI 和超声对于诊断软组织病变至关重要,肌电图的使用更有助于提高诊断的准确性。

(2)鉴别诊断

1)跖筋膜炎:疼痛多位于足底近端及足中心,足底有胀裂感,很少涉及足趾,无皮肤感觉障碍表现。

2)腰骶神经根病损:患者常为腰背痛向下肢放射至小腿或足底部,借助电生理检查有无 S_1 神经根平面疾患或腰椎 CT、MRI 扫描,即可明确诊断。

3)小腿上端胫神经嵌压:除产生踝管综合征临床表现之外,还有小腿酸胀、疼痛和小腿屈肌肌力减弱。

7. 临床治疗

(1)非手术治疗:适用于早期或症状轻的患者

1)一般治疗:减少患肢活动,适当休息,穿宽松的鞋袜,纠正足的不良姿势。

2)药物治疗:维生素 B_1,10mg,一日 3 次;维生素 B_{12},500μg,一日 3 次;

3)局注射治疗:对于特发性腱鞘炎及胫神经水肿等引起的踝管综合征,注射皮质类固醇加局麻药有一定的疗效。

(2)手术治疗:适应证:①占位性病变:神经鞘瘤、腱鞘囊肿、脂肪瘤等;②反复发作,经非手术治疗无效者;③踝管附近骨折致跖管内有骨痂或瘢痕形成者;④踝管容量减少者。手术治疗方式主要包括祛除致病因素和胫神经松解术。

8. 预后 一般较好,如无明确局部结构异常,症状容易反复。对于该病的治疗多数学者认为,局部占位性病变如腱鞘囊肿、纤维瘤及滑膜瘤等肿物压迫胫神经产生的踝管综合征疗效佳,而对于曲张静脉、先天性异常肌肉或无明确压迫因素的疗效欠佳。

(二)主要功能障碍及评估方法

1. 感觉功能障碍 足内侧及足底的疼痛,麻木,感觉减退。感觉功能评定应用英国医学研究会(BMRC)提出的评定标准,详见本章第九节。

2. 运动功能障碍 足趾活动灵活性下降,由于足的内在肌和外在肌力量不平衡,出现足趾的畸形。

(三)康复治疗

1. 支具治疗 可以限制踝关节的活动度,特别是外翻活动,以减少对胫神经的牵拉,促进神经的修复。对于后期出现的足趾畸形可以佩戴矫形器。

2. 矫形鞋垫 对于足弓塌陷导致的胫神经承受异常应力,可给予足部鞋垫支撑,减轻异常应力。

3. 红外线治疗 红外线照射能提高神经的敏感性,缓解局部组织缺血状态,从而促进神经修复。波长 760 ~ 1500nm,将灯头对准暴露的损伤部位,距离约 20cm,治疗 20min。

4. 按摩 可以改善局部血液循环,减轻局部粘连。

5. 熏洗疗法 具有理疗和热疗的双重作用,软化瘢痕,使踝管内压力降低。

6. 感觉功能训练

(1)温度觉训练:操作者用针刺、冷热等刺激患者足部皮肤,通过患者反复睁、闭眼训练,使其重建感觉信息处理系统。

(2)触觉训练:训练者用一根带橡皮的铅笔,先用带橡皮的一端沿患者的脚掌由近向远叩击,让患者先睁眼观察该过程,然后嘱其闭上眼睛,仔细体会其感觉,如此反复进行,3 次 /d,每次 15min。

7. 运动疗法 可以训练患者用足趾抓毛巾,训练足趾的力量和灵活性。

(高正玉)

参 考 文 献

[1] Votrubec M, Thong I. Neuropathic pain-a management update[J]. Aust Fam Physician, 2013, 42: 92-97.

[2] Katusic S, Beard CM, Bergstralh E, et al. Incidence and clinical features of trigeminal neuralgia[J]. Rochester, Ann Neurol, 1990, 27: 89-95.

[3] Hall GC, Carroll D, Parry D, et al. Epidemiology and treatment of neuropathic pain: the UK primary care perspective[J]. Pain, 2006, 122: 156-162.

[4] Dieleman JP, Kerklaan J, Huygen FJ, et al. Incidence rates and treatment of neuropathic pain conditions in the general population[J]. Pain, 2008, 137: 681-688.

[5] McDermott AM, Toelle TR, Rowbotham DJ, et al. The burden of neuropathic pain: results from a cross-sectional survey[J]. Eur J Pain, 2006, 10: 127-135.

[6] 雷德强 , 邓兴力 . 原发性三叉神经痛 [J]. 中华中医学杂志 , 2008,32(6):438-440.

[7] 白克镇,杨虎权,黄祖芳,等 . 慢性疼痛与情绪障碍及其治疗 [J]. 神经疾病与精神卫生 ,2004,4(5):395-397.

[8] Zakrzewska JM, Coakham HB. Microvascular decompression for trigeminal neuralgia: update[J]. Curr Opin Neurol, 2012, 25: 296-301.

[9] Zlochiver S. Persistent reflection underlies ectopic activity in multiple sclerosis: a numerical study[J]. Biol Cybern, 2010, 102: 181-196.

[10] Coggan JS, Ocker GK, Sejnowski TJ, et al. Explaining pathological changes in axonal excitability through dynamical analysis of conductance-based models [J]. J Neural Eng, 2011, 8: 065002.

[11] Wiffen PJ. Carbamazepine for acute and chronic pain. Cochrane Database Syst Rev, 2005, 5(3):85-86.

[12] Cruccu G, Gronseth G, Alksne J,et al. AAN–EFNS guidelines on trigeminal neuralgia management[J]. European Journal of Neurology, 2008, 15(10):1013-1028.

[13] Gronseth G, Cruccu G, Alksne J, et al. Practice Parameter: The diagnostic evaluation and treatment of trigeminal neuralgia (an evidence-based review) [J]. Neurology, 2008, 71(15):1183-1190.

[14] Wiffen PJ, Derry S, Moore RA. Lamotrigine for acute and chronic pain[J]. Cochrane Database Syst Rev, 2011, 2:CD006044.

[15] Fromm GH, Terrence CF, Chattha AS. Baclofen In The Treatment Of Trigeminal Neuralgia: DoubleBlind

Study And Long-Term Follow-Up[J]. Annals of Neurology, 2004, 15(3):240-244.

[16] Kanai A, Suzuki A, Kobayashi M, et al. Intranasal lidocaine 8% spray for second-division trigeminal neuralgia[J]. British Journal of Anaesthesia, 2006, 97(4):559-563.

[17] Sjaastad O, Saunte C, Hovdahl H, et al. "Cervicogenic" headache. An hypothesis[J]. Cephalalgia,1983, 3(4):249-256.

[18] 张光翠, 姚永玲. 射频热凝颈脊神经后支治疗颈源性头痛的临床观察 [J]. 医药论坛杂志,2010,31(20):120-121.

[19] Halim W, Chua NH, Vissers KC. Long-term pain relief in patients with cervicogenic headache after pulsed radiofrequency application into the lateral atlantoaxial(C1-2) joint using an anterolateral approach[J].Pain Pract, 2010,10(4):267-271.

[20] Sjaastad O, Bakketeig LS. Prevalence of cervicogenic headache: Vågå study of headache epidemiology[J]. Acta Neurol Scand, 2008, 117(3): 173-180.

[21] Sjaastad O, Fredriksen TA, Pfaffenrath V. Cervicogenic headache: diagnostic criteria. The cervicogenic headache international study group[J]. Headache, 1998,38(6):442-445.

[22] Stover LJ, Kolstad F, Helde G. Radiofrequency denervation of facet joints C2-C6 in cervicogenic headache: a randominzed, double-blind, sham-controlled study[J]. Cephalalgia,2004,24(10):821-830.

[23] Haspeslagh SR, Van Suijlekom HA, Lamé IE, et al. Randomised controlled trial of cervial radiofrequency lesions as a treatment for cervicogenic headache[J]. BMC Aneasthesiol,2006,6:1.

[24] Van Zundert J, Lamé IE, de louw A, et al. Percutaneous pulsed radiofrequency treatment of the cervical dorsal root ganglion in the treatment of chronic cervical pain syndromes: a clinical audit[J]. Neuromodulation, 2003,6(1):6-14.

[25] 贾绍芳, 左欣鹭, 李娜, 等. 瞬目反射在颈源性头痛诊断中的应用研究 [J]. 中国全科医学,2015,34(18):4206-4209.

[26] Page P. Cervicogenic headache: an evidence-led approach to clinical management[J]. The International Journal of Sports Physical Therapy, 2011,6:254-266.

[27] Chen W, Yu S, Zhu J, et al. Personality Characteristics of Male Sufferers of Chronic Tension Type and Cervicogenic Headache[J].J Chin Neurol, 2012,8:69-74.

[28] Hong JP, Lai CH, Lin YC, et al. Clinical Assessment of Patients with Cervicogenic Headache: A Preliminary Study[J].Chang Gung Med J,2010,33:58-66.

[29] Pearce JM. Cervicogenic headache: an early description [J]. J Neurol Neurosurg Psychiatry, 1995,58(6):698.

[30] Lauretti GR, Corrêa SW, Mattos AL. Efficacy of he greater occipital nerve block for cervicogenic headache: comparing classical and subcompartmental techniques [J]. Pain Pract, 2015,15(7):654-661.

[31] Zhou L, Hud-Shakoor Z, Hennessey C, et al.Upper cervical facet joint and spinal rami blocks for the treatment of cervicogenic headache [J].Headache, 2010,50(4):657-663.

[32] 倪家骧. 颈源性头痛及其治疗 [J]. 中国疼痛医学杂志,2000,6(2):116-119.

[33] Wang E, Wang D. Treatment of cervicogenic headache with cervical epidural steroid injection [J]. Curr Pain Headache Rep,2014,19(9):442.

[34] Zhang ZF, Yao M, Zhang Y. Treatment of cervicogenic headache with botulinum toxin A:a double-blind trial[J].Zhongguo Linchuang Kangfu(Chin J Chin Rehabil),2003,7(2):264.

[35] Ogince M, Hall T, Robinson K, et al.The diagnostic validity of the cervical flexion-rotation test in C1/2-related cervicogenic headache[J].Man Ther,2007,12(3):256-262.

[36] 崔改琴. 综合康复治疗神经源性头痛 [J]. 中国康复医学杂志,2008,23(2):112.

[37] 赵俊, 李树人, 宋文阁. 疼痛诊断治疗学 [M]. 河南 : 河南医科大学出版社 , 1999:387-388.

[38] Resnick DK, Jannetta PJ, Bissonnette D, et al.Mi-crovascular decompression for glossopharyngeal neuralgia [J].Neurosurgery, 1995, 36 (1): 64-69.

[39] Ferrante L, Artico M, Nardacci B, et al. glossopharyngeal neuralgia with cardiac syncope [J]. Neurosurgery,1995, 36(1): 58-63.

[40] 李全波,郑宝森.舌咽神经痛与舌咽神经阻滞 [J].实用疼痛学杂志,2007,89(3): 293-296.

[41] Rozen T. Trigeminal neuralgia and glossophyaryngdal neuralgia[J]. Neural clim,2004,22(1): 185-206.

[42] Silverman SB.Cervicogenic headache:interventional,anesthetic, and ablative treatment[J]. Curr Pain Headache Rep,2002,6(4):308-314.

[43] Zito G, Jull G, Story I. Clinical tests of musculoskeletal dysfunction in the diagnosis of cervicogenic headache[J]. Man Ther,2006,11(2):118-129.

[44] 胡云,王黎,张珍,等 . 星状神经节阻滞治疗颈源性头痛疗效评价及对 C- 反应蛋白的影响 [J]. 中国中医骨伤科杂志,2006,14(4):23-25.

[45] 安海水,姚军,陈静,等 . 颈源性头痛的诊断与序贯治疗 [J]. 医学研究与教育,2010,27(6):41-43.

[46] 唐向盛,唐学章,石东平,等 . 颈源性头痛的临床分型与枕颈部个体化手法治疗 [J]. 中国中医骨伤科杂志,2008,16(1):6-9.

[47] Sluder G.The role of the sphenopalatine ganglion (or meckel's) ganglion in nasal headache[J].New York Med J,1908,140:868-878.

[48] 魏绪庚,田素杰,石宝瑞 . 麻醉治疗学 [M]. 北京:北京科学技术出版社,1998:481-483.

[49] 陈宝田,谢炜 . 头面部疼痛诊断治疗学 [M]. 北京:北京科学技术出版社,2003:150-151.

[50] 樊碧发,薛富善 . 临床疼痛治疗技术 [M]. 北京:科学技术文献出版社,2003:423-424.

[51] 罗国刚,马玉青,苟静,等 . 偏头痛患者伴发焦虑 / 抑郁及功能残疾的临床研究 [J]. 中国神经精神疾病杂志,2012,08:477-481.

[52] 黎婉玲 . 偏头痛患者的中医体质特征研究 [D]. 广州:南方医科大学,2012.

[53] Richter F, Mikulik O, Ebersberger A,et al.Noradrenergicagonists and antagonists influence migration of cortical sp-reading depression in rat-a possible mechanism of migraine prophylaxis and prevention of postischemic neuronal damage [J]. J Cereb Blood Flow Metab, 2005, 25: 1225-1235.

[54] 郭那那,吴川杰,连亚军,等 . 101 例偏头痛和 95 例紧张型头痛患者伴发焦虑和 / 或抑郁临床分析 [J]. 中国疼痛医学杂志,2012,9:529-532.

[55] Lipton RB, Stewart WF. Acute migraine therapy: Do doctors understand what patients with migraine want from therapy[J].Headache,1999,39:20-26.

[56] Leao AA. Spreading depression [J]. Funct Neurol,1986,1(4): 363-366.

[57] 中华医学会疼痛学分会头面痛学组 . 中国偏头痛诊断治疗指南 [J]. 中国疼痛医学杂志,2011,17(2): 65-86.

[58] 华驾略,李焰生,Lempert T,等 . 前庭性偏头痛:诊断标准——Barany 学会及国际头痛学会共识文件[J]. 神经病学与神经康复学杂志,2013,3:176-178.

[59] Dowson AJ, Tepper SJ, Baos V,et al.Identifying patients who require a change in their current acute migraine treatment: the Migraine Assessment of Current Therapy(Migraine-ACT)questionnaire[J].Curr Med Res Opin,2004,20:1125-1135.

[60] 凌云 , 石军锋 . 尼莫地平治疗丛集性头痛临床疗效观察 [J]. 中外医疗 ,2014,12:44-46.

[61] Moskowitz MA. Basic mechanisms in vascular headache [J].Neurol Clin, 1990, 8(4): 801-815.

[62] 李素娟 , 刘学文 . 紧张性头痛的心理治疗与药物治疗对照研究 [J]. 中国健康心理学杂志 ,2011,7:795-796.

[63] 彭建民 . 针刺治疗紧张性头痛的临床研究 [J]. 中医药学报 ,2009,2:47-48.

[64] Peterson AL, Taleott GW,Kellehee WJ,et al.Site specificity of pain and tention in tention-type headaches.

Headache,1995,35(2):89.

[65] 凌方明.紧张性头痛研究现状与治疗新思路 [J]. 中医药学刊 ,2006,12:2226-2227.

[66] 张树茂.和血止痛方治疗紧张性头痛的临床研究 [D]. 长春:长春中医药大学 ,2015.

[67] Headache Classification Committee of the International Headache Society. Classification and diagnostic criteria for headache disorders,cranial neuralgias,and facial pain[J]. Cephalalgia,2004,24(Suppl 1):1.

[68] 田莉,杨瑞棋,汪楚文.紧张性头痛的 TCD 特点与临床分析 [J]. 西部医学 ,2014,9:1216-1218.

[69] 周立华.针刺治疗紧张性头痛的临床研究 [D]. 昆明:云南中医学院 ,2015.

[70] 周一谋,萧佐桃.马王堆医书考注[M]. 天津:天津科学技术出版社 ,1988:23,26.

[71] 山根清美,徐万鹏.丛集性头痛和三叉神经、自主神经性头痛的分类和诊断标准 [J]. 日本医学介绍 ,2007,1:11-14.

[72] Sinforiani E, Farina S, Mancuso A, et al. Analysis of higher nervous functions in migraine and cluster headache[J]. Funct Neurol,1987,2(1):69-77.

[73] Meyer JS, Thornby J, Crawford K, et al. Reversible cognitive decline accompanies migraine and cluster headaches[J]. Headache,2000,40(8):638-646.

[74] 李征,于生元,王晓琳,等.维拉帕米联合强的松预防性治疗丛集性头痛的临床观察 [J]. 中国疼痛医学杂志 ,2012,5:279-282.

[75] Evers S. Cognitive Processing in Cluster Headache[J].Current Pain and Headache Reports, 2005, 9(2):109-112.

[76] 罗静,吴剑涓.丛集性头痛的研究进展 [J]. 天津药学 ,2012,05:63-66.

[77] 郑安海.门诊丛集性头痛患者临床特征分析 [D]. 重庆:重庆医科大学 ,2013.

[78] 王蓉飞.事件相关电位技术在偏头痛、丛集性头痛发病机制研究中的应用 [D]. 北京:中国人民解放军医学院 ,2014.

[79] Antal A, Polania R, Saller K, et al. Differential activation of the middle-temporal complex to visual stimulation in migraineurs[J]. Cephalalgia, 2010,31(3):338-345.

[80] Sprenger T, Ruether KV, Boecker H, et al. Altered metabolism in frontal brain circuits in cluster headache[J]. Cephalalgia,2007,27(9):1033-1042.

[81] May A,Ashburner J, Buchel C,et al.Correlation between structural and functional changes in brain in an idiopathic headache syndrome[J].Nat Med,1999,5(7):836-838.

[82] 毛希刚,肖克,吴悦维,等.丛集性头痛丛集期的神经阻滞疗法 [J]. 中国疼痛医学杂志 ,2013,7:425-427.

[83] 张文波,王宇卉.丛集性头痛及其药物治疗进展 [J]. 世界临床药物 ,2013,7:394-397.

[84] 胡建.中西医结合治疗丛集性头痛 96 例疗效分析 [J]. 甘肃中医 ,2011,4:44-45.

[85] Wu J,Yang J,Yu Y, et al. Delayed Audiovisual Inte-gration of Patients with MCI and AD[J].Journal of Alzheimer's Disease, 2012, 32(2):317-328.

[86] 王兴林,黄德亮.面神经麻痹 [M].北京:人民军医出版社 ,2002.

[87] 中华医学会神经病学分会,中华医学会神经病学分会神经肌肉病学组,中华医学会神经病学分会肌电图与临床神经电生理学组.中国特发性面神经麻痹诊治指南 [J].中华神经科杂志 ,2016,49(2):84-86.

[88] 王拥军.神经内科学高级教程 [M].北京:人民军医出版社 ,2014.

[89] Baugh RF, Basura GJ, Ishii LE, et al. Clinical practice guideline: Bell's palsy〔J〕.Otolaryngol Head Neck Surg, 2013,149 (3suppl):S1-27.

[90] de Almeida JR, Guyatt Gh, Sud S, et al. Bell Palsy working Group, Canadian Society of Otolaryngology-Head and Neck surgery and Canadian Neurological Science Federation. Management of Bell palsy: clinical practice guideline〔J〕.CMAJ,2014,186 (12): 917-922.

[91] Engstrom M, Jonsson L, Gringlund M ,et al. House-Brackmann and Yanagihara grading score in relation to elecstroneyrographic result in the time course of Bell's palsy〔J〕.Acta Otolaryngol ,1998,118(3):783-

789.

[92] Baba S, Kondo K, Kanaya K, et al. Bell's palsy in children:relationship between electroneurography findings and prognosis in comparison with adults［J］.Otol Neurotol,2011,32(9):1554-1558.

[93] Sillman JS,Niparko Jk,Lee SS,et al. Prognostic value of evoked and Standard electromyography in acute facial paralysis［J］.Otolaryngol Head Neck Surg,1992,107(3):377-381.

[94] Gronseth GS,Paduga R. Evidence-based guideline update:steroids and antivirals for Bell palsy:report of the Guideline Development Subcommittee of American Academy of Neurology［J］.Neurology,2012,79(22): 2209-2213.

[95] Engstrom M,Berg T,Stjemquist-Desatnik A,et al.Prednisolone and Valacyclovir in Bell's palsy :a randomised double blind,placebo controlled,multicentre trial［J］.Lancel Neurol, 2008,7(11): 993-1000.

[96] Sullivan FM,Swan IRC,Donnan PT,et al.Early treatment with Prednisolone or acyclovir in Bell's palsy［J］. N Engl J Med, 2007, 357(16):1598-1607.

[97] de Almeida JR,Alkhaboi M, Guyatt GH,et al.Combined corticosteroid and antiviral treatment for Bell's palsy：a systematic review and meta-analysis[J]. JAMA,2009,302(9)：985-993.

[98] Axelsson S,Berg T,Jonsson L, et al. Prednisolone in Bell's palsy related to treatment start and age [J]. Otol Neurotol,2011,32(1)：141-146.

[99] Hernandez RA,Sullivan F, Donnan P,et al.Economic evaluation of early administration of prednisolone and /or acyclovir foe the treatment of Bell's palsy［J］.Fam Pract, 2009, 26(2):137-144.

[100] Salman MS,MacGregor DL.Should children with Bell's palsy be treated with corticosteroids？ A systematic review[J]. J Child Neurol,2001,16(8)：565-568.

[101] Yeo SG,Lee YC,Park DC,et al. Acyclovir and steroid versus steroid alone in the treatment of Bell's palsy [J]. Am J Otolaryngol,2008,29(6)：163-168.

[102] 张垚.甘露醇联合激素治疗面神经炎50例疗效分析[J].中国实用医药,2009,4(30):119-120.

[103] 王红洲,王万华,毛慧慧.复方甘露醇联合糖皮质激素治疗重度面神经炎的疗效分析[J].中西医结合心脑血管病杂志,2011,9(9):1074-1075.

[104] 莫俊宁,黄燕,周伟坤.鼠神经生长因子在特发性面神经麻痹的疗效观察[J].中国医药指南,2011,9(20):760-763.

[105] 谢娜,邓建中,申长发,等.鼠神经生长因子联合地塞米松治疗特发性面神经麻痹[J].中国实用医药,2016,11(8):143-144.

[106] Chen.N,Zhou M,He L,et al.Acupuncture for Bell's palsy[J]. Cochrane Database Syst Rev,2010,8：CD002914.

[107] Kim JI,Lee MS,Choi TY,et al. Acupuncture for Bell's palsy：a systematic review and meta-analysis [J]. Chi J Integr Med,2012,18(1)：48-55.

[108] Teixeira LJ,Valbuza JS,Prado GF.Physical theraphy for Bell's palsy (idiopathic facial paralysis)[J]. Cochrane Database Syst Rev,2011 ,12:CD006283.

[109] Xu SB,Huang B,Zhang CY,et al.Effectiveness of strengthened stimulation during acupuncture for the treatment of bell palsy:a randomized controlled trial [J].CMAJ,2013,18(6):473-479.

[110] Peitersen E.The natural history of Bell's palsy［J］.Am J Otol,1982,4(2):107-111.

[111] Peitersen E.Bell's palsy:the spontaneous course of 2500 peripheral facial nerev palsies of different etiologies［J］.Acta Otolaryngol Suppl, 2002,549:4-30.

[112] 庞蕾.正常人瞬目反射检查方法的扩展性研究[D].天津:天津医科大学口腔基础医学系,2009.

[113] 党静霞.肌电图诊断及临床应用[M].北京:人民军医出版社,2005.

[114] 乔志恒,范维铭.物理治疗学全书[M].北京:科学技术文献出版社,2001.

[115] Liou LS , Chung CH , Wu YT , et al. Epidemiology and prognostic factors of inpatient mortality of

Guillain-Barré syndrome: A nationwide population study over 14years in Asian country[J].J Neurol Sci, 2016, 369:159-164.

[116] Willison HJ, Jacobs BC, van Doorn PA. Guillain-Barré syndrome. Lancet, 2016, 388(10045):717-727.

[117] Goodfellow JA, Willison HJ. Guillain-Barré syndrome: a century of progress[J]. Nat Rev Neurol, 2016, 12(12):723-731.

[118] Ansar V, Valadi N. Guillain-Barré syndrome. Prim Care, 2015, 42(2):189-193.

[119] Gupta A, Taly AB, Srivastava A, et al. Guillain-Barre Syndrome-rehabilitation outcome, residual deficits and requirement of lower limb orthosis for locomotion at 1 year follow-up[J]. Disabil Rehabil, 2010, 32(23):1897-1902.

[120] Dua K, Banerjee A. Guillain-Barré syndrome: a review[J]. Br J Hosp Med (Lond), 2010, 71(9):495-498.

[121] Esposito S, Longo MR. Guillain-Barré syndrome[J]. Autoimmun Rev, 2017, 16(1):96-101.

[122] van den Berg B , Walgaard C , Drenthen J , et al. Guillain-Barré syndrome: pathogenesis, diagnosis, treatment and prognosis[J]. Nat Rev Neurol, 2014, 10(8):469-482.

[123] Hughes RA , Swan AV, van Doorn PA. Intravenous immunoglobulin for Guillain-Barré syndrome[J]. Cochrane Database Syst Rev, 2014,9:CD002063.

[124] Hughes RA, Brassington R, Gunn AA, et al. Corticosteroids for Guillain-Barré syndrome[J]. Cochrane Database Syst Rev, 2016,10:CD001446.

[125] Alexandrescu R, Siegert RJ, Turner-Stokes L. Functional outcomes and efficiency of rehabilitation in a national cohort of patients with Guillain-Barré syndrome and other inflammatory polyneuropathies[J]. PLoS One, 2014,9(11):e110532.

[126] Bersano A , Carpo M, Allaria S, Franciotta D, Citterio A, Nobile-Orazio E. Long term disability and social status change after Guillain-Barré syndrome[J]. J Neurol, 2006,253(2):214-218.

[127] Rougé A , Lemarié J , Gibot S , et al. Long-term impact after fulminant Guillain-Barré syndrome, case report and literature review[J]. Int Med Case Rep J, 2016,9:357-363.

[128] Rajabally YA, Uncini A. Outcome and its predictors in Guillain-Barre syndrome[J]. J Neurol Neurosurg Psychiatry, 2012,83(7):711-718.

[129] Khan F , Ng L, Amatya B, et al. Multidisciplinary care for Guillain-Barré syndrome[J]. Eur J Phys Rehabil Med, 2011, 47(4):607-612.

[130] Khan F , Pallant JF, Amatya B, et al. Outcomes of high- and low-intensity rehabilitation programme for persons in chronic phase after Guillain-Barré syndrome: a randomized controlled trial[J]. Rehabil Med, 2011,43(7):638-646.

[131] El Mhandi L, Calmels P, Camdessanché JP, et al. Muscle strength recovery in treated Guillain-Barré syndrome: a prospective study for the first 18 months after onset[J]. Am J Phys Med Rehabil, 2007,86(9):716-724.

[132] Peña L, Moreno CB, Gutierrez-Alvarez AM . Pain management in Guillain-Barre syndrome: a systematic review[J]. Neurologia, 2015,30(7):433-438.

[133] Brousseau K , Arciniegas D, Harris S. Pharmacologic management of anxiety and affective lability during recovery from Guillain-Barré syndrome: some preliminary observations[J]. Neuropsychiatr Dis Treat, 2005,1(2):145-149.

[134] Davidson I , Wilson C, Walton T, Brissenden S. Physiotherapy and Guillain-Barré syndrome: results of a national survey[J]. Physiotherapy, 2009,95(3):157-163.

[135] Sung EJ , Kim DY , Chang MC , et al . Prediction of Functional Outcome in Axonal Guillain-Barre Syndrome[J]. Ann Rehabil Med, 2016, 40(3):481-488.

[136] Ranjani P , Khanna M , Gupta A , et al. Prevalence of fatigue in Guillain-Barre syndrome in neurological

rehabilitation setting[J]. Ann Indian Acad Neurol, 2014,17(3):331-335.

[137] Khan F, Amatya B. Rehabilitation interventions in patients with acute demyelinating inflammatory polyneuropathy: a systematic review[J]. Eur J Phys Rehabil Med, 2012, 48(3):507-522.

[138] Mullings KR, Alleva JT, Hudgins TH. Rehabilitation of Guillain-Barré syndrome[J]. Dis Mon, 2010, 56(5):288-292.

[139] Jamshidi N , Rostami M, Najarian S, et al. Modelling of human walking to optimise the function of ankle-foot orthosis in Guillan-Barré patients with drop foot[J]. Singapore Med J, 2009, 50(4):412-417.

[140] Forsberg A , Widén-Holmqvist L , Ahlström G . Balancing everyday life two years after falling ill with Guillain-Barré syndrome: a qualitative study[J]. Clin Rehabil, 2015, 29(6):601-610.

[141] 贾建平,陈生弟. 神经病学 [M].7 版 . 北京:人民卫生出版社,2013 :213-217.

[142] 朱镛连 . 神经康复学 [M]. 北京:人民军医出版社,2001 :440-444.

[143] Cifu DX. Braddom's Physical Medicine and Rehabilitation[M].5th ed. Philadelphia : Elsevier,2016: 883-906.

[144] 高玉敬 . 运动神经元病致吞咽障碍患者的康复护理 [J]. 河北医药 ,2014,36(8):1254-1255.

[145] 冷珊珊 . 运动神经元病的康复护理体会 [J]. 中国民间疗法 ,2013, 21(12): 87.

[146] 李蕊 , 雷敏 . 运动神经元病合并气管切开 1 例的治疗和康复护理 [J]. 中国继续医学教育 ,2016,8(9): 197-198.

[147] 冉敏,苏慧,吴士文 . 肌萎缩侧索硬化患者流涎的综合治疗 [J]. 中国康复理论与实践,2009,15(1):13-14.

[148] Kerckhove N , Pereira B , Pezet D,et al. Clinical assessment of new antineuropathic strategies for chemotherapy-induced peripheral neuropathy: pain should not be the principal endpoint[J]. Pain, 2017, 158(1):180-182.

[149] Pop-Busui R, Boulton AJ, Feldman EL, et al. Diabetic Neuropathy: A Position Statement by the American Diabetes Association[J]. Diabetes Care,2017,40(1):136-154.

[150] Delpire E, Kahle KT. The KCC3 cotransporter as a therapeutic target for peripheral neuropathy[J].Expert OpinTher Targets, 2017,21(2):113-116.

[151] Bril V, England J, Franklin GM,et al. Evidence-based guideline: Treatment of painful diabetic neuropathy[J]. Neurology, 2011, 76(20):1758-1765.

[152] Greenlee H, Hershman DL, Shi Z, et al. BMI, Lifestyle Factors and Taxane-Induced Neuropathy in Breast Cancer Patients: The Pathways Study[J]. J Natl Cancer Inst, 2017, 109(2):djw 206.

[153] Collins Michael P, Dyck P, James B, et al. Peripheral Nerve Society Guideline on the classification, diagnosis, investigation, and immunosuppressive therapy of non-systemic vasculitic neuropathy: executive summary[J].J Peripher Nerv Syst, 2010,15(3):176-184.

[154] European Federation of Neurological Societies/Peripheral Nerve Society Guideline on the use of skin biopsy in the diagnosis of small fiber neuropathy. Report of a joint task force of the European Federation of Neurological Societies and the Peripheral Nerve Society[J]. J Peripher Nerv Syst, 2010, 15(2):79-92.

[155] Valensi P, Gautier JF, Amarenco G, et al. Autonomic neuropathy in the diabetic patient. Recommandations de ALFEDIAM[J].Diabetes Metab, 1997, 23(1):89-99.

[156] Boulton AJ. Guidelines for diagnosis and outpatient management of diabetic peripheral neuropathy. European Association for the Study of Diabetes, Neurodiab[J]. Diabetes Metab, 1998, 24(Suppl 3):55-65.

[157] Rafael M, Lacerda C, Goncalves E, et al. Hereditary distal motor neuropathy due to mutation of BSCL2[J]. Rev Neurol, 2017, 64(1):45-47.

[158] Chua KC, Kroetz DL. Genetic Advances Uncover Mechanisms of Chemotherapy-Induced Peripheral Neuropathy[J].Clin Pharmacol Ther, 2017,101(4):450-452.

[159] 潘慧,胡君 . POEMS 综合征的诊断、治疗和预后 [J]. 中华医学研究杂志,2006,6(1):48-49.

[160] 励建安,江钟立.康复医学 [M].4 版.北京:科学出版社,2016.

[161] 柏树令.系统解剖学 [M].2 版.北京:人民卫生出版社,2011 :390-392.

[162] 汪丽静.浅析干性坐骨神经痛的诊断和治疗 [J].世界最新医学信息文摘,2013,6:183-183.

[163] 王尚全,于杰,冯敏山,等.有关腰椎间盘突出症的几点看法 [J].中国骨伤,2012,25(1):55-57.

[164] 徐海蛟.老年人带状疱疹误诊 32 例分析 [J].临床误诊误治,2013,26(1):31-33.

[165] 郑陈帆,刘艳成,闫松华,等.坐骨神经痛患者的步态特征 [J].医用生物力学,2016,31(1):73-77.

[166] Wilson TJ, Spinner RJ, Mohan R,et al.Sciatic Nerve Injury After Proximal Hamstring Avulsion and Repair[J]. Orthop J Sports Med,2017,5(7):232-234.

[167] Jeong UC, Kim CY, Park YH,et al.The effects of self-mobilization techniques for the sciatic nerves on physical functions and health of low back pain patients with lower limb radiating pain[J].J Phys Ther Sci,2016,28(1):46-50.

[168] 施加加,刘尊武,蒋丽琴,等.神经松动术对腰椎间盘突出症坐骨神经痛的疗效 [J].中国康复理论与实践,2013,8:759-761.

[169] 宋志刚.下肢神经松动术联合康复措施治疗腰椎间盘突出症坐骨神经痛患者的疗效 [J].中国实用神经疾病杂志,2015,9:61-62.

[170] 陈亮,顾玉东.分娩性臂丛神经损伤的诊治 [J].国外医学:骨科学分册,2003,24(5):301-306.

[171] 彭建平,陈晓东.失神经骨骼肌萎缩机制的研究进展 [J].中国修复重建外科杂志 2008,22(12):1511-1514.

[172] 陈振兵,洪光祥,王发斌.上肢功能评定表 [J].中国修复重建外科杂志,2004,18(6):520-521.

[173] Hill BE, Williams G, Bialocerkowski AE. Clinimetricevaluation of questionnaires used to assessactivityaft ertraumaticbrachialplexusinjury in adults: a systematic review[J]. Arch Phys Med Rehabil, 2011,92(12): 2082-2089.

[174] Limthongthang R , Bachoura A, Songcharoen P, Osterman AL. Adult brachial plexus injury: evaluation and management[J]. Orthop Clin North Am, 2013, 44(4):591-603.

[175] Hudak PL , Amadio PC, Bombardier C. Development of an upper extremity outcome measure: the DASH (disabilities of the arm, shoulder and hand) [corrected]. The Upper Extremity Collaborative Group (UECG) [J]. Am J Ind Med, 1996, 29(6):602-608.

[176] Dowrick AS , Gabbe BJ, Williamson OD, et al. Does the disabilities of the arm, shoulder and hand (DASH) scoringsystemonly measure disability due to injuries to the upperlimb?[J]. J Bone Joint Surg Br, 2006,88(4):524-527.

[177] Aras Y , Aydoseli A , Sabancı PA , et al . Functional outcomes after treatment of traumatic brachial plexus injuries: clinical study[J]. Ulus Travma Acil Cerrahi Derg, 2013,19(6):521-528.

[178] Gobets D , Beckerman H, de Groot V, et al. Indications and effects of botulinumtoxin A for obstetricbrachialplexusinjury: a systematicliteraturereview[J]. Dev Med Child Neurol, 2010,52(6):517-528.

[179] Santamato A , Panza F, Ranieri M, et al. Effect of botulinum toxin type A and modifiedconstraint-inducedmovementtherapy on motorfunction of upper limb in children with obstetricalbrachial plexuspalsy[J]. Childs Nerv Syst, 2011,27(12):2187-2192.

[180] Roy JS , MacDermid JC, Woodhouse LJ. Measuring shoulder function: a systematic review of four questionnaires[J].Arthritis Rheum, 2009,61(5):623-632.

[181] Tantigate D , Wongtrakul S, Vathana T, et al. Neuropathic pain in brachial plexusinjury[J].Hand Surg, 2015,20(1):39-45.

[182] Scott KR , Ahmed A, Scott L, et al. Rehabilitation of brachial plexus and peripheral nerve disorders[J]. Handb Clin Neurol,2013,110:499-514.

[183] Berggren J , Baker LL . Therapeuticapplication of electricalstimulation and constraintinducedmovementthe

rapy in perinatalbrachialplexusinjury: A case report[J]. J Hand Ther, 2015, 28(2):217-220; quiz 221.

[184] Michaud LJ , Louden EJ , Lippert WC , et al. Use of botulinumtoxintype A in the management of neonatalbrachialplexuspalsy[J]. PM R, 2014,6(12):1107-1119.

[185] Intiso D , Basciani M. Botulinum toxin use in neuro-rehabilitation to treat obstetrical plexus palsy and sialorrhea following neurological diseases: a review[J]. Neuro Rehabilitation, 2012,31(2):117-129.

[186] Zhou JM , Gu YD, Xu XJ, et al. Clinical research of comprehensive rehabilitation in treating brachial plexus injury patients[J]. Chin Med J (Engl), 2012,125(14):2516-2520.

[187] Hale HB , Bae DS, Waters PM. Currentconcepts in the management of brachialplexusbirthpalsy[J]. J Hand Surg Am, 2010,35(2):322-331.

[188] Pagnussat AS , Michaelsen SM, Achaval M, Ilha J, et al. Effect of skilled and unskilledtraining on nerveregeneration and functionalrecovery[J]. Braz J Med Biol Res, 2012,45(8):753-762.

[189] Miller LK, Chester R, Jerosch-Herold C. Effects of sensoryreeducationprograms on functionalhandsensibility aftermedian and ulnar repair: a systematic review[J]. J Hand Ther, 2012, 25(3):297-306; quiz 307.

[190] Saliba S, Saliba EN, Pugh KF, et al. Rehabilitationconsiderations of a brachialplexusinjury with completeavulsion of c5 and c6 nerve roots in a college football player: a case study[J]. Sports Health,2009, 1(5):370-375.

[191] Smania N , Berto G, La Marchina E, et al. Rehabilitation of brachial plexus injuries in adults and children[J]. Eur J Phys Rehabil Med, 2012,48(3):483-506.

[192] Walsh SF. Treatment of a brachialplexusinjury using kinesiotape and exercise[J]. Physiother Theory Pract, 2010,26(7):490-496.

[193] 王树锋 , 薛云皓 , 栗鹏程 , 等 . 创伤性腰骶丛神经根损伤的临床分型 [J]. 中华骨科杂志 ,2012,32(5): 447-450.

[194] 陈爱民 , 李永川 , 赵良瑜 , 等 . 骨盆后环不稳定伴骶丛损伤的诊断和治疗 [J]. 中华创伤杂志 ,2012,28(6): 516-519.

[195] 庞小林 , 伏新 , 尚万忠 . 骨盆骨折合并腰骶丛神经损伤的临床特点及治疗方法 [J]. 中国实用神经疾病杂志 ,2014,(20):76-77.

[196] 柳曦 , 孔祥泉 , 吕银章 , 等 . 臂丛及腰骶丛神经损伤及失神经支配骨骼肌的 MRI 表现 [J]. 临床放射学杂志 ,2012,31(2):239-243.

[197] 初海坤 , 王立波 , 孙智颖 , 等 . 姿势性腓总神经麻痹的临床特征及鉴别诊断 [J]. 中华手外科杂志 ,2016,32(4):315-316.

[198] Freeman A,Menees S.Fecal Incontinence and Pelvic Floor Dysfunction in Women:A Review[J]. Gastroenterol Clin North Am,2016,45(2):217-237.

[199] 彭大勇 , 曹学成 , 桑成林 , 等 . 大鼠腰骶丛神经损伤模型的建立 [J]. 中华实验外科杂志 ,2012,29(6):1088.

[200] Sauter AR, Ullensvang K, Niemi G,et al.The Shamrock lumbar plexus block: A dose-finding study[J].Eur J Anaesthesiol,2015,32(11):764-770.

[201] Lairamore CI, Garrison MK, Bourgeon L,et al.Effects of functional electrical stimulation on gait recovery post-neurological injury during inpatient rehabilitation[J].Percept Mot Skills,2014,119(2):591-608.

[202] 司志军 , 王树海 , 石蛟 , 等 . 腰椎间盘突出症并马尾神经损伤综合征诊治分析 [J]. 中国实用神经疾病杂志 ,2013,16(7):51-53.

[203] 王海滨 , 卢旭华 . 华马尾神经综合征的病因、症状及诊治 [J]. 脊柱外科杂志 ,2014,12(1):59-61.

[204] 王展 , 李浩鹏 , 贺西京 , 等 . 急性马尾神经压迫模型的脊髓组织病理变化 [J]. 中国组织工程研究 ,2016,20(40):5973-5978.

[205] 王雪峰 , 施海涛 , 吕洪梅 , 等 . 神经损伤治疗仪对腰间盘突出术后马尾神经损伤的影响 [J]. 中国伤残医学 ,2014,(4):18-19.

[206] 鲁玉来, 范锡海. 腰椎间盘突出致马尾综合征的机制与对策 [J]. 中国矫形外科杂志,2013,21(5):518-520.

[207] Norton RP, Bianco K, Lafage V,et al.Complications and intercenter variability of three-column resection osteotomies for spinal deformity surgery: a retrospective review of 423 patients[J].Evid Based Spine Care J,2013,4(2):157-159.

[208] 朱宁荣, 朱盛修, 徐仕琦. 腕管综合征 17 例术中病变观察 [J]. 中华手外科杂志,1995,11(1):29-31.

[209] Bonnel F,Rabischong P.Anatomie et systematisation du plexus brachial de I' adulte[J].Anat Clin, 1980, 2:289-298.

[210] 顾雁浩,张凯莉,朱艺. 探讨腕管综合征电生理分期的定量指标 [J]. 中华手外科杂志,2004,20(3):145-147.

[211] Hiltunen J, Kirveskari E, Numminen J, et al. Pre- and post- operative diffusion tensor imaging of the median nerve in carpal tunnel syndrome [J]. Eur Radiol, 2012, 22(6):1310-1319.

[212] Deniz FE, Oksüz E, Sarikaya B, et al. Comparison of the diagnostic utility of electromyography, ultrasonography, computed tomography,and magnetic resonance imaging in idiopathic carpal tunnel syndrome determined by clinical findings[J]. Neurosurgery, 2012, 70(3): 610-616.

[213] 俞淼, 陈德松, 陈为民. 超声检查在腕管综合征诊断中的应用 [J]. 中华手外科杂志,2005,21(3):131-133.

[214] 顾玉东. 重视对腕管综合征的诊治 [J]. 中国矫形外科杂志,2005,13(5):325-326.

[215] 王体沛, 罗永湘. 正中神经返支卡压征 [J]. 中华手外科杂志,1997,13(1):41-43.

[216] 宋知非,李承球,孙贤敏. 旋前圆肌综合征 3 例报告 [J]. 中华手外科杂志,1993,9:14.

[217] 潘达德, 顾玉东, 侍德. 中华医学会手外科学会上肢部分功能评定试用标准 [J]. 中华手外科杂志,2000,16(3):130-135.

[218] Sunderland S. Nerve and nerves injuries[M]. Edinburgh,London:Churchill Livingstone,1978:736-780.

[219] 史少敏, 陆裕朴. 骨间前侧神经受压综合征 [J]. 手外科杂志,1987,3:24.

[220] 雷英,金先跃,韦敏克. 非手术治疗腕管综合征的效果及功能评定 [J]. 中国临床康复,2004,8(2):355.

[221] 焦永倩. 正中神经损伤术后感觉功能恢复训练 [J]. 中国临床康复杂志,2004,89(29):6298.

[222] 徐仕琦,朱盛修,刘兴春. 运动神经断裂后终板改变及其临床意义 [J]. 中华骨科杂志,1993,13(4):247-249.

[223] 陈长青, 贡世霓, 于风和, 等. 尺神经沟轴位 X 线片在迟发性尺神经炎诊断中的意义. 中国骨与关节损伤杂志,1995,10(3):174.

[224] Dellon AL,Mackinnon SE.Human ulnar neuropathy at the elbow :clinical ,electrical and morphometric correlations[J].J Reconstr Microsurg,1988,4:179-184.

[225] 张高孟,顾玉东,严计庚, 等. 肘管综合征 35 例远期随访分析 [J]. 上海医学,1987,9:500.

[226] 周伟, 陈文直. 超声促进周围神经再生的机制与影响 [J]. 中国临床康复,2003,7(16):2342-2343.

[227] 郑桂芬, 任铭奎, 姜珂. 尺神经损伤的康复治疗疗效分析 [J]. 中国民族医学,2007,19(10):903-904.

[228] 虞聪, 顾玉东. 对中重度肘管综合征治疗方式的探讨 [J]. 中华手外科杂志,2000,16(3):156-158.

[229] Mowlavi A,Andrews K,Lilles S,et al. The management of cubital tunnel syndrome: a meta-analysis of clinical studies. Plast Reconstr Surg,2000,106(2):327-334.

[230] 张廷才,司道文,张宇新. 骨间后神经桡管段的解剖学观测和临床意义 [J]. 第三军医大学学报,2009,31(5):459-460.

[231] 林浩东, 彭峰, 陈德松. 桡神经臂段卡压的解剖学基础 [J]. 中华手外科杂志,2004,20(4):244-245.

[232] 高晶, 邱虹霓, 毛红梅, 等. 肌电生物反馈综合治疗促进痉挛性双瘫型脑瘫患儿下肢运动功能的疗效观察 [J]. 中国康复医学杂志,2010,25(1):44.

[233] 白雪, 于绍斌, 朱玲. 复合肌肉动作电位与周围神经损伤程度的相关性研究 [J]. 现代电生理学杂志,

2013,35:142-145.

[234] 李琦，曾炳芳，王金武．便携式神经肌电刺激仪治疗周围神经损伤合适电参数的选择 [J]．中国中医骨伤科杂志，2009,7(9):9-10．

[235] Alsancak S.Splint satisfaction in the treatment of traumatic radial nerve injuries [J]. Prosthet Orthot Int, 2003,27(2):139-145.

[236] 谢志强，柳江秦，董疆．静态腕托对桡神经麻痹的康复效果 [J]．中国康复理论与实践，2012,18(9):866-867．

[237] 刘永辉，侯希敏，李海霞．脉冲电刺激促进周围神经再生的应用 [J]．骨与关节损伤杂志，2000,15(5):342-343．

[238] Chen YS,Hu CL ,Hsieh CL, et al. Effects of percutaneous electrical stimulation peripheral nerve regeneration using silicone rubber chambers [J].J Biomed Mater Res, 2001, 57: 541-549.

[239] 顾玉东．提高周围神经损伤的诊治水平 [J]．中华创伤骨科杂志，2003,3: 1-4．

[240] 高碧桃，姜银华，肖金荣，等．低频脉冲电治疗四肢周围神经损伤 8 例 [J]．现代康复，2001,5: 92．

[241] Shah A,Jebson PJ.Current treatment of radial nerve palsy following fracture of the humeral shaft［J］.J Hand Surg(Am),2008,33(8) : 1433-1434．

[242] 李高峰，田德虎，张英泽．周围神经卡压术后的康复治疗［J］.中国康复医学杂志，2007,22(2):178-179．

[243] 田德虎，张英泽，赵峰，等．分米波促周围神经再生机制的实验研究 [J].中国康复医学杂志，2005,22(4):261-263．

[244] 马利中．肌电生物反馈疗法结合康复训练对痉挛性偏瘫患者脊髓运动神经元兴奋性的影响 [J]. 中华物理医学与康复杂志，2007,29(8):563．

[245] 李锦永，翟福英，刘士同．腓总神经嵌压综合征 [J]．中华骨科杂志，1997,17(6):376-378．

[246] 郑光亮．痛症的诊断与治疗 [M]．北京：人民军医出版社，1994:481-482．

[247] Edwards MS,Hirigoyen M,Burge PD.Compression of the common peroneal nerve by a cyst of the lateral meniscus, a case report[J].Clin Orthop, 1995, 316:131-133.

[248] 霍姿含，朱丹，任丽娟．综合康复治疗腓总神经麻痹的疗效观察 [J]．中国康复医学杂志，2011,26(2):80-181．

[249] 袁广宇，苗小军，王培霞．电针加康复治疗膝总神经损伤 86 例疗效观察 [J]．中国实用神经疾病杂志，2008,11(8):35-36．

[250] 苏刚，刘贵麟，王燕．神经生长因子促进自体神经带血管移植肌神经的再生 [J]．实用儿科临床杂志，2005,20(4):373-373．

[251] 张宣玲，邵东北．周围性面神经麻痹的康复治疗 [J]．安徽医学，2010,31(2):117-118．

[252] 刘敏，李嵩，刘春辉．腓总神经损伤的综合治疗 [J]．中国康复理论与实践，2013,19(1):72-73．

[253] 王茂斌．神经康复学 [M]．北京：人民卫生出版社，2009:349-352．

[254] 刘敏，李嵩，刘春辉．腓总神经损伤的综合治疗 [J]．中国康复理论与实践，2013,19(1):72-73．

[255] 马彩云，尚清．肌电生物反馈治疗婴儿臂丛神经损伤的疗效 [J].实用儿科临床杂志，2010, 25(16):1282-1283.

[256] Norton LA, Rodan GA, Bourret LA. Epiphyseal cartilage cAMP changes produced by electrical and mechanical perturbations [J]. Clin Orthop Relat Res, 1977,124: 59-68.

[257] 罗永雄，夏汉通，金跃进，等．密集型针灸及红外线照射治疗软组织损伤[J]．中国康复，2006,5:335-335．

[258] Chen YS, Hu CL , Hsieh CL, et al. Effects of percutaneous electrical stimulation on peripheral nerve regeneration using silicone rubber chambers [J].J Biomed Mater Res, 2001, 57(4):541-549.

[259] 江澜．周神经损伤康复治疗及肌电图分析 [J].中国康复，2010,25(4):288-289．

[260] 刘志刚，于光，林泉．踝管综合征的诊治分析 [J]．中华创伤骨科杂志，2006,8(11):1095-1096．

[261] 肖楚丽，邓云．踝管的应用解剖 [J]．解剖学研究，2014,36(6):410-411．

[262] 苗立帅, 傅小宽, 刘英男 . 踝管综合征的矿究现状及进展 [J]. 山东医药, 2016,56 (1), 105-107.

[263] 郭巨灵 . 临床骨科学 . 骨病 [M]. 北京 : 人民卫生出版社, 1993 : 499.

[264] Rempel D, Dahlin L, Lundborg G. Pathophysiology of nerve compression syndrome: response of peripheral nerve to lording [J].J Bone Joint Surg, 1999,81A (11): 1600.

[265] Ogata K ,Naito M.Blood flow of peripheral nerve effects of dissection,Stretching and compression [J].J Hand Surg, 1986, 11B:10.

[266] Ahmad M,Tsang K,Mackenney PJ,et al.Tarsal tunnel syndrome:A literature review［J］.Foot Ankle Surg,2012,18 (3):149-152．

[267] Kerr R,Frey C.MR imaging in tarsal tunnel syndrome［J］.J Comput Assist Tomogr,1991,15(2):280-286．

[268] Reade BM,Longo DC,Keller MC.Tarsal tunnel syndrome［J］.Clin Podiatr Med Surg,2001,18(3):395-408．

[269] Sammarco GJ,Conti SF.Tarsal tunnel syndrome caused by an anomalous muscle［J］.J Bone Join t Surg (Am), 1994,76(9):1308.

第五章

周围神经疾病并发症的治疗

第一节　神经病理性疼痛

一、概述

(一) 定义

神经病理性疼痛(neuropathic pain,NP)是指由中枢或外周神经损伤或疾病引起的疼痛综合征,以自发性疼痛(spontaneous pain)、痛觉过敏(hyperalgesia)和痛觉超敏(allodynia)为特征。国际疼痛学会(International Association for the Study of Pain,IASP)神经病理性疼痛特别兴趣小组(NeuPSIG)于 2008 年将神经病理性疼痛定义为:"由躯体感觉系统的损害或疾病导致的疼痛"(neuropathic pain is defined as pain caused by a lesion or disease of the somatosensory system)。

自发性疼痛表现为自发性、随机性和持久性的烧灼痛、绞痛、抽痛等异常感觉;痛觉过敏是由伤害性刺激引起的异常增强和延长的疼痛;痛觉超敏是指由非伤害性刺激引起的疼痛。神经病理性疼痛是临床上一种常见的疾病,但到目前为止,其机制尚不明确,且缺乏有效的治疗手段,是疼痛研究中的难点。

(二) 分型

神经病理性疼痛分为三种亚型:①中枢性神经病理性疼痛,包括脊髓及脊髓水平以上损伤引起的疼痛;②周围性神经病理性疼痛,包括颈、腰、骶放射性疼痛和脊神经损伤引起的疼痛;③混合性神经病理性疼痛。临床常见的神经病理性疼痛类型(表 5-1)。

表 5-1　神经病理性疼痛的常见类型

中枢性神经病理性疼痛	周围性神经病理性疼痛
脑和 / 或脊髓血管病变	带状疱疹后神经痛
脑、脊髓创伤性损害	糖尿病性周围神经疾病
癫痫	三叉神经痛
中枢神经系统脱髓鞘疾病	舌咽神经痛
占位性病变	残肢痛
中枢神经系统感染	根性神经病变
运动障碍性疾病	肿瘤压迫或浸润引起的神经病变
中枢神经系统变性病	免疫性神经病变
	HIV 性神经病变
	酒精性神经病变

(三) 流行病学

目前为止,对于神经病理性疼痛缺乏准确可用的统计资料。神经病理性疼痛的发病率高,普通人群中发病率约为 7%,其中带状疱疹后神经痛和糖尿病性周围神经疾病是最为常见的类型。Smith 和 Torrenc 于 2012 年进行系统回顾分析，全球人口中，神经病理性疼痛的发病率为 6% ~ 8%。其中大约 20% 为糖尿病患者，8% 为带状疱疹后神经痛。

（四）病因

神经病理性疼痛主要原因有外伤、代谢紊乱、感染、中毒、血管病变、营养障碍、肿瘤、免疫遗传、药物或放疗的神经毒性等。常见的病因包括带状疱疹、糖尿病、脊髓损伤、癌症、脑卒中及颈腰神经根性神经病变和创伤或术后神经病变。

（五）发病机制

神经病理性疼痛的发病机制复杂，主要包括：①异位放电：神经损伤后，损伤部位附近传入神经元的放电水平可明显增加，这已在神经病理性疼痛患者得到了证实；②交感 – 感觉偶联：正常情况下，交感神经节后神经元和外周传入感觉神经元之间没有功能上的联系，但在周围神经损伤后，交感神经节后神经纤维传出兴奋可引起传入感觉神经元的敏感化和兴奋；③解剖重构：周围神经损伤可导致初级传入末梢在脊髓后角分布的改变，低阈值的 A_β 纤维末梢可异常地进入脊髓后角第 II 层（胶质区），并与该层神经元建立突触联系；④ NMDA 受体：谷氨酸作为中枢神经系统重要的神经递质，可作用于突触前及突触后的 N– 甲基 –D– 天冬氨酸（NMDA）受体，并与中枢敏化密切相关。反之，中枢敏化亦可增加谷氨酸的释放。研究表示，这些均与神经病理性疼痛的发生有关。

（六）病理

神经病理性疼痛可能的病理变化有：神经损伤、神经源性炎症、末梢神经兴奋性异常、交感神经系统异常和神经可塑性的变化。

（七）临床表现

神经病理性疼痛的临床表现多样，病程长，往往超过 3 个月，疼痛部位与受损区域通常一致，疼痛性质常为针刺样、烧灼样、撕裂样、电击样等不同表现，常伴有自发性疼痛、痛觉过敏、痛觉超敏及感觉异常。

（八）诊断

目前临床上对神经病理性疼痛尚无统一的诊断标准。诊断的重点在于对疼痛症状及感觉异常进行分析，并结合体格检查及辅助检查。体格检查及辅助检查的目的在于证实存在躯体感觉系统的损害，以及获得病变或疾病的证据。

（九）治疗

1. 药物治疗　药物治疗目前是神经病理性疼痛治疗的主要手段，尽管不能完全治愈，但确有一定疗效，在可耐受的情况下长期服药可有效控制症状，改善生存质量。临床上常用的药物包括三环类抗抑郁药，去甲肾上腺素再摄取抑制剂、5-HT 再摄取抑制剂、抗惊厥药、局部麻醉药、阿片类药物、NMDA 受体拮抗剂、α 肾上腺素受体激动剂、糖皮质激素、非甾体抗炎药、神经营养药、免疫抑制剂等。目前一些新药已在临床应用，如肉毒杆菌毒素、高浓度辣椒辣素贴片、拉科酰胺、选择性 5-HT 再摄取抑制剂等。

2. 神经阻滞治疗　神经阻滞是利用麻醉学的神经阻滞方法作用于神经节、神经根、神经丛、神经干、神经末梢的周围，使神经传导暂时或永久阻断的一种技术。神经阻滞既可应用于治疗，也可应用于诊断。应用局麻药物阻滞相应神经节出现疼痛消失的情况以进行诊断，确定疼痛来源。治疗性神经阻滞则将消炎镇痛药或神经毁损药物注射于靶组织或神经，达到阻断疼痛传导通路、改善血液循环、阻断疼痛的恶性循环、抗炎作用或神经毁损作用。

3. 射频治疗　射频治疗技术是通过特定穿刺针精确输出超高频无线电波，使局部组织产生局部高温,起到热凝固或切割作用,从而治疗疾病的目的。目前主要分为连续射频(continuous radiofrequency,CRF)和脉冲射频(pulsed radiofrequency,PRF),连续射频是通过高温将电极周围神经组织加热凝固,使其失去生物活性,以达到将传导痛觉的 A_δ 和 C 纤维毁损的目的。连续射频是通过可控温度使蛋白质凝固变性,阻止疼痛信号通过神经传导,是一种破坏性治疗。术后患者可能出现麻木、肌肉萎缩,少数患者会出现蚁走感、瘙痒感以及疼痛的复发。脉冲射频由 Sluijter 等于 1997 年首先应用于镇痛治疗,利用射频仪产生脉冲射频形成的脉冲电流,使射频电流在神经组织附近产生的热量得以扩散,干扰或阻断疼痛信号的传导。脉冲射频将温度控制在 42℃以下,避免对周围神经组织产生破坏。有研究表明,脉冲射频对神经病理性疼痛 6 个月内镇痛效果明显,且并发症、不良反应少,易恢复,但远期镇痛效果差,需要反复治疗。

4. 神经调控治疗 神经调控治疗是借助植入设备(电极和泵),通过电刺激和药物来发挥作用的。其中包括脊髓电刺激术、外周神经刺激术、鞘内药物泵输注系统植入术等,其重点在于对神经的调控。

5. 物理因子治疗 物理因子治疗是应用各种人工或天然因素治疗人体疾病的方法。其中偏振红外光治疗在神经病理性疼痛中使用较多。

6. 心理治疗 神经病理性疼痛的发生、发展常常伴有心理因素,如焦虑、抑郁等,故心理调节也是治疗神经病理性疼痛的重要环节。

7. 中医治疗 传统中医虽无对于神经病理性疼痛的专门论述,但在中医文献中仍有对于神经病理性疼痛疗法的描述。如敷法、熨法、灸疗法、内服药物疗法、熏洗疗法、针刀疗法、针刺疗法等。

8. 手术治疗 外科手术治疗神经病理性疼痛的原理是在疼痛传导通道的某个水平阻断传导,降低相关神经核团、大脑皮层的兴奋性,对疼痛的产生和形成进行干扰或抑制,从而达到缓解或消除疼痛的目的。目前,应用于临床的外科手术主要有脊髓前外侧束切断术、脊髓背根入髓区切开术、脑深部核团和痛觉传导束毁损术等。

9. 其他治疗 目前,有报道应用臭氧、去自由基、重复经颅磁刺激等方法治疗神经病理性疼痛。

二、带状疱疹后神经痛

(一) 概述

带状疱疹(herpes zoster,HZ)是由于感染水痘后在体内一直潜伏的水痘-带状疱疹病毒(varicella-zoster virus,VZV)再活化所致,病毒引发沿神经支配区域分布的水疱,并可伴随疼痛。带状疱疹后神经痛(postherpetic neuralgia,PHN)时间定义尚未形成统一共识,大多数专家认为带状疱疹皮疹愈合后持续 1 个月以上的疼痛,也有专家认为皮疹出现后 90～120 天的疼痛可定义为真正存在的慢性神经病理性疼痛,PHN 是带状疱疹最常见的并发症,也是老年人中最常引起疼痛的一种疾病。大约 20% 的带状疱疹患者在发病后 3 个月仍有疼痛发生,15% 的患者在发病后 2 年仍有疼痛发生。

PHN 的发病率及流行病学资料很难获得,因为其定义未形成共识,医疗记录及数据库资料并不充分。在一项关于 HZ 抗病毒药物的大型联合试验研究分析中,安慰剂对照中超过 50 岁年龄段的门诊患者资料显示,68% 的人群在皮疹出现 30 天后存在疼痛,47% 的人群在 120 天后存在疼痛,而 35% ~ 40% 的人群在皮疹出现 180 天后仍存在疼痛。PHN 的发病与年龄呈正相关,研究表明未经治疗的 HZ 患者若年龄超过 60 岁,47% 的人可能患 PHN,但若年龄超过 70 岁,患 PHN 的可能性就要高达 73%,因 HZ 是一种细胞介导免疫反应,随着年龄的增长,老年患者的免疫能力下降,再次清除病毒、神经自我修复功能的能力也下降,因此老年人得 PHN 的几率增大。HZ 早期症状是 PHN 发生的另一危险因素,有研究表明早期减少神经损伤、促进神经恢复可有利于防止 PHN 的发生。在性别方面,较多的研究表明女性比男性患 PHN 的危险性更大。女性更有可能诉说疼痛及其严重程度,且疼痛持续时间较男性长。随着 PHN 患者的增加,女性患者可能更多,因其平均寿命较男性长。另外,有研究表明,PHN 的发病率与 HZ 发生的部位有关,头面部疱疹发生 PHN 的风险较躯干、四肢大。

(二) 临床表现及诊断要点

1. 临床表现　① HZ 特征性的急性出疹期后疼痛仍存在于受累的神经区域;②疼痛性质为烧灼样、针刺样、刀割样、闪电样,常自发出现,亦可因轻触皮肤而出现;③疼痛区域皮肤常有触诱发痛,并有痛觉过敏;④疼痛区域常伴有蚁走感、瘙痒等异常感觉或感觉迟钝;⑤患者常伴有焦虑、抑郁等负面情绪,甚至出现自杀倾向。

2. 诊断要点　①带状疱疹临床治愈后疼痛超过 1 个月或既往有急性带状疱疹病史;②沿病变神经分布出现痛觉、感觉、触觉异常;③疼痛性质为闪电样、刀割样、烧灼样、针刺样;④常伴有皮肤蚁走感、痒、紧缩感或抽动等其他不适;⑤患者常伴有焦虑、抑郁等负面情绪,对疼痛充满强烈的恐惧感。

(三) 预防及治疗

1. PHN 的预防　①及时有效的抗病毒治疗:HZ 急性期尤其是疱疹发生后 48h 内给予足量有效的抗病毒药物,可使 PHN 的发生较其后尤其是晚于 72h 者明显减少;②适量应用糖皮质激素:杨建等随机对照试验表明在 HZ 早期应用小剂量皮质类固醇能预防或减少 PHN 的发生;③三环类抗抑郁药:一项随机对照研究显示:早期应用阿米替林可缩短 HZ 疼痛的持续时间并降低 PHN 的长期发生率;④早期应用普瑞巴林:普瑞巴林是神经递质 γ- 氨基丁酸(gamma-aminobutyric acid,GABA)的一种类似物,其通过抑制中枢神经系统电压依赖性钙通道的一种亚基 α2-δ 蛋白,减少钙离子内流,进而减少去甲肾上腺素(norepinephrine,NE)、谷氨酸盐、P 物质等兴奋性神经递质的释放,使过度兴奋的神经元恢复正常状态,从而有效地缓解神经损伤所致的自发性疼痛、触诱发痛、痛觉超敏。梁立双等随机对照临床试验表明早期应用普瑞巴林能够预防 PHN 的发生;⑤多种药物联合治疗:李丽萍等临床对照研究表明早期联合应用更昔洛韦、泼尼松等药物可缩短皮疹愈合及疼痛时间,降低 PHN 的发生率;⑥早期行神经阻滞治疗:有研究表明急性带状疱疹早期进行神经阻滞治疗可减轻疼痛、缩短皮疹愈合时间,并预防 PHN 的发生;⑦疫苗接种:预防 HZ 发生是一种新的有前途的预防 PHN 发生的措施,在一项纳入样本 38 000 例、为期 3 年的大型临床研究中提示接种 HZ 疫苗的人群 HZ 急性期发作后并发 PHN 的几率较低。但需要注意的是 HZ 疫苗是一种病毒活性疫苗,因此不能用于免疫功能不全人群的接种,且对于应用免疫抑制剂的人群应慎用。

2. PHN 的治疗

(1) PHN 的药物治疗:IASP、美国神经病学学会(American Academy of Neurology,AAN)和欧洲神经病学学会联合会(European Federation of Neurological Societies,EFNS)发布指南将三环类抗抑郁药、加巴喷丁和普瑞巴林及局部外用 5% 利多卡因贴片作为治疗 PHN 的一线药物。在英国和加拿大的指南中将外用利多卡因考虑为二线甚至三线用药。阿片类、曲马多及外用辣椒素等药物因其疗效不确切通常归类于二线或三线药物。

1）一线药物：①抗抑郁药物：如阿米替林、丙米嗪及地昔帕明等在调节神经下行传导通路中起着重要作用。三环类抗抑郁药对 PHN 的疗效目前比较明确。其中以阿米替林最为常用，其对持续性神经痛最有效，这类药物起效缓慢，主要的副作用有嗜睡、口干、便秘、直立性低血压和心律失常，对于易受三环类抗抑郁药物不良反应尤其是心脏毒性事件影响的患者，应考虑使用其他药物取代三环类抗抑郁药物治疗 PHN；②抗惊厥药物：如第一代药物卡马西平和第二代药物加巴喷丁及第三代药物普瑞巴林，均对神经病理性疼痛有良好疗效，尤其是加巴喷丁、普瑞巴林，二者副作用少，作为常用药物，其通过与 α2-δ 亚基蛋白结合，阻断电压门控钙离子通道，抑制中枢疼痛通路而发挥作用。加巴喷丁对剧烈撕裂性疼痛有效。普瑞巴林口服吸收效果好，生物利用度 ≥ 90%，且平均清除率半衰期为 6.3h，很少与其他药物发生相互作用，能够快速且明显改善患者的疼痛、睡眠、焦虑及抑郁等症状。在临床研究中，加巴喷丁和普瑞巴林最常见的不良反应包括嗜睡（高达 25%）和头晕（高达 47%）。在某些患者，特别是老年患者，加巴喷丁可以引起或加重认知障碍和步态不稳。普瑞巴林可两次给药，与加巴喷丁相比较使用更方便。此外，两种药物均可能引起口干、体重增加和外周水肿；③局部用利多卡因：5% 利多卡因贴片在 PHN、触诱发痛以及其他多种外周神经病理性疼痛上有非常明显的疗效。因是局部使用制剂，常推荐对局部的外周神经病理性疼痛使用，而不推荐在中枢神经病理性疼痛上使用。利多卡因凝胶亦可应用于 PHN，且使用方便、价格便宜。

2）二、三线药物：阿片类药物因其副作用发生频繁等原因，在治疗 PHN 中仍存在争议，但多项临床试验均证明其有效，尤其对于难治性疼痛，暴发痛及在一线药物滴定期间起快速镇痛作用。曲马多作为弱阿片类药物，同时可通过抑制 5-羟色胺和去甲肾上腺素再摄取产生镇痛作用，虽镇痛作用低于强阿片类药物，但其具有更好的耐受性。辣椒碱为香草 I 型受体激动剂，通过激活、脱敏感神经纤维而起到镇痛作用，一般 2 周起效，最大疗效在 4 周显现。在应用早期，会有大约 60% 的患者出现局部灼热感、刺痛感和红斑，患者依从性低，需同时服用镇痛药以减少这种不良反应。

3）其他药物：近年的研究认为，肿瘤坏死因子-α（TNF-α）抑制剂对神经病理性疼痛具有一定疗效，在动物模型中发现神经病变使 TNF-α 浓度可明显增高，注射 TNF-α 后可以引起神经过敏、机械性异常疼痛、神经水肿等反应。TNF-α 抑制剂在 PHN 治疗中是一种新兴的药物，也可能是一种高效的治疗方法。麦芽酚镓（Gallium maltolate，GaM）是一种配体化合物，Lawrence 等报道 PHN 患者在局部外用含有浓度 0.5% 麦芽酚镓的水和亲水性凡士林混合型乳剂后，10min 内原有的剧烈疼痛几乎完全消失，镇痛效果可持续 6～8h，且尚未发现不良反应。

4）合理联合用药：因 PHN 复杂的病理机制，单一用药有时很难达到满意的治疗效果。因此，多种不同机制的药物联合应用可最大限度地缓解 PHN 患者的疼痛。临床研究也证实多种药物联合应用确实可提高 PHN 的疗效，但各种药物的不良反应均存在。

(2) 神经阻滞疗法：神经阻滞疗法主要通过利多卡因扩张血管、改善局部血流、阻断疼痛刺激传导、降低中枢兴奋性、切断疼痛恶性循环、阻断皮肤伤害性感受器的异常活动、使疼痛区域肌肉松弛、减轻炎症反应的作用，以及药液中糖皮质激素及 B 族维生素的抗炎、消除水肿、改善皮损区血液循环等作用缓解 PHN 疼痛症状，改善睡眠，提高生存质量。

（3）射频治疗：射频治疗的绝缘套针经皮穿刺作用于 PHN 患者的靶点组织，其特有的神经监测和温度调节功能，可精确辨认和调节神经阻滞，这种镇痛方法更科学、有效和安全。

（4）外周神经电刺激：目前，已有报道将电极置于支配疼痛区域的皮下周围神经附近治疗 PHN。

（5）物理因子治疗：PHN 的物理因子治疗是一种辅助治疗方法。超激光是其常用的方法，可根据疼痛部位及相应病变的神经进行照射。

（6）心理疗法：对于 PHN 患者来说几乎都有情绪变化，对其治疗不应局限于局部皮损区，而应着眼于整体。焦虑、抑郁以及对疼痛的强烈恐惧感可恶化并延长疼痛。心理医师或社会工作者对患者进行心理疏导是一项重要的辅助治疗措施。另外，家人也应一并进行心理教育，这不但利于减轻其心理负担，并能培训他们如何给予患者情感支持。

（7）外科手术：脊髓前侧柱切断术效果较好，但容易复发。也有应用立体定向切断位于丘脑、中脑和前额叶的疼痛传导通路的报道，但这些疗法只能用于生命时间短暂且其他治疗无效的患者。

（8）其他方法：①早在 2006 年，Willson 将高压氧应用于神经病理性疼痛大鼠模型中，证实高压氧能够明显减轻神经病理性疼痛大鼠的疼痛反应。刘清华等临床研究表明高压氧可作为 PHN 药物治疗的辅助手段，可减少药物剂量，从而减轻药物不良反应及耐药性。②冷冻疗法是将冰置于皮肤受损区域，每次 2 ~ 3min，每日数次，从最不敏感的皮肤到最敏感的皮肤。这种疗法可缓解疼痛，但持续时间不确定。③催眠疗法作用于脑皮质水平，有报道睡眠对部分难以忍受的疼痛有效，但多数情况下作用不确切。

三、复杂性区域疼痛综合征

（一）概述

复杂性区域疼痛综合征（complex regional pain syndrome，CRPS）是指局部损伤引起的伴有神经病理性疼痛、运动功能低下、皮肤血流改变、组织营养不良等的一系列改变。它的命名最早是由 17 世纪 Ambrosie Paré 用于描述症状，后续也被称为灼性神经痛、反射性交感神经营养不良（reflex sympathetic dystrophy，RSD）、骨痛退化症、肩手综合征、Sudeck 综合征等。根据 CRPS 与交感神经的关系及有无明确的神经损伤，将其分为Ⅰ型和Ⅱ型，Ⅰ型又称为反射性交感神经营养不良（RSD），Ⅱ型也称为灼性神经痛。对于 CRPS-Ⅰ按 IASP 新定义不属于神经病理性疼痛范畴，但在临床上仍参照神经病理性疼痛治疗。

CRPS 起病常与创伤、制动、静脉穿刺、肌内注射或手术有关。紧张、不良的生活事件等心理因素是影响 CRPS 发生及其程度的潜在危险因素。术后 CRPS 的发生率根据手术大小、部位及种类不同而异。研究发现骨折和外科创伤的轻度 CRPS 发病率高达 30% ~ 40%，且较易被诊断。CRPS 患者的平均发病年龄为 37 ~ 52 岁，儿童期及青少年期相对少见。但儿童发生 CRPS 容易被忽视，且其病情和成人有所区别，临床上容易发生误诊和延迟诊断。CRPS Ⅰ发病年龄高峰期为 40 ~ 60 岁，随着年龄的增长发病率增加，男女比例为 1∶4。CRPS Ⅱ型的发病率数据较少。

目前 CRPS 发生机制可能有：①交感神经传入纤维与感觉神经传入纤维之间的异常联系；②伴随或不伴随周围神经损伤的外周组织炎症产生；③由于上述疾病所产生的继发性中枢改变，如敏感和可塑性变化。

(二)临床表现、分期及诊断

1. 临床表现 CRPS 是以肢体疼痛、肿胀、关节僵硬、皮肤变色、多汗和局限性骨质疏松或萎缩等为特点的一组临床表现。皮肤、肌肉、骨萎缩呈进行性发展。其特征包括：①疼痛：疼痛性质为钝痛、针刺样痛、烧灼样痛，疼痛常不局限于原发部位，可蔓延至整个肢体甚至对侧肢体。②感觉异常：常伴有痛觉过敏及痛觉超敏。③交感神经紊乱：血管舒缩改变引起皮肤的不同颜色，疼痛区域水肿引起皮肤发亮、变得光滑，排汗异常，皮温改变。④营养障碍：指甲肥厚或萎缩、皮肤变薄起皱褶，皮下脂肪消失，肌肉萎缩，骨质疏松，患肢会出现失用性萎缩。⑤运动功能障碍：包括震颤、无力、肌肉协调不能、运动范围缩小、肌痉挛、肌张力障碍。上肢肌张力障碍典型表现为指屈曲或握拳状；下肢表现为马蹄内翻足。严重病例出现挛缩情况。⑥心理改变：CRPS 患者发生抑郁症的几率高达 70%，且易被忽视。⑦儿童 CRPS 患者以累及下肢居多，上、下肢比例约为 1 : 5，这与成人相反，且儿童 CRPS 主要发生于青春发育期的青少年。

2. 分期 根据 CRPS 的发展过程，有学者将其分为 3 期：① Ⅰ 期，前 3 个月为早期或急性期，往往因交感神经过敏而出现明显的血管运动障碍和疼痛。患肢水肿、充血、温度升高、多汗以及僵硬是本期特征；② Ⅱ 期，从第 4 个月开始至第 9 个月，此期肢体变得苍白和干燥，伴有僵硬加重以及肢体营养改变；③ Ⅲ 期，症状持续超过 9 个月，以患肢关节僵硬、发凉及肢体骨与软组织的萎缩为特征。

3. 诊断标准及鉴别诊断

(1)诊断：CRPS 主要通过临床症状进行诊断，并没有特异性诊断学检查。血管和神经病学检查有助于发现类似 CRPS 的情况。临床并无简单易行的方法能将 CRPS 与其他疼痛区别开来。但是局部疼痛和感觉改变在程度和时间上超过预期时就要高度怀疑 CRPS。CRPS 推荐的修订后诊断标准：

1)与原发伤害性时间不相符的持续性疼痛。

2)至少包含以下 4 类症状描述中的 3 类中的 1 项：①感觉：感觉减退和 / 或异常性疼痛；②血管舒缩功能：皮肤湿度不对称和 / 或皮肤颜色变化和 / 或皮肤颜色不对称；③排汗：水肿和 / 或出汗变化和 / 或出汗不对称；④运动 / 营养：活动度减小和 / 或运动功能障碍（减弱、震颤、张力障碍）和 / 或营养改变（毛发、指甲、皮肤）。

3)评估时至少表现有以下 2 个及以上体征分类中的 1 项征象：①感觉：表现为痛觉过敏和 / 或异常性疼痛；②血管舒缩功能：表现为体温不对称和 / 或皮肤颜色变化和 / 或不对称；③排汗：表现为水肿和 / 或出汗变化和 / 或出汗不对称。④运动 / 营养：活动度减小和 / 或运动功能障碍（减弱、震颤、张力障碍）和 / 或营养改变（毛发、指甲、皮肤）。

(2)鉴别诊断：需要与周围神经损伤鉴别，后者有外伤史、典型的相应神经损伤区感觉与运动改变以及肌电图改变等特征。CRPS 的骨质疏松发生较晚，不要因未发生骨质疏松而延误诊断。

(三)治疗

治疗的目的在于缓解疼痛、恢复功能、改善心理状态。目前没有一种单纯的方案可在所有患者中达到治疗目的，治疗方案一般采用综合方法。

1. 药物治疗 目前，大多数用来治疗神经病理性疼痛的药物均可用来治疗 CRPS，主要包括抗抑郁药、抗惊厥药、阿片类药物等。

(1)非甾体抗炎药：非甾体抗炎药常被应用于 CRPS，特别是 COX-2 抑制剂可用于治疗

CRPS。

（2）糖皮质激素：全身性类固醇在一些非盲试验中证实有助于治疗 CRPS。

（3）二磷酸盐：静脉输注 alendronate（二磷酸盐，骨再吸收强抑制剂）可有效减轻疼痛、肿胀、增加运动范围。

（4）降钙素：可减缓骨质吸收和减轻炎症反应，一些实验证明其有治疗 CRPS 的作用。

（5）α 受体阻滞剂：对交感神经维持性疼痛患者可改善外周血流、改善组织灌注及减轻疼痛。而胍乙啶静脉内阻滞也成为外周交感神经阻滞的可靠方法。

（6）NMDA 受体拮抗剂：动物实验表明，CRPS 可引起 NMDA 受体表达增加，所以理论上认为使用 NMDA 受体拮抗剂是有效的，其中氯胺酮作为临床常用的麻醉镇痛药品，具有抗炎镇痛以及防治缺血缺氧引发的神经损害的作用，有研究表明氯胺酮可以有效治疗 CRPS 患者，提高其生存质量及工作能力。

（7）免疫调节剂：沙利度胺作为一种免疫调节剂，可抑制单核细胞产生 TNF-α，有研究发现 17% 的患者接受沙利度胺治疗后 CRPS 症状得到明显改善，其中有 14% 的患者疼痛得到适度缓解。

（8）免疫球蛋白：研究表明，静脉注射免疫球蛋白的作用机制复杂，涉及 Fc 受体的表达和功能调节，参与补体激活以及细胞因子网络和个体基因型网络，调节树突细胞、T 细胞以及 B 细胞的生长、活化、分化以及效应器功能。20% 的患者在静脉注射免疫球蛋白后疼痛症状明显缓解。也有研究显示，接受静脉注射免疫球蛋白治疗的患者平均疼痛评分比安慰剂组低 1.55。

2. **神经阻滞**

（1）腰交感神经节阻滞：交感神经功能紊乱是影响 CRPS 发病的一个重要因素，这为调节交感神经功能治疗 CRPS 提供了理论依据。CT 引导下的腰交感神经节阻滞能调节交感神经功能，从而明显改善患者痛觉过敏及异常性疼痛。当然，交感神经阻滞也是诊断 CRPS 的一个重要手段。

（2）星状神经节阻滞：星状神经节是人体最大的交感神经节，其支配范围广，并有重要脏器，故星状神经节阻滞较其他交感神经阻滞更为重要，对维持内环境，纠正自主神经系统功能失调发挥独特功效。星状神经节阻滞可以使增高的交感神经活性得到恢复，使破坏的交感 – 迷走神经的失衡达到平衡，并可以扩张血管增加血流，减轻血流黏滞度，增加组织血供。

3. **物理因子治疗**　早期物理因子治疗对预防肢体萎缩和挛缩非常重要，并可减轻疼痛和运动损伤，促进淋巴回流减轻水肿，提高肢体的运动和协调功能。

4. **脊髓和外周神经刺激器**　脊髓及外周神经电刺激是近年来应用于神经病理性疼痛治疗的一种常用手段，被认为是治疗 CRPS 的最后选择，也是最有前景的手段。

5. **硬膜外和鞘内给药**　双盲对照试验显示可乐定硬膜外应用对 CRPS 患者有效，而改为口服给药后无止痛作用。鞘内给药的方法适用于其他传统方案无效的患者。

6. **镜像疗法**　最早被应用于治疗截肢后引起的幻肢痛，近些年来国外有报道该疗法可用来有效控制中枢或外周神经损伤后引起的 CRPS。

7. **手术治疗**　交感神经切除术对于 CRPS 的治疗已有很长时间的历史，其原理是基于交感神经功能紊乱是影响 CRPS 发病重要因素这一基础上。腔镜下腰交感神经切除术是一种有效的微创手术，但要获得好的效果，需在发病 12 个月内进行手术。

四、糖尿病性周围神经疾病

(一) 概述

糖尿病性周围神经疾病(diabetic perpheral neuropathy,DPN)是影响糖尿病患者寿命和生存质量的重要因素,是一种糖尿病常见和难治的并发症。DPN 以自发性疼痛、痛觉过敏、痛觉超敏和一定程度的感觉缺失为特征,甚至发展至糖尿病足溃疡或需要截肢,严重影响患者生存质量。

根据中华医学会糖尿病分会对 20 世纪 90 年代我国大城市 24 496 例内分泌科住院糖尿病患者的调查统计显示,住院糖尿病患者中周围神经疾病的发生率为 60.13%,其中 36%存在严重的难治性疼痛。1 型糖尿病患者疼痛症状出现较晚,2 型糖尿病患者早期就会出现疼痛。

DPN 的危险因素有:①年龄,年龄越大,发生 DPN 的风险也越高;②病程,患病时间越长出现 DPN 几率也越大;③脂代谢异常:高密度脂蛋白水平低下则 DPN 发生的可能性会升高;④吸烟,有研究表明,吸烟会使 DPN 发病率增加;⑤其他因素,如同时患有其他引起小血管病变的疾病时,DPN 发病几率会增高。

DPN 的发病机制非常复杂,血糖过高是公认的重要因素。高血糖使山梨醇和果糖生成过多,从而增高神经细胞内的渗透压,致使细胞水肿、变性、坏死,并引起神经纤维脱髓鞘和轴索变性。高血糖也使毛细血管通透性增加,血管病变则影响微循环,使神经组织发生缺氧及代谢损伤。另外,高血糖内环境可使活化的二羰基化合物形成晚期糖基化终产物及其前炎症配体羟甲赖氨酸,高迁移率族蛋白 B1 表达增加,引起的神经元和血旺细胞蛋白激酶 C 活性增加,以炎症机制导致糖尿病神经病变。

(二) 临床表现及诊断

1. 临床表现 患者常表现为刺痛、烧灼痛、闪电痛、痛觉过敏、深部疼痛或感觉异常,一般夜间较重,常发生于足部及小腿,手部也可能发生,往往进行性加重。根据 Bosch 和 Smith 于 2004 年提出的分类方法,DPN 主要分为三类:

(1)对称性多发性周围神经疾病:病变广泛,起病隐匿缓慢,多呈双侧对称性,多发性,具有先远端、后近端的特点,病情进行性加重,少有完全缓解。

(2)非对称性周围神经疾病:①脑神经病:以动眼神经单发性病变多见,外展、滑车神经也可受累,三叉神经时有受累;②躯干神经根病:多为胸段神经根受累,多累及 $T_4 \sim T_{12}$ 段神经根;③肢体单神经病:起病急,多表现为受累神经支配区突发疼痛或感觉障碍,肌力减退,如突发"垂足"或"垂腕";④腰骶神经根丛病:以运动障碍为主,主要累及下肢股四头肌群、髂腰肌及大腿内收肌。

(3)其他:①急性痛性糖尿病神经病:急性起病,常在酮症酸中毒或开始使用胰岛素后发生,疼痛严重,下肢远端明显,可伴有其他感觉异常,常伴有痛觉过敏,一般无运动障碍;②多发神经根神经病:多见于年龄大、血糖控制差的患者,表现为多神经根病变。

2. 诊断 本病通过糖尿病临床表现、体征及辅助检查一般不难诊断。

(1)典型的糖尿病临床表现。

(2)四肢末端感觉异常和 / 或感觉障碍,膝、跟腱反射减弱或消失。

(3)神经电生理检查传导速度减慢。

（三）治疗

由于 DPN 的发病机制较为复杂,在治疗上要根据患者个人情况、病情选择相应的治疗方案,主要的原则是控制血糖、改善循环及控制疼痛。

1. 药物治疗

（1）控制血糖药物:根据个体差异应用不同药物控制血糖:①磺脲类:通过刺激胰岛 β 细胞释放胰岛素,减少胰岛素与血浆蛋白结合,减慢肝脏对胰岛素的消除;②双胍类:作用机制复杂,尚未完全阐明,用于 2 型糖尿病患者;③α- 葡萄糖苷酶抑制剂:在小肠刷状边缘竞争抑制 α- 葡萄糖苷酶,从而减少淀粉、糊精、双糖在小肠的吸收;④胰岛素增敏剂;⑤胰岛素。

（2）改善循环药物:针对 DPN 病变区域微循环障碍的病理改变,重新恢复病变区循环是贯穿整个治疗过程的重要环节。临床是多采用微循环改善剂和血管扩张剂等来改善血液循环。

（3）控制疼痛药物:①三环类抗抑郁药:通过调节神经递质影响疼痛调节通路,激活内源性止痛系统,提高疼痛的阈值,从而缓解疼痛。其除缓解疼痛外,还能改善糖尿病患者的抑郁情绪;②抗惊厥药:目前加巴喷丁被广泛应用于 DPN,经多中心、安慰剂对照试验证明其与苯妥英钠及卡马西平相比疗效更好,副作用少,能有效缓解疼痛及减少睡眠障碍;③阿片类镇痛药:对于疼痛剧烈患者考虑应用,但应注意其镇静、成瘾、便秘等副作用;④局部止痛药物:对于疼痛部位相对较局限时,可选择应用 5% 利多卡因贴片。

（4）其他药物:①α- 硫辛酸:高血糖状态的长期存在可导致神经缺血缺氧,引起氧化应激反应可导致神经不可逆损伤的发生,因此作为抗氧化剂,α- 硫辛酸用于临床治疗 DPN 效果显著;②腺苷钴胺:是氰钴型维生素 B_{12} 的同类物,为细胞合成核苷酸的重要辅酶,对神经髓鞘中脂蛋白的形成非常重要,有文献报道其可改善 DPN 病情;③神经节苷脂:是神经细胞膜的组成部分,对损伤后的神经修复也非常重要,可用于 DPN 等周围神经疾病。

2. 神经阻滞

神经阻滞疗法目前应用得比较广泛,如手足痛可行指神经、趾神经阻滞,腰骶神经根病可选择应用硬膜外阻滞,自主神经型可行星状神经节阻滞或腰交感神经节阻滞。

3. 脊髓电刺激

对于常规方法不能解决的顽固性 DPN 可尝试应用脊髓电刺激治疗,但目前国内外应用此技术治疗 DPN 的报道较少,有待于进一步的研究。

4. 中药治疗

有研究表明通心络胶囊、参麦注射液等中药制剂有助于 DPN 的治疗效果,但一般均作为辅助用药与其他药物联合应用。另外,陈琪等报道了中药穴位注射治疗DPN,其可通畅气血、调理阴阳,进一步提升血管通透性,改善因血管内皮、神经细胞水肿和玻璃样变引发的神经功能变化,从而提高 DPN 的治疗效果。

5. 手术治疗

近年来,国内外许多医院已经开展 DPN 的神经干显微减压手术,效果满意。其理论基础为:神经在穿越特殊的解剖结构,特别是骨 – 纤维管道及走行方向不一致的肌纤维隔时,极易出现神经干卡压,改变营养神经轴浆流及运输功能,加上糖尿病本身的神经病变,从而加速了 DPN 的发展。

五、幻肢痛

（一）概述

随着社会发展,工伤事故、突发意外、自然灾害等导致肢体伤残患者增多,截肢患者主要并发症是幻肢痛（phantom limb pain,PLP）。幻肢痛是指主观感觉已被截除的肢体依然存在，并且伴有不同程度的疼痛,疼痛多在肢体的远端出现,又称幻觉痛。大部分幻肢痛与残肢痛或幻肢感合并存在。残肢即截肢后留存于身体的游离端。残肢痛则表现为残肢的局限性疼痛,其疼痛程度与幻肢痛呈正相关。幻肢感是指截肢患者感到已截去的肢体依然存在,并且在大脑的控制下,清晰地感到已截去肢体的活动,甚至能够感觉到其长度、大小和温度的变化。

国外流行病学调查显示各种原因截肢的患者幻肢痛的发生率大约为 70%,国内幻肢痛的流行病研究资料较少,孟东升等调查了 250 例截肢患者,发现幻肢痛发病率为 72.63%,女性为 71.70%,与国外研究基本相一致。而孙来保等调查了 114 例截肢患者,发现幻肢痛的发生率为 28.9%,明显比其他文献报道的要低。

在截肢患者中幻肢痛的发病率非常高,且幻肢痛给患者带来极大的痛苦,严重影响其日常生活,但目前为止其并未引起多数患者甚至医生的重视,很少患者经过正规的治疗。

PLP 的发生机制有:①外周机制:神经瘤和背根神经节细胞体的异常电活动是引起幻肢知觉和疼痛的重要原因;②脊髓机制:包括脊髓背角内传入神经末梢的异常分布和突触重塑、脊髓背角神经元的中枢敏化、脊髓中枢去抑制作用;③皮层机制:有研究证实截肢后幻肢痛的发生可能与大脑皮层重组相关。Ramachandran 利用脑磁图（magnetoencephalogram,MEG）证实在切断上肢后,皮层感觉区域内代表上肢的感觉区域向邻近的面部感觉区域移近,提示截肢后大脑皮层出现了功能重组。

（二）临床表现及诊断

1. 临床表现

（1）发病时间:幻肢痛多于失去肢体后立即出现,有的可在截肢手术后 1 周内发病,也有在手术后数月或者数年后发病者。多数患者在术后 1~2 年内逐渐减轻,且最后消失,在此期间幻肢痛的发作频率和持续时间均有明显减轻,持久严重的患者仅占少数。

（2）疼痛部位:在已被截除肢体的远端,如手指和手掌或足趾和足底部,疼痛可呈烧灼痛、钻痛、刀割样痛或者放射痛,其中以烧灼样痛较为常见,疼痛呈阵发性,夜间明显加重。

（3）幻肢痛常与残肢痛合并存在:截肢前有疼痛的患者比截肢前无疼痛的患者更易发生幻肢痛。

（4）患者的肢体残端常有明显压痛,残端局部皮肤轻触可诱发放射性幻肢痛。

（5）心理异常:截肢后的患者多无法接受现实,以致难以回归社会,患者往往除疼痛外,表现为抑郁、焦虑、少言、失眠、强迫症、孤独、自我隔离、自我怜悯、失去信心等,称为"截肢综合征"。

2. 诊断

（1）截肢后感觉肢体仍然存在并伴有剧烈疼痛。

（2）有上述的幻肢痛的临床表现特点。

（3）肢体残端明显压痛,肢体残端局部皮肤极为敏感,轻触可引起放射性幻肢痛。

（三）治疗

1. 药物治疗 常用的药物有抗抑郁药、抗惊厥药、神经免疫内分泌系统修复剂、阿片类药物、NMDA 受体拮抗剂及其他药物。

（1）神经免疫内分泌系统修复剂代表药物为神经妥乐平（neurotropin）,具有镇痛、神经修复营养等药理作用,通过中枢机制和外周机制发挥独特的镇痛作用。

(2)作用于γ-氨基丁酸途径的药物:①巴氯芬,在脊髓作为 B 型 γ-氨基丁酸受体激动剂,它作用于突触前阻止兴奋性神经递质的释放;②丙戊酸钠:通过抑制 γ-氨基丁酸的代谢或增加突触后 γ-氨基丁酸的活性来加强其功能;③氨己烯酸:通过抑制 γ-氨基丁酸转移酶活性从而增加 γ-氨基丁酸浓度起作用。

(3)抗抑郁药:抗抑郁药可用于多种神经病理性疼痛,其中以阿米替林效果最好,但有部分文献报道其用于患肢痛的效果并不理想。

(4)抗惊厥药:对照试验表明部分抗惊厥药对幻肢痛有效。None 进行临床双盲试验表明加巴喷丁对于幻肢痛有明显的缓解作用,但对患者情绪、睡眠及日常生活无影响,且长期使用易产生耐受。

(5)NMDA 受体拮抗剂:①氯胺酮:Nikolajsen 等在双盲对照研究中对 11 例持续幻肢痛和残肢痛患者静脉注射氯胺酮,所有患者的疼痛均有不同程度的缓解;②美金刚:Schley 等报道美金刚能显著降低幻肢痛发病率,且对幻肢痛患者的疼痛缓解程度高于对照组。但 Maieta 等报道的结果却与此相反。因此,NMDA 受体拮抗剂对于幻肢痛的疗效还有待于进一步研究。

2. 神经阻滞 是一种较为常用的方法。包括腰交感神经阻滞、星状神经节阻滞、蛛网膜下腔或硬膜外腔阻滞、外周神经阻滞等。但这种方法大多对残肢痛的效果好于幻肢痛,其他方法如硬膜外镇痛、患者自控镇痛等,对于截肢后急性幻肢痛的效果好于慢性幻肢痛。

3. 心理治疗 大部分幻肢痛患者存在不同程度的心理障碍,如抑郁、焦虑少言、强迫症、孤独、自我隔离、失去信心等,患者疼痛可以受情绪、天气变化、饮食、疲劳等影响。因此,包括通过想象和暗示的方法很大程度上能缓解患者抑郁、焦虑、消极的情绪,从而达到辅助治疗幻肢痛的目的。

4. 镜像疗法 Ramachandran 等报道的一种治疗方法,即在箱子里放一面镜子,患者将健肢和患肢插入箱子,要求患者看见健肢在镜子中的图像,在患肢部位看见健肢的影子,同时双手进行对称性动作,向大脑提供缺失肢体运动的信息。该过程可以重建对幻觉肢的控制,从而减轻一些患者的疼痛。

5. 生物反馈疗法 通过生物反馈作用。使患者自动控制和调整正常功能,针对疼痛的不同性质,从而减少肌肉紧张,增加局部血流,缓解幻肢痛。

6. 物理因子治疗 包括干扰电、磁疗、蜡疗等。Huse 应用对人体无害的电刺激仪器进行残肢和嘴唇的触觉刺激治疗,长期触觉训练对邻近大脑感觉运动代表区的传入神经有阻滞作用,从而可以改变相应脑皮质阻滞的神经元链接。Bellegia 单独使用电磁仪和热生物反馈仪治愈 1 例严重幻肢痛患者。Flor 报道,脉冲电极无痛性刺激残肢进行感觉辨别训练 2 周后,受试者疼痛均有不同程度减轻。低、中频脉冲电疗法、超短波电疗等物理疗法对于截肢侧肢体疼痛或疼痛区域较为局限的中枢性疼痛患者有一定的镇痛作用。

7. 脊髓电刺激 临床研究表明脊髓电刺激治疗幻肢痛长、短期疗效相同,但其有效率随时间延长而降低,一般用于顽固性幻肢痛的患者。

8. 手术治疗 多数幻肢痛可以通过药物治疗及其他辅助治疗得到缓解,但一些顽固性幻肢痛不能通过这些方法解决时可以考虑行外科手术治疗。肢体残端神经瘤切除术以及对截肢处行神经残端结扎,神经外膜闭锁,能较好地减少幻肢痛。

9. 中医药治疗 包括中医推拿、中药熏洗、针灸等。邢贵方针灸治疗幻肢痛 15 例,总有效率为 80%。胡乃武等根据"不通则痛,不荣则痛"的原则采用中药内服外洗治疗幻肢痛

18 例,总有效率为 89%。彭长英采用搓、揉、捏、摩等轻手法在残端进行推拿,对 21 例幻肢痛进行治疗,平均疗程 10.5 个月,幻肢痛完全消失。

10. 其他治疗 重复经颅磁刺激(repetitive transcranial magnetic stimulation,rTMS)是近年来一种无创性治疗方法,得到许多学者关注。Di Rollo A 等使用 1Hz 频率的 rTMS 刺激非患侧运动皮质治疗幻肢痛,结果患者的疼痛症状明显减轻。

（王德强 于 慧）

第二节 挛 缩

一、定义

挛缩(contracture)是肌肉、肌腱、皮肤、韧带、关节囊、瘢痕组织以及其他任何结缔组织的僵硬或短缩,对于被动牵伸高度抵抗。挛缩几乎可发生在身体任何部位,可导致畸形和功能障碍。临床上,一处关节或多处关节的挛缩通常表现为屈曲畸形。周围神经疾病肢体瘫痪后,关节内外或周围的纤维组织紧缩或缩短,肌肉纤维化引起该关节活动范围受限。

二、病因及病理生理

挛缩的发生是一个复杂的病理过程,周围神经疾病发生后,由于长期保持或固定于异常姿势,主动肌与拮抗肌不平衡导致活动受限,神经肌肉病变导致肌肉营养障碍,这些原因导致肌肉、关节周围软组织的缩短、纤维化,或者肌肉纤维自身的纤维化等病变最终导致挛缩。肢体的挛缩的本质是关节周围软组织以及肌肉缩短导致关节的被动活动受到限制。

（一）长时间被动体位或关节固定
周围神经损伤导致的肌肉无力或活动不能影响关节的全范围活动,在复杂的病理过程中,这种不能全范围的活动是造成关节挛缩的主要因素。举例说明,对于膝关节而言,股四头肌是需要对抗重力行走,当支配股四头肌的股神经损伤后,由于行走能力的丧失,患者坐位的增加,伸直减少直接导致屈曲挛缩。研究表明,肌肉长度的缩短直接导致肌小节的减少达 40% 以上。在姿势性的活动障碍中,肢体的单一位置固定导致肌肉纤维化加重了关节挛缩。在周围神经疾病中,患者长期轮椅坐位可以加重下肢关节挛缩。

关节挛缩也是人体对周围神经疾病造成神经损伤的一种代偿适应过程。通过关节被动活动度的减少,可以大大增加关节的稳定性。在小儿麻痹症患者,由于伸髋、伸膝肌力不足,常导致骨盆前倾的异常运动模式。

（二）主动肌与拮抗肌不平衡
在挛缩的发生过程中,神经损伤导致的肌力不平衡也是一个主要因素。虽然伸屈肌群的不平衡不是关节挛缩形成的主要原因,但是主要肌肉的不平衡容易发生关节挛缩。比如,在严重神经损伤导致的踝关节活动受限,足部背屈外翻肌较跖屈内翻肌肉更容易损伤,这种情况使得踝关节容易造成马蹄内翻足,从而严重影响患者行走负重。

（三）肌肉组织的纤维、脂肪组织浸润
周围神经疾病导致肌肉组织内在营养改变也是挛缩的一个主要因素。其最主要的组织

学改变为肌肉纤维的减少,残存营养不良的肌纤维、坏死肌纤维片段、脂肪组织、结缔组织。这种由胶原纤维及脂肪组织替代正常肌肉纤维造成肌肉长度逐渐缩短,形成关节挛缩。

(四)其他

除了周围神经疾病本身可以导致挛缩外,疾病发展过程中一些不恰当的治疗所致的并发症及周围神经疾病的许多合并症,均可导致及加重挛缩的发生、发展。从临床角度看,导致挛缩的病因有很多,包括:

1. 各种原因下的长时间制动,可伴有局部肌肉长时间痉挛。

2. **合并中枢神经系统疾病或损伤**　比如脑瘫、脑炎、脑外伤(包括产伤)、各型脑卒中、脊髓灰质炎、截瘫等。

3. **遗传性疾病**　比如肌营养不良、肾上腺脑白质营养不良、马蹄足、Dupuytren 病(掌筋膜挛缩症)、Marden-Walker 综合征、血友病性关节炎等。

4. **创伤导致的各种组织瘢痕**　比如烧伤、外伤(特别是骨折)、反复注射导致的臀肌挛缩症等。

5. **炎症性疾病**　一些自身免疫性疾病、代谢性疾病导致无菌性炎症比如类风湿关节炎、痛风等。

6. **感染性疾病**　比如骨髓炎、化脓性关节炎、淋巴结与腺周炎、髂窝脓肿等。

7. **组织长时间缺血**　比如四肢的骨筋膜室综合征等。

8. **其他少见情况**　比如特殊药物(喷他佐辛)滥用诱发的挛缩等。

三、临床表现

挛缩是身体皮肤组织、肌肉组织、结缔组织等软组织的僵硬和短缩,最常见的临床表现就是组织僵硬、关节活动受限、关节僵直、畸形等,如果挛缩发生在一些特别部位,疼痛也会是相应的表现。以上这些都会导致功能障碍和残疾等,主要有以下表现。

(一)关节功能障碍

挛缩所致的关节功能障碍,涉及上肢会影响到患者的个人卫生、进食、穿衣、写字等日常生活及工作;涉及下肢会影响患者的步行、上下楼梯、下蹲等日常生活中所要频繁产生的动作和行为。

(二)疼痛

关节挛缩可以出现肌肉酸痛,合并肌肉痉挛时可以出现严重的刺痛。疼痛是关节挛缩的临床表现,也可以影响关节活动,加重挛缩。

(三)肌力减退

挛缩导致患病关节活动范围受限显著,由于此关节难于产生理想的活动,导致关节附近肌群长期处于收缩不充分的状态,肌萎缩明显。

(四)日常生活活动能力及职业能力影响

骨关节手术后,原发疾病恢复过程中,患者 ADL 能力会有所下降,但制动或直接创伤所致的挛缩可能产生比原发疾病更为严重的 ADL 能力影响。另外,所有的关节功能障碍均会不同程度地影响个人形象。

(五)心理障碍

挛缩作为一种躯体障碍长期存在,会严重影响患者的生存质量,并附带产生一系列心理问题。焦虑、抑郁情绪成为普遍症状,同时由于对疼痛的恐惧心理产生回避治疗的行为也极大地阻碍了康复治疗的有效有序进行。

四、诊断与鉴别诊断

挛缩并不是一种疾病,而是多种疾病和损伤所造成的共同临床症状、体征。通常根据病史、临床表现就可以判断是否存在挛缩。但此时,鉴别挛缩发生的具体部位很重要,因为这关系到之后对于干预措施的选择。有时挛缩需与痉挛进行鉴别,可利用查体及表面肌电图等进行鉴别:关节牵伸时拮抗肌表面肌电图在挛缩患者表现为静息,而痉挛患者则表现为活跃。挛缩的发展过程所需时间因不同病因而可差异很大,其基本的阶段可能包括早期、活跃期、晚期。早期主要是异常细胞增生,活跃期出现组织肥厚及挛缩,晚期则是挛缩已经进展了数年。

五、功能评估

(一) 病史

详细了解关节僵硬的致病原因,发生发展过程及治疗手术的情况。除了解周围神经疾病情况外,需要了解关节损伤情况、肌肉损伤情况以及关节周围损伤情况。注意是否有错误的治疗与护理,如粗暴的牵拉关节过程。对于神经移植、肌肉转位需了解手术对供区影响。

对患者日常生活活动能力、职业活动能力及娱乐社会活动能力也需要详细了解。如主要用手的活动,床上活动,站立行走和自理活动能力(穿衣、洗漱、进食、自行如厕、户外运动等)。

(二) 导致挛缩的具体组织及扳机点评估

1. **手法评估** 通过手法触诊判断压痛点、肌肉张力、硬性终止点(推动时有明确的活动终止点)来判断不同组织、瘢痕等的粘连。手法评估仍是目前最主要的评估方法,结合临床资料及局部解剖关系、影像学资料可以提高触诊效率。如踝关节挛缩患者,被动牵拉跟腱出现足趾屈曲可以判断跟腱、比目鱼肌与趾长屈肌粘连。

2. **影像学评估** B超及MRI检查局部瘢痕范围、水肿区域、信号异常等可以帮助判断不同组织的粘连。随着B超影像技术的进步,高频探头应用使得软组织分辨率得以提高,动态B超检查有助于对粘连部位的判断。如踝关节挛缩,通过踝关节牵伸,使得腓肠肌、比目鱼肌保持一定张力的同时,被动活动患者足趾,通过动态B超影像可以看到牵扯部位,从而判断粘连部位。同时,通过剪切波B超测得局部肌肉弹性模量(弹性系数),对局部痉挛的判断也有一定的帮助。

3. **其他评估** 皮温测定、红外扫描等在炎症反应较高的区域皮温升高,有助于对扳机点判断。

(三) 关节活动范围

如实记录患者主动、被动的关节活动范围,必须记录测量时体位以及体格检查的终末感(检查时关节活动末端的手感)。当被测量关节设计的肌肉跨越其他关节时,需要在其他关节不同屈伸角度测量,以排除其他关节或有潜在组织对被测关节的影响。如控制踝关节活动的腓肠肌跨越膝关节,需在屈膝、伸膝时分别测量踝关节活动度。挛缩累及关节也会影响到其他关节的活动,所以各个关节活动范围都要评估。例如:髋关节屈曲挛缩:如果要评估一侧的髋关节屈曲挛缩,先尽量屈曲另一侧的髋关节,这样将会纠正造成假性髋屈曲挛缩的腰椎前凸。同时要检查髋关节后伸、外展,因为很多时候髋外展肌群的挛缩才是造成屈髋畸形的主要原因。

(四) 肌力

如果患者属于上运动神经元或下运动神经元损伤,比如脊髓灰质炎后遗症、截瘫等导致挛缩,肌力评估就显得更为重要。根据徒手肌力评估法,肌力分为 0～5 级。肌力 3 级是一个关键点,因为如果一块肌肉旳肌力达到了 3 级就意味着它可以对抗重力完成关节全范围自身的工作。但就绝对肌力来说,不同的肌肉差别很大,比如,股四头肌必须抬起整个小腿来对抗重力,而小指伸肌只需要抬起一根手指。需要指出的是,3 级以上徒手评估差异性很大,必要时使用等速肌力等生物力学测试方法进行评估。

(五) 感觉、运动、反射等神经系统评估

需对患者感觉、运动、反射等神经系统评估进行系统评估,包括浅感觉与深感觉。必要时结合肌电图等电生理学方法。

(六) 影像学检查

常规需要对挛缩累及的骨骼和关节拍摄 X 线片,目的是寻找关节面是否有畸形、存在任何处于活跃期的疾病的证据、骨质疏松的程度等。必要时 CT、MRI 检查,发现软组织病变及损伤。骨密度可以发现局部或全身骨质疏松。

(七) 各种功能性评估量表

使用专科量表对局部关节功能进行评估。挛缩除了造成局部的畸形、功能障碍和残疾以外,也会对患者整体的身体、心理健康带来不利影响。一些功能性量表可以用来评估挛缩患者整体的身体、心理健康状态以及功能水平。比如健康调查简表(SF-36)与美国医学会整体损害评估量表(American Medical Association Whole Person Impairment Guideline,AMA-WPI)等。

六、挛缩的防治及康复治疗

对于单纯的肌肉及肌腱缩短引起的挛缩,通过病因去除、牵伸等康复治疗方法可以延长缩短的肌肉及肌腱,改善关节活动度,取得一定的效果。对关节内外广泛组织粘连缩短关节挛缩,十分困难,单纯一种治疗方法不能有效缓解已经形成的挛缩,在兼顾关节的稳定性及活动性的同时,通过综合的康复治疗方法,也能够取得一定的效果,使得患者功能部分或大部分恢复。

(一) 康复目标的确定

由于挛缩的关节通过治疗后恢复空间有限,治疗前的康复目标设定非常重要。患者康复目标设定根据患者的主观目标,按照日常生活活动能力、职业能力、社会活动及娱乐爱好等设定权重,结合对患者康复问题的客观评估,以及就诊医院条件进行分析,确定康复计划。

(二) 挛缩的早期预防

1. 体位摆放　将肢体放于舒适的抗挛缩体位,正确的体位摆放可以有效地防止及延缓肌肉的挛缩。

2. 运动疗法　增加关节活动范围的同时,增强肌力、耐力及功能活动。运动疗法包括

主动运动、抗阻力运动、被动活动等。

3. **局部瘢痕软化局部压力治疗** 早期的瘢痕组织可以采用弹性的压力绷带,压力装置(间隙式梯度压力治疗仪)对瘢痕进行压力治疗,可以有效地减少瘢痕生长,使其变软,增强弹性。对有瘢痕体质患者,使用小剂量的放疗可以抑制纤维增生,有效地减少瘢痕生长。

4. **肿胀的治疗** 周围神经疾病可以造成顽固性的局部肿胀,早期使用弹力绷带进行治疗及控制,使用静脉扩张药物如马栗提取物等可以有效消除肿胀。

5. **矫形器的使用** 早期在关节活动后使用夹板、支具将患肢置于舒适的抗挛缩位置,可以有效地防止关节挛缩,如使用弹性牵引装置固定。矫形器也可以配合其他治疗,如配合功能电刺激,可以被动地对关节进行训练。

6. **肌肉痉挛的治疗** 局部创面的处理,避免对肌肉受压寒冷刺激等激惹,扳机点的治疗。抗痉挛药物的使用,包括全身用药如巴氯芬,及局部应用如肉毒毒素。

(三) 关节周围软组织松解、扳机点及粘连部位的处理

通过关节松动等手法,可以松解关节囊、关节周围韧带等粘连,缓解关节囊及周围韧带的挛缩。如髌骨松动可以松解髌旁韧带。扳机点及粘连部位的处理往往是一个被忽略的康复问题。扳机点的松解可以有效地缓解痉挛,减轻疼痛,改善局部肌肉活动。扳机点的治疗有:①手法松解;②超声波治疗;③冲击波治疗;④小针刀粘连松解、射频消融、局部臭氧注射等微创治疗;⑤手术松解及肌腱延长等。

(四) 改善局部血运,缓解局部疼痛

主动运动可以有效改善局部血运。对于肌力不足患者,使用弹力带辅助运动,或配合功能电刺激,进行被动关节活动可以达到自动运动的作用。物理因子治疗如中频脉冲治疗、蜡疗、光疗、超声波、微波治疗等手段,可以改善局部血运,缓解关节紧张性,增强关节周围皮肤及软组织的弹性,对关节功能恢复有明显作用。

传统康复治疗如中药熏蒸改善局部、全身的血液循环,缓解疼痛,软化瘢痕。推拿和按摩可以减少瘢痕对关节限制性及关节囊的挛缩,能够改善关节的运动范围。

(五) 功能性活动训练及姿势、步态纠正及训练,支具及矫形器使用

通过作业治疗对患者日常生活活动能力进行训练,帮助关节活动范围的维持,提高患者日常生活活动能力。对于挛缩导致的异常步态,可采用能量最优化的方案改善及训练,配合支具及矫形器使用,达到患者能量最优化,达到较长时间的行走。

(六) 心理治疗

针对存在挛缩问题的患者,在心理治疗方面,需要帮助患者寻找合适的负性情绪宣泄方式,尤其是抑郁、焦虑等情绪。再从认知的角度,帮助其合理看待挛缩等问题造成的功能障碍,从维持、恢复等多角度看待康复训练的进展,以增加患者康复信心,使其积极配合治疗。

(七) 手术松解及术后康复

对严重影响关节功能的关节挛缩,常规康复治疗无效情况下,可以考虑手术治疗。根据不同的挛缩情况选择不同的手术。常规手术有挛缩带切除、肌腱延长术。如掌指关节挛缩行掌指关节侧副韧带切断术、膝关节挛缩关节镜下关节清理四头肌腱延长术。对神经损伤恢复效果欠佳患者,可以考虑行关节融合手术,如马蹄内翻足踝关节三关节融合术手术。手术尽可能选择微创手术,减少局部创伤减轻局部粘连。

手术后康复非常重要。一般术后第2天即需康复治疗,术后康复训练以主动训练为主,辅助被动活动及局部消肿促进伤口愈合手法与物理因子治疗。术后逐步增加康复训练时间

与训练强度,防止挛缩与粘连的发生,配合持续被动训练(continuous passive motion,CPM)等,能够很好地改善关节活动度,改善患肢功能恢复。

(八)挛缩的药物治疗

包括口服、局部外用、病变部位注射激素治疗;呋喃唑酮注射治疗;结晶氨基酸;高压氧治疗等,注射胶原蛋白酶,局部"水分离"注射治疗。

(仲荣洲　王惠芳)

第三节　继发性骨质疏松

一、概述

骨质疏松是指单位体积内骨基质和矿物质减少的一种骨代谢性疾病,可以分为原发性骨质疏松与继发性骨质疏松两大类,世界卫生组织定义其为骨量测定低于正常年轻成人均值 2.5SD 以上。导致继发性骨质疏松的原因多而繁杂,通常引起骨量减少的周围神经疾病主要通过以下几方面产生影响:通过神经血管机制影响局部血流从而影响骨的营养;所支配的肌肉力量失衡,肌肉收缩能力减弱或消失,机械应力的改变使骨量减少;神经纤维释放的神经递质可直接或间接影响成骨细胞、破骨细胞的数量及活性,部分递质可影响局部血管舒缩,从而改变骨量。近年研究证实肌肉、骨骼均是重要的内分泌器官,二者存在互相调控,肌肉分泌成分参与骨骼生长调控,对骨骼的生长发育及发展具有一定影响,而骨骼分泌成分同样可以调节肌纤维数量、肌肉收缩能力,同时由于肌纤维受周围神经支配作用,故而当周围神经出现病损时,必然会导致肌肉及骨骼相互调控机制失调。

二、评估方法

骨质疏松患者早期常缺乏自觉症状,当骨量丢失达 12% 以上时才出现临床症状。临床表现主要为疼痛,疼痛具体部位不明确,常以腰背部疼痛多见。患者常见身高缩短、压缩性骨折,而一旦出现骨折,将严重影响患者的生存质量。临床上我们主要通过以下几方面的检查来作出继发性骨质疏松的诊断。

(一)临床检查

由于继发性骨质疏松起病隐匿,往往只有当骨折出现时才会被发现引起重视,而此时原发疾病已经进展到严重程度,所以早期诊断、预防及在骨折发生前给予相应治疗可极大减轻患者痛苦及降低致残率。因此,对具有潜在风险的患者进行骨质疏松的早期检查极为重要。检查主要包括以下几个方面。

1. 影像学检查

(1)普通 X 线检查:①摄片应包括损伤部位上、下邻近关节,髋部骨折应包括双侧髋关节;②除有骨折征象外,还有骨质疏松的表现;③椎体压缩骨折时,有楔形变或"双凹征",部分可表现为椎体内"真空征"、假关节形成。

(2)CT 检查:关节内或关节周围骨折、椎管内压迫情况等,可考虑 CT 检查;而移位复杂的髋部、踝部、肱骨近端骨折,需应用 CT 和/或三维成像。

(3) MRI 检查：①可诊断隐匿性骨折；②可判断骨折是否愈合，未愈合的骨折 T_1WI 为低信号、T_2WI 为高或等信号，抑脂序列呈高信号。

(4) 骨扫描（SPECT/ECT）：适于不能行 MRI 检查的患者，有助于判断疼痛责任椎体。

1) 骨密度检查。

2) 双能 X 线吸收法（DXA）测定：T 值 ≥ −1.0SD，属正常；−2.5SD < T 值 < −1.0SD，为骨量低下或减少；T 值 ≤ −2.5SD，为骨质疏松；降低程度负荷骨质疏松诊断标准，同时伴有一处或多处骨折为严重骨质疏松。

2. 实验室检查

(1) 骨形成指标：血清碱性磷酸酶、骨钙素、骨源性碱性磷酸酶、Ⅰ 型前胶原 C 端肽（PICP）和 N 端肽（PINP）。

(2) 骨吸收指标：空腹 2h 尿钙 / 肌酐比值、尿吡啶啉和脱氧吡啶啉、尿 Ⅰ 型胶原交联 C 末端肽和 N 端肽、血清抗酒石酸酸性磷酸酶及 Ⅰ 型胶原交联 C 末端肽（CTX），Ⅰ 型胶原交联 N 末端肽（NTX）等。国际骨质疏松基金会（IOF）推荐首选 Ⅰ 型交联 C 末端肽和 N 端肽这两项指标。

(3) 低骨密度并高骨转换率提示骨折风险明显提升。

(4) 骨转换指标可作为敏感的疗效观察指标，通常治疗 3 个月即可见明显变化。

3. 神经电生理检查
肌电图检查是对周围神经损伤进行诊断的早期检查手段，对于异常的肌电图表现，需警惕骨量减少及骨质疏松的发生。

(二) 康复评定

继发性骨质疏松患者的康复治疗主要取决于骨丢失程度的评估及跌倒风险的判断。由于骨质疏松是一种渐进性疾病，对于不同患者，作出诊断性评价，这就需要我们进行详细而准确的评估和检查。主要包括以下几方面的评定：

1. 疼痛评定
目测类比法（VAS）、简化 McGill 疼痛问卷和压力测痛法等评定方法。

2. 人体测量
包括身高、体重、体位、姿势、步态及平衡功能，肢体功能，下肢肌肉力量强度、持久力、反射状况，本体感觉、脊柱和上下肢关节的主被动活动度、腰腹部肌群肌力进行评定。

3. 其他评定
包括对于开展训练的有利和不利条件、目前的锻炼水平、时间等评估。

三、康复治疗

对于继发性骨质疏松的临床康复治疗，主要包括病因治疗、药物治疗及物理治疗等综合措施，康复治疗的总体目标主要为：延缓骨量丢失、安全有效及预防跌倒。

(一) 病因治疗

引起继发性骨质疏松的原因很多，治疗骨质疏松首先要去除病因，周围神经疾病或损伤引起的骨质疏松，需先控制病因，骨质疏松可逐渐好转。所以，在治疗继发性骨质疏松之前，一定要全力找出致病原因及因素，然后有针对性地采取治疗措施。

1. 营养神经治疗
能促进神经功能改善及恢复。

2. 基础治疗

(1) 生活方式的调整、营养纠正。

(2) 钙剂和维生素 D 的摄入，同时还应补充维生素 B_6、维生素 B_{12}、维生素 K 等。

（3）节制饮酒或戒酒、戒烟，限制咖啡因摄入量。

（4）减少过多动物蛋白质摄入，以免蛋白质促使钙质排出，而导致钙质流失。

（5）减少钠盐摄入，以免钙质随着钠在尿液中排出。

通过以上基础治疗可减少周围神经损害，继而降低骨质疏松的风险性。

（二）药物治疗

治疗骨质疏松的药物按照药物类型进行区分，可分为 10 大类，我们主要介绍以下几种药物治疗。

1. 双膦酸盐　包括阿仑膦酸盐、利塞膦酸、伊班膦酸、唑来膦酸盐。双膦酸盐药物能特异性地结合到骨转换活跃的骨表面上从而发挥抑制破骨细胞的功能，抑制骨吸收，为骨质疏松的首选药物。

2. 降钙素类　降钙素类药物属于钙调节激素，通过抑制破骨细胞活性和减少破骨细胞数量达到抗骨吸收作用从而治疗骨质疏松。与其他抗骨质疏松药物不同的是，该类药物具有独特的中枢性镇痛机制，能特异性缓解骨质疏松所致慢性疼痛。临床常用药物有两种降钙素制剂，分别为鲑鱼降钙素和鳗鱼降钙素，而前者的注射剂型或鼻喷剂是治疗急性椎体骨折所引起疼痛的一线治疗药物。

3. 雌激素类　如替勃龙（livial），具有类似雌激素作用，可以抑制骨量丢失，减少绝经后症状。

4. 其他类　包括甲状旁腺激素、选择性雌激素受体调节剂、锶盐、地舒单抗、维生素 K 等。

（三）物理治疗

治疗性训练是继发性骨质疏松患者康复治疗的重要组成部分，通过运动训练产生的机械应力具有对骨骼的刺激作用，机械应力增加可以促进骨形成，反之则导致骨量下降。我们须根据不同患者运动水平制订治疗计划，可以使骨丢失减少、增强力量与平衡能力，从而可以预防跌倒及避免骨折的发生。

1. 运动锻炼　一般而言，骨量的多少与运动有密切的关系。长期卧床或肢体运动障碍的人，骨矿含量呈进行性减少，而坚持运动的人，骨矿含量明显增多。在诸多因素中，运动对骨质疏松的影响极大，是影响骨量的积极因素。制动和失重可以很早地加快骨丢失。骨质疏松患者主要通过以下训练来改善骨量。

（1）有氧运动：能够有效预防或延缓骨质流失，包括慢跑、爬楼梯、踏步训练、快步走等。

（2）渐进抗阻训练：能增加肌肉的横截面积、肌纤维数量，进而增强肌肉力量；能维持和改善骨质疏松人群的骨密度，防止骨质流失，有益于骨代谢。主要包括：①牵伸练习：胸廓牵伸训练；②背部伸展强化训练：俯卧位或坐位下的背部伸展运动；③腹部肌群等长收缩强化练习；④上肢强化运动：给予适当阻力，应用训练带进行的上肢肌力强化练习；⑤下肢强化练习：在有氧训练基础上逐渐增加运动强度的训练。

（3）负重运动：通过负重可以增加运动的强度，对机体骨骼形成更大刺激，可以提高骨密度。如非支撑性单腿负重、非支撑性站立平衡训练等。

（4）振动训练：通过高频机械刺激以相对较小的负荷达到较好的训练效果，能促进骨质生长，增强骨骼形态和强度。

2. 平衡练习　应用适当的辅助器具进行步态训练、监控下的转移活动训练。

3. 治疗性训练　应遵循以下 5 个基本原则：

(1)特殊性原则:选择使不同患者具有生理系统承受能力的训练计划。

(2)渐进性原则:为持续改善骨质疏松所致功能障碍,减轻患者痛苦,训练的强度应遵循循序渐进、逐步增加的原则,增加的负荷应在患者相应的骨承受的力学应力能力范围之内,为减轻症状、达到改善功能的目的,逐步增加负荷训练使必要的。

(3)可逆性原则:如果训练治疗中断,则先前训练所获得的治疗效果将会逐步丧失。

(4)初期值原则:经过适当的治疗及训练后,患者将会有明显的功能改善。

(5)减少恢复原则:治疗性训练对功能改善有生物学的最高限度,类似于进入平台期,当达到或接近平台期时,只有付出更多努力才能促进功能的进一步的恢复。

(四)疼痛对症治疗

常规治疗包括药物对症处理、热敷法、冷敷法、TENS、心理支持治疗、神经阻滞等。值得注意的是,应首选休息、制动、矫形器及物理因子结合的疼痛治疗,其后镇痛药物、神经阻滞再可作为辅助性治疗方式而选择性采用。

(五)矫形器的应用

临床实践证明诸如手杖、助行器、轮椅等辅助器具的有利之处,这些辅助器具应用于伴有平衡障碍或步态异常的骨质疏松患者。而对于长期骨质疏松得不到改善的患者而言,随着病程进展,脊椎后凸畸形逐步明显,而这种畸形通常是由于脊柱骨质疏松导致骨折所引起,疼痛可引起残疾,针对这种患者,必要的矫形器具可缓解来自脊柱骨折部位的应力,起到固定新近骨折的脊椎及促进胸段脊椎的伸展作用。临床常用矫形器包括:①腰围;②姿势训练支具(长脊柱矫形器);③胸腰支具;④腰骶或胸腰骶支具。

(六)预防

对于继发性骨质疏松患者的临床管理,主要包括预防和治疗两个方面,而且积极预防比治疗更为现实和重要,预防和治疗的最终目的都是避免发生骨折和再次骨折。首先,要重视原发疾病的治疗,原发疾病的改善程度一定意义上可预防甚至避免骨质疏松的发生;其次,须重视患者的功能锻炼,积极参加体育锻炼可有效预防骨质疏松的发生,从而避免骨折;最后,合理适用抗骨质疏松药物,对避免骨质疏松加重或再发骨折尤为重要。

1. **一级预防——无病防病** 治疗原发疾病,坚持适量的负重运动,减少骨量的丢失。

(1)摄入促进钙吸收的食物:维生素D,能促进钙在肠道中的吸收;乳糖,能促进钙的吸收;酸性介质,有利于钙的吸收;膳食中蛋白质供应适量,有利于钙的吸收;运动可增加钙的吸收,过量的酒精、尼古丁、咖啡均可影响钙的吸收。

(2)坚持适量的负重运动:坚持适量的负重运动是好的方法,因为负重时,压力作用于骨骼上,会使骨细胞数量增加,从而增加骨密度。常见的负重运动包括行走、跑步、举重等,在进行上述活动锻炼时,人体自身重量即是一种压力,刺激骨骼系统,锻炼时相当于承担了人自身重量。同理,在举重时,人体要克服哑铃、杠铃等带来的重力,只要适量,增加骨密度的效果就会更好。

(3)减少骨量的丢失:主要高危因素包括雌激素缺乏、低体重指数,长期低钙高钠或高蛋白饮食、以往骨折病史、身高变矮或胸椎后突;次要高危因素包括嗜酒、酗酒、过多咖啡因摄入;另外,还有皮质类固醇激素治疗、精神性厌食、吸收不良、甲亢、器官移植、慢性肾功能衰竭,需慎用利尿剂、四环素、异烟肼、抗癌药、泼尼松等药物。

2. **二级预防——早发现早诊断**

(1)自我评估:活动时腰背部疼痛,有向慢性转变趋势;脊椎后凸(驼背);身高变矮等。

（2）骨密度测定：包括实验室检查、X 线检查等。

3. 三级预防——综合防治　防治措施应包括：

（1）增强肌力，提高视力，提高平衡反应能力，必要的药物和各种并发症的治疗与康复。

（2）老年人要加强安全防护指导，适当锻炼，避免剧烈活动，不要举重物，注意步行安全，避免外伤，防止骨折。

（杨卫新　叶阗芬）

参 考 文 献

[1]　Jensen TS, Baron R, Haanpää M, et al. A new definition of neuropathic pain[J]. Pain, 2011,152:2204-2205.

[2]　杨从敏, 金荣疆, 李柄佑, 等 . 重复经颅磁刺激治疗神经病理性疼痛一例 [J]. 中国现代神经疾病杂志, 2015, 15（9）: 757-59.

[3]　神经病理性疼痛诊疗专家组 . 神经病理性疼痛诊疗专家共识 [J]. 中国疼痛医学杂志, 2013, 19（12）: 705-710.

[4]　Rowbotham MC, Davies PS, Fields HL. Topical lidocaine gel relieves postherprtic neuralgia[J]. Ann Neurol,1995,37(2):246-253.

[5]　Johnson RW, Rice AS. Clinical practice: Pcstherpetic neuralgia[J]. N Engl J Med,2014,371(16):1526-1533.

[6]　带状疱疹后神经痛共识专家组 . 带状疱疹后神经痛诊疗中国专家共识 [J]. 中国疼痛医学杂志, 2016, 22（3）: 161-167.

[7]　Kost RG, Straus SE. Postherpetic neuralgia-pathogenesis, treatment, and prevention[J]. N Engl J Med,1996,335:32-42.

[8]　Gialloreti LE, Merito M, Pezzotti P, et al. Epidemiology and economic burden of herpes zoster and post-herpetic neuralgia in Italy: a retrospective, population-based study[J].BMC Infect Dis,2010,10:230.

[9]　Petersen KL, Rowbotham MC, Natural history of sensory function after herpes zoster[J].Pain,2010,150:83-92.

[10]　Jung BF, Johnson RW, Griffin DR, et al. Risk factors for postherpetic neuralgia in patients with herpes zoster[J]. Neurology,2004,62(9):1545-1551.

[11]　石海云, 周平 . 带状疱疹后遗神经痛的好发因素及干预办法 [J]. 中国临床康复, 2003, 7（2）: 286.

[12]　杨健, 黄新宇, 侯捷 . 泼尼松预防老年人带状疱疹后神经痛的对照研究 [J]. 临床皮肤杂志, 2000, 29（2）: 99-100.

[13]　张宽平, 杨天德, 史忠 . 急性带状疱疹伴神经痛两种疗法效果比较 [J]. 中国临床康复, 2002, 6（16）: 421.

[14]　Bowsher D. The effects of pre-emptive treatment of postherpetic neuralgia with amitriptyline: a randomized, double-blind, placebo-controlled trial[J]. J Pain Symptom Manage,1997,13(6):327-331.

[15]　李丽萍, 陈美珍, 徐向中, 等 . 更昔洛韦强的松等联合治疗老年人带状疱疹 [J]. 中国皮肤性病学杂志, 2004, 18（4）: 229-230.

[16]　Johnson RW. Herpes zoster and postherpetic neuralgia[J]. Expert Rev Vaccines,2010,9(3):21-26.

[17]　Sampathkumar P, Drage LA, Martin DP. Herpes zoster (shingles) and postherpetic neuralgia[J]. Mayo Clin Proc, 2009,84(3):274-280.

[18]　Kenneth S, John W, Peter W, et al. The Epidemiological, Clinical and Pathological Rationale for the Herpes Zoster Vaccine [J]. J Infect Dis,2008,197:207-215.

[19] Attal N, Cruccu G, Baron R, et al. EFNS guidelines on the pharmacological treatment of neuropathic pain: 2010 revision [J]. Eur J Neurol, 2010,17(9):1113-1188.

[20] Dubinsky RM, Kabbani H, El-Chami Z, et al. Practice parameter: treatment of postherpetic neuralgia: an evidence-based report of the Quality Standards Subcommittee of the American Academy of Neuroloy [J]. Neurology, 2004,63(6):959-965.

[21] Dworkin RH, O'Connor AB, Backonja M, et al. Pharmacologic management of neuropathic pain: evidence-based recommendations [J]. Pain,2007,132(3):237-251.

[22] Moulin DE, Clark AJ, Gilron, et al. Pharmacological management of chronic neuropathic pain-consensus statement and guidelines from the Canadian Pain Society [J]. Pain Res Manag,2007,12(1):13-21.

[23] Baron R. Neuropathic pain: a clinical perspective [J]. Handb Exp Pharmacol, 2009,194:3-30.

[24] Tzellos TG, Toulis KA, Goulis DG, et al. Gabapentin and pregabalin in the treatment of fibromyalgia: a systematic review and a meta-analysis [J]. J Clin Pharm Ther,2010,35(6):639-656.

[25] van Wijck AJM, Opstrlten W, Moons KGM, et al. The PINE study of epidural steroids and local anaesthetics to prevent postherpetic neuralgia: a randomized controlled trial. The Lancet, 2006,367:219-224.

[26] Nolano M, Simone DA, Wendelschafer-Crabb G, et al. Topical Capsaicin in humans: parallel loss of epidermal nerve fibers and pain sensation [J]. Pain ,1999,81(1-2):135-145.

[27] 朱军骏. 实用皮肤性病治疗学 [M].3 版. 北京:北京大学医学出版社,2006 :96-98.

[28] Bernstein LR. Successful treatment of refractory postherpetic neuralgia with topical gallium maltolate: case report[J]. Pain Med,2012,13:915-918.

[29] Monika S, Sowmya Gi. Discovery of novel 1,2,4-triazo-5-ones as tumor necrosis factor-alpha inhibitors for the treatment of neuropathic pain[J]. Chem Biol Drug Des, 2012,80 :961-970.

[30] 吴文. 脉冲射频对神经病性疼痛的镇痛作用及其机制的研究进展 [J]. 中华物理医学与康复杂志, 2009,31(5):351-353.

[31] 袁燕,申文,刘功俭,等. 背根神经节脉冲射频联合药物治疗带状疱疹后神经痛的临床疗效分析 [J]. 中国疼痛医学杂志,2012,18(8):473-474.

[32] 黄中华. 神经阻滞治疗带状疱疹后神经痛临床观察 [J]. 现代医药卫生,2008,24(14):2111-2112.

[33] 刘清华,赵文佳,范晓嬿,等. 高压氧治疗带状疱疹后遗神经痛的临床疗效观察 [J]. 中国康复医学杂志,2016,31(3):301-305.

[34] Wilson HD, Wilson JR, Fuchs PN. Hyperbaric oxygen treatment decreases inflammation and mechanical hypersensitivity in an animal model of inflammatory pain [J]. Brain Res, 2006,1098(1):126-128.

[35] Stutts JT, Kusdan ML, Hickey SE, et al. Reflex sympathetic dyastrophy: misdiagnosis in patients with dysfunctional postures of the upper extremity[J]. J Hand Surg,2000,25:1152-1156.

[36] Rüedi TP, Murphy WM. 骨折治疗的 AO 原则 [M]. 王满宜,杨庆铭,曾炳芳,译. 北京:华夏出版社,2003:797-801.

[37] Bandyk DF, Johnson BL, Kirkpatrick AF, et al. Surgical sympathectomy for reflex sympathetic dystrophy syndromes[J]. J Vasc Surg, 2002, 35:269-277.

[38] Cramer G, Young BM, Schwarzentraub P, et al. Prcemptive analgesia in elective surgery in patients with complex regional syndrome: a case report[J]. J Foot Ankle Surg, 2000, 39:387-391.

[39] Molcho S, Peer A, Berg T, et al. Diabetes microvascular disease and the risk for bisphosphonate-related osteonecrosis of the jaw: a single center study[J]. J Clin Endocrinol Metab, 2013,98(11):1807-1812.

[40] Juranek JK, Kothary P, Mehra A, et al. Increased expression of the receptor for advanced glycation end-products in human peripheral neuropathies[J]. Brain Behav,2013,3(6):701-709.

[41] Goebel A, Blaes F. Complex regional pain syndrome, prototype of a novel kind of autoimmune disease[J].

Autoimmun Rev,2013,12(6):682-686.

[42] Goebel A, Netal S, Schedel R, et al. Human pooled immunoglobulin in the treatment of chronic pain syndromes[J]. Pain Med,2002,3(2):119-127.

[43] Schwartzman RJ, Chevlen E, Bengtson K. Thalidomide has activity in treating complex regional pain syndrome[J]. Arch Intern Med,2003,163(12):1487-1488.

[44] Karmarkar A, Lieberman I. Mirror box therpy for complex regional pain syndrome[J]. Anaesthesia, 2006, 61(4):412-413.

[45] Foell J, Bekrater-Bodmann R, Diers M, et al. Mirror therapy for phantom limb pain: brain changes and the role of body representation[J]. Eur J Pain,2014,18(5):729-739.

[46] Hasanzadeh Kiabi F, Habibi MR, Soleimani A, et al. Mirror therapy as an alternative treatment for phantom limb pain: a short literature review[J]. Korean J Pain, 2013,26(3):309-311.

[47] Cacchio A, De Blasis E, De Blasis V, et al. Mirror therapy in complex regional pain syndrome type 1 of the upper limb in stroke patients[J]. Neurorehabil Neural Repair,2009,23(8):792-799.

[48] Selles RW, Schreuders TA, Stam HJ. Mirror therapy in patients with causalgia following peripheral nerve injury: two cases[J]. J Rehabil Med,2008,40(4):312-314.

[49] 赵春亭,王恩真,张迎萍,等. 星状神经节阻滞稳定麻醉气管插管及切开时应激反应的初步研究 [J]. 首都医科大学学报,2000,21(2):125-127.

[50] Bruehl S, Harden RN, Galer BS, et al.GRPS: Are there distinct subtypes and sequential stages of the syndrome? [J]. Pain,2002,95:119-124.

[51] 刘延青. 胍乙啶交感神经阻滞治疗复杂性局部疼痛综合征 [J]. 中国疼痛医学杂志,2004,10:13-14.

[52] Coderre TJ. Complex regional pain syndrome what's in a Name? [J]. Pain,2011,12(1):2-12.

[53] Roos C, Veenstra AC, Jongh A, et al. Treatment of chornic phantom limb pain using a trauma-focused psychological approach[J].Pain Res Manage, 2010, 15(2):65-71.

[54] 孙来保,张劲军,林艺全,等. 幻肢痛相关因素调研分析 [J]. 中国误诊学杂志,2008,8(13):3095-3096.

[55] Flor H, Nikolajsen L, Staehelin Jensen T. Phantom limb pain: a case of maladaptive CNS plasticity? [J]. Nat Rev Neurosci, 2006,7:873-881.

[56] Flor H, Denke C, Schaefer M, et al. Effect of sensory discrimination training on cortical reorganisation and phantom limb pain[J]. Lancet,2001,357(9270):1763-1764.

[57] Huse E, Preissl H, Larbig W, et al. Phaniom limb pain[J]. Lancet,2001,358(9286):1015.

[58] Belleggia G, Birbaumer N. Treatment of phantom limb pain with combined EMG and thermal biofeedback: a case report[J]. Appl Psychophysiol Biofeedback,2001,26(2):141-146.

[59] 邢贵方. 针灸治疗幻肢痛 15 例 [J]. 北京中医药大学学报,1994,17(6):34.

[60] 胡乃武,赵永山. 中药内服并外洗治疗幻肢痛 18 例 [J]. 中医药学报,1999,27(2):18.

[61] 樊碧发. 神经妥乐平在颈肩腰腿痛方面的应用 [J]. 中国疼痛医学杂志,2004,10:56-57.

[62] 彭长英. 截肢术后幻肢痛的中西医结合护理 [J]. 贵阳医学院学报,1999,27(2):18.

[63] Jenkinson M, Smith S. A global optimisation method for robust affine registration of brain images[J]. Med Imge Anal, 2001,5(2):143-156.

[64] 方朝晖,赵进东,舒仪琼,等. 通心络胶囊对糖尿病性周围神经病变患者神经传导速度作用的系统评价 [J]. 世界中医药,2014,9(10):1381-1384.

[65] 陈琪. 中药穴位注射治疗糖尿病性周围神经病变效果观察 [J]. 海南医学,2015,26(23):3537-3539.

[66] 李洋,李亮,单臣. 糖尿病性周围神经病变神经干显微减压手术 42 例 [J]. 中国老年学杂志,2011,31(24):4961-1962.

[67] Liang L,Li X,Zhang G,et al. Pregabalin in the treatment of herpetic neuralgia: results of a multicenter chinese study[J]. Pain Medicine,2015,16(1):160-167.

[68] Farmer SE, James M. Contractures in orthopaedic and neurologicalconditions: a review of causes and treatment[J]. Disability and Rehabilitation, 2001,23(13):549-558.

[69] 艾伟进,黄昌林,吕荣,等. 制动对豚鼠跟腱基质的影响 [J]. 中国骨与关节损伤杂志,2005,20(5):325-327.

[70] Wang JH. Mechanobiology of tendon [J]. J Biomech,2006, 39(9):1563-1582.

[71] Cherry N.Myofascial trigger point assessment and treatment inpatients with interstitial cystitis and painful bladder syndrome[J]. Journal of the Association of Chartered Physiotherapists in Women's Health, 2013,112:41-44.

[72] Xiong WM, Huang JH, Xie L, et,al. Overexpression of MyoD Attenuates Denervated Rat Skeletal Muscle Atrophy and Dysfunction[J]. Neuroscience & Medicine, 2012,3(4):387-393.

[73] Kumar D, Gupta A, Sharma VP. Pentazocine-induced contractures: Dilemma in management[J]. Indian Journal of Pharmacology, 2015, 47(4): 451-453.

[74] Ogawa R, Pribaz JJ. Color Atlas of Burn Reconstruction Surgery[M]. Berlin-Heidelberg: Springer Berlin Heidelberg, 2010:44-60.

[75] 陈启明,戴尅戎,励建安,等. 骨关节医学与康复 [M]. 北京：人民卫生出版社,2015: 282.

[76] Chiu HF, McFarlane RM. Pathogenesis of Dupuytren's contracture: a correlative clinical-pathological study[J]. J Hand Surg Am, 1978, 3:1-10.

[77] Keilholz L, Seegenschmiedt MH, Sauer R. Radiotherapy for prevention of disease progression in early-stage Dupuytren's contracture: Initial and long-term results[J]. Int J RadiatOncolBiol Phys, 1996, 36:891-897.

[78] Ball C, Izadi D, Verjee LS, et al. Systematic review of non-surgical treatments for early Dupuytren's disease[J]. BMC Musculoskeletal Disorders, 2016, 17:345-361.

[79] Skliarenko ET, Gerasimenko SI. Furazolidone therapy of Dupuytren's disease [J]. Ortop Travmatol Protez, 1982,2:45-47.

[80] Gatev S, Troev T. Ultraphonophoresis with Aminosin zalbe in Dupuytren contracture[J]. Fizikalna Kurortnai Rekhabilitatsionna Meditsina, 1997, 36:31-33.

[81] Sood A, Therattil PJ, Paik AM, et al. Treatment of Dupuytren Disease With Injectable Collagenase in a Veteran Population: A Case Series at the Department of Veterans Affairs New Jersey Health Care System[J]. Eplasty, 2014, 14: 97-105.

[82] Lewis J. Frozen shoulder contracture syndrome-Aetiology, diagnosis and management[J]. Manual Therapy, 2015, 20: 2-9.